U0927935

# 临床研究医学统计解读精选合集

主　编　朱　骥

清華大學出版社
北　京

图书在版编目（CIP）数据

临床研究医学统计解读精选合集 / 朱骥主编. --北京：清华大学出版社，2025. 2.
ISBN 978-7-302-68001-7

Ⅰ. R195.1

中国国家版本馆CIP数据核字第2025ZD7386号

责任编辑：杨爱臣
封面设计：李俊卿
责任校对：宋玉莲
责任印制：丛怀宇
出版发行：清华大学出版社

网　　址：https://www.tup.com.cn，https://www.wqxuetang.com
地　　址：北京清华大学学研大厦A座　　邮　　编：100084
社 总 机：010-83470000　　邮　　购：010-62786544
投稿与读者服务：010-62776969，c-service@tup.tsinghua.edu.cn
质量反馈：010-62772015，zhiliang@tup.tsinghua.edu.cn

印 装 者：三河市春园印刷有限公司
经　　销：全国新华书店
开　　本：185mm×260mm　　印　　张：25.25　　字　　数：599千字
版　　次：2025年2月第1版　　印　　次：2025年2月第1次印刷
定　　价：168.00元

产品编号：109511-01

# 编委会名单

**主　编**　朱　骥

**副主编**　莫　淼　谢　丽　周昌明　梁　斐　贾慧珣　金　莹

**编　委**　（按姓氏笔画排序）


于文博　上海君实生物医药科技股份有限公司

王　乐　浙江省肿瘤医院防治科

王泽洲　复旦大学附属肿瘤医院肿瘤预防部，复旦大学上海医学院肿瘤学系

王锦毓　浙江省肿瘤医院病案统计科

王靖雯　复旦大学附属肿瘤医院放疗科，复旦大学上海医学院肿瘤学系

王　谨　浙江省肿瘤医院胸部放疗科

王慧娟　郑州大学附属肿瘤医院/河南省肿瘤医院肿瘤内科

王　鹤　浙江省肿瘤医院泌尿外科，
浙江省中医药大学第二临床医学院硕士研究生

韦　青　浙江省肿瘤医院肝胆胰胃内科

方雨露　浙江省肿瘤医院－温州医科大学联合培养硕士研究生

方　敏　浙江省肿瘤医院胸部放疗科

方婉侠　浙江省肿瘤医院结直肠内科

石　燕　上海市第七人民医院甲乳外科

申　鹏　南方医科大学南方医院肿瘤科

叶莉莎　浙江省肿瘤医院－温州医科大学联合培养硕士研究生

田一童　南京医科大学第一附属医院肿瘤科

史　钟　浙江省肿瘤医院结直肠内科

史庭燕　复旦大学附属中山医院妇科肿瘤科

付相君　浙江省肿瘤医院胸部放疗科

冯婷婷　浙江省肿瘤医院结直肠内科

朱晓东　复旦大学附属肿瘤医院肿瘤内科，复旦大学上海医学院肿瘤学系

朱笕青　浙江省肿瘤医院妇瘤外科
朱　骥　浙江省肿瘤医院腹部放疗科
仲子航　南京医科大学公共卫生学院
任玉兰　复旦大学附属肿瘤医院肿瘤妇科，复旦大学上海医学院肿瘤学系
全晓薇　上海交通大学医学院临床研究中心
刘成成　浙江大学医学院附属第二医院大肠外科
关业兰　浙江省肿瘤医院－温州医科大学联合培养硕士研究生
纪　青　浙江省肿瘤医院淋巴瘤内科
杨佳柠　复旦大学附属肿瘤医院放疗科，复旦大学上海医学院肿瘤学系
李　卫　北京协和医学院/中国医学科学院/阜外医院/国家心血管病中心医学统计部
李佩静　浙江省肿瘤医院头颈放疗科
李思妮　浙江省肿瘤医院胸部内科
李　俊　复旦大学附属妇产科医院妇瘤科
李梦雅　北京协和医学院/中国医学科学院/阜外医院/国家心血管病中心医学统计部
李　超　复旦大学附属肿瘤医院放疗科，复旦大学上海医学院肿瘤学系
李慧慧　浙江省肿瘤医院－温州医科大学联合培养硕士研究生
李　聪　浙江省肿瘤医院淋巴瘤内科
邱　萌　四川大学华西医院腹部肿瘤科
应杰儿　浙江省肿瘤医院肝胆胰胃内科
沈金闻　浙江省肿瘤医院腹部放疗科
沈绮雯　浙江省肿瘤医院内镜科
张　剑　复旦大学附属肿瘤医院肿瘤内科，复旦大学上海医学院肿瘤学系
张　娜　浙江省肿瘤医院腹部放疗科
张　敬　复旦大学附属肿瘤医院放疗科，复旦大学上海医学院肿瘤学系
张筱婧　浙江省肿瘤医院妇瘤放疗科
张　鹏　华中科技大学同济医学院附属同济医院肿瘤科
陈晓钟　浙江省肿瘤医院头颈放疗科
陈晓锋　南京医科大学第一附属医院肿瘤科
陈倩萍　浙江省肿瘤医院腹部放疗科

季永领　浙江省肿瘤医院胸部放疗科
金　莹　浙江省肿瘤医院胸部内科
周昌明　复旦大学附属肿瘤医院肿瘤预防部，复旦大学上海医学院肿瘤学系
周佳薇　南京医科大学公共卫生学院
胡红林　江苏先声药业有限公司统计部
胡　晓　浙江省肿瘤医院胸部放疗科
俞鹏飞　浙江省肿瘤医院胃外科
祝鸿程　复旦大学附属肿瘤医院放射治疗中心，复旦大学上海医学院肿瘤学系
莫　淼　复旦大学附属肿瘤医院肿瘤预防部，复旦大学上海医学院肿瘤学系
贾慧珣　上海交通大学医学院附属第一人民医院眼科中心
夏想厚　浙江省肿瘤医院乳腺外科
徐一鹏　浙江省肿瘤医院泌尿外科
徐晓玲　同济大学附属上海市肺科医院放疗科
徐裕金　浙江省肿瘤医院胸部放疗科
高鹤丽　复旦大学附属肿瘤医院胰腺外科，复旦大学上海医学院肿瘤学系
郭兰伟　郑州大学附属肿瘤医院/河南省肿瘤医院临床研究管理部
黄兴茂　浙江省肿瘤医院－温州医科大学联合培养硕士研究生
黄　亮　复旦大学附属肿瘤医院乳腺外科，复旦大学上海医学院肿瘤学系
梁　斐　复旦大学附属中山医院生物统计室
董　超　昆明医科大学第一附属医院肿瘤内科
蒋培城　浙江省肿瘤医院腹部放疗科
韩　宇　哈尔滨医科大学附属肿瘤医院消化肿瘤内科
储　黎　复旦大学附属肿瘤医院放疗科，复旦大学上海医学院肿瘤学系
曾　剑　浙江省肿瘤医院肺外科
谢　丽　上海交通大学医学院临床研究中心
蓝辉银　浙江省肿瘤医院胸部放疗科
楼丽姝　浙江省肿瘤医院临床研究部
楼寒梅　浙江省肿瘤医院妇瘤放疗科
褚嘉栋　浙江省肿瘤医院临床研究部
蔡奕波　浙江省肿瘤医院结直肠外科
管晓翔　江苏省人民医院肿瘤科

# 序 一

认识朱骥教授是很多年很多年前的事了，那时他还是复旦大学肿瘤医院一位年轻有为的放疗科医生。他对放疗知识的全面掌握在同行中并不罕见，但他在医学统计学和循证医学方面的精湛造诣，让我印象深刻。记得他有个非常年轻的小分队，经常在学术会议中从医学和统计学两方面去解读国际上很多著名的大型临床试验结果，不仅让参会年轻医生学会如何学习和掌握这些研究信息和结果，使之更好的临床辩证应用，也每每让我有很多启发和深入思考。

最近听说他将这些系列的解读著作汇成一册《临床研究医学统计解读精选合集》，特别高兴，能够受邀写序更是深感荣幸。这是一部凝聚学术智慧的著作，不仅体现了朱骥教授在临床研究和统计学领域的深厚积累，也展现了他对推动医学发展的不懈追求，堪称一本兼具学术性与实用性的佳作。

医学统计学是临床研究的“工具箱”，不仅能帮助我们从数据中洞察真相，更为科学决策提供了坚实依据。本书通过剖析多个经典临床研究案例，深入浅出地展现了试验设计和统计分析的核心思想，不仅可以帮助读者深入解读一个临床研究的结果，以及学习这些临床的设计和结果信息，更可以借鉴其中的精髓与教训，以全新的视角重新审视临床研究的精妙之处。

临床研究之妙，正如诗中所言：“横看成岭侧成峰，远近高低各不同。”本书通过从不同角度解读临床研究，运用细致入微的分析，引领读者领悟试验设计的巧妙和科学性，不仅能发现隐藏的亮点，也能规避方法学上的欠缺，识别潜在的不足。这种“取其精华、避其短板”的视角，为如何设计临床研究来解决临床问题，以及在结果的分析中如何确保客观性和可信度提供了很好的建议和独特的分析。

我相信，此书的问世将为从事临床试验的研究者和青年医生提供重要参考，成为肿瘤临床研究及相关领域的学者和青年医生很有价值的读物。在未来的医学发展道路上，愿本书助力更多学者，不断推动临床研究解决更多的临床问题。

北京大学肿瘤医院 **沈 琳**

2024 年 12 月 8 日

# 序 二

朱骥教授发我新书样稿，嘱我作序，欣然应允。两天内通读大作，收获丰满。朱教授虽行政、临床工作繁忙，但笔耕不辍，实为楷模。

随着生物技术的发展，肿瘤临床治疗日新月异，免疫疗法、靶向治疗、ADC 技术、CAR-T 疗法在临床上付诸实践，为患者带来了福音。这些疗法的革新都离不开临床试验所积累的证据。

记得疫情期间，CSCO 生物统计学专委会组织了十余次 Keynote 系列、Checkmate 系列和 IMpower 系列临床试验相关论文的线上讨论会，朱教授和他的团队也活跃于其中。通过学习与研讨，获益良多。系列临床试验中涌现许多新颖的试验设计思想，为后续临床研究树立了样板，启迪了方法学思路。不成想两年后，朱教授新稿付梓，西子湖畔已是岸柳成行了。

临床试验是极其严肃和艰苦的劳动，其底层设计离不开严谨的方法学支撑。本书抽丝剥茧，把相关临床试验的底层设计思想袒露出来，以供临摹和借鉴。统计学是临床科学研究的交流语言，也只有在这个语境下才能体会临床研究结论的语义，本书进一步彰显了统计学在临床研究中的重要作用。

他山之石，可以攻玉。本书的出版，必将为国内临床试验设计，尤其是创新性肿瘤临床试验设计注入新的思想，为临床试验走出去打下了方法学基础。

第四军医大学卫生统计学教研室 **夏结来**

2024 年 12 月 7 日

# 序三

最近受到好友朱骥教授的邀约，为他的新书《临床研究医学统计解读精选合集》作序，倍感荣幸；为了能完成这个任务，翻看了朱教授送来的出版社样书稿件，浏览目录，感悟颇多；朱骥教授是一位肿瘤放疗医生，也是我国临床肿瘤学领域难得的统计学领军人才，被业界戏称为“临床肿瘤医生里最懂统计的，统计专业人员里最会看病的”两栖型人才。

与朱骥教授相识得益于 CSCCO YOUNG（中国临床肿瘤学会青委会）的活动，朱教授发起并领导的 CSCO YOUNG“统计小组”在中国临床肿瘤学年轻从业者中享有极高盛誉。2015 年 2 月，朱骥教授计划开设一个肿瘤学领域的临床研究统计学相关的公众号，关于公众号的命名问题，曾经咨询过我，我建议取名“医統江湖”，很荣幸被朱教授采纳，2015 年 2 月 17 日，微信公众号“医統江湖”（ClinStat）上线，活跃至今，成为临床肿瘤学统计相关领域的一面旗帜。

本书的 41 篇临床研究精读基本都是曾经在“医統江湖”公众号上发表后精选整理的，这也是朱骥教授邀约我为本书作序的主要缘由。我从中挑选了几篇自己专业的较为熟悉的文稿，先睹为快，发现该书有以下几个特点：

第一，选材新颖，紧扣临床，题材意义重大。该书一共纳入 41 篇精心挑选的肿瘤学领域热门临床研究进行解读，这些研究基本发表于最近 4 ～ 5 年，大多发表在全球临床肿瘤学的顶刊，如《新英格兰医学杂志》（NEJM）、《柳叶刀》（LANCET）、《美国医学杂志》（JAMA）、《柳叶刀肿瘤学》（LANCET ONCOL）、《临床肿瘤学杂志》（JCO）等，涉及瘤种包括肺癌、乳腺癌、泌尿系肿瘤、胃癌、结直肠癌、肝癌、妇科肿瘤、淋巴瘤等人类以及我国常见恶性肿瘤，不管阴性或阳性结果，这些临床研究均在一定程度深刻影响或改变了该领域当时的临床实践，对临床医生具有很强的指导意义。

第二，医统结合，各自侧重，解读视角独特。入选本书的每一个临床研究均由临床统计学家和临床专家共同进行解读，统计学家重点关注研究设计的统计学参数，比如主要终点设置、样本量计算、结果解读等；而临床医师则侧重研究的科学价值，结果对临床实践、医学进步的现实指导意义；让读者更能体会两个“P value”的重要性：“只有统计设计科学合理的临床研究，才能产生可信的科学结果”，此为第一个 P value，统计学的灵魂——P 值；更能体会“统计最终是为临床实践、为患者利益服务，没有临床意义的显著性统计学结果，仅仅是一个数字”，此为第二个 P value，即临床实践价值（Practice value）。

第三，抽丝剥茧，去伪存真，美玉瑕疵彰显。各位解读者都使出浑身解数，通过各种途径尽量了解所解读研究相关的所有背景、细节乃至一些花絮，对研究精彩绝伦的设计不吝赞誉、对研究者遮遮掩掩的某些瑕疵也慧眼独具地指出，让科学研究看出故事会的感觉，增加了趣味性；更重要的是，可以让读者深入学习临床研究的很多科学观点，指导他们未来类似临床研究的设计方法，相较其他医学统计学专著，更具有实用性。

基于上述特点，本人郑重并极力向国内同行推荐该书，如果您立志设计自己的临床研究，相信这本书能祝您一臂之力。

热烈祝贺本书正式出版发行，也在此恭喜并感谢朱骥教授及本书所有编者的辛勤付出，才能汇集成本专著，以飨读者。

中山大学附属肿瘤医院结直肠外科 **陈　功**

2024 年 12 月 12 日

# 前言

“医统江湖”的临床研究解读活动始于 2015 年，始于复旦大学附属肿瘤医院，逐渐成长为一个开放的平台，统计团队也随后整体加入 CSCO 青委会统计小组。最初的我们怀着与中青年肿瘤领域伙伴共同成长的期待，踏上了探索的征途。十年间，这一活动见证了中国原创临床研究飞速发展的历程，也陪伴了一批临床医生成长为具有全球视野的临床科学家。

回望这段旅程，满怀感恩。除了自身的努力，我们离不开前辈的悉心指导与支持，正是他们的经验和远见，帮助我们少走了很多弯路。同时，我们也赶上了中国临床研究高速发展的历史机遇，从传统疗法到免疫治疗、靶向治疗、ADC 技术及细胞疗法，这些领域的突破为全球医学研究提供了珍贵的数据和证据。

但正如临床研究本身，总有些遗憾无法避免。本书也不例外，由于活动初期缺乏系统化的意识和资源，我们未能以文本形式留存那些年许多优秀的案例，这成为我们无法弥补的损失，也是一段值得铭记的教训。若能及时记录，今日的这本书或许会更加丰富，更具参考价值。

尽管如此，我们仍希望通过多维度解读数据背后的故事，揭示研究的亮点，指出可能的不足，为读者提供全面的视角。这不仅是帮助理解研究结论的努力，也是提升批判性思维、推动中国临床研究进一步发展的尝试。

本书凝聚了十年实践与思考，是对经典研究的梳理与总结。无论是初入学术研究的年轻学者，还是深耕领域的资深同行，我们都希望这本书能为大家提供启发与思路。

未来，我们将继续与更多志同道合的伙伴携手，深耕临床研究这片广阔的领域，用数据讲述真实，用科学指引方向。愿此书成为我们共同进步的新起点，也成为交流与合作的桥梁。

朱　骥

2024 年 10 月

# 目 录


阿替利珠单抗联合卡铂和依托泊苷一线治疗广泛期小细胞肺癌的Ⅲ期试验
——IMpower 133 研究解读 …… 1
度伐利尤单抗治疗放化疗后不可切除的局部晚期非小细胞肺癌的Ⅲ期试验
——PACIFIC 研究解读 …… 8
帕博利珠单抗对比多西他赛治疗 PD-L1 阳性的经治晚期非小细胞肺癌：
KEYNOTE-010 研究及 5 年生存更新数据解读 …… 16
帕博利珠单抗联合培美曲塞和卡铂对比培美曲塞和卡铂一线治疗晚期、
非鳞状非小细胞肺癌：Ⅱ期、随机、开放研究 KEYNOTE-021G 队列
研究及长期随访数据解读 …… 28
帕博利珠单抗联合同步放化疗治疗不可切除的Ⅲ期 NSCLC 的疗效和安全性：
KEYNOTE-799 队列研究及 2 年随访数据解读 …… 40
ⅠB～ⅢA 期可切除非小细胞肺癌辅助化疗后序贯阿替利珠单抗对比最佳
支持治疗：IMpower 010 研究解读 …… 54
经典新辅助研究解读：ⅠB 或ⅢA 期可切除非小细胞肺癌新辅助化疗联合
纳武利尤单抗对比单独化疗：CheckMate 816 研究数据解读 …… 64
局限期小细胞肺癌高剂量常规分割胸部放疗疗效分析：CALGB 30610 (Alliance)/
RTOG 0538 研究解读 …… 71
索托拉西布对比多西他赛用于经治的 *KRAS*[G12C] 突变晚期非小细胞肺癌：一项
随机对照、开放标签、Ⅲ期临床研究 …… 77
PD-1 抑制剂联合立体定向体部放疗治疗早期非小细胞肺癌——SABR 联合免疫
治疗模式研究解读 …… 87
胃癌合并腹膜转移患者中 S-1 联合紫杉醇（静脉联合腹腔灌注）与 S-1 联合
顺铂（静脉）治疗的对比——PHOENIX-GC 研究的解读 …… 99
可切除胃癌新辅助化疗术后辅助化疗对比化放疗的一项国际多中心、开放
标签的随机Ⅲ期临床试验——CRITICS 研究解读 …… 109
帕妥珠单抗联合曲妥珠单抗和化疗一线治疗转移性 HER2 阳性胃或胃食管
交界癌（JACOB）研究解读 …… 119
PRODIGE 24-ACCORD 研究解读 …… 127
探究卡培他滨在可切除胆道癌术后辅助化疗中的作用——BILCAP 研究解读 …… 139
纳武单抗联合化疗与单纯化疗一线治疗晚期胃腺癌、胃食管结合部腺癌、食管
腺癌患者的疗效对比——CheckMate 649 研究的解读 …… 148

吉西他滨 / 白蛋白结合型紫杉醇与 FOLFIRINOX 用于晚期胰腺癌姑息性一线治疗：倾向评分分析解读…… 157
局部晚期食管癌根治性放化疗放疗剂量增加随机对照临床试验——ARTDECO 研究解读…… 166
多西他赛联合奥沙利铂及 S-1 新辅助化疗后手术加辅助 S-1 与直接手术加辅助 S-1 治疗可切除晚期胃癌的Ⅲ期对比研究——PRODIGY 研究解读 …… 175
帕博利珠单抗对比化疗治疗微卫星高度不稳定或错配修复缺陷的转移性结直肠癌：KEYNOTE-177 研究的解读 …… 184
帕博利珠单抗治疗晚期胃腺癌、胃食管结合部腺癌患者的疗效与安全性——Keynote-061/062 研究阴性结果解读 …… 191
新辅助放化疗联合局部切除对比全直肠系膜切除术治疗 $T_{2\sim3ab}N_0M_0$ 期直肠癌：TAUTEM 研究及短期疗效解读 …… 203
新辅助 mFOLFIRINOX 联合 / 不联合大分割放疗对临界可切除胰腺癌患者Ⅱ期随机对照临床研究：A021501 研究解读…… 217
S-1 辅助治疗对照观察在胆道癌术后患者中的效果对比：JCOG1202/ASCOT 研究解读…… 225
如何选择初始不可切除的结直肠癌肝转移患者一线全身治疗策略：CAIRO5 研究结果解读…… 234
新辅助 / 辅助帕博利珠单抗联合化疗在局部进展期胃或胃食管结合部腺癌中的疗效及安全性： KEYNOTE-585 研究的期中分析解读…… 246
曲氟尿苷 - 替匹嘧啶联合贝伐珠单抗治疗复发转移性结直肠癌——SUNLIGHT 研究解读…… 255
激素受体阳性、人表皮生长因子受体阴性、腋窝淋巴结阴性、Oncotype DX21 基因评分中等风险的早期乳腺癌患者单纯内分泌治疗与化疗联合内分泌治疗的比较——TAILORx 研究解读 …… 265
晚期卵巢癌中间型肿瘤细胞减灭术联合腹腔热灌注化疗对比单纯中间型肿瘤细胞减灭术研究解读…… 273
宫颈癌微创和开腹根治性子宫切除术比较的前瞻性、多中心、随机对照临床试验——LACC 研究解读 …… 281
阿替利珠单抗联合白蛋白结合型紫杉醇治疗晚期三阴性乳腺癌的Ⅲ期临床试验——IMpassion 130 研究解读…… 289
瑞博西林联合氟维司群用于激素受体阳性、人表皮生长因子受体 2 阴性晚期乳腺癌的Ⅲ期研究——MONALEESA3 研究解读 …… 297
尼拉帕利维持治疗在铂敏感复发性卵巢癌中的疗效和安全性研究——ENGOT-OV16/NOVA 研究解读 …… 307
近距离加速部分乳房照射对比全乳照射在早期乳腺癌患者保乳术后放疗中的疗效差异 :GEC-ESTRO APBI 研究 10 年随访结果解读 …… 314
局部晚期复发鼻咽癌调强放疗中超分割与标准分割模式有效性和安全性的

比较：一项多中心、随机、开放标签、Ⅲ期临床试验结果解读 ………………………… 324
不同分子亚型弥漫大B细胞淋巴瘤对硼替佐米联合R-CHOP（RB-CHOP）方案的疗效存在差异：REMoDL-B研究5年随访结果解读 ………………………… 332
T-VEC联合依匹木单抗治疗晚期恶性黑色素瘤的多中心随机Ⅱ期临床试验的5年随访结果解读 ………………………… 339
他拉唑帕尼联合恩扎鲁胺一线治疗转移性去势抵抗性前列腺癌患者（TALAPRO-2）：一项随机、安慰剂对照、Ⅲ期临床试验结果解读 ………………………… 348
MRI引导的体部立体定向放疗对比CT引导的体部立体定向放疗治疗前列腺癌：MIRAGE随机临床研究解读 ………………………… 356
HR+/HER2-转移性乳腺癌多线治疗后的新选择——戈沙妥珠单抗：TROPiCS-02研究结果解读 ………………………… 366
阿替利珠单抗联合贝伐珠单抗和化疗治疗转移性、持续性或复发性宫颈癌Ⅲ期随机开放标签临床研究——BEATcc研究解读 ………………………… 377

# 阿替利珠单抗联合卡铂和依托泊苷一线治疗广泛期小细胞肺癌的Ⅲ期试验——IMpower 133研究解读

莫 森[1] 张 鹏[2] 申 鹏[3]

1. 复旦大学附属肿瘤医院肿瘤预防部，复旦大学上海医学院肿瘤学系
2. 华中科技大学同济医学院附属同济医院肿瘤科
3. 南方医科大学南方医院肿瘤科

**解读原文**

Horn L, Mansfield AS, Szczęsna A, et al. First-Line Atezolizumab plus Chemotherapy in Extensive-Stage Small-Cell Lung Cancer. N Engl J Med. 2018; 379（23）: 2220-2229. doi: 10.1056/NEJMoa1809064

**【摘要】**广泛期小细胞肺癌（extensive-disease small cell lung cancer，ED-SCLC）的治疗20多年来没有重大进展，无论是在发病机制、驱动基因靶点探索还是药物研发等领域一直没有突破。IMpower 133研究在2018年世界肺癌大会上公布结果，并同步发表在《新英格兰医学杂志》（*New England Journal of Medicine*，*NEJM*）上。该研究两个主要研究终点均为阳性，抗PD-L1单抗阿替利珠单抗联合依托泊苷/卡铂（etoposide/carboplatin，EC）化疗方案一线治疗ED-SCLC可以改善患者的中位总生存期（median overall survival，mOS）和中位无进展生存期（median progression-free survival，mPFS），给ED-SCLC的治疗提供了新的选择，是小细胞肺癌治疗领域里程碑式的进展。尽管该研究取得了阳性结果，但其中仍有些细节值得人们思考。首先，虽然阿替利珠单抗联合EC化疗较单纯化疗有总生存期（overall survival，OS）获益，而且是首个打破ED-SCLC既往mOS不超过10个月瓶颈的研究，但仅延长2个月OS的疗效仍无法令人满意；其次，IMpower 133研究的亚组分析并未找到免疫治疗的优势人群，对疗效预测生物标志物的探索也同样不足；最后，脑转移患者似乎无法从免疫治疗联合化疗的治疗中获益，而高龄患者却似乎获益更多，这些均有待进一步研究进行证实。

本期分享的是2018年9月发表在《新英格兰医学杂志》（*New England Journal of Medicine*，*NEJM*）上的IMpower 133研究，旨在比较抗PD-L1单抗阿替利珠单抗联合依托泊

苷 / 卡铂（etoposide/carboplatin，EC）化疗方案对比安慰剂联合 EC 化疗方案一线治疗广泛期小细胞肺癌（extensive-disease small cell lung cancer，ED-SCLC）的疗效和安全性[1]。

## 1 背景

小细胞肺癌（small cell lung cancer，SCLC）约占肺癌的 15%，是侵袭性最强的肺癌亚型，具有肿瘤倍增时间短、病情进展迅速、早期易转移等特点。尽管 SCLC 对放化疗敏感，但易复发耐药。SCLC 治疗目前使用的仍是 20 年前就已确立的化疗方案，进展甚微。不断有研究者尝试开发用于 SCLC 患者的新药物，但其结果均不理想，许多三代化疗药物和分子靶向药物均在 SCLC 的战场上铩羽而归。不仅如此，约 10 个月的中位总生存期（median overall survival，mOS）就像牢牢困在 ED-SCLC 头上的魔咒一般，无论采用何种治疗策略或方案都始终无法突破。PD-1/PD-L1 单抗先后被美国食品药品监督管理局（Food and Drug Administration，FDA）批准用于非小细胞肺癌（non-small cell lung cancer，NSCLC）的二线治疗、放化疗后的维持治疗和选择人群的一线治疗，我们不禁期待免疫治疗是否可以为 SCLC 患者带来新的希望。

2018 年 4 月，美国 FDA 基于 CheckMate 032 研究公布的数据，批准了纳武利尤单抗 ± 伊匹木单抗用于二线治疗 6 个月内复发的 ED-SCLC 患者［纳武利尤单抗单药的客观缓解率（objective response rate，ORR）约为 12%，联合伊匹木单抗的 ORR 约为 21%］。免疫检查点抑制剂（immune checkpoint inhibition，ICI）首次在难治性 / 转移性 SCLC 中显示出临床活性。针对阿替利珠单抗开展的 Ⅰa 期临床研究（PCD4989g）发现，阿替利珠单抗单药对既往多线治疗 SCLC 患者的 ORR 约为 6%，依据免疫相关反应标准（immune-related response criteria，IRRC）则为 24%，进一步证实 ICI 策略在 SCLC 中具有可行性。不仅如此，前期基础研究发现，SCLC 具有高肿瘤突变负荷（tumor mutation burden，TMB）、抗原递呈减弱、肿瘤微环境内富含髓系来源抑制细胞（myeloid derived suppressor cells，MDSC）等特征。借鉴 ICI 联合化疗在 NSCLC 中的成功经验，阿替利珠单抗联合化疗一线治疗 ED-SCLC 的 IMpower 133 研究应运而生。

## 2 研究概况

该研究入组经组织学或细胞学证实的初治 ED-SCLC 患者，无症状且已接受过治疗的脑转移患者也可以入组。排除具有自身免疫病史或之前接受过 CD137 激动剂或免疫检查点阻断治疗的患者。

该研究采用置换区组随机法，以患者性别、PS 评分及有无脑转移作为分层因素，患者按 1 ∶ 1 随机分配到阿替利珠单抗 /EC 联合治疗组或安慰剂 /EC 治疗组，接受 4 个周期治疗后继续接受阿替利珠单抗或安慰剂维持治疗直至病情进展或出现不可耐受的不良反应（见原文 Figure S1）。

该研究主要终点为意向性治疗（intention-to-treat，ITT）分析集的总生存期（overall survival，OS）以及研究者评估的中位无进展生存期（median progression-free survival，mPFS）。次要研究终点包括 ORR、缓解持续时间和安全性。探索性分析包括疗效与 TMB 之间的相关性

［采用基于血液学的 TMB（blood-based TMB，bTMB）检测评估 TMB］。

## 3　统计学设计特点

本研究设置了 2 个共同主要研究终点，统计检验水准 α 基于成组序贯 Holm 设计，总的一类错误概率设双侧 0.050，针对 OS 和 PFS 分别设 0.045、0.005，其中任何一个终点经比较检验后，若拒绝无效假设，则相应的 α 可以传递给另一个终点（图 1）。

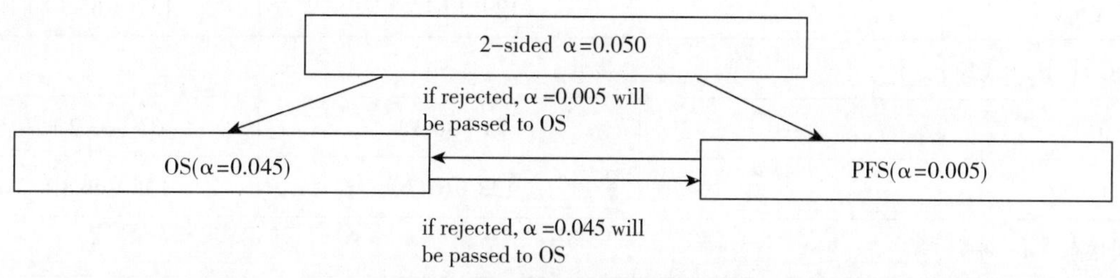


图 1　成组序贯 Holm 设计示意图

按照该设计，研究样本量基于 OS 进行估算。根据经验，安慰剂 /EC 治疗 ED-SCLC 的中位 OS 约为 10 个月，假设阿替利珠单抗 /EC 相比安慰剂 /EC 的风险比（hazard ratio，HR）为 0.68，检验水准 α=0.045，假设入组 12 个月并考虑 5% 失访，第 1 例入组后 31 个月时，要有 88% 的把握度检验出差异有统计学意义，则所需事件数为 280 例，相应样本量为 400 例。研究经 4 次方案修订后，最终确定样本量不变，所需事件数提高到 306 例。

研究预设开始随机后 23 个月约 240 例死亡事件时进行 OS 期中分析，提前终止的检验水准为 α=0.019；实际在发生 238 例死亡事件时（2018 年 4 月 24 日）进行数据锁定，作为 OS 期中分析的结果。PFS 无期中分析计划，最终分析与 OS 期中分析同时进行，预期将发生 295 例事件，相当于在 α=0.005 检验水准时，有 98% 的把握度检验出 HR=0.55 的组间 PFS 差异。

对于 OS 和 PFS 的组间定性比较均采用分层 Log-rank 检验（当预设亚组事件数少于 10 例时，则忽略该亚组因素）。定量比较采用分层 COX 回归分析计算 HR，分层因素与 Log-rank 检验保持一致，并基于 Brookmeyer and Crowley 方法计算 95%CI。

## 4　研究结果

2016 年 6 月—2017 年 3 月，研究共入组 403 例患者：阿替利珠单抗 /EC 组 201 例，安慰剂 /EC 组 202 例。两组分别有 124 例（61.7%）和 142 例（70.3%）患者因死亡、失访等原因而终止研究；分别有 104 例（51.7%）和 116 例（57.4%）患者完成了诱导期治疗并接受至少 1 个周期维持治疗；分别有 198 例（98.5%）和 196 例（97.0%）患者纳入安全性分析。

患者年龄、性别、吸烟状态、bTMB 水平等基线特征在两组间分布均衡（表 1）。

表 1 入组患者基线特征（ITT 集）[1]

| 基线 | 阿替利珠单抗组（$N$=201） | 安慰剂组（$N$=202） |
|---|---|---|
| 中位年龄（岁） | 64（28 ～ 90） | 64（26 ～ 87） |
| 年龄［$n$（%）］ | | |
| ＜65 岁 | 111（55.2） | 106（52.5） |
| ≥ 65 岁 | 90（44.8） | 96（47.5） |
| 男性［$n$（%）］ | 129（64.2） | 132（65.3） |
| ECOG 评分［$n$（%）］ | | |
| 0 | 73（36.3） | 67（33.2） |
| 1 | 128（63.7） | 135（66.8） |
| 吸烟状态［$n$（%）］ | | |
| 从未吸烟 | 9（4.5） | 3（1.5） |
| 现在吸烟 | 74（36.8） | 75（37.1） |
| 曾经吸烟 | 118（58.7） | 124（61.4） |
| 入组时是否脑转移 | 17（8.5） | 18（8.9） |
| 基于血液学的肿瘤突变负荷［$n/N$（%）］ | | |
| ＜10 | 71/173（41.0） | 68/178（38.2） |
| ≥ 10 | 102/173（59.0） | 110/178（61.8） |
| 10 ～ 16 | 133/173（76.9） | 138/178（77.5） |
| ＞16 | 40/173（23.1） | 40/178（22.5） |
| 基线时目标病灶最长直径的中位数和范围 | 113.0（12.0 ～ 325.0） | 105.5（15.0 ～ 353.0） |
| 既往抗肿瘤治疗［$n$（%）］ | | |
| 化疗或非蒽环类药物 | 8（4.0） | 12（5.9） |
| 放疗 | 25（12.4） | 28（13.9） |
| 癌症相关的手术 | 33（16.4） | 25（12.4） |

结果显示，中位随访 13.9 个月后，阿替利珠单抗组显著延长患者中位 OS（12.3 个月 *vs* 10.3 个月，HR=0.70，95%CI：0.54 ～ 0.91，$P$=0.007），达到了研究预设的 OS 期中分析经验水准 0.019，阿替利珠单抗组较安慰剂组死亡风险降低了 30%。两组中位 PFS 分别为 5.2 和 4.3 个月（HR=0.77，95%CI：0.62 ～ 0.96，$P$=0.017）。此外，阿替利珠单抗组比安慰剂组 1 年 OS 率（51.7% *vs* 38.2%）和 PFS 率（12.6% *vs* 5.4%）同样具有明显优势。OS 亚组分析结果显示，大部分患者，不论肿瘤 bTMB 高低、是否肝转移、性别如何都可从阿替利珠单抗/EC 治疗中获益，

但脑转移患者似乎并不能从阿替利珠单抗的治疗中获益（见原文 Figure 2）。

两组患者 ORR 差异无统计学意义（60.2% *vs* 64.4%），客观缓解持续时间在阿替利珠单抗组更长（4.2 个月 *vs* 3.9 个月，HR=0.70，95%CI：0.53 ～ 0.92）。6 个月无事件生存率（event-free survival，EFS）分别为 32.2% 和 17.1%，12 个月 EFS 分别为 14.9% 和 6.2%。

安全性分析显示，两组不良事件（adverse events，AEs）发生率差异无统计学意义，阿替利珠单抗组与之前研究所报告的安全性相似，未观察到新的不良反应，主要症状为皮疹和甲状腺功能减退。

## 5 讨论与思考

长久以来，依托泊苷联合铂类药物（卡铂或顺铂）是一线治疗广泛期 SCLC 的标准化疗方案。尽管有效率可达 60% ～ 65%，但患者的中位生存时间仅为 10 个月。SCLC 的 TMB 高，提示肿瘤可能具有较高的免疫原性并对 ICI 治疗有效。既往针对复发或转移性 SCLC 患者的免疫治疗研究（Keynote 001、Checkmate 032 等）均显现出一定的疗效。

与既往纳武利尤单抗 ± 伊匹木单抗二线治疗 ED-SCLC 的 Checkmate 032 研究和基于 Keynote 028 开展的 pembrolizumab 用于铂类联合依托泊苷治疗后获得 SD 及以上的 ED-SCLC 维持治疗研究的策略不同，IMpower 133 研究直接挑战之前失败的 CA184-156 Ⅲ期研究，尝试一线化疗联合 PD-L1 单抗阿替利珠单抗在 ED-SCLC 中的应用。从研究结果来看，EC 方案联合阿替利珠单抗，使 mOS 提高了 2 个月，1 年 OS 率提高了约 13%，OS 与 PFS 获益在亚组分析中也基本保持一致。这是过去 25 年来，首个观察到相比一线标准治疗可以给 ED-SCLC 患者带来有临床意义（OS 延长）的研究，因此有学者评论 IMpower 133 研究改写了 SCLC 治疗历史，撼动了 NCCN 指南。

为什么同样是一线免疫联合化疗的Ⅲ期临床研究，IMpower 133 研究在 ED-SCLC 中获得了成功，而 CA184-156 研究却是阴性结果呢?

首先，在研究设计上，CA184-156 研究 [2] 的随机时间点过早，实际上两组在随机后前 1 ～ 2 个周期均只接受 EP 方案化疗，并未联合伊匹木单抗或安慰剂治疗。这对于前期脱落率较高（约 15%）、疾病本身进展较快和治疗方案毒性较大（EC 方案较大的血液学毒性）的研究来说，并非最佳选择。同时，由于伊匹木单抗自身会引起不良反应，伊匹木单抗组皮疹和腹泻等免疫相关 AE 的发生率（25% 和 19%）显著高于安慰剂组（10% 和 3%），伊匹木单抗组在完成诱导期治疗和进入维持期治疗的患者例数均低于安慰剂组。以上都可能影响最终结果。

其次，从 CTLA-4 与 PD-1/PD-L1 抑制剂的作用机制来看，二者之间存在差异。在空间分布上，CTLA-4 在活化的 T 细胞和调节性 T 细胞（regulatory T cell，Treg）细胞表面高表达，其主要通过抑制抗原递呈发挥抑制免疫应答的作用，同时参与 T 细胞耗竭 [3]。而 PD-1 分子的表达更广泛，在活化的 T 细胞、Treg 细胞以及髓系树突状细胞（myeloid dendritic cell，mDC）表面中等表达，而其配体 PD-L1/PD-L2 在肺癌细胞、血管内皮细胞及骨髓来源的抑制性细胞（myeloid-derived suppressor cell，MDSC）均有不同程度表达 [4]。因此，CTLA-4 在淋巴结中的免疫循环的早期阶段抑制 T 细胞，而 PD-1 在外周组织或肿瘤部位的免疫应答中进行调节。对于富含 MDSC、抗原递呈减弱的 SCLC 而言，通过伊匹木单抗阻断 CTLA-4/B7 分子间的作用，并不能有效地激活肿瘤浸润淋巴细胞（tumor-infiltrating lymphocyte，TIL）的抗肿瘤免疫应答（PD-1/PD-L1 因素占主导作用）。因此，伊匹木单抗可能并非一线治疗 ED-SCLC 的合适选择。

尽管 IMpower 133 研究获得了 OS 和 PFS 双阳性的结果，但该项研究并非完美无瑕。首先，从生存曲线来看，在治疗的前 6 个月，阿替利珠单抗组与安慰剂组非常接近，甚至有交叉的趋势，直到后期才分开。此外，免疫治疗常见的拖尾效应在该研究中并不明显，OS 曲线在 19 个月左右有相交趋势，这更像传统治疗的效应。其次，亚组分析中，脑转移患者似乎不能从阿替利珠单抗 /EC 方案中获益，由于例数太少（35 例），仍需后续研究证实。

研究显示，两组 ORR 差异无统计学意义，可能的解释是化疗方案本身 ORR 已经很高，联合治疗很难超越。但无论从基于 Keynote 028 研究将 pembrolizumab 作为 SCLC 维持治疗的尝试，还是 IMpower 133 研究后阿替利珠单抗维持治疗未显示出拖尾效应，均提示单纯的化疗后免疫维持治疗为 ED-SCLC 患者带来的生存获益仍然有限。因此，从 ED-SCLC 患者中寻找免疫治疗优势人群显得尤为重要。

IMpower 133 研究首次在Ⅲ期临床研究中尝试利用 bTMB 作为生物标志物预测免疫治疗的效果。有研究发现，bTMB ≥ 16 可以预测阿替利珠单抗用于二线或以上晚期 NSCLC 治疗的疗效 [5]。小样本研究表明，SCLC 的中位 TMB 为 9[6]。而该研究的亚组分析中，无论是以 10 还是 16 作为 bTMB 的 cut-off 值，均无法作为阿替利珠单抗一线治疗 ED-SCLC 的疗效预测标志物。对于 ICI 联合化疗时，bTMB 的 cut-off 值是否应区别于阿替利珠单抗单药，也尚无定论。上述线索均提示 SCLC 的 bTMB cut-off 值有待进一步确定。针对不同检测平台得到的结果一致性如何也有待进一步探讨。

IMpower 133 研究中由于组织取材较少，无法满足免疫组织化学检测的需求，因此并未对肿瘤组织的 PD-L1 表达水平进行检测，无相关亚组分析。在其前期研究中，也未发现 PD-L1 表达与阿替利珠单抗疗效间的相关性。值得一提的是，与阿替利珠单抗匹配的 PD-L1 检测，用的是被专家质疑最多的 Ventana/SP142 试剂盒。今年在《胸部肿瘤学杂志》（*Journal of Thoracic Oncology*，*JTO*）上公布的 Blueprint Ⅱ期研究结果，凸显了各检测方法之间的差异 [7]。除此之外，作为抗 PD-L1 单抗，阿替利珠单抗保留了免疫检查点 PD- L2/PD-1 间的相互作用，在疗效上是否区别于抗 PD-1 单抗仍有待进一步探索。

总之，瑕不掩瑜，随着 IMpower 133 研究的成功，其他 PD-1/PD-L1 抗体开始奋起直追，在 SCLC 二线联合治疗、同步放化疗后维持治疗、 一线联合化疗等不同阶段开展临床研究。明确单药免疫和免疫联合治疗的优势人群、免疫治疗的最佳时机、联合治疗的理想模式等，均是下一步研究亟待解决的问题。

## 参考文献


[1] HORN L, MANSFIELD A S, SZCZĘSNA A, et al. First-Line Atezolizumab plus chemotherapy in extensive-stage small-cell lung cancer[J]. N Engl J Med. 2018, 379(23): 2220-2229.

[2] MARTIN R, ALEXANDER L, ALEKSANDRA S, et al. Phase Ⅲ randomized trial of ipilimumab plus etoposide and platinum versus placebo plus etoposide and platinum in extensive-stage small-cell lung cancer[J]. J Clin Oncol, 2016, 34(31): 3740- 3748.

[3] WEI S C, LEVINE J H, COGDILL A P, et al. Distinct cellular mechanisms underlie anti-CTLA-4 and anti-PD-1 checkpoint blockade[J]. Cell, 2017, 170(6): 1120-1133.

[4] BUCHBINDER E I, DESAI A. CTLA-4 and PD-1 pathways: similarities, differences, and implications of their inhibition[J]. Am J Clin Oncol, 2016, 39(1): 98-106.

[5] GANDARA D R, PAUL S M, KOWANETZ M, et al. Blood- based tumor mutational burden as a predictor of clinical benefit in non-small cell lung cancer patients treated with atezolizumab[J]. Nat Med, 2018, 24(9):1441-1448.

[6] YOUNG K C, KEERTHI T, JON C, et al. Genomic alterations (GA) and tumor mutational burden (TMB) in large cell neuroendocrine carcinoma of lung (L-LCNEC) as compared to small cell lung carcinoma (SCLC) as assessed via comprehensive genomic profiling (CGP) [J]. J Clin Oncol, 2017, 35(suppl): abstr 8517.

[7] MING S T, KEITH M K, MARK K, PD-L1 immunohistochemistry comparability study in real-life clinical samples: results of blueprint phase 2 project[J]. J Thorac Oncol, 2018, 13(9): 1302-1311.

# 度伐利尤单抗治疗放化疗后不可切除的局部晚期非小细胞肺癌的Ⅲ期试验——PACIFIC 研究解读

郭兰伟[1]　王慧娟[2]

1. 郑州大学附属肿瘤医院 / 河南省肿瘤医院临床研究管理部
2. 郑州大学附属肿瘤医院 / 河南省肿瘤医院肿瘤内科

**解读原文**

Antonia SJ, Villegas A, Daniel D, et al. Overall Survival with Durvalumab after Chemoradiotherapy in Stage Ⅲ NSCLC. N Engl J Med. 2018;379（24）: 2342-2350. doi: 10.1056/NEJMoa1809697

**【摘要】**Ⅲ期非小细胞肺癌（non-small cell lung cancer，NSCLC）约占初诊肺癌的 30%，基于淋巴结受累情况可切除性存在很大差异。对于不可手术切除的Ⅲ期 NSCLC，目前的标准治疗是同步放化疗，但是患者的 5 年生存率低于 20%。PACIFIC 研究是在过去的几十年里，Ⅲ期不可切除的 NSCLC 全身治疗中，第一个无进展生存期（progression-free survival，PFS）和总生存期（overall survival，OS）都获得阳性结果的Ⅲ期临床研究。研究结果分别在 2017 年的欧洲肿瘤内科学会（European Society for Medical Oncology，ESMO）和 2018 年的世界肺癌大会（World Conference on Lung Cancer，WCLC）上公布，并同期在 *N Engl J Med* 上发表，代表着Ⅲ期不可切除的 NSCLC 治疗领域的里程碑式进展。尽管 PACIFIC 研究结果为Ⅲ期不可切除的 NSCLC 患者同步放化疗后的免疫检查点抑制剂度伐利尤单抗巩固治疗提供了新的选择，但是仍有一些问题值得深入探讨。首先是 PD-1 抑制剂和放化疗的最佳结合模式，临床前的动物模型显示，PD-1 抑制剂与放化疗同步治疗的疗效最好，目前正在进行中的临床研究也在探索放化疗同步 PD-1 抑制剂治疗Ⅲ期不可切除的 NSCLC，相信未来的研究结果会给我们提供更好的临床治疗方案。其次，PACIFIC 研究的亚组分析中发现 PD-L1 表达＜ 1% 的人群 OS 没有获益，治疗前是否需要进行 PD-L1 检测也是临床治疗中面临的问题。最后，PACIFIC 研究入组人群多为高加索裔，这种治疗模式是否适合亚裔人群，对于亚裔常见的驱动基因尤其是表皮生长因子受体（epidermal growth factor receptor，EGFR）突变人群是否适合，这些都是未来需要解决的问题。

本期分享的是2018年9月发表在*N Engl J Med*上的PACIFIC研究，旨在比较度伐利尤单抗与安慰剂作为巩固治疗，在接受了以铂类药物为基础的放化疗后尚未出现疾病进展、不可手术切除的Ⅲ期NSCLC患者中的疗效和安全性[1]。

## 1 背景

大约1/3的NSCLC患者在确诊时的分期为Ⅲ期[2]。对体力状况良好、不可手术切除的Ⅲ期NSCLC患者而言，标准治疗方法是以铂类为基础的双药化疗联合同步放疗（放化疗）[3]。然而，结果并不理想，因为大多数患者在放化疗后病情恶化，15%～30%的患者能够存活5年，这相当于中位生存期不超过28个月[3]。已有多项研究检验了放化疗患者在疾病控制后给予系统性治疗的疗效。然而，迄今为止，这些治疗均被证明无效，巩固治疗后的中位生存期仅为18～23个月[4-8]。

度伐利尤单抗是一种选择性、高亲和力、人源性IgG1单克隆抗体，能阻断PD-L1与PD-1及CD80的结合，从而使T细胞能够识别并杀灭肿瘤细胞[9-11]。已有临床前研究证据提示，化疗和放疗可能上调了肿瘤细胞中PD-L1的表达[12-14]，而PD-L1的表达水平是度伐利尤单抗疗效的预测因素，因此该研究假设度伐利尤单抗可能会对放化疗后的患者带来临床获益。

PACIFIC是一项与安慰剂对照的多中心、随机、双盲Ⅲ期临床试验，评估了免疫检查点抑制剂度伐利尤单抗对接受同步放化疗后未进展的Ⅲ期不可切除NSCLC患者的疗效[15]。试验的首次数据已于2017年9月在*N Engl J Med*上发表[15]，结果表明，与安慰剂对比，度伐利尤单抗显著延长了PFS（两个主要终点之一），中位PFS分别为16.8（95%CI：13.0～18.1）和5.6个月（95%CI：4.6～7.8），疾病进展或死亡风险比为0.52（95%CI：0.42～0.65，$P < 0.001$）。基于这一结果，度伐利尤单抗被批准用于以铂类药物为基础的放化疗后未出现疾病进展、不可切除的Ⅲ期NSCLC的治疗[16-17]。

在此，该研究继续报告PACIFIC试验第2个主要终点OS的结果，也报告最新的PFS和次要终点的有效性和安全性。

## 2 研究概况

该研究入组经组织学或细胞学证实的、根据国际肺癌研究联合会（International Association for the Study of Lung Cancer，IASLC）胸部肿瘤分期手册（Staging Manual in Thoracic Oncology）第7版分期为Ⅲ期不可手术切除的NSCLC患者，并且患者接受了至少2个周期以铂类为基础的化疗联合同步根治性放疗（54～66Gy），肺组织的平均受照剂量＜20Gy或V20（接受≥20Gy照射的肺实质体积）＜35%，或同时符合以上两个条件。排除之前接受过免疫治疗或试验性药物治疗或有原发性免疫缺陷疾病的患者。

该研究为多中心、随机、双盲、与安慰剂对照的Ⅲ期试验，在26个国家的235个研究中心完成。患者在放化疗结束后的1～42d内，以患者的年龄、性别及吸烟史作为分层因素，以2∶1的比例随机分组，分别每两周1次静脉给予度伐利尤单抗（10mg/kg）或安慰剂作为巩固治疗，最长持续12个月。接受研究药物治疗的患者可持续治疗至疾病进展，如果在12

个月治疗结束时能够达到疾病控制，但在随后的随访中出现疾病进展，可以再次接受该研究药物治疗（见原文 Figure 1）。

该研究主要终点为意向性治疗（intention-to-treat，ITT）患者分析集的 OS 及通过独立、盲法集中审核的 PFS。次要研究终点包括 24 个月的生存率、客观缓解率（objective response rate，ORR）、缓解持续时间、12 ~ 18 个月的无进展生存率、死亡或远处转移的时间、第 2 次进展的时间、缓解持续时间和安全性。

## 3 统计学设计特点

本研究设置了 2 个共同主要研究终点，统计检验水准 α 基于成组序贯 Holm 设计，并基于近似于 O' Brien-Fleming 方法的 Lan-DeMets 消费函数（包含期中分析）进行多重比较的计算[18]。总的一类错误概率设双侧 0.050，针对 OS 和 PFS 均设 0.025，其中任何一个终点经比较检验后，若拒绝无效假设，则相应的 α 可以传递给另一个终点（图 1）。

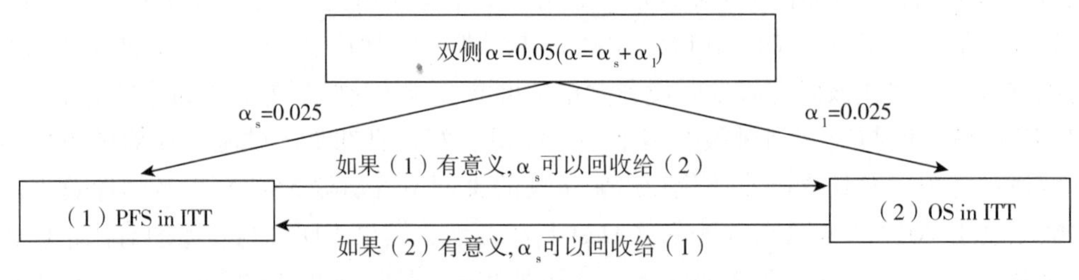


图 1 成组序贯 Holm 设计示意图

按照该设计，如果两个联合主要终点（PFS、OS）中的一个，在度伐利尤单抗组较安慰剂组有显著改善，则认为该研究结果为阳性。按 2 ∶ 1 的随机分组，约需要 702 例患者，以获得 458 例无进展生存事件和 491 例总生存事件。对于每项联合主要终点，基于双侧显著性水平 2.5% 的时序检验，估计该研究有至少 95% 的功效检测出 0.67 的疾病进展或死亡风险比，并有至少 85% 的功效检测出 0.73 的死亡风险比。

研究计划在 285 和 393 例死亡事件时进行 2 次 OS 期中分析，提前终止的检验水准为 α=0.002 74；实际发生 299 例死亡事件时（2018 年 3 月 22 日）进行数据锁定，作为 OS 第 1 次期中分析的结果。由于该试验在期中分析的基础上就达到差异有统计学意义，因此本文提供的结果被认为是 OS 的最终结果。

对于 OS 和 PFS 的组间定性比较均采用分层 Log-rank 检验。定量比较采用分层 COX 回归分析计算 HR［包括相应的期中分析调整后的 100（1-α)%CI 或 95%CI 和 *P* 值］，分层因素与 Log-rank 检验保持一致。Kaplan-Meier 方法用于计算中位时间及其相关的 95%CI。对于亚组分析，因为亚组分析是为了显示疗效的一致性，而没有进行多重性校正。使用 Clopper-Pearson 法对缓解率进行估算，并使用 Fisher 精确检验进行了对比。

## 4 研究结果

2014 年 5 月—2016 年 4 月，研究共入组 713 例患者，有 709 例患者（99.4%）接受了至少 1 次研究药物作为巩固治疗（473 例患者接受了度伐利尤单抗，236 例患者接受了安慰剂）（见原文 Figure 1）。所有患者的中位年龄为 64 岁，大部分为男性（70.1%）及现在或既往吸烟者（91.0%）；45.7% 患者的组织学类型为鳞癌。两组患者对先前的放化疗产生相似的应答（完全缓解：度伐利尤单抗组为 1.9%，安慰剂组为 3.0%；部分缓解：度伐利尤单抗组为 48.7%，安慰剂组为 46.8%）；分别有 475 例（99.8%）和 234 例（98.7%）患者纳入安全性分析。

患者年龄、性别、吸烟状态及先前使用化疗的情况等基线特征在两组间分布均衡（表 1）。

表 1　ITT 人群的基线特征、分层因素和既往治疗 [ *n*（%）]

| 基线 | 度伐利尤单抗（*N*=476） | 安慰剂（*N*=237） | 总计（*N*=713） |
|---|---|---|---|
| 年龄 / 岁 | | | |
| 中位数 | 64 | 64 | 64 |
| 范围 | 31 ～ 84 | 23 ～ 90 | 23 ～ 90 |
| 性别 | | | |
| 男性 | 334（70.2） | 166（70.0） | 500（70.1） |
| 女性 | 142（29.8） | 71（30.0） | 213（29.9） |
| 种族 | | | |
| 白种人 | 337（70.8） | 157（66.2） | 494（69.3） |
| 黑种人 | 12（2.5） | 2（0.8） | 14（2.0） |
| 亚裔 | 120（25.2） | 72（30.4） | 192（26.9） |
| 疾病分期 | | | |
| Ⅲ A | 252（52.9） | 125（52.7） | 377（52.9） |
| Ⅲ B | 212（44.5） | 107（45.1） | 319（44.7） |
| 其他 | 12（2.5） | 5（2.1） | 17（2.4） |
| WHO 功能状态评分 | | | |
| 0 | 234（49.2） | 114（48.1） | 348（48.8） |
| 1 | 240（50.4） | 122（51.5） | 362（50.8） |
| 肿瘤组织学分类 | | | |
| 鳞癌 | 224（47.1） | 102（43.0） | 326（45.7） |

续表

| 基线 | 度伐利尤单抗（N=476） | 安慰剂（N=237） | 总计（N=713） |
|---|---|---|---|
| 非鳞癌 | 252（52.9） | 135（57.0） | 387（54.3） |
| 吸烟状态 | | | |
| 现在吸烟 | 79（16.6） | 38（16.0） | 117（16.4） |
| 曾经吸烟 | 354（74.4） | 178（75.1） | 532（74.6） |
| 从不吸烟 | 43（9.0） | 21（8.9） | 64（9.0） |
| 既往放射治疗 *D*/Gy | | | |
| ＜54 | 3（0.6） | 0（0.0） | 3（0.4） |
| ≥54～≤66 | 442（92.9） | 217（91.6） | 659（92.4） |
| ＞66～≤74 | 30（6.3） | 19（8.0） | 49（6.9） |
| 既往化疗 | | | |
| 诱导化疗 | 123（25.8） | 68（28.7） | 191（26.8） |
| 同步放疗 | 475（99.8） | 236（99.6） | 711（99.7） |
| 既往放化疗的疗效评价 | | | |
| 完全缓解 | 9（1.9） | 7（3.0） | 16（2.2） |
| 部分缓解 | 232（48.7） | 111（46.8） | 343（48.1） |
| 病情稳定 | 222（46.6） | 114（48.1） | 336（47.1） |

结果显示，299例患者（度伐利尤单抗组183例，安慰剂组116例）发生死亡，OS的中位随访时间为25.2个月。与安慰剂相比，度伐利尤单抗显著延长了OS（HR=0.68；99.73%CI：0.470～0.997；*P*=0.0025），达到了研究预设的OS期中分析检验水准0.002 74，度伐利尤单抗组较安慰剂组死亡风险降低了32%（见原文Figure 2）。两组中位PFS分别为17.2和5.6个月（HR=0.51；95%CI：0.41～0.63）。此外，度伐利尤单抗组1年OS率（83.1% *vs* 75.3%）和2年OS率（66.3% *vs* 55.6%）同样具有明显优势。

度伐利尤单抗组的远处转移或死亡时间长于安慰剂组，中位数分别为28.3和16.2个月（HR=0.53；95%CI：0.41～0.68，见原文Figure 3）。度伐利尤单抗组出现新病变的频率（22.5% *vs* 33.8%）和发生新发脑转移的频率（6.3% *vs* 11.8%）也比安慰剂组低。此外，两组的ORR分别为30.0%和17.8%（*P*＜0.001）。18个月时持续缓解率分别为73.5%和52.2%。

安全性分析显示，两组不良反应的发生率差异无统计学意义，安全性与先前报道的一致。两组最常见的3/4级不良事件是非感染性肺炎（4.8% *vs* 2.6%）、放射性肺炎（1.3% *vs* 1.3%）和感染性肺炎（1.1% *vs* 1.3%）。两组分别有29.1%和23.1%的患者出现严重不良反应，不良反应导致死亡分别为 4.4% 和 6.4%。

## 5 讨论与思考

在 PACIFIC 试验的最新分析中，对于无法手术切除的Ⅲ期 NSCLC 患者，度伐利尤单抗的主要终点 OS 明显长于安慰剂。两组之间的中位 PFS 差异仍然超过 11 个月，OS 分析结果表明，PFS 获益已转化为 OS 的显著延长。该结果与先前报道的Ⅲ期 NSCLC 患者的 PFS 与 OS 之间的关联一致[19]。此外，在所有预先指定的亚组中观察到度伐利尤单抗均延长 OS。

次要终点的最新结果包括死亡或远处转移时间、新病变的发生率和 ORR，与先前报道的一致，并继续显示诱导治疗后患者使用度伐利尤单抗治疗的抗癌活性及其预防远处转移扩散的有效性，这可能有助于解释观察到的生存获益。此外，度伐利尤单抗治疗的患者出现第 2 次进展或死亡的时间更长，第 1 次后续治疗或死亡的时间更长及第 2 次后续治疗或死亡的时间更长，这些结果显示度伐利尤单抗治疗的长期获益。

度伐利尤单抗在该人群中的安全性与其他免疫治疗的安全性一致，并与其作为单药治疗用于分期更晚（ⅢB 期或Ⅳ期 NSCLC）的患者后获得的安全性一致[20]。在该研究中，尽管因任何原因所导致的某些不良反应（包括非感染性肺炎或放射性肺炎）的发生率在度伐利尤单抗组和安慰剂组中均有所增加，但这符合确定性放化疗后的预期状况。而且度伐利尤单抗组患者的非感染性肺炎或放射性肺炎大部分为低级别，具有临床意义的 3/4 级非感染性肺炎或放射性肺炎的发生率在两组中相似，且比对相同疾病进行的其他研究中的发生率低[8, 21]。综上，这些数据提示，在放化疗后使用度伐利尤单抗，其不良反应是可控制的。尽管由于先前试验在区分或分配某些不良事件的因果关系或确定其发生的风险因素方面受到限制，导致其治疗的数据不完整，但这些发现有助于定义在放化疗后使用度伐利尤单抗的安全范围。

尽管 PACIFIC 研究获得了 OS 和 PFS 双阳性的结果，但该研究并非完美无瑕。首先，Ⅲ期 NSCLC 面临的一大挑战是缺乏“局部晚期”和“不可切除”的标准定义，依据目前Ⅲ期 NSCLC 的实践指南[22-23]，本研究中不确定是否所有患者均接受了适当的评估，包括支气管镜检查或纵隔镜检查、PET/CT 检查、纵隔淋巴结病理学检查和脑部 MRI，鉴于这组患者的临床和预后异质性以及分期，多学科评估和治疗方法的局部变化，尚不能确定该试验是否包括隐匿性Ⅳ期疾病的患者，在这种情况下，关于度伐利尤单抗的疗效证据或缺乏证据的任何结论都可能因为纳入患有临床隐匿性Ⅳ期疾病的患者而受到影响。其次，PD-L1 检测并非本研究所必需，亚组分析中 37% 的患者因为没有提供肿瘤组织样本而使 PD-L1 表达状态未知，其他有组织标本的 PD-L1 ＜ 1% 和 EGFR 阳性的患者似乎不能从度伐利尤单抗治疗中获益，由于例数太少，仍需后续研究证实。第三，Adams 等[24]发现约 30% 的 NSCLC 患者在放疗后 14 ～ 21d 外周血的循环肿瘤细胞中 PD-L1 表达显著增加，提示本研究中随机化时间与 PD-L1 表达存在相关性，尤其是安慰剂组中的 ORR（17.8%）和不良反应发生率（49.1%）可能更会受到最近的放化疗影响，在这种情况下，可以考虑在放化疗后 14 ～ 21d 内重新评估 PD-L1 表达水平，以确定可能受益于度伐利尤单抗的患者。

总之，该试验显示在无法手术切除的Ⅲ期 NSCLC 患者中，同步放化疗后使用度伐利尤单抗治疗可获得生存优势，且没有带来新的不良反应。这些阳性结果是在未经选择的患者人群中获得的，且与基线时肿瘤细胞的PD-L1表达水平无关，因此提示度伐利尤单抗可能可以作为Ⅲ期患者接受标准治疗后的一个有效的巩固治疗手段。免疫治疗与放化疗发生交互作用的潜在机制尚不明确，仍需更多研究。

## 参考文献


[1] ANTONIA S J, VILLEGAS A, DANIEL D, et al. Overall survival with durvalumab after chemoradiotherapy in stage Ⅲ NSCLC [J]. N Engl J Med, 2018, 379(24): 2342-2350.

[2] AUPERIN A, LE PECHOUX C, ROLLAND E, et al. Meta- analysis of concomitant versus sequential radiochemotherapy in locally advanced non-small cell lung cancer [J]. J Clin Oncol, 2010, 28(13): 2181-2190.

[3] YOON S M, SHAIKH T, HALLMAN M. Therapeutic management options for stage Ⅲ non-small cell lung cancer [J]. World J Clin Oncol, 2017, 8(1): 1-20.

[4] AHN J S, AHN Y C, KIM J H, et al. Multinational randomized phase Ⅲ trial with or without consolidation chemotherapy using docetaxel and cisplatin after concurrent chemoradiation in inoperable stage Ⅲ non-small cell lung cancer: KCSG- LU05-04 [J]. J Clin Oncol, 2015, 33(24): 2660-2666.

[5] SKRZYPSKI M, JASSEM J. Consolidation systemic treatment after radiochemotherapy for unresectable stage Ⅲ non-small cell lung cancer [J]. Cancer Treat Rev, 2018, 66: 114-121.

[6] TSUJINO K, KURATA T, YAMAMOTO S, et al. Is consolidation chemotherapy after concurrent chemoradiotherapy beneficial for patients with locally advanced non-small cell lung cancer? A pooled analysis of the literature [J]. J Thorac Oncol, 2013, 8(9): 1181-1189.

[7] KELLY K, CHANSKY K, GASPAR L E, et al. Phase Ⅲ trial of maintenance gefitinib or placebo after concurrent chemoradiotherapy and docetaxel consolidation in inoperable stage Ⅲ non-small cell lung cancer: SWOG S0023 [J]. J Clin Oncol, 2008, 26(15): 2450-2456.

[8] HANNA N, NEUBAUER M, YIANNOUTSOS C, et al. Phase Ⅲ study of cisplatin, etoposide, and concurrent chest radiation with or without consolidation docetaxel in patients with inoperable stage Ⅲ non-small cell lung cancer: the Hoosier Oncology Group and U.S. Oncology [J]. J Clin Oncol, 2008, 26(35): 5755-5760.

[9] STEWART R, MORROW M, HAMMOND S A, et al. Identification and characterization of MEDI4736,an antagonistic anti-PD-L1 monoclonal antibody [J]. Cancer Immunol Res, 2015, 3(9): 1052-1062.

[10] PARDOLL D M. The blockade of immune checkpoints in cancer immunotherapy [J]. Nat Rev Cancer, 2012, 12(4): 252-264.

[11] POSTOW M A, CALLAHAN M K, WOLCHOK J D. Immune checkpoint blockade in cancer therapy [J]. J Clin Oncol, 2015, 33(17): 1974-1982.

[12] ZHANG P, SU D M, LIANG M, et al. Chemo preventive agents induce programmed death-1-ligand 1 (PD-L1) surface expression in breast cancer cells and promote PD-L1-mediated T cell apoptosis [J]. Mol Immunol, 2008, 45(5): 1470-1476.

[13] DENG L, LIANG H, BURNETTE B, et al. Irradiation and anti- PD-L1 treatment synergistically promote antitumor immunity in mice [J]. J Clin Invest, 2014, 124(2): 687-695.

[14] DOVEDI S J, ADLARD A L, LIPOWSKA-BHALLA G, et al. Acquired resistance to fractionated radiotherapy can be overcome by concurrent PD-L1 blockade [J]. Cancer Res, 2014, 74(19): 5458-5468.

[15] ANTONIA S J, VILLEGAS A, DANIEL D, et al. Durvalumab after chemoradiotherapy in stage Ⅲ non-small cell lung cancer [J]. N Engl J Med, 2017, 377(20): 1919-1929.

[16] AstraZeneca. Imfinzi (durvalumab): U.S. prescribing information.https://www.imfinzi.com/, February 2018 [EB/OL].

[17] AstraZeneca. Imfinzi (durvalumab) press releases. https://www. astrazeneca.com/media-centre/press-releases.html (ed) [EB/OL].

[18] DEMETS D L. Discrete sequential boundaries for clinical trials [J]. Biometrika, 1983, 70(3): 659-663.

[19] MAUGUEN A, PIGNON J P, BURDETT S, et al. Surrogate endpoints for overall survival in chemotherapy and radiotherapy trials in operable and locally advanced lung cancer: a reanalysis of meta-analyses of individual patients' data [J]. Lancet Oncol, 2013, 14(7): 619-626.

[20] ANTONIA S J, BRAHMER J R, KHLEIF S, et al. Phase 1/2 study of the safety and clinical activity of durvalumab in patients with non-small cell lung cancer (NSCLC)[C]. The 41st European Society for Medical Oncology Annual Meeting, Copenhagen.

[21] GANDARA D R, CHANSKY K, ALBAIN K S, et al. Consolidation docetaxel after concurrent chemoradiotherapy in stage Ⅲ B non-small cell lung cancer: phase Ⅱ Southwest Oncology Group Study S9504[J]. J Clin Oncol, 2003, 21(10): 2004-2010.

[22] SILVESTRI G A, GONZALEZ A V, JANTZ M A, et al. Methods for staging non-small cell lung cancer: diagnosis and management of lung cancer, 3rd ed: American College of Chest Physicians evidence-based clinical practice guidelines [J]. Chest, 2013, 143(5 Suppl): e211-e250.

[23] POSTMUS P E, KERR K M, OUDKERK M, et al. Early and locally advanced non-small cell lung cancer (NSCLC): ESMO Clinical Practice Guidelines for Diagnosis, Treatment and Follow-up [J]. Ann Oncol, 2017, 28(suppl_4): iv1-iv21.

[24] ADAMS D L, ADAMS D K, HE J, et al. Sequential tracking of PD-L1 expression and rad50 induction in circulating tumor and stromal cells of lung cancer patients undergoing radiotherapy [J]. Clin Cancer Res, 2017, 23(19): 5948-5958.

# 帕博利珠单抗对比多西他赛治疗 PD-L1 阳性的经治晚期非小细胞肺癌：KEYNOTE-010 研究及 5 年生存更新数据解读

关业兰[1]　胡红林[2]　金　莹[3]

1. 浙江省肿瘤医院 - 温州医科大学联合培养硕士研究生
2. 江苏先声药业有限公司统计部
3. 浙江省肿瘤医院胸部肿瘤内科

**解读原文**

1. Herbst RS, Baas P, Kim DW, et al. Pembrolizumab versus docetaxel for previously treated, PD-L1-positive, advanced non-small-cell lung cancer（KEYNOTE-010）: a randomised controlled trial. Lancet. 2016;387（10027）: 1540-1550. doi: 10.1016/S0140-6736（15）01281-7
2. Herbst RS, Garon EB, Kim DW, et al. Five Year Survival Update From KEYNOTE-010: Pembrolizumab Versus Docetaxel for Previously Treated, Programmed Death-Ligand 1-Positive Advanced NSCLC. J Thorac Oncol. 2021;16（10）: 1718-1732. doi: 10.1016/j.jtho.2021.05.001

**【摘要】**KEYNOTE-010 研究是一项随机对照、开放标签、全球多中心、Ⅱ～Ⅲ期研究，比较帕博利珠单抗 2mg/kg、10mg/kg 与多西他赛在细胞程序性死亡配体 1（programmed death ligand-1，PD-L1）阳性的经治晚期非小细胞肺癌（non-small cell lung cancer，NSCLC）患者中的疗效和安全性。该项研究的主要研究终点包括总人群和 PD-L1 肿瘤细胞阳性比例分数（tumor cell proportion score，TPS）≥ 50% 患者的总生存期（overall survival，OS）和无进展生存期（progression-free survival，PFS）。在 PD-L1 TPS ≥ 50% 的人群及总人群中，帕博利珠单抗不同剂量组的 OS 均显著优于多西他赛组。在 PD-L1 TPS ≥ 50% 的人群中，帕博利珠单抗不同剂量组的 PFS 均显著优于多西他赛组。在总人群中，帕博利珠单抗不同剂量组与多西他赛组间的 PFS 均无显著性差异。在安全性方面，帕博利珠单抗不同剂量组的 3～5 级不良事件发生率均低于多西他赛组。在 5 年生存数据更新报告中，PD-L1 TPS ≥ 1% 的人群中，帕博利珠单抗与多西他赛组的 5 年生存率分别为 15.6% 和 6.5%；PD-L1 TPS ≥ 50% 的人群中，帕博利珠单抗与多西他赛组的 5 年生存率分别为 25.0% 和 8.2%。在 79 例完成了 35 个周期 /2

年帕博利珠单抗治疗的患者中，5 年 OS 率达到 83.0%。KEYNOTE-010 研究结果奠定了帕博利珠单抗在 PD-L1 阳性晚期 NSCLC 患者二线及以上治疗的地位。

2016 年发表在柳叶刀（*Lancet*）杂志的一项随机、开放标签、多中心的Ⅱ～Ⅲ期前瞻性研究（KEYNOTE-010）[1] 及 2021 年发表在胸部肿瘤学杂志（*Journal of Thoracic Oncology*）的 5 年生存数据更新的结果 [2]，KEYNOTE-010 研究对比了多西他赛与不同剂量帕博利珠单抗应用于晚期细胞程序性死亡配体 1（PD-L1）阳性的非小细胞肺癌（NSCLC）的疗效及安全性，旨在探索 PD-L1 阳性的经治晚期 NSCLC 人群免疫单药的疗效。

## 1 研究背景

近 20 年来，随着靶向治疗的快速发展，伴有驱动基因突变的 NSCLC 患者的治疗取得了重大进展。然而，只有一部分患者伴有基因突变，且大多数肿瘤最终会对靶向药物产生耐药 [3-5]。免疫治疗逐渐成为 NSCLC 新的治疗策略，尤其是靶向 PD-1 信号通路成为重要的治疗选择 [6-8]。帕博利珠单抗（MK-3475）是一个高选择性、人源化、$IgG_4$、靶向 PD-1 的单克隆抗体。基于 KEYNOTE-001 研究 [8]，帕博利珠单抗（2mg/kg，每 3 周给药 1 次）在美国获得了快速审批，用于治疗 PD-L1 阳性、含铂化疗后疾病进展的晚期 NSCLC。

KEYNOTE-010 是首项对比帕博利珠单抗（2mg/kg 或 10mg/kg、每 3 周给药 1 次）与标准二线治疗方案多西他赛用于既往含铂化疗后疾病进展 PD-L1 阳性晚期 NSCLC 的研究。基于 KEYNOTE-001 研究中显示的 PD-L1 表达与临床获益成正相关，KEYNOTE-010 研究是首个根据前瞻性评估肿瘤细胞 PD-L1 表达来入组患者的主动 - 对照研究。

## 2 研究方案

### 2.1 入组标准和排除标准

KEYNOTE-010 研究是一项在 24 个国家 202 个医疗中心开展的随机、对照、开放标签、Ⅱ～Ⅲ期研究。入组标准包括：①年龄≥ 18 岁；②基于实体肿瘤的疗效评价标准 1.1 版（RECIST1.1）评估标准，表皮生长因子受体（epidermal growth factor receptor，EGFR）敏感突变 / 间变性淋巴瘤激酶（anaplastic lymphoma kinase，ALK）基因重排患者既往经 2 个周期及以上含铂化疗以及一种酪氨酸激酶抑制剂治疗后出现疾病进展；③至少有一个可测量病灶；④美国东部肿瘤协作组（Eastern Cooperative Oncology Group，ECOG）体力状况（performance status，PS）评分 0～1 分；⑤可提供肿瘤标本；⑥ PD-L1 表达肿瘤细胞阳性比例分数（TPS）≥ 1%。

排除标准包括：①既往接受过 PD-1 抑制剂或多西他赛治疗；②有症状的中枢神经系统转移；③患有需要全身糖皮质激素治疗的活动性自身免疫疾病；④患有需全身糖皮质激素治疗的间质性肺病或肺炎病史。

### 2.2 随机和设盲

患者按照 1 ∶ 1 ∶ 1 随机分配至帕博利珠单抗 2mg/kg（静脉滴注＞ 30min，3 周 1 次）、

10mg/kg（静脉滴注＞30min，3周1次），或多西他赛 75mg/$m^2$（静脉滴注＞1h，3周1次）组。根据 ECOG 评分 0 或者 1、地理分布：东亚或者非东亚来进行分层。研究入组了 441 例患者后，加入了第 3 个分层因素：PD-L1 表达≥ 50% 或者 1% ～ 49%。

患者的治疗分组情况对患者、主治医师以及外部数据检查委员会没有设盲；患者的治疗分组情况对研究资助方人员没有设盲，但 PD-L1 表达及治疗组在研究期间的汇总数据对研究资助方人员设盲；患者的治疗分组情况对于统计学家设盲，直到完成最终分析。

## 2.3 评估和随访

治疗持续 24 个月，或直到疾病进展、出现无法耐受的毒性反应、患者退出或其他原因。多西他赛治疗组患者不允许交叉至接受帕博利珠单抗组治疗。

采用小鼠 22C3 抗人 PD-L1 抗体进行免疫组织化学分析评估 PD-L1 的表达。每 9 周进行一次放射影像学随访，根据 RECIST 1.1 版本评估疗效，按照免疫相关反应标准进行免疫相关不良事件（immune-related adverse events，irAEs）评估。根据美国国家癌症研究所《不良事件通用术语标准》（4.0 版）对不良事件进行分级。

## 2.4 研究终点

主要研究终点是总体人群（PD-L1 TPS ≥ 1%）和 PD-L1 TPS ≥ 50% 人群的总生存期（OS）和无进展生存期（PFS）；次要研究终点是安全性、客观缓解率（objective response rate，ORR）和缓解持续时间（duration of overall response，DOR）。

研究对年龄、性别、ECOG 评分、EGFR 突变状态、肿瘤标本来源做预先亚组分析；同时也对肿瘤组织类型进行事后探索性的亚组分析。对意向治疗（intention-to-treat，ITT）人群进行 OS、PFS 及 ORR 分析，并分析所有达到完全缓解（complete response，CR）或部分缓解（partial response，PR）患者的 DOR；对所有接受了至少 1 个周期治疗的患者进行安全性分析。

## 2.5 统计学处理

最终的分析计划在三个治疗组的所有 PD-L1 TPS ≥ 50% 的患者中观察到大约 200 例死亡时进行。假设 OS 遵循指数分布，多西他赛组的预期中位 OS 为 9 个月（基于以前的研究），帕博利珠单抗和多西他赛之间的风险比（hazard ratio，HR）为 0.55 ～ 0.60。经过计算，当试验组和对照组的风险比为 0.55 时，在单侧 $\alpha$=0.008 25 水平上，入组 460 例 PD-L1 TPS ≥ 50% 的患者和观察到约 200 例死亡时可提供至少 81% 的效能检出组间差异，在帕博利珠单抗高剂量组和低剂量组中使用 Hochberg 检验调整多重性。预计总共将有大约 920 例患者入组，最终分析将有 550 名患者死亡。该研究至少 $\beta$=0.80，HR=0.70 组间差异。

该研究数据使用 SAS（9.3 版）进行统计分析，使用 Kaplan-Meier 方法来估计 OS、PFS 和 DOR，使用分层 Log-rank 检验来评估 PFS 和 OS 的组间差异，使用分层的 Cox 比例危险模型和 Efron 平局处理方法来计算 HR 和相关的 95%CI；使用 Miettinen 和 Nurminen 方法比较治疗组之间的有效率。主要分析和亚组分析都用随机分层因子进行分层。

第一次期中分析：时间为 120 例受试者完成 3 个月访视时；目的是为了可以提前终止试验，或者停掉某一剂量组的无效性分析。第二次期中分析：时间为三个治疗组约观察到 175 例 PFS

事件时或两个治疗组观察到 123 例 PFS 事件时；目的是为了在 PD-L1 TPS ≥ 50% 人群证实试验组 PFS 的优效，如果优效则继续在 PD-L1 TPS 为 1% ～ 49% 人群证实试验组 PFS 的优效。最终分析：时间为在三个治疗组约观察到 200 例死亡事件时或两组观察到 140 例死亡事件时；目的是为了在PD-L1 TPS ≥ 50% 人群和PD-L1 TPS为 1% ～ 49% 人群中证实试验组OS的优效。

## 3 研究结果

### 3.1 患者基线特征

1034 例符合入组标准的患者被纳入研究：345 例患者分配至帕博利珠单抗 2mg/kg 组，346 例分配至帕博利珠单抗 10mg/kg 组，343 例分配至多西他赛组。991 例患者接受了至少 1 个周期的研究药物治疗：帕博利珠单抗 2mg/kg 组 339 例，帕博利珠单抗 10mg/kg 组 343 例，多西他赛组 309 例。截至 2015 年 9 月 30 日，中位随访时间为 13.1 个月（四分位距：8.6 ～ 17.7）。

入组患者的基线特征在组间是均衡的，具有可比性。患者中位年龄 63 岁，大多数患者有吸烟史（81%，833/1033），病理类型大部分为非鳞癌（70.1%，724/1033）。在 690 例帕博利珠单抗治疗组患者中 EGFR 突变和 ALK 重排患者仅占 9%（60/690）和 0.9%（6/690）。442 例 PD-L1 TPS ≥ 50% 患者的基线特征与总体人群相似。

### 3.2 疗效分析

#### 3.2.1 总生存期

在 PD-L1 TPS ≥ 50% 的患者中，帕博利珠单抗 2mg/kg 对比多西他赛组 OS 的 HR=0.54（95%CI：0.38 ～ 0.77，$P$=0.0002），帕博利珠单抗 10mg/kg 对比多西他赛组 OS 的 HR 为 0.50（95%CI：0.36 ～ 0.70，$P$ < 0.001）。帕博利珠单抗 2mg/kg 与 10mg/kg 组的 OS 无显著性差异（HR=1.12，95%CI：0.77 ～ 1.62）。帕博利珠单抗 2mg/kg、10mg/kg、多西他赛组的中位 OS 分别为 14.9 个月（95%CI：10.4 ～未到达）、17.3 个月（95%CI：11.8 ～未达到）和 8.2 个月（95%CI：6.4 ～ 10.7）（见原文 Figure 2A）。

在总体人群（PD-L1TPS ≥ 1%）中，帕博利珠单抗 2mg/kg 对比多西他赛组 OS 的 HR 为 0.71（95%CI：0.58 ～ 0.88，$P$=0.0008），帕博利珠单抗 10mg/kg 对比多西他赛组 OS 的 HR 为 0.61（95%CI：0.49 ～ 0.75，$P$ < 0.001）。帕博利珠单抗 2mg/kg 与 10mg/kg 组 OS 无显著性差异（HR=1.17，95%CI：0.94 ～ 1.45）。帕博利珠单抗 2mg/kg、10mg/kg、多西他赛组的中位 OS 分别为 10.4 个月（95%CI：9.4 ～ 11.9）、12.7 个月（95%CI：10.0 ～ 17.3）和 8.5 个月（95%CI：7.5 ～ 9.8）（见原文 Figure 2B）。

#### 3.2.2 无进展生存期

在 PD-L1TPS ≥ 50% 的患者中，帕博利珠单抗组的 PFS 明显优于多西他赛组，帕博利珠单抗 2mg/kg 组对比多西他赛组的 HR 为 0.59（95%CI：0.44 ～ 0.78，$P$=0.001），10mg/kg 组对比多西他赛组的 HR 为 0.59（95%CI：0.45 ～ 0.78，$P$ < 0.001）。帕博利珠单抗 2mg/kg 与 10mg/kg 组的 PFS 无显著性差异（HR=1.01，95%CI：0.75 ～ 1.36）。帕博利珠单抗 2mg/kg、10mg/kg、多西他赛组的中位 PFS 分别为 5.0 个月（95%CI：4.0 ～ 6.5）、5.2 个月（95%CI：4.1 ～ 8.1）和 4.1 个月（95%CI：3.6 ～ 4.3）（见原文 Figure 4A）。

在总体人群中，帕博利珠单抗 2mg/kg 对比多西他赛组（HR=0.88，95%CI：0.74 ～ 1.05；*P*=0.07）以及帕博利珠单抗 10mg/kg 对比多西他赛组（HR=0.79，95%CI：0.66 ～ 0.94；*P*=0.004）的 PFS 并没有达到预设的具有统计学意义差异。帕博利珠单抗 2mg/kg 与 10mg/kg 组的 PFS 无显著性差异（HR=1.09，95%CI：0.92 ～ 1.30）（见原文 Figure 4B）。

3.2.3　亚组分析

OS 亚组分析显示，无论患者的性别、中位年龄、ECOG 评分、PD-L1 表达水平、肿瘤样本来源如何，对比多西他赛，帕博利珠单抗均可以使目标人群获益。尽管在鳞状癌患者中，两组间的生存水平并无统计学差异，但数据显示这一亚组人群仍有临床获益（见原文 Figure 3）。

3.2.4　最佳疗效

帕博利珠单抗 2mg/kg 剂量组的 1 例患者因为无法充分评估肿瘤反应被排除在疗效分析之外，在 PD-L1 TPS ≥ 50% 的人群中，帕博利珠单抗 2mg/kg、10mg/kg、多西他赛组分别有 30%（42/139）、29%（44/151）、8%（12/152）的患者达到 PR（帕博利珠单抗 2mg/kg *vs* 多西他赛，*P* < 0.001；帕博利珠单抗 10mg/kg vs 多西他赛，*P* < 0.001）。在总人群中，帕博利珠单抗 2mg/kg、10mg/kg、多西他赛组分别有 18%（62/344）、18%（64/346）、9%（32/343）患者达到 PR（帕博利珠单抗 2mg/kg *vs* 多西他赛，*P*=0.0005；帕博利珠单抗 10mg/kg *vs* 多西他赛，*P*=0.0002）。各治疗组的中位至肿瘤缓解时间均为 9 周。帕博利珠单抗组 DOR 显著性优于多西他赛组，帕博利珠单抗组的中位 DOR 均未达到，多西他赛组的中位 DOR 在 PD-L1 TPS ≥ 50% 人群及总人群中分别为 8 个月和 6 个月。

## 3.3　安全性

安全性分析显示，3 ～ 5 级治疗相关的不良事件发生率分别为帕博利珠单抗 2mg/kg 组 13%（43/339）、10mg/kg 组 16%（55/343）、多西他赛组 35%（109/309）；各治疗组分别有 4%（15/339）、5%（17/343）、10%（31/309）的患者因治疗相关不良事件而永久停用研究药物。帕博利珠单抗 2mg/kg 组、10mg/kg 组、多西他赛组分别有 3 例（感染性肺炎 1 例和非感染性肺炎 2 例）、3 例（心肌梗死、感染性肺炎和非感染性肺炎各 1 例）、5 例（急性心力衰竭、脱水、发热性中性粒细胞减少症、间质性肺病和呼吸道感染各 1 例）患者因研究治疗而死亡。

根据其可能的免疫病因，无论是否归因于研究药物治疗，帕博利珠单抗 2mg/kg、10mg/kg 组分别有 20%（69/339）、19%（64/343）患者出现值得关注的事件，其中最常见的是甲状腺功能减退、甲状腺功能亢进和非感染性肺炎（表 1）。

**表 1　纳入安全性分析患者的不良事件** [1]

| 不良事件 | 帕博利珠单抗 2mg/kg（*n*=339） | | 帕博利珠单抗 10mg/kg（*n*=343） | | 多西他赛（*n*=309） | |
|---|---|---|---|---|---|---|
| | 任何级别 | 3 ～ 5 级 | 任何级别 | 3 ～ 5 级 | 任何级别 | 3 ～ 5 级 |
| 治疗相关事件 * | | | | | | |
| 任何事件 | 215（63%） | 43（13%） | 226（66%） | 55（16%） | 251（81%） | 109（35%） |
| 任一组发生率≥ 10% 事件 | | | | | | |

续表

| 不良事件 | 帕博利珠单抗 2mg/kg（$n$=339） | | 帕博利珠单抗 10mg/kg（$n$=343） | | 多西他赛（$n$=309） | |
|---|---|---|---|---|---|---|
| | 任何级别 | 3～5 级 | 任何级别 | 3～5 级 | 任何级别 | 3～5 级 |
| 食欲下降 | 46（14%） | 3（1%） | 33（10%） | 1（＜1%） | 49（16%） | 3（1%） |
| 疲劳 | 46（14%） | 4（1%） | 49（14%） | 6（2%） | 76（25%） | 11（4%） |
| 恶心 | 37（11%） | 1（＜1%） | 31（9%） | 2（1%） | 45（15%） | 1(＜1%) |
| 皮疹 | 29（9%） | 1（＜1%） | 44（13%） | 1（＜1%） | 14（5%） | 0 |
| 腹泻 | 24（7%） | 2（1%） | 22（6%） | 0 | 56（18%） | 7（2%） |
| 哮喘 | 20（6%） | 1（＜1%） | 19（6%） | 2（1%） | 35（11%） | 6（2%） |
| 口腔炎 | 13（4%） | 0 | 7（2%） | 1（＜1%） | 43（14%） | 3（1%） |
| 贫血 | 10（3%） | 3（1%） | 14（4%） | 1（＜1%） | 40（13%） | 5（2%） |
| 脱发 | 3（1%） | 0 | 2（1%） | 0 | 101（33%） | 2（1%） |
| 中性粒细胞减少 | 1（＜1%） | 0 | 1（＜1%） | 0 | 44（14%） | 38（12%） |
| 帕博利珠单抗组中≥ 2 名患者发生的特别注意事件△ | | | | | | |
| 甲状腺功能减退 | 28（8%） | 0 | 28（8%） | 0 | 1（＜1%） | 0 |
| 肺炎◇ | 16（5%） | 7（2%） | 15（4%） | 7（2%） | 6（2%） | 2（1%） |
| 甲状腺功能亢进 | 12（4%） | 0 | 20（6%） | 1（＜1%） | 3（1%） | 0 |
| 结肠炎 | 4（1%） | 3（1%） | 2（1%） | 1（＜1%） | 0 | 0 |
| 严重的皮肤反应 | 4（1%） | 3（1%） | 7（2%） | 6（2%） | 2（1%） | 2（1%） |
| 胰腺炎§ | 3（1%） | 2（1%） | 0 | 0 | 0 | 0 |
| 肾上腺功能不全 | 2（1%） | 0 | 3（1%） | 1（＜1%） | 0 | 0 |
| 肌炎 | 2（1%） | 0 | 1（＜1%） | 0 | 1（＜1%） | 0 |
| 甲状腺炎 | 2（1%） | 0 | 0 | 0 | 0 | 0 |
| 自身免疫性肝病 | 1（＜1%） | 1（＜1%） | 2（1%） | 0 | 0 | 0 |
| 低血压 | 1（＜1%） | 1（＜1%） | 1（＜1%） | 1（＜1%） | 0 | 0 |
| 1 型糖尿病 | 1（＜1%） | 1（＜1%） | 2（1%） | 1（＜1%） | 0 | 0 |

注：*，治疗相关事件由研究者决定。治疗相关事件在帕博利珠单抗 2mg /kg 组中按发生频率降序排列。△，不考虑是否与研究药物相关。◇，包括患有间质性肺疾病的患者（1 例在帕博利珠单抗 2mg/kg 组，2 例在帕博利珠单抗 10mg/kg 组，2 例在多西他赛组）。§，包括 1 例急性胰腺炎患者。

### 3.4　5 年生存随访更新数据

在经过长达 5 年的随访后，研究者报告了 KEYNOTE-010 研究的疗效及安全性更新分析结果。由于帕博利珠单抗组患者两个剂量组的 OS 相似，后续分析把两个剂量组的数据进行合并分析。同时，还报告 79 例完成了 35 个周期 /2 年帕博利珠单抗治疗以及 21 例接受帕博利珠单抗二次治疗患者的结局。

截至 2020 年 4 月 8 日，中位随访时间为 67.4 个月（60.0 ～ 77.9）。帕博利珠单抗治疗组与多西他赛组患者相比有显著性 OS 获益，在 PD-L1 TPS ≥ 50% 和总体人群分别为 HR=0.55（95%CI：0.44 ～ 0.69）和 HR=0.70（95%CI：0.61 ～ 0.80）。在 PD-L1 TPS ≥ 50% 的人群中，帕博利珠单抗和多西他赛组的 5 年 OS 率分别为 25.0% 和 8.2%；在 PD-L1 TPS ≥ 1% 的总人群中，帕博利珠单抗和多西他赛组的 5 年 OS 率分别为 15.6% 和 6.5%（见原文 Figure 1[2]）。

截至数据分析时，79 例患者完成了 35 个周期 /2 年帕博利珠单抗治疗，这些患者与所有分配至帕博利珠单抗组的 ITT 人群的基线特征相似，尽管有更多比例的患者年龄＜ 65 岁以及 PD-L1 TPS ≥ 50%。79 例患者 ORR 达 98.7%，其中 19% 患者疗效评估为 CR，79.7% 为 PR；5 年生存率高达 83%。79 例患者中，66 例（83.5%）出现治疗相关不良反应，其中 3 ～ 4 级治疗相关不良反应发生率为 17.7%。79 例患者中，31 例（39.2%）出现免疫介导不良反应，最常见的是甲状腺功能减退（25.3%）、甲状腺功能亢进（8.9%）和肺炎（8.9%）。5 例（6.3%）患者出现 3 ～ 4 级免疫介导不良反应。21 例患者接受了二次帕博利珠单抗治疗，其中 11 例（52.3%）达到客观缓解（1 例 CR，10 例 PR）。另外有 6 例患者疗效评价疾病稳定（stable disease，SD），疾病控制率达 81.0%。

## 3.5　组织肿瘤突变负荷评估人群预后分析

在 5 年生存更新报告中，研究者首次报告组织肿瘤突变负荷（tissue tumor mutation burden，tTMB）与患者预后相关性的探索性分析结果。1034 例随机患者中，254 例（24.6%）患者有足够的样本进行 tTMB 检测（全外显子）。其中 1 例患者因为无法进行疗效评估被排除疗效分析。tTMB 可评估人群的基线特征、OS、PFS、ORR 与总体人群相似。

当 tTMB 作为一个连续变量时，tTMB 与帕博利珠单抗治疗组患者的 OS、PFS 以及 ORR 呈显著性正相关（$P < 0.005$），但与多西他赛治疗组患者的 OS、PFS 以及 ORR 均无相关性（$P > 0.05$）。无论在帕博利珠单抗治疗组（$r$=0.16），还是多西他赛治疗组（$r$=0.18）tTMB 与 PD-L1 TPS 之间均无相关性。

253 例患者可以评估 tTMB 与生存预后的相关性。132 例（52.2%）患者 tTMB ≥ 175 突变 / 外显子（mut/exome）（帕博利珠单抗组 81 例，多西他赛组 51 例），121 例（47.8%）患者 tTMB ＜ 175 mut/exome（帕博利珠单抗组 83 例，多西他赛组 38 例）。tTMB ≥ 175 mut/exome 患者帕博利珠治疗的 OS 对比多西他赛 HR=0.54（95%CI：0.37 ～ 0.79），tTMB ＜ 175mut/exome 患者帕博利珠治疗的 OS 对比多西他赛 HR=0.87（95%CI：0.58 ～ 1.31）。类似，tTMB ≥ 175 mut/exome 患者帕博利珠治疗的 PFS 对比多西他赛 HR=0.61（95%CI：0.42 ～ 0.89），tTMB ＜ 175 mut/exome 患者帕博利珠治疗的 OS 对比多西他赛 HR=1.05（95%CI：0.70 ～ 1.56）（见原文 Figure 4[2]）。tTMB ≥ 175 mut/exome 患者帕博利珠治疗的 ORR 优于多西他赛（24.7% *vs* 9.8%），

tTMB < 175 mut/exome 患者多西他赛治疗的 ORR 更高（16.9% *vs* 21.1%）（见原文 Figure 4C）[2]。

# 4 讨论与思考

## 4.1 统计学方法部分

### 4.1.1 期中分析和多重性调整策略

在确证性研究中，监管机构要求把总的一类错误控制在双侧 0.05 以内。一类错误为把无效的药物当成有效药物的概率。因本试验有多个来源的多重性，一类错误的控制是本试验的一个重要考量。多重性来源如下：① PFS、OS 双主要指标；②帕博利珠单抗高剂量组、低剂量组和多西他赛对照组；③ PD-L1 高表达人群和 PD-L1 阳性人群；④期中分析。本研究为了控制一类错误，用了三种多重性调整的方法：Weighted Bonferroni 检验、Hochberg 向上检验和固定顺序法（图 1）。这些方法是美国食品药品监督管理局（Food and Drug Administration，FDA）和欧洲药品管理局（European Medicines Agency，EMA）多重性指导原则中认可的方法，均能强控制一类错误。

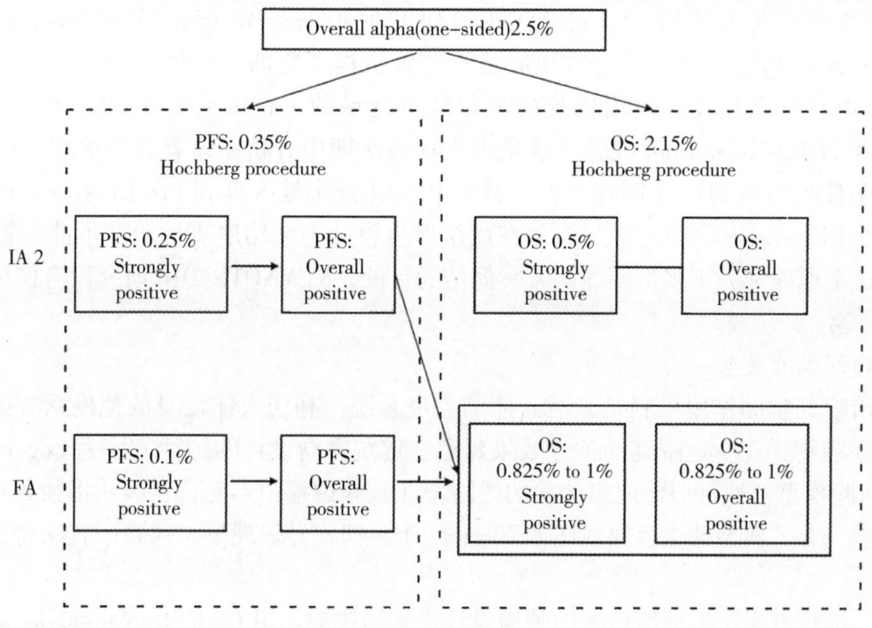


图 1 多重性调整策略

（1）Weighted Bonferroni 检验：根据主要终点 OS、PFS 的重要性以及显著性差异的难易程度给予了不同的权重，其中 OS 的 α 为 2.15%，PFS 的 α 为 0.35%。Bonferroni 是一种简单、不依赖假设检验统计量，保守的强控制一类错误的检验，与其他方法相比会有些 Power 的损失，但风险由药厂承担，监管部门是认可的。权重需要事先给定，权重的分配须参考前期的数据以及医学意见。

（2）Hochberg 向上检验：使用 Hochberg 向上检验控制高剂量组、低剂量组和多西他赛对照组检验的一类错误；这里认为高剂量组和低剂量组同等重要（常规临床实践）。当有较大把握认为高剂量组比低剂量组有更大疗效时，也可以使用固定顺序法。Hochberg 向上检验是一种非参数检验，当检验参数独立或者正相关时，Hochberg 能强控制一类错误，可以认为高剂量组和低剂量组的检验参数存在某种程度上正相关。

（3）根据 EMA 在 2017 年发表的关于多重性问题的指导原则，如果需要在标签上说明对某整体人群以及某亚组有效，需要预先给出亚组明确的定义，同时建立整体人群和亚组的假设检验，这时会产生多重性问题。KEYNOTE-010 研究使用固定顺序法控制此类多重性问题。即先检验 PD-L1 高表达人群，如果统计有显著性，再在同样的检验水准检验 PD-L1 阳性人群；如果 PD-L1 高表达人群统计结果无显著性，则宣布试验失败。注意：因为 Hochberg 特性，只有 PD-L1 高表达人群亚组中高剂量组和低剂量组统计结果都显著时才能继续在 PD-L1 阳性人群检验 PFS 的显著性。任何一个失败都不能继续在 PD-L1 阳性人群检验 PFS 的显著性。

（4）对于期中分析，首次期中分析只是无效性分析，不涉及多重性和 α 调整；关于第二次和第三次期中分析，KEYNOTE-010 研究使用的是 Weighted Bonferroni 检验，把较大的 α 放在最终检验，这是符合常规做法和监管机构期望的。值得注意的是，期中分析中 KEYNOTE-010 研究并没有使用传统的阿尔法消耗函数（alpha spending function），而是使用了保守和简单的 Bonferroni 检验。这是因为在每次期中分析中，有多个治疗组的多重性和 PD-L1 强阳性人群与 PD-L1 阳性人群，其中 PD-L1 强阳性人群和 PD-L1 阳性人群使用了序贯检验，根据 Hung 等[9]的论文观点，在成组序贯设计中使用序贯检验并不能强控制一类错误。出于这个原因和为了多重调整的方案简洁的目的，KEYNOTE-010 研究没有使用阿法消耗函数。

#### 4.1.2 非比例风险模型

免疫治疗药物的作用机制是激活人体的免疫系统，利用人体自身的免疫系统抵御、抗击癌症，某些药物存在一定程度的治疗效果延迟。传统肿瘤设计的统计方法为 Log-rank 检验或 Cox 比例风险模型，通常假设两组治疗的风险率在试验过程中不变，且服从指数分布。如果数据服从指数分布，典型的生存曲线图如下（图 2），即差异显现早，风险一直保持，曲线持续下降。

但是，治疗效果延迟会给传统的肿瘤设计带来新挑战。由 OS 的 Kaplan-Meier 曲线中（见原文 Figure 2）可见，帕博利珠单抗在治疗晚期 NSCLC 时存在 2 ～ 3 个月的治疗效果延迟。那么是否可以继续使用传统的 Log-rank 和 Cox 回归模型呢？答案是肯定的。当治疗效果延迟出现时，使用传统 Log-rank 和 Cox 回归模型检验效能会降低，即申办方可能错过有效的药物；不会增加第一类错误（即把无效药物当成有效药物的概率），风险由申办方承担。因此，当前监管机构仍主要接受注册研究以 Log-rank 或者 Cox 回归作为主要终点的分析方法。其他的一些新的方法，例如 Weighted Log-rank（Fleming-Harrington），Restrictive mean survival time，Combination test（Maxcombo test）等在监管机构新的指导原则出台之前，仅仅作为次要或者探索性终点使用。

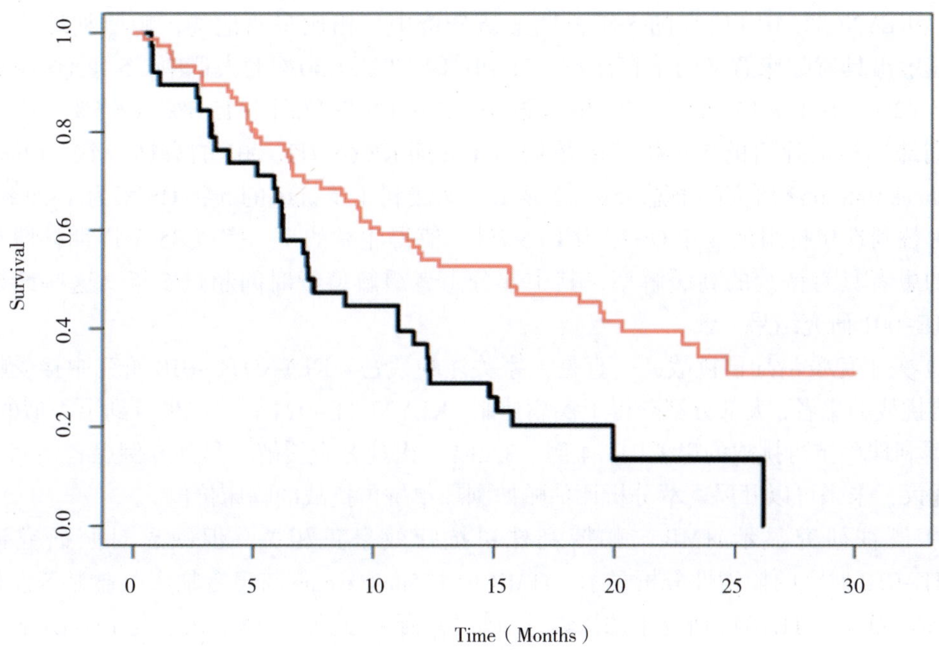


**图 2　模拟生存曲线：两治疗组等比例风险下，观察时间和生存概率的 KM 曲线**

## 4.2　临床部分

（1）与 KEYNOTE-001 研究一致，在本项研究中，帕博利珠单抗的疗效在 PD-L1 TPS ≥ 50% 的人群中要优于整体人群。帕博利珠单抗两个剂量组在整体人群及 PD-L1 TPS ≥ 50% 的人群中均达到预设的 OS 获益标准。在 PD-L1 TPS ≥ 50% 的人群中，帕博利珠单抗两个剂量组均显著性改善 PFS；在整体人群中，尽管帕博利珠单抗与多西他赛相比 PFS 没有达到预设的具有统计学意义差异，但帕博利珠组的 PFS 优于多西他赛组。这一结果提示 PFS 可能不是一个合适的反映帕博利珠单抗真正获益的终点指标，类似的现象在 CheckMate 057 研究（头对头比较了纳武利尤单抗与多西他赛二线治疗非鳞 NSCLC 的疗效）[7] 中也有体现。

（2）与 CheckMate 017 和 CheckMate 057 研究把鳞癌和非鳞癌区分入组有所区别，KEYNOTE-010 研究入组标准中包含了鳞癌和非鳞癌患者。与纳武利尤单抗相似，帕博利珠单抗在鳞癌和非鳞癌患者中均显示出生存获益，尽管鳞癌患者中的差异未达到统计学意义。部分原因可能是鳞癌患者样本量偏小，此外，CheckMate 研究中入组患者仅限于既往接受过一线治疗的患者，而 KEYNOTE-010 研究中 1/3 的患者既往接受过至少二线治疗。

（3）KEYNOTE-010 研究首次前瞻性地证实了 PD-L1 作为免疫治疗生物标志物的可行性。在该研究中，2/3 患者 PD-L1 TPS ≥ 1%，超过 1/4 患者 PD-L1 TPS ≥ 50%。在入组人群中 PD-L1 TPS ≥ 50% 的患者比例高达 43%，可能原因是 PD-L1 阴性的患者被排除出组。帕博利珠单抗在 PD-L1 TPS ≥ 1% 的 NSCLC 患者中的获益仍然需要其他研究证实。同时正在开展的研究包括帕博利珠单抗作为一线治疗的研究 KEYNOTE-024 和 KEYNOTE-042，以及作为辅助治疗的研究 PEARLS。这些研究中采用不同的 PD-L1 阈值入组患者，以探索预测帕博利珠单抗单药疗效的最佳阈值。

（4）KEYNOTE-010 研究的 5 年长期随访分析中，相比多西他赛，帕博利珠单抗治疗组继续显示出具有临床意义的生存获益。在 PD-L1 TPS ≥ 50% 的人群中，5 年 OS 率分别为 25.0% *vs* 8.2%；在 PD-L1 TPS ≥ 1% 的人群中，5 年 OS 率分别为 15.6% *vs* 6.5%。该项研究中帕博利珠单抗治疗组的 5 年生存率数据与 Ⅰb 期 KEYNOTE-001 的数据一致。CheckMate 017 和 CheckMate 057 研究的汇总分析[10]显示，纳武利尤单抗组的 5 年 OS 率为 13.4%。OAK 研究中阿替利珠单抗组的 4 年 OS 率为 15.5%[11]。值得注意的是，完成 35 个周期帕博利珠单抗治疗的患者具有持续的高缓解率，其中部分患者缓解持续时间超过 5 年。这些结果也与 KEYNOTE-001 研究结果一致。

（5）关于免疫治疗再挑战，一直是大家关注的话题。KEYNOTE-010 研究中接受帕博利珠单抗再挑战的患者，大部分都获得了疾病控制。KEYNOTE-024 研究中也看到了类似的疗效，12 例帕博利珠单抗再挑战的患者中，4 例（33.3%）出现客观缓解，另外 6 例患者疾病稳定。研究者建议，未来可以开展荟萃分析评估帕博利珠单抗再挑战的临床价值。

（6）既往研究显示 tTMB 与帕博利珠单抗疗效呈正相关，但缺乏对照研究证据。KEYNOTE-010 研究的探索性分析显示，tTMB ≥ 175mut/exome 与患者临床获益显著性相关，这一结果与 KEYNOTE-042 研究中的探索分析结果一致。此外，tTMB 表达与 PD-L1 表达没有相关性。这些结果提示 tTMB 或许可以为 PD-L1 阳性晚期 NSCLC 患者帕博利珠单抗的疗效预测提供更多的信息。

（7）研究证实帕博利珠单抗单药及联合含铂方案化疗在晚期 NSCLC 一线治疗中与传统标准化疗相比可以改善患者生存。此外，在真实世界中，大约 50% 的患者会因为临床症状恶化失去二线治疗的机会。在 KEYNOTE-024 研究中，PD-L1 TPS ≥ 50% 的 EGFR/ALK 突变阴性晚期 NSCLC 患者使用帕博利珠单抗单药治疗的 5 年生存率为 31.9%[12]。因此，研究者认为将帕博利珠单抗用于一线治疗会带来更多的获益。

## 参考文献


[1] HERBST R S, BAAS P, KIM D W, et al. Pembrolizumab versus docetaxel for previously treate, PD-L1-positive, advanced non-small-cell lung cancer (KEYNOTE-010): a randomised controlled trial [J]. Lancet, 2016, 387(10027):1540-1550.

[2] HERBST R S, GARON E B, KIM D W, et al. Five year survival update from KEYNOTE-010: pembrolizumab versus doce-taxel for previously treated, programmed death-ligand 1-positive advanced NSCLC[J]. J Thorac Oncol, 2021, 16 (10): 1718-1732.

[3] MOK T S, WU Y L, THONGPRASERT S, et al. Gefitinib or carboplatin-paclitaxel in pulmonary adenocarcinoma[J]. N Engl J Med, 2009, 361(10):947-957.

[4] SOLOMON B J, MOK T, KIM D W, et al. First-line crizotinib versus chemotherapy in ALK-positive lung cancer[J]. N Engl J Med, 2014, 371(23):2167-2177.

[5] CAMIDGE D R, PAO W, SEQUIST L V. Acquired resistance to TKIs in solid tumours: learning from lung cancer [J]. Nat Rev Clin Oncol, 2014, 11(8):473-481.

[6] BRAHMER J, RECKAMP K L, BAAS P, et al. Nivolumab versus docetaxel in advanced squamous-cell non-small-cell lung cancer [J]. N Engl J Med, 2015, 373(2): 123-135.

[7] BORGHAEI H, PAZ-ARES L, HORN L, et al. Nivolumab versus docetaxel in advanced nonsquamous non-small-cell lung cancer[J]. N Engl J Med, 2015, 373(17): 1627-1639.

[8] GARON E B, RIZVI N A, HUI R, et al. Pembrolizumab for the treatment of non-small-cell lung cancer[J]. N Engl J Med, 2015, 372(21):2018-2028.

[9] HUNG H M, WANG S J, O, NEILL R. Statistical considerations for testing multiple endpoints in group sequential or adaptive clinical trials[J]. Biopharm Stat, 2007,17(6):1201-1210.

[10] BORGHAEI H, GETTINGER S, VOKES E E, et al. Five-year outcomes from the randomized, phase Ⅲ trials CheckMate017 and 057: nivolumab versus docetaxel in previously treated non-small-cell lung cancer[J]. J Clin Oncol, 2021, 39(7):723-733.

[11] MAZIERES J, RITTMEYER A, GADGEEL S, et al. Atezolizumab versus docetaxel in pretreated patients with NSCLC: final results from the randomized phase 2 POPLAR and phase 3 OAK clinical trials[J]. J Thorac Oncol, 2021, 16(1):140-150.

[12] RECK M, RODRIGUEZ-ABREU D, ROBINSON A G, et al. Five-year outcomes with pembrolizumab versus chemotherapy for metastatic non-small-cell lung cancer with PD-L1 tumor proportion score ＞/= 50[J]. J Clin Oncol, 2021, 39(21): 2339-2349.

# 帕博利珠单抗联合培美曲塞和卡铂对比培美曲塞和卡铂一线治疗晚期、非鳞状非小细胞肺癌：Ⅱ期、随机、开放研究 KEYNOTE-021G 队列研究及长期随访数据解读

关业兰[1]　胡红林[2]　金　莹[3]

1. 浙江省肿瘤医院－温州医科大学联合培养硕士研究生
2. 江苏先声药业有限公司统计部
3. 浙江省肿瘤医院胸部肿瘤内科

**解读原文**

1. Langer CJ, Gadgeel SM, Borghaei H, et al. Carboplatin and pemetrexed with or without pembrolizumab for advanced, non-squamous non-small-cell lung cancer: a randomised, phase 2 cohort of the open-label KEYNOTE-021 study. Lancet Oncol. 2016;17（11）: 1497-1508. doi: 10.1016/S1470-2045（16）30498-3
2. Awad MM, Gadgeel SM, Borghaei H, et al. Long-Term Overall Survival From KEYNOTE-021 Cohort G: Pemetrexed and Carboplatin With or Without Pembrolizumab as First-Line Therapy for Advanced Nonsquamous NSCLC. J Thorac Oncol. 2021;16（1）: 162-168. doi: 10.1016/j.jtho.2020.09.015

**【摘要】**KEYNOTE−021 研究是一项随机、开放标签、多队列研究，其Ⅱ期研究 G 队列比较了培美曲塞和卡铂联合及不联合帕博利珠单抗在晚期、非鳞状非小细胞肺癌（non−small lung cancer，NSCLC）中作为一线治疗策略的疗效和安全性。主要研究终点是客观缓解率（overall response rate，ORR），次要研究终点是中位无进展生存期（progression−free survival，PFS），根据程序性死亡配体 1（programmed death ligand−1，PD−L1）肿瘤细胞阳性比例分数（Tumor cell proportion score，TPS）＜ 1%、1% ～ 49% 和≥ 50% 进行分层。结果显示，在 ITT 人群中，ORR 在免疫联合化疗组和单纯化疗组中分别为 55%（33/60 例）和 29%（18/63 例），估计治疗差异为 26%（95%CI: 9% ～ 42%，$P$=0.0016）；亚组分析显示，在 PD−L1 ＜ 1%、

1% ～ 49% 和≥ 50% 的人群中，ORR 分别为 57%（12/21）、26%（5/19）和 80%（16/20）。次要研究终点中位 PFS 在免疫联合化疗组和单纯化疗组分别为 13.0 个月和 8.9 个月（HR=0.53，*P*=0.01）。且两治疗组的 3 ～ 4 级不良反应发生率相似，免疫联合化疗组和单纯化疗组为 39%（23/59）和 26%（16/62）。更新的 3 年生存率显示，免疫联合化疗组和单纯化疗组分别为 50% 和 37%，ORR 分别为 58% 和 33%。在 PD-L1 ＜ 1% 和≥ 1% 的亚组中，免疫联合化疗组和单纯化疗组 ORR 分别为 67% 和 17%，54% 和 43%。因此，不论 PD-L1 表达状态，免疫联合化疗均能显著延长晚期 NSCLC 患者的生存期。此外，12 例完成 35 个周期（2 年）患者的估计 3 年肿瘤持续缓解时间均为 100%。基于此项研究，2017 年 5 月美国食品药品监督管理局（FDA）加速批准了帕博利珠单抗联合培美曲塞和卡铂用于未经治疗的驱动基因阴性的晚期非鳞状 NSCLC 的一线治疗，并为后续的 KEYNOTE-189 扩大样本Ⅲ期研究奠定了基础。

2016 年发表在 *Lancet Oncology* 上的卡铂和培美曲塞联合帕博利珠单抗对比单纯化疗治疗晚期非鳞状非小细胞肺癌（non-small cell lung cancer，NSCLC）的Ⅱ期、随机、开放研究 KEYNOTE-021G 队列研究 [1] 以及 2020 年发表在 *Journal of Thoracic Oncology* 上的长期随访更新结果 [2]，该项研究是一项来自 26 家医学中心的前瞻性研究。

## 1 研究背景

无靶向基因突变的晚期非鳞状 NSCLC 的一线标准治疗是含铂的双药联合治疗方案，除贝伐珠单抗外，尽管对多种靶向药物和细胞毒药物进行了广泛的研究，但是随机研究结果显示，在铂类双药化疗的基础上增加第三种药物并没有被证明比单独使用铂类双药化疗能改善无进展生存期（progression-free survival，PFS）或总生存期（overall survival，OS）。KEYNOTE-001、KEYNOTE-010 研究均显示出了帕博利珠单抗对比多西他赛能显著延长晚期非鳞状 NSCLC 患者的 PFS 和 OS，尤其是针对程序性死亡配体 1（programmed death ligand-1，PD-L1）肿瘤细胞阳性比例分数（tumor cell proportion score，TPS）≥ 50% 的患者，获益更为明显。KEYNOTE-024 和 KEYNOTE-042 研究验证了帕博利珠单抗单药一线治疗在晚期 PD-L1 阳性 NSCLC 患者中的疗效，开启了免疫单药治疗时代。另外有研究表明，化疗和免疫治疗可以产生协同作用，能提高免疫单药的抗肿瘤活性 [3-5]。此前，Ⅰ/Ⅱ期的 KEYNOTE-021 研究 [6] 评估了帕博利珠单抗联合含铂化疗药物在晚期非鳞状 NSCLC 中的疗效和安全性，研究设计了 3 个帕博利珠单抗联合化疗队列，分别为卡铂＋紫杉醇（队列 A）、紫杉醇＋卡铂＋贝伐珠单抗（队列 B）和培美曲塞＋卡铂（队列 C），结果显示在队列 C（*n*=24）中观察到了最大的抗肿瘤活性，71%（17/24）的患者获得了客观缓解，中位 PFS 时间为 10.2 个月（95%CI：6.2 ～ 15.2）。基于以上研究结果及数据，G 队列研究作为 KEYNOTE-021 研究的一部分，目的是探索更大样本量的帕博利珠单抗联合培美曲塞和卡铂对比培美曲塞和卡铂一线治疗晚期非鳞状 NSCLC 患者的疗效及安全性。

## 2 研究方案

### 2.1 研究设计

该项研究是一项多中心、随机、对照的Ⅱ期研究，按照 1 ： 1 随机分配，根据 PD-L1 TPS 分层。在联合治疗组中，按顺序每 3 周静脉注射 4 个周期：帕博利珠单抗 200mg，30min；培美曲塞 500mg/m$^2$，10min，卡铂 AUC=5，15 ～ 60min，随后是 24 个月的帕博利珠单抗和无限期培美曲塞维持治疗，免疫治疗上限为 35 周期（2 年）。在单纯化疗组中，培美曲塞 500mg/m$^2$ 和卡铂 AUC=5，15 ～ 60min，进行 4 个周期的治疗，随后可选择无限期的培美曲塞维持治疗。基线使用 CT（首选）或 MRI 进行评估，前 18 周每 6 周做 1 次，然后每 9 周做 1 次，直到前 12 个月，之后每 12 周评估 1 次，根据实体瘤疗效评价标准 1.1 版（RECIST 1.1）进行肿瘤疗效评估。治疗期间，每 2 周复查不良事件（AEs），包括全身体格检查、生命体征、血常规、血清生化等实验室检查，甲状腺功能在基线、第 3 周和此后每 12 周进行评估，随访期间，每 8 周评估患者生存率。根据不良事件通用术语标准 4.0 版（CTCAE 4.0）对所有不良事件和实验室检查异常结果进行分级。使用 IHC 22C3 pharmDx 检测方法对肿瘤标本进行 PD-L1 的表达评估。

### 2.2 研究对象

该研究受试者是晚期非鳞状 NSCLC 患者，纳入标准包括：①未经化疗的Ⅲ B 或Ⅳ期非鳞状 NSCLC；②表皮生长因子受体（EGFR）突变 / 间变淋巴瘤激酶（ALK）重排阴性；③美国东部肿瘤协作组（Eastern Cooperative Oncology Group，ECOG）体力状况（performance status，PS）0 ～ 1 分；④无症状的脑转移；⑤无需系统治疗的肺炎。排除标准包括：①在过去 6 个月肺部接受超过 30Gy 的照射；②持续使用系统性皮质醇治疗或其他免疫抑制剂治疗；③在过去 2 年需要全身治疗的活动性自身免疫性疾病（不包括替代治疗）；④未经治疗的脑转移；⑤需要使用糖皮质激素治疗的活动性间质性肺病或肺炎史。

### 2.3 研究终点

主要终点为客观缓解率（overall response rate，ORR）；关键次要终点为盲态 IRC 评价的 PFS；其他次要终点包括缓解持续时间（duration of overall response，DOR）和 OS。

### 2.4 统计分析方法

采用分层的 Miettinen 和 Nurminen 方法评估治疗组之间获得客观反应的患者比例的差异，并按样本量加权。最佳疗效未知的患者被认为是无应答者，使用 Kaplan-Meier 法来估计 PFS、OS 和 DOR。在判定 PFS 时，对于无进展且还存活以及失去随访的患者，调阅最后一次影像学资料进行评估，在计算 OS 时，对于尚存活或失去随访的患者，最后一次已知存活时间记为终点时间。

PFS 和 OS 的治疗差异采用 Log-rank 进行评估，危险比和相关的 95%CI 用分层的 Cox 比例危险模型和 Efron's 方法进行评估，所有的分层统计分析均采用随机化的同一分层因素。采用 SAS 9.3 版对数据进行分析。

## 3 研究结果

### 3.1 患者基线特征

123 名患者符合所有的入组标准，通过 1 ∶ 1 随机分配纳入研究，60 例患者（49%）接受帕博利珠单抗联合培美曲塞和卡铂治疗，63 例（51%）患者接受培美曲塞和卡铂治疗（表 1）。帕博利珠单抗治疗组 1 名患者在治疗开始前 ECOG PS 恶化至 2 分，因此退出后续治疗。单纯化疗组的 1 名患者在接受治疗前撤回了同意书。在帕博利珠单抗联合化疗组，85%（50/59）患者接受了培美曲塞维持治疗；在单纯化疗组，69%（43/62）的患者接受了培美曲塞的维持治疗。截至 2016 年 8 月 8 日，中位随访时间为 10.6 个月（IQR：8.2 ～ 13.3）。

入组患者的人口统计学和疾病特征在各组之间基本平衡，具有可比性。患者中位年龄为 63 岁，80.5% 患者有吸烟史（99/123），两组女性患者均多于男性患者，病理类型大部分为非鳞癌（91.9%，113/123）。PD-L1 TPS ＜ 1%、1% ～ 49% 和 ≥ 50% 的患者的比例分别为 35.8%（44/123）、34.1%（42/123）和 30.1%（37/123）（表 1）。

表 1 意向治疗人群的基线人口统计学和疾病特征 [1]

| | 培美曲塞加卡铂联合帕博利珠单抗（$n$=60） | 培美曲塞加卡铂（$n$=63） |
|---|---|---|
| 年龄 / 岁 | 62.5（54 ～ 57） | 63.2（58 ～ 70） |
| 性别 | | |
| 男性 | 22（37%） | 26（41%） |
| 女性 | 38（63%） | 37（59%） |
| 种族 | | |
| 白种人 | 49（82%） | 58（92%） |
| 亚裔 | 5（8%） | 5（8%） |
| 黑种人或美籍非裔 | 4（7%） | 0 |
| 其他 | 2（3%） | 0 |
| ECOG 评分 | | |
| 0 | 24（40%） | 29（46%） |
| 1 | 35（58%） | 34（53%） |
| 肿瘤组织学分类 | | |
| 腺癌 | 58（97%） | 55（87%） |
| 未明确指定的非小细胞肺癌 | 2（3%） | 7（11%） |
| 大细胞癌 | 0 | 1（2%） |

续表

| | 培美曲塞加卡铂联合帕博利珠单抗（$n$=60） | 培美曲塞加卡铂（$n$=63） |
|---|---|---|
| 疾病分期 | | |
| Ⅲ A | 0 | 1（2%） |
| Ⅲ B | 1（2%） | 2（3%） |
| Ⅳ | 59（98%） | 60（95%） |
| 吸烟状态 | | |
| 现在或曾经吸烟 | 45（75%） | 54（86%） |
| 从未吸烟 | 15（25%） | 9（14%） |
| 稳定的脑转移 | 9（15%） | 6（10%） |
| PD-L1（TPS） | | |
| ＜1% | 21（35%） | 23（37%） |
| 1%～49% | 19（32%） | 23（37%） |
| ≥50% | 20（33%） | 17（27%） |
| 既往全身辅助治疗 | 4（7%） | 5（8%） |

在研究方案允许的情况下，单纯化疗组有20例（32%）交叉接受了帕博利珠单抗单药治疗。此外，帕博利珠单抗治疗组和单纯化疗组分别有13例（22%）和17例（27%）患者接受了至少一线的后续抗癌肿瘤治疗。

## 3.2 疗效分析

### 3.2.1 肿瘤疗效评估

在帕博利珠单抗联合化疗组中，33例患者获得了客观缓解，在单纯化疗组中18例患者获得了客观缓解，ORR分别为55%（95%CI：42%～68%）和29%（95%CI：18%～41%）（表2）。无完全缓解（complete response，CR）病例，所有获得客观缓解的最佳疗效均为部分缓解（partial response，PR）。与单独化疗相比，帕博利珠单抗联合化疗明显提高了ORR，估计治疗差异为26%（95%CI：9%～42%，$P$=0.0016）。帕博利珠单抗化疗组和化疗组的中位至肿瘤应答出现时间（time to response，TTR）分别为1.5个月（IQR 1.4～2.8）和2.7个月（IQR 1.4～2.8）。两个治疗组的反应都较持久。在所有PR的患者中，帕博利珠单抗治疗组和单纯化疗组分别有29例（88%）和有14例（78%）在数据截止时仍然存活并且没有进展。根据Kaplan-Meier估计，帕博利珠单抗联合化疗组至少6个月的肿瘤持续缓解时间为92%（95%CI：73%～98%），而单独化疗组为81%（95%CI：51%～93%）。与基线相比，帕博利珠单抗联合化疗组的中位肿瘤大小变化为-44%（IQR：-62%～-27%），而单独化疗组的中位变化为-28%（IQR：-50%～-10%）。

表 2　根据 RECIST 1.1 通过独立中心影像评估意向性治疗人群的疗效[1]

| | 培美曲塞加卡铂联合帕博利珠单抗（n=60） | 培美曲塞加卡铂（n=63） |
|---|---|---|
| 客观缓解 | | |
| n（%，95CI） | 33（55%，42% ～ 68%） | 18（29%，18% ～ 41%） |
| 估计差值（95%CI） | 26%（9 ～ 42） | |
| P 值 | 0.0016 | |
| 中位缓解时间（IQR），月 | 1.5（1.4 ～ 2.8） | 2.7（1.4 ～ 2.8） |
| 中位缓解持续时间（IQR），月 | 未达到（4.2 ～ 9.0） | 未达到（3.5 ～ 10.4） |
| 最佳总体疗效，n（%） | | |
| 完全缓解 | 0 | 0 |
| 部分缓解 | 33（55%） | 18（29%） |
| 疾病稳定 | 20（33%） | 26（41%） |
| 疾病进展 | 2（3%） | 11（17%） |
| 不可评估 | 5（8%） | 8（13%） |

在亚组中，帕博利珠单抗联合化疗组 21 例 PD-L1 TPS ＜ 1% 患者中有 12 例达到客观缓解（57%，95%CI：34% ～ 79%），39 例 PD-L1 TPS ≥ 1% 的患者中也有 21 例达到客观缓解（54%，95%CI：37% ～ 70%），而其中 PD-L1 TPS 1% ～ 49% 和≥ 50% 的患者分别为 26%（5/19）和 80%（16/20）。

在单纯化疗组中，PD-L1 TPS ＜ 1%、1% ～ 49% 和≥ 50% 的患者中分别有 13%（3/23）、39%（9/23）、35%（6/17）获得客观缓解。

3.2.2　无进展生存期

治疗期间，56 例患者出现疾病进展或死亡，其中帕博利珠单抗联合化疗组有 23 例（38%），单纯化疗组有 33 例（52%）。与单纯化疗组相比，帕博利珠单抗联合化疗组的 PFS 时间显著延长（HR 0.53，95%CI：0.31 ～ 0.91，*P*=0.010）（见原文 Figure 3A[1]）。帕博利珠单抗化疗组和单纯化疗组的中位 PFS 分别为 13.0 个月（95%CI：8.3 ～未达到）和 8.9 个月（95%CI：4.4 ～ 10.3）。估计 6 个月无进展生存率分别为 77%（95%CI：64% ～ 86%）和 63%（95%CI：49% ～ 74%）。在数据截止时，27 例患者死亡，其中帕博利珠单抗联合化疗组 13 例（22%，13/60），单纯化疗组 14 例（22%，14/63），两个治疗组间未观察到 OS 的显著性差异（HR=0.90，95%CI：0.42 ～ 1.91，*P*=0.39）（见原文 Figure 3B[1]）。两组估计 6 个月生存率均为 92%（帕博利珠单抗联合化疗组 95%CI：81% ～ 96%；单纯化疗组 95%CI：82% ～ 97%）。两组的中位治疗时间分别为 8.0 个月（IQR：4.7 ～ 11.2）和 4.9 个月（IQR：2.1 ～ 7.4）。

3.2.3　长期随访结果

2020 年，在中位随访 49.4 个月，*Journal of Thoracic Oncology* 杂志更新了该项研究的长期随访数据[2]。在总人群中，无论 PD-L1 表达状态，免疫联合化疗（*n*=60）对比单纯化疗组

（n=63），ORR 和中位 DOR 时间分别为 58% 和 33%，36.3 个月和 22.8 个月；中位 PFS、OS 分别为 24.5 个月和 9.9 个月（HR=0.54，95%CI：0.35 ～ 0.83），34.5 个月和 21.1 个月（HR=0.71，95%CI：0.45 ～ 1.12）（见原文 Figure 1A、1B[2]），3 年 OS 率分别为 50% 和 37%。按照 PD-L1 ＜ 1% 或≥ 1% 分层分析，在 PD-L1 TPS ＜ 1% 的患者中，单纯化疗组中位 PFS 为 8.8 个月，帕博利珠单抗联合化疗组为 24.5 个月（HR=0.35），是单纯化疗组的 2.8 倍；同样，帕博利珠单抗也带来了 2 倍时间延长的 OS 获益（35.5 个月 vs 16.7 个月）（HR=0.54）。而在 PD-L1 TPS ≥ 1% 的人群中，PFS 和 OS 获益并没有＜ 1% 的人群明显，中位 PFS 分别为 16.6 个月和 14.9 个月（HR=0.70），中位 OS 分别为 40.9 和 31.4 个月（HR=0.84）。另外，在长期随访后出现了 CR 病例，两组分别有 5 名（8%）和 2 名（3%）患者获得了 CR。28 例化疗组患者疾病进展后，交叉接受了帕博利珠单抗治疗，15 例患者接受其他免疫治疗，有效交叉率为 70%。其中有 12 名受试者完成了 35 个周期（2 年）的帕博利珠单抗治疗（见原文 Figure 1C）[2]，大多数是女性（83%）和 PD-L1 TPS ≥ 1%（75%）的患者，这与前期倾向性纳入女性患者有关。12 例患者均达到客观缓解，且 92% 的患者在随访截止时仍存活，3 年估计 DOR 为 100%。帕博利珠单抗联合化疗组和单纯化疗组的 3 ～ 5 级 AEs 发生率相当，分别为 39% 和 31%，在长期随访中也未发现新的安全信号。

3.2.4　安全性分析

帕博利珠单抗联合化疗组和单纯化疗组分别有 6 例（10%）和 8 例（13%）患者因治疗相关事件而停止治疗。另外，在帕博利珠单抗联合化疗组和单纯化疗组中分别有 1 例（1%）（败血症）和 2 例（3%）患者因研究治疗导致的死亡（分别为全血细胞减少和败血症）。在不调整暴露差异的情况下，帕博利珠单抗联合化疗组有 55 例（93%，55/59）发生了与治疗相关 AEs，而单纯化疗组有 56 例（90%，56/62）发生了与治疗相关的 AEs，其中分别包括 23 名（39%）和 16 名（26%）患者发生了严重的≥ 3 级 AEs。在帕博利珠单抗联合化疗组和单纯化疗组中，均有 3 例或更多的患者发生 3 级及以上 AEs，包括贫血（7 例，12% vs 9 例，15%）、中性粒细胞计数下降（3 例，5% vs 2 例，3%）、血小板减少症（2 例，3% vs 2 例，3%），以及淋巴细胞减少、中性粒细胞减少症和败血症（各 2 例，3% vs 各 1 例，2%）。

帕博利珠单抗联合化疗组对比单纯化疗组，最常见的任何程度的治疗相关的 AEs 为疲劳（64% vs 40%）、恶心（32% vs 53%）和贫血（32% vs 53%）。两组间其他 AEs 发生率差异大于 10% 的事件包括皮疹（27% vs 15%）和脱发（14% vs 3%）。

基于假定的免疫学作用机制，无论是否归因于研究治疗或研究者，在接受治疗的患者中，帕博利珠单抗联合化疗组有 13 例（22%，13/59），单纯化疗组有 7 例（11%，7/62）患者发生了免疫相关不良反应（irAEs）。免疫治疗组对比单纯化疗组，3 级及以上 AEs 分别为 4 级输液反应（1 例，2% vs 0 例），3 级严重皮肤反应（1 例，2% vs 1 例，2%），3 级肺炎（1 例，2% vs 0 例）。帕博利珠单抗联合化疗组中最常见的 irAEs 为甲状腺功能减退（9 例，15%）、甲状腺功能亢进（5 例，8%）和肺炎（3 例，5%）。

## 4 讨论与思考

### 4.1 统计方法部分

#### 4.1.1 主要研究终点和统计方法

（1）主要疗效人群为 ITT 人群。对主要疗效指标 ORR 采用了根据样本量分层加权的 Miettinen & Nurminen 方法。对于未观察到主要疗效指标的受试者采用保守的 NRI（no-responder imputation）来填补。Miettinen & Nurminen 方法为 MSD 常用的比较率差的统计方法，不仅仅在 KEYNOTE 系列的 ORR 指标中，在以住院率和死亡率为主要终点的新冠临床试验中，MSD 也是使用的分层的 Miettinen & Nurminen 方法。Miettinen & Nurminen 方法的理论背景如下：不分层的 MN 方法的统计量服从 Z 分布。Z 统计量的公式如下：

$$Z_{\text{diff}}=\frac{\hat{P}_1+\hat{P}_0+\delta}{\sqrt{\tilde{v}}}$$

其中，$\hat{P}_1$和$\hat{P}_0$为治疗组和对照组的实际发生率。$\delta$为原假设下预设的差异，一般情况下为 0。

$\tilde{v}$为 Z 统计量的方差，其公式如下：

$$\tilde{v}=\left(\frac{\widetilde{P_1}*(1-\widetilde{P_1})}{n_1}+\frac{\widetilde{P_2}*(1-\widetilde{P_2})}{n_1}\right)*\left(\frac{n_1+n_2}{n_1+n_2-1}\right)$$

其中 $n_1$ 和 $n_2$ 为试验组和对照组的样本量。$\widetilde{P_1}$为治疗组率的最大似然估计；$\widetilde{P_2}$为对照组率的最大似然估计；Miettinen & Nurminen 方法提供了这两个最大似然估计的闭式解。

$$\tilde{p}_1=2u\cos(w)-b/3a \text{ 和 } \tilde{p}_2=\tilde{p}_1+\delta$$

其中

$$w=\frac{\pi+\cos^{-1}(v/u^3)}{3}$$

$$v=\frac{b^3}{27a^3}-\frac{bc}{6a^2}+\frac{d}{2a^2}$$

$$u=\frac{v}{|v|}-\sqrt{\frac{b^2}{9a^2}+\frac{c}{3a}}$$

$$a=1+\theta$$

$$b=-(1+\theta+\hat{P}_1+\theta\hat{P}_2+\delta(\theta+2)$$

$$c=\delta^2+\delta(2\hat{P}_1+\theta+1)+\hat{P}_1+\theta\hat{P}_2$$

$$d=-\hat{P}_1\delta(1+\delta)$$

$$\theta=n_2/n_1$$

通过上述公式，即可求出不分层的 MN 方法的率差，统计量和 $P$ 值。置信区间的算法更复杂一些，使用的是穷举法，即算出 δ 从 −0.999 99 到 0.999 99 的 Z 值，选择其中 Z 值从 −1.96 至 1.96 的所有记录。这些记录中，最小 δ 即为下限，最大 δ 即为上限。详情请见宏程序。

CMH 分层 MN 方法是基于不分层的 MN 方法，其公式如下：

$$Z_{diff}=\frac{\hat{P}^{*}{}_{1}-\hat{P}^{*}{}_{0}-\delta}{\sum_{i=1}^{I}\left(W_i/\sum_{k=i}^{k}W_k\right)*sqrt\left(\tilde{v}_i\right)}$$

其中，$W_i$ 为各层的 CMH 权重，其公式如下：

$$W_j=n_{1j}*n_{0j}/\left(n_{1j}+n_{0j}\right)\text{（j 为分层因素的某层）}$$

在求出各层的初始权重后，需对该权重做归一化处理。

$$W_i=W_j/\sum_{j=1}^{I}W_j$$

$\hat{P}^{*}{}_{1}$和$\hat{P}^{*}{}_{0}$为治疗组和对照组的实际发生率的加权平均。

$$\hat{P}^{*}{}_{1}=\sum_{i=1}^{I}\hat{P}_{1i}*W_i$$

$\tilde{v}_i$为每层的方差。

$$\tilde{v}_i=\left(\frac{\widetilde{P_{1i}}*\left(1-\widetilde{P_{1i}}\right)}{n1i}+\frac{\widetilde{P_{2i}}*\left(1-\widetilde{P_{2i}}\right)}{n2i}\right)*\left(\frac{n1i+n2i}{n1i+n2i-1}\right)$$

通过上述公式，即可求出 CMH 加权的 MN 方法的率差，统计量和 P 值。置信区间的算法和不分层的一样，只是 Z 值的公式使用的是 CMH 的加权公式。

MN 方法已经在新冠临床试验中得到了广泛应用，MSD 的国际多中心临床试验 MOVE OUT 试验和国内的 VV116 试验均使用了分层的 MN 法计算住院率和死亡率指标的率差及其他统计结果。

新冠临床试验中，监管机构比较青睐的主要终点为住院率或死亡率。该主要终点为小概率事件。以开拓药业公布的普克鲁胺Ⅲ期临床试验为例：研究数据显示，普克鲁胺可降低住院 / 死亡率。这体现在对照组比普克鲁胺组有更多的住院或是死亡情况。具体表现为，在所有随机且服药至少 1d 的受试者中（$n$=730），对照组及普克鲁胺组的住院事件数分别为 8 例（含 1 例死亡）及 4 例（无死亡），相应保护率为 50%（所有受试者均因新冠住院）。

参考普克鲁胺Ⅲ期临床试验的数据，假设治疗组和对照组受试者数均为 365 例，使用 2 万次模拟，比较了确切概率法、Logistic 回归、MN 法和 Possion 回归的 $P$ 值，把握度、Ⅰ类错误和达到 90% 的效能所需样本量。结果显示，与其他方法相比，MN 法把握度较大，所需要的样本量较小。较适合二分类终点评估，同时监管机构接受该方法。

（2）采用 Kaplan-Meier 方法对于事件时间，包括 PFS、OS 和 DOR 进行估计，并绘制生存曲线。

（3）采用分层 Log-rank 检验评估 OS、PFS、DOR 的组间中位数差异。

（4）采用分层 Cox 比例风险模型和 Efron 并列值处理法分析风险比和相关 95% 置信区间，从而评估组间差异的大小。

#### 4.1.2 多重性调整策略

本试验虽为Ⅱ期试验，但 Merck 公司希望通过该试验的结果获得监管机构的附条件批准，因此和Ⅲ期确证性试验一样，严格地控制Ⅰ类错误在单侧 0.025 以内。试验采用经典的固定顺序法，通常将最重要或最具临床相关性的指标放在前面检验，仅在前面的指标达到统计学意义的条件下才继续检验后面的指标。本试验的检验顺序为：（1）主要疗效指标 ORR→（2）关键次要疗效指标 PFS。

#### 4.1.3 样本量计算

样本量计算基于以下参数：（1）两组分配比为 1 ∶ 1；（2）两组 ORR 的率约为 20% 和 50%；（3）效能为 89%；（4）α 为单侧 0.025；本研究样本量约为 100，算上脱落约为 108 例。用 108 例样本量倒推关键次要终点 PFS 得到效能为 81.5%，满足试验需要。

#### 4.1.4 CROSSOVER 对于 OS 的影响

在肿瘤治疗中，因为伦理的原因，在治疗组观察到确切的疗效之后，监管机构同意后可进行揭盲，对照组可以转为治疗组接受治疗。统计上，有下列四种处理策略：

（1）疗法策略：依据 ITT 的主要分析，忽略后线治疗的 OS 分析。意向治疗原则把发生转组的受试者仍作为转组前所在分组考虑，鉴于已知试验药比对照药的疗效更优，换药患者可能从试验药中获益。因此在考虑意向治疗的情况下，会高估对照的疗效，从而低估试验药物的效果。

（2）在治策略：对接受后线治疗的受试者的数据进行删失处理，而删失分析则直接不考虑转组治疗者的数据。这种情况下，样本量减少，产生偏倚且不能客观反映对照组的真实情况，通常会高估试验药物的效果。

（3）假想策略——等级结构保留失效时间模型（rank-preserving structural failure time，RPSFT）：假设两个患者 i 和 j 具有一样的与治疗无关的预后，基于这一假设，除了每位患者被观察到的时间 T（无论终点事件是死亡还是其他原因的删失），还可以对每一例患者构造一个 OS 假想时间变量（latent variable）U，U 代表假设患者从未接受过试验药物治疗，在试验中会被观察到时间。

（4）假想策略逆概率删失加权（inverse probability of censoring weighting，IPCW）：把发生治疗转组的患者看作删失，删失的时间为治疗转换发生的时间，这必将导致对照组有效人数减少，之后再通过对没有发生转组的患者进行加权，把没有发生治疗转换的人扩张成原来的人数，进而校正转组对效果评价的影响。

#### 4.1.5 其他

本试验为开放试验，但为了避免试验中的主观偏倚，采用是盲态、独立中心审阅。

根据方案的缺失数据处理方法。最佳疗效未知的患者在 ORR 中将被认为是无应答，治疗组和对照组的不可评估率为 5 例（8%）、8 例（13%）。两组的差异通过卡方或者 Fisher 精确法比较并无统计学差异（$P$=0.6215），同时两组的不可评估率同时低于 15%，可以认为两组的不可评估率是可比的，且不会对两组 ORR 的评估产生重大影响；同时，在样本量计算时，通常会有一定的冗余，如考虑 8% ～ 15% 脱落率。

剔除不可评估的受试者做敏感性分析时，ORR 差异的 P 值约为 0.007，仍然具有强显著性差异，提示结果是稳健和可靠的。后续也需要分析各组不可评估的原因具体情况具体分析。如果不可评估者的原因不是偏倚导致的，如药物安全性的原因导致大量的受试者提前退出，从而观察不到足够的疗效数据的情况下，作为无应答是合理的。受试者随机没有使用研究药物，基于 ITT 的原则仍然纳入疗效分析了，这种是随机缺失，作为无应答是合理的。在注册研究的设计时，对于主要目标的各种情况，可以估计目标的形式列出后续的处理方式及对整体分析的影响，并得到监管机构的认可。

## 4.2 临床部分

（1）同期的 KEYNOTE-024[7] 研究探索了帕博利珠单抗单药一线治疗晚期、非鳞状 NSCLC 且 PD-L1 ≥ 50% 的人群中的疗效，结果显示 ORR 显著高于化疗组（44.8% *vs* 27.8%）。NSCLC 免疫治疗从单药跨入联合治疗时代，KEYNOTE-021G 试验是第一个评估靶向 PD-1 单克隆抗体联合标准化疗对比化疗一线治疗晚期 NSCLC 的随机Ⅱ期临床试验，结果显示 ORR 达 55%，尽管低于此前的Ⅰ期初步队列研究中 ORR 71%，但对于 PD-L1 TPS ≥ 50% 患者，ORR 获益显著，达 80%。此前，纳武利尤单抗和阿替利珠单抗联合培美曲塞和卡铂一线治疗晚期非鳞状 NSCLC 的 ORR 分别为 47% 和 68%[8，9]，与该项数据相似。

（2）尽管可能会存在各方面统计学上的差异，该项研究中的帕博利珠单抗联合化疗组在 PD-L1 TPS ≥ 1% 的目标人群中的 ORR 为 53.8%（12/39），明显优于 KEYNOTE-042 研究[10] 中的帕博利珠单抗单药一线治疗在 PD-L1 TPS ≥ 1% 患者中的 27.3%（174/637），后续开展的 KEYNOTE-189 研究则在更大样本人群中验证了上述结果。

（3）帕博利珠单抗联合化疗组对比单纯化疗组，≥ 6 个月 DOR 分别为 92% 和 81%，中位 PFS 时间分别为 13.0 个月（95%CI：8.3 ～未达到）和 8.9 个月（4.4 ～ 10.3），这是首个晚期 NSCLC 中一线化疗联合治疗中位 PFS 超过 1 年的随机对照研究，2017 年 5 月更新的数据[11] 中，免疫联合化疗组和单纯化疗组的中位 PFS 时间分别为 19.0 个月和 8.9 个月（*P*=0.0344），ORR 分别为 57% 和 32%（*P*=0.0029），并且联合治疗组 OS 持续改善。基于该项研究结果，2017 年 5 月，美国 PDA 加速批准了帕博利珠单抗联合培美曲塞和卡铂用于晚期非鳞状 NSCLC 患者的一线治疗，无论 PD-L1 表达情况。

（4）该项研究为随后在非鳞状和鳞状 NSCLC 患者中开展的免疫联合化疗随机Ⅲ期研究奠定了基础。另外，与既往的研究结果类似，帕博利珠单抗联合化疗治疗晚期非鳞状 NSCLC 的人群不再受限于 PD-L1 表达≥ 1% 的人群，对于 PD-L1 TPS ＜ 1% 的人群，ORR 达到 57%（95%CI：34% ～ 79%）（12/21），对比单纯化疗 16.7 个月的中位 OS，免疫联合化疗在这类人群的中位 OS 达到 34.5 个月，因此该类人群仍然可以从免疫联合化疗方案中获益。

（5）在安全性方面，尽管帕博利珠单抗联合化疗组 3 级或更严重的治疗相关 AEs 发生率更高，但因治疗相关 AEs 而停止治疗的发生率在两组之间相似，最常见的 AEs 是疲劳、恶心和贫血症，两个治疗组均出现了治疗相关死亡病例，尽管免疫联合化疗显示出了良好的疗效，但是治疗带来的副反应仍应警惕。

（6）KEYNOTE-21 研究 G 队列是帕博利珠单抗联合化疗治疗模式下，第一个报道完成了 35 个周期（2 年）的研究，该项研究数据再次验证了以帕博利珠单抗为基础的联合治疗方案可以在更多人群中获益，不限制于 PD-L1 高表达人群，也再次验证了免疫治疗在驱动基因阴性的晚期非鳞状 NSCLC 中的一线标准治疗地位，为后续的扩大样本研究（KEYNOTE-189）奠定了前期基础。

## 参考文献


[1] LANGER C J, GADGEEL S M, BORGHAEI H, et al. Carboplatin and pemetrexed with or without pembrolizumab for advanced, non-squamous non-small-cell lung cancer: a randomised, phase 2 cohort of the open-label KEYNOTE-021 study [J]. The Lancet Oncology, 2016, 17(11): 1497-1508.

[2] AWAD M M, GADGEEL S M, BORGHAEI H, et al. Long-term overall survival from KEYNOTE-021 cohort G: pemetrexed and carboplatin with or without pembrolizumab as first-line therapy for advanced nonsquamous NSCLC [J]. J Thorac Oncol, 2021, 16(1): 162-168.

[3] ZITVOGEL L, GALLUZZI L, SMYTH M J, et al. Mechanism of action of conventional and targeted anticancer therapies: reinstating immunosurveillance [J]. Immunity, 2013, 39(1): 74-88.

[4] GALLUZZI L, BUQUé A, KEPP O, et al. Immunological effects of conventional chemotherapy and targeted anticancer agents [J]. Cancer Cell, 2015, 28(6): 690-714.

[5] APETOH L, LADOIRE S, COUKOS G, et al. Combining immunotherapy and anticancer agents: the right path to achieve cancer cure? [J]. Ann Oncol, 2015, 26(9): 1813-1823.

[6] GADGEEL S M, STEVENSON J P, LANGER C J, et al. Pembrolizumab and platinum-based chemotherapy as first-line therapy for advanced non-small-cell lung cancer: Phase 1 cohorts from the KEYNOTE-021 study [J]. Lung Cancer, 2018, 125: 273-281.

[7] RECK M, RODRíGUEZ-ABREU D, ROBINSON A G, et al. Pembrolizumab versus chemotherapy for PD-L1-positive non-small-cell lung cancer [J]. N Engl J Med, 2016, 375(19): 1823-1833.

[8] RIZVI N A, HELLMANN M D, BRAHMER J R, et al. Nivolumab in combination with platinum-based doublet chemotherapy for first-line treatment of advanced non-small-cell lung cancer [J]. J Clin Oncol, 2016, 34(25): 2969-1979.

[9] LIU S V, CAMIDGE D R, GETTINGER S N, et al. Long-term survival follow-up of atezolizumab in combination with platinum-based doublet chemotherapy in patients with advanced non-small-cell lung cancer [J]. Eur J Cancer, 2018, 101: 114-122.

[10] MOK T S K, WU Y L, KUDABA I, et al. Pembrolizumab versus chemotherapy for previously untreated, PD-L1-expressing, locally advanced or metastatic non-small-cell lung cancer (KEYNOTE-042): a randomised, open-label, controlled, phase 3 trial [J]. Lancet (London, England), 2019, 393(10183): 1819-1830.

[11] BORGHAEI H, LANGER C, GADGEEL S, et al. OA 17.01 Pemetrexed-carboplatin plus pembrolizumab as first-line therapy for advanced nonsquamous NSCLC: KEYNOTE-021 Cohort G Update [J]. J Thorac Oncol, 2017, 12(11): S1791.

[12] YANG J C, GADGEEL S M, SEQUIST L V, et al. Pembrolizumab in combination with erlotinib or gefitinib as first-line therapy for advanced NSCLC with sensitizing EGFR mutation [J]. J Thorac Oncol, 2019, 14(3): 553-559.

# 帕博利珠单抗联合同步放化疗治疗不可切除的Ⅲ期NSCLC的疗效和安全性：KEYNOTE-799队列研究及2年随访数据解读

王　谨[1]　莫　森[2]　季永领[1]

1. 浙江省肿瘤医院胸部放疗科
2. 复旦大学附属肿瘤医院肿瘤预防部，复旦大学上海医学院肿瘤学系

**解读原文**

Jabbour SK, Lee KH, Frost N, et al. Pembrolizumab Plus Concurrent Chemoradiation Therapy in Patients With Unresectable, Locally Advanced, Stage Ⅲ Non-Small Cell Lung Cancer: The Phase 2 KEYNOTE-799 Nonrandomized Trial. JAMA Oncol. Published online June 4, 2021. doi: 10.1001/jamaoncol.2021.2301

**【摘要】**KEYNOTE-799研究近期更新了2年生存结果。这是一个由10个国家52个研究中心参与的非随机Ⅱ期研究，旨在研究帕博利珠单抗联合同步放化疗治疗不可切除的Ⅲ期非小细胞肺癌（non-small cell lung cancer，NSCLC）的疗效，其主要研究终点为客观缓解率（objective response rate，ORR）和3级及以上肺炎的发生率。研究共纳入216例不可切除的局部晚期NSCLC患者，其中112例患者进入A队列（鳞癌和非鳞NSCLC），104例患者进入B队列（非鳞NSCLC）（2022ASCO更新时变为102例）。两组在给予帕博利珠单抗+化疗诱导治疗1个周期后行帕博利珠单抗联合同步放化疗，接着行帕博利珠单抗巩固治疗。结果显示，A队列ORR为71.4%，疾病控制率（disease control rate，DCR）达到88.4%；B队列ORR为75.5%，DCR达到93.1%。A队列中位无进展生存期（progression-free survival，PFS）为30.6个月，2年PFS率55.3%；B队列中位PFS未达到，2年PFS率60.6%。两队列的中位OS和缓解持续时间都未达到。KEYNOTE-799进行了免疫联合同步放化疗的尝试，有望使更多不可切除的局部晚期NSCLC患者接受免疫治疗。

本文是基于2021年发表在*JAMA Oncol*上的帕博利珠单抗联合同步放化疗治疗不可切除的Ⅲ期非小细胞肺癌（NSCLC）的疗效和安全性：KEYNOTE-799的研究[1]，以及2021、2022

年 ASCO 会议等更新数据进行解读[2, 3]。这是一项多中心、非对照前瞻性研究，患者来自美国、澳大利亚等 10 个国家。KEYNOTE-799 研究是不可切除的局部晚期 NSCLC 继 PACIFIC 研究后又一次大胆的探索，有望带来新的治疗思路，同时也提出了不少问题。本文将从研究背景、研究设计、研究结果和研究结论这四个方面对该研究进行解读。

## 1 研究背景与目的

不可切除的ⅢA～ⅢC 期 NSCLC 占初诊肺癌患者的 25%～30%。过去，同步放化疗（concurrent chemoradiation therapy，CCRT）一直都是局部晚期 NSCLC 的标准治疗，但 5 年生存率徘徊在 16%～32%。PACIFIC 研究首次证实同步放化疗后续贯度伐利尤单抗免疫巩固可显著改善不可切除Ⅲ期 NSCLC 患者的生存，5 年生存率达到 42.9%，成为新的标准治疗[4]。

但是，在接受 CCRT 的不可切除的Ⅲ期 NSCLC 患者中，22%～30% 的患者因多种原因不能接受巩固免疫治疗，如放化疗期间肿瘤进展或出现难以耐受的毒性，如肺炎、骨髓抑制等，一部分患者甚至无法完成 CCRT[1]。出现上述状况的患者不能按"PACIFIC 模式（CCRT+ 度伐利尤单抗巩固免疫治疗）"进行治疗，预后往往很差。

如何在 PACIFIC 模式的基础上，改善不可切除的局部晚期 NSCLC 患者生存？能否扩大获益患者群体的比例？能否进一步延长治疗获益者的缓解时间？有研究表明放化疗同期帕博利珠免疫治疗可进一步提高肺癌患者的客观缓解率（ORR），从而有望提高免疫巩固治疗获益患者的比例[5]。在 KEYNOTE-799 研究之前，Jabbour 等进行了Ⅰ期临床研究，发现帕博利珠单抗联合同步放化疗治疗不可切除的Ⅲ期 NSCLC 毒性可耐受，疗效可期待[6]。在此基础上，Jabbour 等设计了这项Ⅱ期、非随机、国际多中心研究，旨在评估帕博利珠单抗联合同步放化疗治疗不可切除的Ⅲ期 NSCLC 的疗效和安全性，其结果有望为不可切除的局部晚期 NSCLC 治疗提供新思路。

## 2 研究方案

### 2.1 研究对象

这是一项多中心、非随机、开放的Ⅱ期研究，在 10 个国家（美国、澳大利亚、法国、德国、韩国、新西兰、波兰、俄罗斯、西班牙和英国）52 个中心进行。入组年龄要求 18 岁及以上；先前未经治疗、不能切除、病理或影像证实的ⅢA、ⅢB 或ⅢC 期 NSCLC（按 UICC 第 8 版）[7]；有可测量的肿瘤病灶（RECIST 1.1）；PS 为 0 或 1；第一秒用力呼气量（$FEV_1$）大于正常预测值的 50%，一氧化碳肺弥散量大于正常预测值的 40%；能提供细胞学或组织学标本；经 PET/CT、CT、MRI 等检查均未发现远处转移。排除标准：先前接受过胸部放疗（包括食管癌、乳腺癌的放疗）；放疗计划中全肺 V20 超过 31%；先前进行过抗 PD-L1 抗体治疗；诊断为免疫缺陷或正在接受激素治疗，如需要治疗的活动性自身免疫性疾病、需要使用类固醇的非传染性；有非传染性肺炎或间质性肺疾病的病史；需要治疗的活动性感染的病史。

## 2.2 研究治疗

这是一个双队列研究，非鳞 NSCLC 可能接受任何一种联合治疗，由研究人员决定；鳞癌患者仅能进入 A 队列。A 组第 1 天接受 1 个周期的卡铂（AUC=6）、紫杉醇（200mg/m$^2$）和帕博利珠单抗（200mg）静脉给药。3 周后给予胸部放疗，每周同期卡铂（AUC=2）和紫杉醇（45mg/m$^2$）化疗，每 3 周给予帕博利珠单抗（200 mg），共 2 个周期。B 组均为非鳞 NSCLC 患者，接受 1 个周期的顺铂（75mg/m$^2$）和培美曲塞（500mg/m$^2$）联合帕博利珠单抗（200mg）诱导化疗后，开始胸部放疗，放疗同期接受 2 个周期的顺铂（75mg/m$^2$）和培美曲塞（500mg/m$^2$）化疗及帕博利珠单抗（200mg）免疫治疗。放疗采用 6MV 直线加速器，剂量 60Gy/30F，每周 5d，每日 1 次。

在 CCRT 结束后，所有患者需接受共 14 个周期帕博利珠单抗（200mg）巩固免疫治疗（约 1 年），或直到肿瘤进展、不可接受的不良事件、并发症，或研究者决定停药或患者要求退出。

## 2.3 研究终点

主要终点为设盲的独立评审委员会（BIRC）根据 RECIST 1.1 所判定的 ORR 和 3 级以上肺炎（CTCAE 4.0）患者的比例。次要终点包括总生存率、独立评审委员会评估的无进展生存期（PFS）和安全性。

## 2.4 统计学处理

该研究旨在探索在铂类两药联合化疗和标准胸部放疗基础上再联合帕博利珠单抗免疫治疗对于不可切除的Ⅲ期 NSCLC 患者的疗效和安全性，故以两者作为共同的主要研究终点。由于探索的研究性质，α 设定为单侧 0.05。基于化疗方案的不同设置 2 个队列，每个队列单独计算样本量，可单独分析；如果两个队列的肺炎发生率相似，后续可以进行合并分析。针对某一队列，根据序贯监测程序，基于单侧 0.05 检验水准、真实的 3 级及以上肺炎发生率约 3% 等条件，样本量设置为最大值 108 时研究可提供 83% 的把握度来证明 3 级以上肺炎发生率小于 10%，因此研究总样本量为 216 例。统计分析数据集纳入实际接受至少 1 个疗程规定治疗的患者（入组 216 例，实际治疗 214 例）。疗效终点 ORR 以点估计结合 90% 可信区间（CI）来展示，并将 80%CI 和 95% CI 作为补充结果；安全性终点 3 级及以上肺炎发生率同样以点估计结合 90% CI 来展示，并将 80%CI 和 95% CI 作为补充结果。

该研究基于序贯监测程序预设了多个期中分析的计划，以便在发生以下情形时都能够提前终止研究：① 3 级及以上肺炎发生率不可接受的高；② ORR 过低预期无效；或③ 3 级及以上肺炎发生率非常低且 ORR 较高可以快速进入Ⅲ期研究。首次期中分析计划在某一队列入组至少 36 例患者且随访大于 15 周后，如果两个队列入组进度不同，则先达到分析条件的可先行分析。序贯监测程序采用二项式序贯检测法[8]（附表 1 ～ 4）。所有结果均由外部的数据监查委员会（DMC）复核。

研究预设疗效分析将针对以下亚组进行探索：年龄组（＜ 65 岁 *vs* ≥ 65 岁）、性别（男性、女性）、分期（Ⅲ A *vs* Ⅲ B *vs* Ⅲ C）、ECOG 评分（0 *vs* 1）、主要的病理类型（鳞癌 *vs* 非鳞癌）、吸烟状态（从不吸烟 *vs* 当前吸烟）、PD-L1 状态（TPS ＜ 1% *vs* TPS ≥ 1%）以及非鳞癌患者中医生选择的化疗方案。

## 3　研究结果

### 3.1　患者基线特征及 ORR

KEYNOTE-799 研究结论第一次数据分析截至 2020 年 10 月 28 日。共入组 216 例患者，其中 A 队列入组 112 例，B 队列入组 104 例（2022 年 ASCO 会议更新时变为 102 例）（表 1）。

表 1　客观缓解率（90%CI）

| 指标 | 队列 A（*n*=112） | 队列 B（*n*=102） |
|---|---|---|
| 总体 | 71.4（62.1 ～ 79.6） | 75.5（66.0 ～ 83.5） |
| 年龄 | | |
| ＜65 岁 | 75.5（61.1 ～ 86.7） | 74.1（60.3 ～ 85.0） |
| ≥65 岁 | 68.3（55.3 ～ 79.4） | 77.1（62.7 ～ 88.0） |
| 性别 | | |
| 女性 | 75.0（57.8 ～ 87.9） | 75.0（58.8 ～ 87.3） |
| 男性 | 69.7（58.1 ～ 79.8） | 75.8（63.3 ～ 85.8） |
| 种族 | | |
| 白种人 | 74.2（63.8 ～ 82.9） | 79.7（68.8 ～ 88.2） |
| 其他 | 56.3（29.9 ～ 80.2） | 71.4（41.9 ～ 91.6） |
| 地区 | | |
| 美国 | 56.5（34.5 ～ 76.8） | 81.8（48.2 ～ 97.7） |
| 其他 | 75.3（65.0 ～ 83.8） | 74.7（64.5 ～ 83.3） |
| 分期 | | |
| Ⅲ A | 73.2（57.1 ～ 85.8） | 76.9（60.7 ～ 88.9） |
| Ⅲ B | 73.0（60.3 ～ 83.4） | 73.8（58.0 ～ 86.1） |
| Ⅲ C | 50.0（15.7 ～ 84.3） | 76.2（52.8 ～ 91.8） |
| 组织学分类 | | |
| 鳞癌 | 72.0（60.4 ～ 81.8） | N/A |
| 非鳞癌 | 70.3（53.0 ～ 84.1） | 75.5（66.0 ～ 83.5） |
| ECOG 功能评分 | | |
| 0 | 74.5（60.4 ～ 85.7） | 73.7（60.3 ～ 84.5） |
| 1 | 68.9（55.7 ～ 80.1） | 77.8（62.9 ～ 88.8） |

续表

| 指标 | 队列 A（n=112） | 队列 B（n=102） |
|---|---|---|
| PD-L1 肿瘤细胞阳性比例分数 | | |
| ＜1% | 66.7（43.0～85.4） | 78.6（59.0～91.7） |
| ≥1% | 77.3（65.3～86.7） | 72.5（56.1～85.4） |

A 队列 ORR 为 71.4%，疾病控制率（DCR）为 88.4%。B 队列 ORR 为 75.5%，DCR 为 93.1%（表 1）。在 A 组亚组分析中 PD-L1 TPS＜1% 亚组 ORR 为 66.7%，而 PD-L1 TPS≥1% 亚组 ORR 为 77.3%；鳞癌患者中 ORR 为 72.0%，非鳞癌患者 ORR 为 70.3%。而在 B 队列中，PD-L1 TPS＜1% 亚组 ORR 为 78.6%，PD-L1 TPS≥1% 亚组 ORR 为 72.5%。

## 3.2 生存分析

在 2022ASCO 和 ASTRO 会议上，KEYNOTE-799 发布了最新的生存数据。数据分析的截止时间是 2021 年 10 月 18 日，A 队列中位随访时间为 30.2 个月（95%CI：25.3～35.5），B 队列中位随访时间为 25.4 个月（95%CI：14.5～35.2）。A 队列中位 PFS 为 30.6 个月，2 年 PFS 率 55.3%；B 队列中位 PFS 未达到，2 年 PFS 率为 60.6%[2]。两队列中位 OS 都未达到，其中 A 队列 2 年 OS 率为 64.3%，B 队列 2 年 OS 率为 68.7%。两队列中位缓解持续时间（duration of overall response，DOR）均未达到，A 队列 2 年 DOR 率为 64.0%，B 队列 2 年 DOR 率为 68.7%[2]。

## 3.3 安全性

最新的数据表明，A 队列超过 3 级毒性反应为 64.3%，B 队列为 51.0%。最常见的与治疗相关的超过 3 级毒性反应是粒细胞减少，其中 A 队列发生率为 16.1%，B 队列发生率为 9.8%。

肺炎是导致治疗中止的最常见的毒性反应。A 队列 112 例患者中 9 例（8.0%，95%CI：3.7%～14.7%）发生 3 级及以上的肺炎（包括放射性肺炎），B 队列 102 例患者中 7 例发生 3 级以上的肺炎（6.9%，95%CI：2.8%～13.6%）（表 2）。在 A 队列中，有 4 例（3.6%）患者死于肺炎，而 B 队列有 1 例死于间质性肺炎。致死性肺炎有可能都与帕博利珠单抗相关，1 例还有可能与放疗相关（表 2）。A 队列和 B 队列肺炎发生的中位时间分别为 4.3 个月（95%CI：1.4～10.4）和 4.4 个月（95%CI：0.1～12.3），肺炎发生中位持续时间分别为 4.4 个月和 4.0 个月。

表 2　毒性反应　[n（%）]

| 毒性反应 | 队列 A（n = 112） | 队列 B（n = 102） |
|---|---|---|
| ≥3 级肺炎 | 9（8.0） | 7（6.9） |
| 治疗相关的毒性 | 105（93.8） | 99（97.1） |

续表

| 毒性反应 | 队列 A（$n = 112$） | 队列 B（$n = 102$） |
|---|---|---|
| 3～5 级 | 72（64.3） | 52（51.0） |
| 发生率超过 10% 的毒性反应 | | |
| 粒细胞减少 | 18（16.1） | 10（9.8） |
| 贫血 | 12（10.7） | 4（3.9） |
| 致死性毒性 | 4（3.6）[c] | 1（1.0）[d] |
| 导致治疗中断的毒性 | 38（33.9） | 21（20.6） |
| 免疫治疗相关的毒性 | 58（51.8） | 46（45.1） |
| 3～5 级 | 18（16.1） | 9（8.8） |
| 发生率超过 5% 的毒性反应 | | |
| 肺炎 | 7（6.3） | 6（5.9） |
| 致死性毒性 | 4（3.6）[c] | 1（1.0）[d] |
| 导致治疗中断的毒性 | 21（18.8） | 12（11.8） |

### 3.4 放疗实施与肺炎

A 队列 112 例患者中，共 101 例接受了放疗，平均总剂量（5908.9 ± 443.2）cGy，分（29.5 ± 2.2）次完成。平均放疗中断时间为（1.0 ± 2.4）d。A 队列患者全肺 V20 平均值为 26.3%，V5 为 57.3%。全组患者平均肺剂量值为 1499.1cGy，平均心脏剂量均值为 1075.5cGy。B 队列共 96 例接受放疗，平均总剂量（5875.0 ± 710.4）cGy，分（29.4 ± 3.5）次完成。平均放疗中断时间为（1.4 ± 3.1）d。B 队列患者全肺 V20 平均值为 24.7%，V5 平均值为 53.1%，全组患者平均肺剂量均值为 1406.4cGy，平均心脏剂量均值为 819.4cGy（表 3）。

我们试图从放疗的细节方面去探寻导致肺炎发生的因素，比较了 3 级及以上肺炎患者和全程未出现肺炎患者的心肺受量。初步分析发现，无论 A 队列或 B 队列，出现 3 级及以上肺炎的患者似乎有更高的肺受量和心脏受量（表 4）。

表 3 放疗的实施

| 放疗实施 | 队列 A | 队列 B |
|---|---|---|
| 接受放疗人数 | 101 | 96 |
| 总剂量（cGy） | 5908.9（443.19） | 5875.0（710.37） |
| 分次 | 29.5（2.22） | 29.4（3.55） |
| 平均放疗中断时间（d） | 1.0（2.45） | 1.4（3.11） |
| 由毒性导致的放疗中断 | 3（2.7） | 0 |

续表

| 放疗实施 | 队列 A | 队列 B |
|---|---|---|
| 平均全肺 V20（%） | 26.3（5.41） | 24.7（6.14） |
| 平均全肺 V5（%） | 57.3（6.38） | 53.1（10.04） |
| 平均肺剂量（cGy） | 1499.1 | 1406.4 |
| 平均心脏剂量（cGy） | 1075.5 | 819.4 |

表 4　剂量学因素与肺炎

| 放疗实施 | 队列 A（*n*=112） | | 队列 B（*n*=102） | | 总计（*n*=214） | |
|---|---|---|---|---|---|---|
| | ≥ 3 级肺炎（*n*=9） | 无肺炎（*n*=67） | ≥ 3 级肺炎（*n*=7） | 无肺炎（*n*=67） | ≥ 3 级肺炎（*n*=16） | 无肺炎（*n*=134） |
| 接受放疗人数 | 9 | 56 | 7 | 61 | 16 | 117 |
| 平均全肺 V20（%） | 27.3（4.1） | 25.5（5.4） | 24.8（5.7） | 24.3（6.6） | 26.2（4.8） | 24.9（6.1） |
| 平均全肺 V5（%） | 57.8（4.4） | 56.8（6.9） | 55.0（9.8） | 51.7（10.6） | 56.6（7.0） | 54.2（9.3） |
| 平均肺剂量（cGy） | 1525.0 | 1473.4 | 1455.0 | 1372.6 | 1495.0 | 1422.5 |
| 平均心脏剂量（cGy） | 1178.1 | 1056.2 | 769.2 | 726.0 | 1002.9 | 889.6 |

# 4　讨论与思考

## 4.1　统计学方法部分

这是一项多中心、开放标签、非随机、非对照的双队列Ⅱ期研究，充分体现了Ⅱ期研究设计的灵活多样性。设置两个队列的好处是在同一研究中同时开展针对两种不同基础化疗方案的研究探索，既涵盖了临床常用的化疗方案，又保证了两个队列的独立性，且研究方案审查流程只有一次，大大提高了总体的研究效率。由于研究仅有一个检验假设，故在两个主要终点之间无须进行 α 分配。两个队列分别独立计算样本量，也不涉及 α 分配。值得注意的是，本研究设定 α 为单侧 0.05，相当于双侧 0.1，因此主要结果的表达采用 90% CI 而不是常见的 95% CI，这里是存在对应关系的。

本研究的期中分析计划非常复杂，涉及四种、三类情形的提前终止条件，既考虑了因安全性不够（3 级及以上肺炎发生率过高）或疗效不足（ORR 过低）而提前终止研究的可能性，也考虑了如果疗效非常好并且安全性也很好的情况下，提前结束Ⅱ期探索，加速进入Ⅲ期试验的可能性。可喜的是，在 2020 年 ASCO 大会上，KEYNOTE-799 研究结果公布显示出了令人鼓舞的 ORR 结果，经过至少 15 周的随访，帕博利珠单抗联合 CCRT 治疗在 A 队列（112 例）和 B 队列（53 例）的 ORR 分别为 67.0%（75 例）和 56.6%（30 例）。基于如此优秀的 ORR 结果以及毒性并未超出预期，后续Ⅲ期研究 KEYLYNK-012（NCT04380636）于 2020 年 5 月开始启动，用于评估不可切除的Ⅲ期 NSCLC 患者在经过帕博利珠单抗联合 CCRT 治疗后，以帕博利珠单抗（治疗组 A）或帕博利珠单抗联合 PARP 抑制剂奥拉帕利（治疗组 B）作为维持治疗的疗效和安全性，并对比同步放化疗后以度伐利尤单抗作为巩固治疗（对照组 C）的疗效和安全性。研究假设治疗组 A 和 B 的 OS 及 PFS 要显著优于对照组 C，即免疫联合放化疗并以免疫或免疫联合 PARP 抑制剂为巩固治疗的模式要优于 PACIFIC 研究建立的不可切除Ⅲ期 NSCLC 的标准治疗模式。

## 4.2 临床部分

### 4.2.1 PD-L1 免疫检查点抑制剂关口前移能否进一步改进疗效？

研究结果证实了帕博利珠单抗联合同步放化疗治疗不可切除的Ⅲ期 NSCLC 的疗效。据我们所知，KEYNOTE-799 是迄今为止最大的抗 PD-L1 联合 CCRT 治疗初治局部晚期Ⅲ期 NSCLC 患者的临床试验。在这项研究中，帕博利珠单抗联合 CCRT 显示了强大的抗肿瘤活性，两组的 ORR 率分别是 71.4% 和 75.5%。

由于化疗方案、放疗技术的不同，不同时期的数据无法拿来直接比较，但是我们依旧能看到不小的进步。过去，在接受 CCRT（75% 的患者使用铂类）的Ⅲ A/ Ⅲ B 期 NSCLC 患者中（后继可能还有巩固化疗），ORR 为 35.9% ～ 54%[9, 10]。

另外两项类似研究也证实了这一点。NICOLAS 研究也是一个多中心前瞻性研究。该研究的治疗模式为：CCRT 同期纳武利尤单抗免疫治疗，序贯纳武利尤单抗巩固治疗 12 个月 [4]。共纳入 79 例Ⅲ A/B NSCLC（UICC 第 7 版）。主要研究终点是 6 个月内超过 3 级肺炎的比例，同时预设 1 年 PFS 率从 45% 提高到 60%，经中位随访 21 个月，中位 PFS 时间为 12.7 个月，1 年 PFS 率为 53.7%。很遗憾没有达到预设终点；2 年 OS 率分别为 81% 和 56%，与 PACIFIC 对照组相似（55.6%）。共 9 例患者（11.7%）出现了 3 级以上的肺炎，其中 1 例为致死性肺炎。3 级及以上的肺炎都可能与药物相关，其中 4 例还有可能与放疗相关。1 例患者死于食管溃疡出血，可能与放疗联合免疫治疗有关 [11]。

另外一个研究是 DETERRED 研究。该研究的第一阶段采用 CCRT 续贯阿替利珠单抗巩固治疗；第二阶段纳入了 30 例 CCRT 同期阿替利珠单抗，之后阿替利珠单抗巩固免疫治疗。第一阶段接受 CCRT 续贯免疫治疗的患者中位随访时间 22.5 个月，中位 PFS 为 18.6 个月；第二阶段接受同期 CCRT 联合免疫 + 巩固免疫治疗的患者中位随访时间 15.1 个月，中位 PFS 为 13.2 个月。 在第二阶段的研究中，24 例患者（80%）出现 3 级及以上毒性，6 例患者（20%）出现 3 级及以上治疗相关性毒性，仅有 1 例（3%）出现 3 级肺炎 [5]。

在同类研究中，多中心、多病例的 KEYNOTE-799 研究无疑最为耀眼。从较高的 ORR 率推断，同期放化疗及免疫治疗可能提高免疫治疗获益群体的比例，该研究的中位 DOR 还未达到，预示着获益者可能会拥有较长的持续缓解时间 [12]。

### 4.2.2 CCRT 同期 PD-L1 免疫检查点抑制剂会增加严重肺炎的发生概率吗？

肺炎和放射性肺炎是与抗 PD-L1 和 CCRT 联合治疗最为重要的毒性反应。两者同时进行产生的肺毒性大于单用 CCRT 和免疫治疗之和。拉长放疗与免疫治疗的间隔时间有可能降低肺炎的发生率 [13]。 KEYNOTE-799 各组 3 级以上肺炎发生率均小于 10%，其中 A 队列 4 例、B 队列 1 例死于肺炎。这个毒性反应结果与 CCRT 联合抗 PD-L1 药物治疗的其他几个研究相似，包括帕博利珠单抗联合 CCRT（3 级及以上 10%）、CCRT 后巩固帕博利珠单抗（3 级及以上 6%）、纳武利尤单抗与 CCRT 联合（3 级及以上 12%）、CCRT 联合阿替利珠单抗（3 级及以上 3%）。

在 PACIFIC 研究中，475 例患者仅 20 例（4%）出现超过 3 级肺炎。但是，该研究排除了同步放化疗期间出现 2 级以上肺炎的患者；而这类患者，恰恰更容易在后继的免疫巩固治疗期间出现肺炎。因而在后续研究中应继续探索同步放化疗联合免疫治疗的肺毒性。

4.2.3 能否用生物标志物来筛选获益患者?

在 KEYNOTE-799 研究中，治疗有效与疾病分期、肿瘤组织学类型和 PD-L1 表达等因素无关。这与 I 期临床研究的结论基本一致。在 PACIFIC 研究中，对 PD-L1 ＜ 1% 的患者，CCRT 后巩固免疫治疗不能改善 OS。这个问题迄今没有定论，如欧洲药品管理局批准了度伐利尤单抗用于 PD-L1 表达≥ 1% 的局部晚期 NSCLC 患者放化疗后的巩固治疗；而 FDA 则批准用于任何 PD-L1 表达的不可切除的局部晚期 NSCLC 患者。

然而，因为联合治疗的安全性、经济因素等多方面原因，早期筛选获益患者显得格外重要。遗憾的是，现有的生物标志物，如外周和肿瘤浸润淋巴细胞亚群、循环细胞因子和 ctDNA 等都在研究中，而该研究也未动态地收集或分析此类标志物对疗效及毒性的影响。

4.2.4 KEYNOTE-799 研究还有哪些问题没有解决?

作为一个Ⅱ期临床研究，KEYNOTE-799 研究没有设置对照组，使得生存和毒性数据不能与现有的标准治疗（CCRT 序贯免疫巩固治疗）对比分析。另外，随访时间也不够长，B 队列中位 PFS，全队列中位 OS 和 DOR 等还未达到；除此之外，没有动态地收集和分析生物免疫标志物对预后及毒性的影响。因此，迫切期待本研究结果进一步发布及后继生物免疫标志物引导下的精准联合治疗的研究。

4.2.5 下一个阶段的研究会是怎样的?

目前正在进行的Ⅲ期 KEYLYNK-012 研究（NCT04380636），对不可切除的Ⅲ期 NSCLC，经帕博利珠单抗联合同步放化疗后序贯帕博利珠单抗，加或不加 PARP 抑制剂奥拉帕尼，结果与 CCRT 续贯度伐利尤单抗进行比较。

此外，还有针对 PD-L1 TPS ≥ 50% 的局部晚期 NSCIC 设计的“去化疗研究”——SPRINT 研究（风险适应性放疗后序贯帕博利珠单抗治疗Ⅲ 期 NSCLC 或不可切除的Ⅱ期 NSCLC 的疗效及安全性研究）也在进行中。该研究采用“基于 PET/CT 风险适应性剂量雕刻放疗”，即对肿瘤体积＜ 20cc 采用 48Gy/20F 剂量分割方案，对肿瘤体积＞ 20cc 采用 55Gy/20F 剂量分割。主要的终点包括 1 年 PFS 率（预设提高至 65%），次要终点包括安全性，同时用 CT（RECIST）和 PET（PERCIST）评估治疗反应以及 OS。这些研究将回答免疫治疗时代如何优化局部晚期 NSCLC 的综合治疗策略，以及如何对放疗技术做调整以最大限度地增效、减毒。

## 参考文献


[1] JABBOUR S K, LEE K H, FROST N, et al. Pembrolizumab plus concurrent chemoradiation therapy in patients with unresectable, locally advanced, stage Ⅲ non-small cell lung cancer: the phase 2 KEYNOTE-799 nonrandomized trial[J]. JAMA Oncol, 2021, 7(9): 1-9.

[2] RECK M, LEE K H, FROST N, et al. Two-year update from KEYNOTE-799: pembrolizumab plus concurrent chemoradiation therapy (CCRT) for unresectable, locally advanced, stage Ⅲ NSCLC[J]. J Clin Oncol, 2022, 40

(16 Suppl):8508.
[3] JABBOUR S K, LEE K H, FROST N, et al. KEYNOTE-799: phase 2 trial of pembrolizumab plus platinum chemotherapy and radiotherapy for unresectable, locally advanced, stage Ⅲ NSCLC[J]. J Clin Oncol, 2021, 39 (15 Suppl):8512.
[4] SPIGEL D R, FAIVRE-FINN C, GRAY J E, et al. Five-year survival outcomes from the PACIFIC trial: durvalumab after chemoradiotherapy in stage Ⅲ non-small-cell lung cancer[J]. J Clin Oncol, 2022, 40(12): 1301-1311.
[5] LIN SH, LIN Y, YAO L, et al. Phase Ⅱ trial of concurrent atezolizumab with chemoradiation for unresectable NSCLC [J]. J Thorac Oncol, 2020, 15(2):248-257.
[6] JABBOUR S K, BERMAN A T, DECKER R H, et al. Phase 1 trial of pembrolizumab administered concurrently with chemoradiotherapy for locally advanced non-small cell lung cancer: a nonrandomized controlled trial [J]. JAMA Oncol, 2020, 6(6):848-855.
[7] CHANSKY K, DETTERBECK F C, NICHOLSON A G, et al. The IASLC lung cancer staging project: external validation of the revision of the TNM stage groupings in the Eighth Edition of the TNM Classification of Lung Cancer [J]. J Thorac Oncol, 2017, 12(7): 1109-1121.
[8] ROMEU J L. Understanding binomial sequential testing. Statistical confidence, reliability information analysis center (RIAC START) [M]. Columbus: RAC, 2013.
[9] SENAN S, BRADE A, WANG L H, et al. PROCLAIM: randomized phase Ⅲ trial of pemetrexed-cisplatin or etoposide- cisplatin plus thoracic radiation therapy followed by consolidation chemotherapy in locally advanced nonsquamous non-small-cell lung cancer[J]. J Clin Oncol, 2016, 34(9): 953-962.
[10] AHN J S, AHN Y C, KIM J H, et al. Multinational randomized phase Ⅲ trial with or without consolidation chemotherapy using docetaxel and cisplatin after concurrent chemoradiation in inoperable stage Ⅲ non-small-cell lung cancer: KCSG-LU05-04[J]. J Clin Oncol, 2015, 33(24):2660-2666.
[11] PETERS S, FELIP E, DAFNI U, et al. Progression-free and overall survival for concurrent nivolumab with standard concurrent chemoradiotherapy in locally advanced stage Ⅲ A ～ B NSCLC: results from the european thoracic oncology platform NICOLAS Phase Ⅱ Trial (European Thoracic Oncology Platform 6-14) [J]. J Thorac Oncol, 2021, 16(2): 278-288.
[12] MANAPOV F, KENNDOFF S, KAsmann L. NICOLAS, DE- TERRED and KEYNOTE 799: focus on escalation of conventionally fractionated chemoradiotherapy by immune checkpoint inhibition in unresectable stage Ⅲ non-small cell lung cancer[J]. Transl Lung Cancer Res, 2022, 11(4): 702-705.
[13] ANSCHER M S, ARORA S, WEINSTOCK C, et al. Association of radiation therapy with risk of adverse events in patients receiving immunotherapy: a pooled analysis of trials in the US Food and Drug Administration database [J]. JAMA Oncol, 2022, 8(2):232-240.

附表 1　因 3 级及以上肺炎发生率非常低而提前终止的监测规则 [8]

| 监测点（# 参与者） | #3 级及以上肺炎患者的发生率＜ 10% | 对应样本量的边界率（90% CIs[a]） | 相应样本量的边界率（90% CIs[a]） |
|---|---|---|---|
| 36 ～ 39 | – | – | – |
| 40 ～ 56 | 0 | 0（0，7.2%），*N*=40 | 0（0，5.2%），*N*=56 |
| 57 ～ 73 | 1 或更少 | 1.8%（0.1%，8.1%），*N*=57 | 1.4%（0.1%，6.3%），*N*=73 |

续表

| 监测点（# 参与者） | #3 级及以上肺炎患者的发生率＜ 10% | 对应样本量的边界率（90% CIs[a]） | 相应样本量的边界率（90% CIs[a]） |
| --- | --- | --- | --- |
| 74 ～ 90 | 2 或更少 | 2.7%（0.5%，8.3%），$N$=74 | 2.2%（0.4%，6.8%），$N$=90 |
| 91 ～ 107 | 3 或更少 | 3.3%（0.9%，8.3%），$N$=91 | 2.8%（0.8%，7.1%），$N$=107 |
| 108 | 4 或更少 | 3.7%（1.3%，8.3%），$N$=108 | - |

如果只有 36 ～ 39 名参与者，则不适用因样本量不足而停止试验的决定规则。监测点将基于 APaT 人群中参与者的数量。

将分别对每个队列进行初步中期分析。一旦满足组合规则，两个队列将在指定的边界处合并进行评估。

设计假设在真实率为 10% 时，总体 I 类错误为 5%（单侧），在真实率为 3% 时，检验效能为 83%。

a：基于 Clopper-Pearson（精确）方法的 90%CIs。

附表 2　因 ORR 过低而提前终止的监测规则 [8]

| 监测点（# 参与者） | # 患者 ORR ＜ 50% | 对应样本量的边界 ORR（90%CIs[a]） | 相应样本量的边界 ORR（90%CIs[a]） |
| --- | --- | --- | --- |
| 36 ～ 37 | 10 或更少 | 27.8%（15.9%，42.6%），$N$=36 | 27.0%（15.5%，41.5%），$N$=37 |
| 38 ～ 39 | 11 或更少 | 28.9%（17.2%，43.3%），$N$=38 | 28.2%（16.7%，42.3%），$N$=39 |
| 40 ～ 41 | 12 或更少 | 30.0%（18.3%，44.0%），$N$=40 | 29.3%（17.8%，43.1%），$N$=41 |
| 42 ～ 44 | 13 或更少 | 31.0%（19.4%，44.6%），$N$=42 | 29.5%（18.5%，42.8%），$N$=44 |
| 45 ～ 46 | 14 或更少 | 31.1%（19.9%，44.3%），$N$=45 | 30.4%（19.4%，43.4%），$N$=46 |
| 47 ～ 48 | 15 或更少 | 31.9%（20.8%，44.8%），$N$=47 | 31.3%（20.4%，44.0%），$N$=48 |
| 49 ～ 51 | 16 或更少 | 32.7%（21.7%，45.3%），$N$=49 | 31.4%（20.8%，43.7%），$N$=51 |
| 52 ～ 53 | 17 或更少 | 32.7%（22.0%，4.9%），$N$=52 | 32.1%（21.6%，44.1%），$N$=53 |
| 54 ～ 56 | 18 或更少 | 33.3%（22.8%，45.3%），$N$=54 | 32.1%（21.9%，43.9%），$N$=56 |
| 57 ～ 58 | 19 或更少 | 33.3%（23.1%，45.0%），$N$=57 | 32.8%（22.6%，44.3%），$N$=58 |
| 59 ～ 60 | 20 或更少 | 33.9%（23.7%，45.3%），$N$=59 | 33.3%（23.3%，44.7%），$N$=60 |
| 61 ～ 63 | 21 或更少 | 34.4%（24.4%，45.7%），$N$=61 | 33.3%（23.5%，44.3%），$N$=63 |
| 64 ～ 65 | 22 或更少 | 34.4%（24.5%，45.3%），$N$=64 | 33.8%（24.1%，44.7%），$N$=65 |
| 66 ～ 67 | 23 或更少 | 34.8%（25.1%，45.6%），$N$=66 | 34.3%（24.7%，45.0%），$N$=67 |
| 68 ～ 70 | 24 或更少 | 35.3%（25.7%，45.9%），$N$=68 | 34.3%（24.9%，44.7%），$N$=70 |
| 71 ～ 72 | 25 或更少 | 35.2%（25.8%，45.6%），$N$=71 | 34.7%（25.4%，45.0%），$N$=72 |
| 73 ～ 74 | 26 或更少 | 35.6%（26.3%，45.8%），$N$=73 | 35.1%（25.9%，45.3%），$N$=74 |
| 75 ～ 77 | 27 或更少 | 36.0%（26.8%，46.1%），$N$=75 | 35.1%（26.0%，45.0%），$N$=77 |

续表

| 监测点（#参与者） | # 患者 ORR ＜ 50% | 对应样本量的边界 ORR（90%CIs[a]） | 相应样本量的边界 ORR（90%CIs[a]） |
|---|---|---|---|
| 78 ～ 79 | 28 或更少 | 35.9%（26.9%，45.8%），N=78 | 35.4%（26.5%，45.2%），N=79 |
| 80 ～ 82 | 29 或更少 | 36.3%（27.3%，46.0%），N=80 | 35.4%（26.6%，45.0%），N=82 |
| 83 ～ 84 | 30 或更少 | 36.1%（27.4%，45.7%），N=83 | 35.7%（27.0%，45.2%），N=84 |
| 85 ～ 86 | 31 或更少 | 36.5%（27.8%，45.9%），N=85 | 36.0%（27.4%，45.4%），N=86 |
| 87 ～ 89 | 32 或更少 | 36.8%（28.2%，46.1%），N=87 | 36.0%（27.5%，45.1%），N=89 |
| 90 ～ 91 | 33 或更少 | 36.7%（28.2%，45.8%），N=90 | 36.3%（27.9%，45.4%），N=91 |
| 92 ～ 93 | 34 或更少 | 37.0%（28.6%，46.0%），N=92 | 36.6%（28.2%，45.6%），N=93 |
| 94 ～ 96 | 35 或更少 | 37.2%（28.9%，46.2%），N=94 | 36.5%（28.3%，45.3%），N=96 |
| 97 ～ 98 | 36 或更少 | 37.1%（28.9%，45.9%），N=97 | 36.7%（28.6%，45.5%），N=98 |
| 99 ～ 100 | 37 或更少 | 37.4%（29.2%，46.1%），N=99 | 37.0%（28.9%，45.7%），N=100 |
| 101 ～ 103 | 38 或更少 | 37.6%（29.6%，46.2%），N=101 | 36.9%（29.0%，45.4%），N=103 |
| 104 ～ 105 | 39 或更少 | 37.5%（29.6%，46.0%），N=104 | 37.1%（29.3%，45.6%），N=105 |
| 106 ～ 107 | 40 或更少 | 37.7%（29.9%，46.1%），N=106 | 37.4%（29.6%，45.7%），N=107 |
| 108 | 41 或更少 | 38.0%（30.1%，46.3%），N=108 | – |

监测点将基于 APaT 人群中停止或在研究期间至少进行两次肿瘤成像的参与者人数。对每个队列分别进行序贯监测。一旦满足组合规则，两个队列将在指定的边界处合并进行评估。

设计假设在真实率 50% 时，总体 I 类错误为 5%（单侧），在真实率 35% 时，检验效能为 84%。

a：基于 Clopper–Pearson（精确）方法的 90%CIs。

附表 3　因 3 级及以上肺炎发生率过高而提前终止的监测规则[8]

| 监测点（#参与者） | #3 级及以上肺炎患者的发生率＜ 10% | 对应样本量的边界率（90% CIs[a]） | 相应样本量的边界率（90% CIs[a]） |
|---|---|---|---|
| 36 ～ 46 | 5 或更多 | 13.9%（5.6%，27.0%），N=36 | 10.9%（4.4%，21.5%），N=46 |
| 47 ～ 63 | 6 或更多 | 12.8%（5.7%，23.7%），N=47 | 9.5%（4.2%，17.9%），N=63 |
| 64 ～ 80 | 7 或更多 | 10.9%（5.3%，19.6%），N=64 | 8.8%（4.2%，15.8%），N=80 |
| 81 ～ 97 | 8 或更多 | 9.9%（5.0%，17.1%），N=81 | 8.2%（4.2%，14.4%），N=97 |
| 98 ～ 108 | 9 或更多 | 9.2%（4.9%，15.5%），N=98 | 8.3%（4.4%，14.1%），N=108 |

监测点将基于 APaT 人群中参与者的数量。

对每个队列分别进行序贯监测。一旦满足组合规则，两个队列将在指定的边界处合并进行评估。

设计假设在真实率为 3% 时，总体 I 类错误为 5%（单侧），在真实率为 10% 时，检验效能为 83%。

a：基于 Clopper–Pearson（精确）方法的 90%CIs。

附表 4　因 ORR 较高而提前终止的监测规则 [8]

| 监测点（# 参与者） | #participants with response to conclude ＞ 35% | Boundary ORR（90%CIs[a]）for the corresponding sample size | Boundary ORR（90%CIs[a]）for the corresponding sample size |
|---|---|---|---|
| 36 ～ 38 | 21 或更多 | 58.3%（43.3%，72.3%），N=36 | 55.3%（40.7%，69.1%），N=38 |
| 39 ～ 40 | 22 或更多 | 56.4%（42.1%，70.0%），N=39 | 55.0%（40.9%，68.5%），N=40 |
| 41 ～ 43 | 23 或更多 | 56.1%（42.1%，69.4%），N=41 | 53.5%（39.9%，66.7%），N=43 |
| 44 ～ 45 | 24 或更多 | 54.5%（41.1%，67.5%），N=44 | 53.3%（40.1%，66.2%），N=45 |
| 46 ～ 47 | 25 或更多 | 54.3%（41.3%，67.0%），N=46 | 53.2%（40.3%，65.8%），N=47 |
| 48 ～ 50 | 26 或更多 | 54.2%（41.4%，66.6%），N=48 | 52.0%（39.5%，64.3%），N=50 |
| 51 ～ 52 | 27 或更多 | 52.9%（40.6%，65.0%），N=51 | 51.9%（39.7%，64.0%），N=52 |
| 53 ～ 54 | 28 或更多 | 52.8%（40.7%，64.7%），N=53 | 51.9%（39.9%，63.7%），N=54 |
| 55 ～ 57 | 29 或更多 | 52.7%（40.9%，64.4%），N=55 | 50.9%（39.3%，62.4%），N=57 |
| 58 ～ 59 | 30 或更多 | 51.7%（40.2%，63.1%），N=58 | 50.8%（39.5%，62.2%），N=59 |
| 60 ～ 61 | 31 或更多 | 51.7%（40.3%，62.9%），N=60 | 50.8%（39.6%，62.0%），N=61 |
| 62 ～ 64 | 32 或更多 | 51.6%（40.5%，62.6%），N=62 | 50.0%（39.1%，60.9%），N=64 |
| 65 ～ 66 | 33 或更多 | 50.8%（39.9%，61.5%），N=65 | 50.0%（39.3%，60.7%），N=66 |
| 67 ～ 68 | 34 或更多 | 50.7%（40.1%，61.4%），N=67 | 50.0%（39.4%，60.6%），N=68 |
| 69 ～ 71 | 35 或更多 | 50.7%（40.2%，61.2%），N=69 | 49.3%（39.0%，59.6%），N=71 |
| 72 ～ 73 | 36 或更多 | 50.0%（39.8%，60.2%），N=72 | 49.3%（39.2%，59.5%），N=73 |
| 74 ～ 76 | 37 或更多 | 50.0%（39.9%，60.1%），N=74 | 48.7%（38.8%，58.7%），N=76 |
| 77 ～ 78 | 38 或更多 | 49.4%（39.5%，59.3%），N=77 | 48.7%（38.9%，58.6%），N=78 |
| 79 ～ 80 | 39 或更多 | 49.4%（39.6%，59.1%），N=79 | 48.8%（39.1%，58.5%），N=80 |
| 81 ～ 83 | 40 或更多 | 49.4%（39.8%，59.0%），N=81 | 48.2%（38.7%，57.8%），N=83 |
| 84 ～ 85 | 41 或更多 | 48.8%（39.4%，58.3%），N=84 | 48.2%（38.9%，57.7%），N=85 |
| 86 ～ 87 | 42 或更多 | 48.8%（39.5%，58.2%），N=86 | 48.3%（39.0%，57.6%），N=87 |
| 88 ～ 90 | 43 或更多 | 48.9%（39.7%，58.1%），N=88 | 47.8%（38.7%，56.9%），N=90 |
| 91 ～ 92 | 44 或更多 | 48.4%（39.3%，57.5%），N=91 | 47.8%（38.9%，56.9%），N=92 |
| 93 ～ 94 | 45 或更多 | 48.4%（39.5%，57.4%），N=93 | 47.9%（39.0%，56.8%），N=94 |
| 95 ～ 97 | 46 或更多 | 48.4%（39.6%，57.3%），N=95 | 47.4%（38.7%，56.2%），N=97 |
| 98 ～ 99 | 47 或更多 | 48.0%（39.3%，56.7%），N=98 | 47.5%（38.9%，56.2%），N=99 |

续表

| 监测点（#参与者） | #participants with response to conclude > 35% | Boundary ORR（90%CIs[a]）for the corresponding sample size | Boundary ORR（90%CIs[a]）for the corresponding sample size |
|---|---|---|---|
| 100～102 | 48 或更多 | 48.0%（39.4%，56.7%），$N$=100 | 47.1%（38.6%，55.7%），$N$=102 |
| 103～104 | 49 或更多 | 47.6%（39.1%，56.1%），$N$=103 | 47.1%（38.7%，55.6%），$N$=104 |
| 105～106 | 50 或更多 | 47.6%（39.3%，56.1%），$N$=105 | 47.2%（38.9%，55.6%），$N$=106 |
| 107～108 | 51 或更多 | 47.7%（39.4%，56.0%），$N$=107 | 47.2%（39.0%，55.6%），$N$=108 |

监测点将基于 APaT 人群中停止或在研究期间至少进行两次肿瘤成像的参与者人数。

对每个队列分别进行序贯监测。一旦满足组合规则，两个队列将在指定的边界处合并进行评估。

设计假设在真实率 35% 时，总体 I 类错误为 5%（单侧），在真实率 50% 时，检验效能为 84%。如果 ORR 大于上限，则不需要停止试验。

a：基于 Clopper-Pearson（精确）方法的 90%CIs。

# ⅠB～ⅢA期可切除非小细胞肺癌辅助化疗后序贯阿替利珠单抗对比最佳支持治疗：IMpower 010研究解读

李慧慧[1]　梁　斐[2]　曾　剑[3]

1. 浙江省肿瘤医院－温州医科大学联合培养硕士研究生
2. 复旦大学附属中山医院临床研究中心，复旦大学附属中山医院生物统计室
3. 浙江省肿瘤医院肺外科

**解读原文**

Felip E, Altorki N, Zhou C, et al. Adjuvant atezolizumab after adjuvant chemotherapy in resected stage ⅠB—ⅢA non-small-cell lung cancer（IMpower010）: a randomised, multicentre, open-label, phase 3 trial [published correction appears in Lancet. 2021 Sep 23]. Lancet. 2021;398（10308）: 1344-1357. doi: 10.1016/S0140-6736（21）02098-5

**【摘要】**IMpower 010是一项随机、多中心、开放标签的Ⅲ期研究，该研究比较阿替利珠单抗和最佳支持治疗（best supportive care，BSC）对辅助化疗后完全切除的ⅠB～ⅢA期非小细胞肺癌（non-small cell lung cancer，NSCLC）的疗效和安全性。主要研究终点是无病生存率（disease-free survival rate，DFS），次要疗效终点为意向性治疗（intention-to-treat，ITT）人群的总生存率（overall survival rate，OS）和安全性结局，根据程序性死亡配体1（programmed death ligand-1，PD-L1）肿瘤细胞表达（tumor cell，TC）＜1%、1%～49%和≥50%进行分层。数据显示，PD-L1 TC≥1% Ⅱ～ⅢA期患者中，阿替利珠单抗辅助治疗对比BSC，2年DFS率为74.8% *vs* 61.0%，3年DFS率为60.0% *vs* 48.2%，中位随访32.8个月的DFS显著延长，分别为尚未达到 *vs* 35.3个月（DFS: HR=0.66; 95%CI: 0.50～0.88）。所有随机化Ⅱ～ⅢA人群亚组分析中阿替利珠单抗组DFS优于BSC组，尤其是在PD-L1 TC≥50%患者中观察到最大限度的DFS获益（HR=0.43; 95%CI: 0.27～0.68），2年DFS为87.1% *vs* 61.2%，3年DFS为73.8% *vs* 48.6%。在安全性方面，两组的3级或4级不良事件发生率相似，阿替利珠单抗组和BSC组分别为22%（108/495）和12%（57/495）。基于该项研究，阿替利珠单抗在多个国家被批准用于完全切除的、基于铂类化疗的PD-L1 TC≥1% Ⅱ～ⅢA期NSCLC患者的辅助免疫治疗。

2021 年 11 月发表在柳叶刀（*Lancet*）杂志的 IMpower 010 研究，一项随机、多中心、开放标签的Ⅲ期试验。该研究对比了阿替利珠单抗辅助治疗与最佳支持治疗应用于经顺铂辅助化疗后的完全切除ⅠB～ⅢA 期非小细胞肺癌（NSCLC）的疗效和安全性，旨在探索新的辅助策略来优化早期 NSCLC 患者完全手术切除后的预后。

## 1 研究背景

根治性手术是Ⅰ期、Ⅱ期和ⅢA 期 NSCLC 的首选治疗手段[2]。然而，根治术后的患者 5 年生存率从ⅠA1 期的 92% 下降到ⅢA 期的 36%[3]，提示手术切除的患者仍旧存在微转移。手术联合以铂类为主的化疗已成为早期（ⅠB～ⅢA）NSCLC 的标准方案，但接受该方案的患者 5 年生存率有限。因此，迫切需要新的辅助治疗策略来优化完全手术切除后的生存率。免疫检查点抑制剂已彻底改变了不可切除局部晚期或转移性 NSCLC 的治疗，目前已批准几种程序性死亡配体 1（PD-L1）和程序性死亡受体 -1（programmed death-1，PD-1）通路抑制剂用于治疗晚期 NSCLC。一些Ⅲ期试验显示 PD-L1 表达增加与治疗获益存在关联。基于 PD-L1 抑制剂阿替利珠单抗在转移性 NSCLC 中显示出的临床益处和安全性[4]，人们对于使用该药物治疗早期 NSCLC 的兴趣日益增加。在此基础上，阿替利珠单抗辅助治疗经顺铂辅助化疗的完全切除ⅠB～ⅢA 期 NSCLC 的研究 IMpower 010 研究应运而生。

## 2 研究方案

### 2.1 研究对象

IMpower 010 是一项在 22 个国家和地区的 227 个医疗中心开展的随机、多中心、开放的Ⅲ期研究。该研究纳入了 1280 例完全切除ⅠB～ⅢA 期 NSCLC 患者。纳入标准：①年龄≥ 18 岁；②东部肿瘤协作组（Eastern Cooperative Oncology Group，ECOG）评分为 0～1；③已完全切除ⅠB 期（肿瘤≥ 4cm）至ⅢA 期（$T_{2\sim3}N_0$，$T_{1\sim3}N_1$，$T_{1\sim3}N_2$ 和 $T_4N_{0\sim1}$）NSCLC（根据 UICC/AJCC 分期第 7 版）；④能够接受顺铂为基础的化疗；⑤可提供手术切除的肿瘤标本；⑥登记前 28～84d 完成 NSCLC 的完全切除术（肺叶切除术、袖状肺叶切除术、双叶切除术或全肺切除术），且切缘阴性；⑦必要时能进行特定水平的纵隔淋巴结清扫或穿刺（右侧为 7 级和 4 级，左侧为 7 级和 5 级或 6 级）；⑧表皮生长因子受体（epidermal growth factor receptor，EGFR）突变/间变淋巴瘤激酶（anaplastic lymphoma kinase，ALK）突变呈阳性的患者也可以入组。

第二阶段，即随机评估阿替利珠单抗与最佳支持治疗，在无疾病复发且仍符合条件的患者完成以顺铂为基础的化疗（1～4 个周期）后开始。所有患者都提供了书面知情同意书。

### 2.2 研究设计

该研究以性别（女性 *vs* 男性）、肿瘤组织学（鳞状 *vs* 非鳞状）、疾病程度（ⅠB 期 *vs* Ⅱ期 *vs* ⅢA 期）和 PD-L1 表达状态 [ 肿瘤细胞（tumor cell，TC）2/3 *vs* 任何肿瘤浸润免疫细胞（immune cell，IC）*vs* TC 0/1 和 IC 2/3 *vs* TC 0/1 和 IC 0/1 的 SP142 免疫组织化学检测 ] 为分层因素，患者接受 4 个周期以顺铂为基础的化疗后，按 1 ∶ 1 随机分配到阿替利珠单抗组（1200mg，每 21 天 1 次）或最佳支持治疗组（best supportive care，BSC），最多治疗 16 周期，直至病情进展或出现不可耐受的不良反应。由于该研究采用了开放标签设计，所以没有进行设盲。

符合条件的患者接受研究者选择的 4 种基于顺铂的辅助化疗方案之一，每 21 天静脉注射 4 个周期：顺铂 75mg/m$^2$ d1，加上长春瑞滨 30mg/m$^2$ d1、d8，多西他赛 75mg/m$^2$ d1，吉西他滨 1250mg/m$^2$ d1、d8；对于非鳞状 NSCLC 患者，加培美曲塞 500mg/m$^2$ d1。随机化后，患者在每周期的第 1 天接受 1200mg 阿替利珠单抗的静脉注射或接受最佳支持治疗，最多 16 个周期（或 1 年）。不允许从 BSC 到阿替利珠单抗的交叉治疗。

非鳞状 NSCLC 患者的 *EGFR* 突变和 *ALK* 重排状态要进行局部或集中评估；鳞状 NSCLC 患者不需要进行集中检测。所有患者在筛查和研究期间都需要进行脑部成像，以排除中枢神经系统转移。基线使用胸部和上腹部 CT 评估肿瘤，第 1 年每 4 个月评估一次，第 2 年每 6 个月评估一次。没有疾病复发的患者在第 3 ～ 5 年期间，每 6 个月交替进行胸部 CT 和 X 线检查，继续进行疾病状况评估，此后每年进行胸部 X 线检查。使用 SP142 免疫组织化学分析（Ventana Medical Systems）对肿瘤标本进行 PD-L1 表达评估。

### 2.3 研究终点

主要终点有 3 个，分别是研究者评估的 PD-L1 ≥ 1% 的Ⅱ～Ⅲ A 患者地无病生存率（disease-free survival rate，DFS），Ⅱ～Ⅲ A 期患者的 DFS 和意向性治疗（intention-to-treat，ITT）患者的 DFS，次要疗效终点为 ITT 人群的总生存率（overall survival rate，OS）和安全性。DFS 和 OS 的预先指定的探索性亚组分析包括基线人口统计学（如年龄、性别、种族和民族）和基线预后特征（如肿瘤分期、PD-L1 表达、随机化前化疗方案、组织学、吸烟史和 ECOG 表现状态）。

## 3 研究结果

在 2015 年 10 月 7 日至 2018 年 9 月 19 日期间，1280 名患者接受了完全切除术，切缘阴性，其中 1269 名患者接受辅助化疗。在入组阶段，472 名患者接受顺铂加培美曲塞治疗，406 名患者接受顺铂加长春瑞滨治疗，205 名患者接受顺铂加吉西他滨治疗，186 名患者接受顺铂加多西他赛治疗。辅助化疗的中位随访时间为 4 个周期。在随机化阶段，507 例患者分配至阿替利珠单抗组治疗，498 例患者分配至最佳支持治疗组，构成 ITT 人群；随机分配的 882 例患者为Ⅱ～Ⅲ A 期疾病，根据 SP263，其中 476 例患者肿瘤细胞表达 PD-L1 ≥ 1%；这些群体构成了 3 个主要的疗效人群。979 例患者（97%）使用 SP263 检测。各治疗组之间的基线特征基本平衡。

截至 2021 年 1 月 21 日，在Ⅱ～Ⅲ A 期人群中，PD-L1 TC ≥ 1% 患者的中位随访时间为 32.8 个月（IQR：27.6 ～ 39.0 个月），所有患者为 32.2 个月（27.4 ～ 38.3 个月），ITT 人群为 32.2 个月（27.5 ～ 38.4 个月）。

在Ⅱ～Ⅲ A 期 PD-L1 TC ≥ 1% 人群中，248 例接受阿替利珠单抗患者中有 88 例（35%），228 例接受最佳支持治疗患者中有 105 例（46%）发生无病生存事件；无病生存的 HR 为 0.66（95%CI：0.50 ～ 0.88，*P*=0.0039）（见原文 Figure 2A）。在所有Ⅱ～Ⅲ A 期人群中，442 例接受阿替利珠单抗的患者中有173例（39%）、440例接受最佳支持治疗的患者中有198例（45%）发生无病生存事件，无病生存的HR为0.79（95%CI：0.64～0.96，*P*=0.0205）（见原文Figure 2B）。在ITT人群中，507例接受阿替利珠单抗的患者中有187例（37%），498例接受最佳支持治疗的患者中有212例（43%）发生无病生存事件。在包括ⅠB～ⅢA期疾病患者的ITT人群中，未跨越无病生存的统计学意义边界，HR为0.81（95%CI：0.67～0.99，*P*=0.0395）（见原文Figure 2C）。

在Ⅱ～ⅢA期PD-L1 TC≥1%患者中，阿替利珠单抗组的3年无病生存率为60%，最佳支持治疗组为48%。在Ⅱ～ⅢA期的所有患者中，阿替利珠单抗组的3年无病生存率为56%，最佳支持治疗组为49%；在ITT人群中，阿替利珠单抗组为58%，最佳支持治疗组为53%。在此中期分析中，任何研究人群中任何一个治疗组的5年无病生存率均无法估计。

对于Ⅱ～ⅢA期PD-L1 TC≥50%患者无病生存的次要终点，未分层的HR为0.43（95%CI：0.27～0.68）（见原文Figure 2B）。在后探索性分析中，Ⅱ～ⅢA期PD-L1 TC 1%～49%的肿瘤患者中，未分层的HR为0.87（95%CI：0.60～1.26）。在Ⅱ～ⅢA期PD-L1 TC＜1%患者中，未分层的HR为0.97（95%CI：0.72～1.31）（见原文Figure 3）。尽管我们应谨慎解读这些探索性分析，在Ⅱ～ⅢA期PD-L1 TC≥1%人群和Ⅱ～ⅢA期人群的大多数患者亚组中，阿替利珠单抗组无病生存效益普遍优于最佳支持治疗组。

由于ITT人群的无病生存没有达到统计学意义，且总生存数据不成熟，截至2021年1月21日，ITT人群中仅发生187例（19%）死亡事件：阿替利珠单抗组97例（19%），最佳支持治疗组90例（18%），因此没有根据统计学层次正式分析总生存率。

ITT人群的分层HR为1.07（95%CI：0.80～1.42），Ⅱ～ⅢA期所有患者的分层HR为0.99（95%CI：0.73～1.33），Ⅱ～ⅢA期PD-L1 TC≥1%患者的分层HR为0.77（95%CI：0.51～1.17）。

阿替利珠单抗组和最佳支持治疗组分别有57例患者（11%）和82例患者（16%）因复发或新发疾病接受了后续放射治疗（根据协议，术后放射治疗是不允许的）；分别有27例患者（5%）和36例患者（7%）接受了后续手术；分别有102例患者（20%）和131例患者（26%）在复发后接受了系统的非方案抗癌治疗。

安全人群包括990例患者：阿替利珠单抗组和最佳支持治疗组各495例。阿替利珠单抗组的中位持续时间为10.4个月（IQR：4.8～10.6个月）。阿替利珠单抗治疗周期的中位数为16个月（IQR：7～16个月），其中323例（65%）患者完成16个周期，125例（25%）患者完成0～7个周期、47例（9%）患者完成8～15个周期。

接受阿替利珠单抗治疗的495例患者中有459例（93%）发生任何程度的不良事件，接受最佳支持治疗的495例患者中有350例（71%）发生任何程度的不良事件；接受阿替利珠单抗治疗的108例患者（22%）和接受最佳支持治疗的57例患者（12%）发生了3级或4级不良事件，接受阿替利珠单抗治疗的8例患者（2%）和接受最佳支持治疗的3例患者（1%）发生了5级不良事件（表1）。接受阿替利珠单抗治疗组的87例患者（18%）、最佳支持治疗组的42例患者（8%）发生了严重不良事件。阿替利珠单抗组最常见的3级或4级不良事件是丙氨酸转氨酶升高[8例（2%）]，其次是肺炎和天门冬氨酸转氨酶升高[各7例（1%）]；最佳支持治疗组有3例患者（1%）发生了3级或4级肺炎（表2）。

表 1　安全性评估 [1]

| 指标 | 阿替利珠单抗组（$n$=495） | 最佳支持治疗组（$n$=495） |
|---|---|---|
| 不良事件 | | |
| 任何级别 | 459（93%） | 350（71%） |
| 3～4 级 | 108（22%） | 57（12%） |
| 严重的 | 87（18%） | 42（8%） |
| 5 级 | 8（2%）* | 3（1%）△ |
| 导致阿替利珠单抗剂量中断 | 142（29%） | |
| 导致阿替利珠单抗停药 | 90（18%） | |
| 免疫相关不良事件 | | |
| 任何级别 | 256（52%） | 47（9%） |
| 3～4 级 | 39（8%） | 3（1%） |
| 需全身使用皮质类固醇 § | 60（12%） | 4（1%） |
| 导致停药 | 52（11%） | 0 |

注：数据为 $n$（%）。*：间质性肺病、多器官功能障碍综合征、心肌炎和急性髓性白血病（所有四种事件均与阿替利珠单抗相关）、气胸、脑血管意外、心律失常和急性心力衰竭。△：肺炎、肺栓塞、心脏填塞和感染性休克。§：阿替利珠单抗相关。

表 2　阿替利珠单抗组和最佳支持治疗组的不良事件概况 *[1]

| 指标 | 阿替利珠单抗组（$n$=495） | | | 最佳支持治疗组（$n$=495） | | |
|---|---|---|---|---|---|---|
| | 任何级别 | 3～4 级 | 5 级 | 任何级别 | 3～4 级 | 5 级 |
| 任何原因 | 459（93%） | 108（22%） | 8（2%）△ | 350（71%） | 57（12%） | 3（1%）§ |
| 咳嗽 | 66（13%） | 0 | 0 | 46（9%） | 0 | 0 |
| 发热 | 65（13%） | 4（1%） | 0 | 11（2%） | 1（＜1%） | 0 |
| 甲状腺功能减退 | 55（11%） | 0 | 0 | 3（1%） | 0 | 0 |
| 丙氨酸转氨酶升高 | 53（11%） | 8（2%） | 0 | 16（3%） | 1（＜1%） | 0 |
| 谷草转氨酶升高 | 53（11%） | 7（1%） | 0 | 16（3%） | 0 | 0 |
| 关节痛 | 52（11%） | 2（＜1%） | 0 | 26（5%） | 0 | 0 |
| 瘙痒 | 51（10%） | 0 | 0 | 3（1%） | 0 | 0 |
| 鼻咽炎 | 33（7%） | 0 | 0 | 50（10%） | 0 | 0 |

注：数据为 $n$（%）。*：包括两组中 10% 或以上患者发生的所有级别不良事件，以及 3～4 级和 5 级事件的相应频率。△：间质性肺疾病、多器官功能障碍综合征、心肌炎、急性髓性白血病（4 种事件均与阿替利珠单抗相关）、气胸、脑血管意外、心律失常、急性心力衰竭。§：肺炎、肺栓塞、心脏填塞和感染性休克。

495 例患者中有 335 例（68%）发生了治疗相关不良事件，阿替利珠单抗组中有 53 例患者（11%）发生了 3 级或 4 级严重事件。最常见的阿替利珠单抗相关不良事件为：甲状腺功能减退 53 例（11%），瘙痒 43 例（9%），皮疹 40 例（8%）。阿替利珠单抗组有 37 例患者（7%）发生了治疗相关的严重不良事件，4 名患者（1%）发生了 5 级治疗相关不良事件（心肌炎、间质性肺病、多器官功能障碍综合征和急性髓系白血病）（表 1）。90 例患者（18%）因不良事件而停用阿替利珠单抗，最常见的原因是肺炎、甲状腺功能减退和天冬氨酸转氨酶升高（各占 1%）（表 2）。

阿替利珠单抗组的 256 例患者（52%）和最佳支持治疗组的 47 例患者（9%）出现了免疫相关不良事件。阿替利珠单抗组的 39 例患者（8%）和最佳支持治疗组的 3 名患者（1%）发生了 3 或 4 级免疫介导不良事件；5 级免疫介导不良事件包括肺炎和心肌炎，阿替利珠单抗组中各发生 1 例。阿替利珠单抗组的 60 例患者（12%）和最佳支持治疗组的 4 例患者（1%）发生了需要全身皮质类固醇治疗的免疫介导不良事件（表 1）。

## 4 讨论与思考

### 4.1 统计方法部分

#### 4.1.1 统计学设计

IMpower 010 研究的主要研究终点有三个：PD-L1 TC ≥ 1%（根据 SP263）Ⅱ～ⅢA 期人群的 DFS，所有随机化Ⅱ～ⅢA 期人群的 DFS，ITT 人群（ⅠB～ⅢA 期）的 DFS。这个 3 个主要研究终点不要求全部达到，只要有任何一个终点达到，该研究就是阳性结果。这种多主要研究终点研究设计的关键在于多重性的控制，即保证研究的整体的假阳性的概率在双侧 0.05（等同于单侧 0.025）的水平上。多重性的常见策略通俗来讲有两种：拆分法，即将 α 在多个主要研究终点之间进行拆分，各个假设检验相互独立，平行进行；顺序检验法，即对不同终点设定顺序，依次进行检验，只有前面一个通过，才会进行下一个检验。两种方法各有优缺点，拆分法的优点在于各个研究终点的分析相对独立，但是每个终点初始分得的 α 都小于双侧 0.05。顺序检验法的缺点是分析顺序设定非常重要，一旦前面一个终点没有达到，后面就失去了正式统计分析的机会，但是优点在于每个终点分析的时候 α 都是 0.05（不考虑期中分析的情况下）。当研究者可以确定多个主要研究终点成功的难易程度的话，顺序检验法优于拆分法。

IMpower 010 研究最终的 α 控制方案，采用了顺序检验的方法（见原文 FigureS1），PD-L1 TC ≥ 1%（根据 SP263）Ⅱ～ⅢA 期人群的 DFS，所有随机化Ⅱ～ⅢA 期人群的 DFS，ITT 人群（ⅠB～ⅢA 期）的 DFS，这 3 个主要研究终点依次进行检验，只有前面一个有统计学差异，后面的才能进行检验。除了 3 个 DFS 的主要研究终点外，ITT 人群的 OS 虽然是次要研究终点，但是也参与了 α 控制，此类次要研究终点称为关键次要研究终点。

除此之外，IMpower 010 研究还针对以上 4 个研究终点分别计算了样本量，保证针对每个参与 α 分配的终点都有足够的 Power 下确证性的结论。各个终点样本量计算的参数如下：

PD-L1 TC ≥ 1% 的Ⅱ～ⅢA 期人群 DFS：

Power=90%，α=0.05，预计 HR=0.65（34 *vs* 52）。

Ⅱ～Ⅲ A 期人群 DFS：

Power=91%，α=0.05，预计 HR=0.73（34.0 *vs* 46.6）。

ITT 人群 DFS：

Power=76.4%，α=0.05，预计 HR=0.78（38 *vs* 48.7）。

ITT 人群的 OS：

Power=77%，α=0.05，预计 HR=0.78（66.0 *vs* 84.6）。

4.1.2　统计学讨论

（1）DFS 结果讨论：IMpower 010 研究 DFS 的期中分析结果如下。首先是 PD-L1 TC ≥ 1% 的Ⅱ～Ⅲ A 期人群的 DFS，HR=0.66（95% CI：0.50 ～ 0.88，*P*=0.0039，超过了期中分析预设的界值）。在第一主要研究终点达到阳性之后，IMpower 010 研究的第二个主要研究终点Ⅱ～Ⅲ A 期人群 DFS 也可以进行正式的统计学分析，其结果如下：HR=0.79（95% CI：0.64 ～ 0.96，*P*=0.0205 超过了期中分析预设的 α 界值）。在前两个主要研究终点达到阳性后，IMpower 010 研究在 IIT 人群的 DFS 也可以进行正式的统计学分析，结果如下：HR=0.81（95% CI：0.67 ～ 0.99，*P*=0.0395）。虽然 $P < 0.05$，但是由于是期中分析的结果，结果有统计学差异的界值会更小，0.0395 尚未达到统计学差异的标准。由于 ITT 人群的 DFS 结果还没有达到统计学的显著性，因此 ITT 人群的 OS 无法进行正式的统计学分析，所有结果为描述性报告，只报告了 HR 和 95%CI，没有任何 *P* 值出现。

虽然 IMpower 010 研究从统计学角度讲，在第二个主要研究终点Ⅱ～Ⅲ A 期人群 DFS 也达到了统计学的阳性结果，但是阿替利珠单抗肺癌辅助治疗的适应证在美国和中国获批的都是 PD-L1 TC ≥ 1% 的Ⅱ～Ⅲ A 期人群而不是所有Ⅱ～Ⅲ A 期人群。这里面涉及药监机构审批辅助治疗适应证时对 DFS 和 OS 终点的综合评估。虽然 FDA 支持以 DFS 作为辅助治疗的主要研究终点，不要求 OS 结果有统计学差异。但是对于辅助治疗的临床研究，OS 仍然是一个非常重要的研究终点。在 IMpower 010 研究极早期的 OS 结果中，PD-L1 TC ≥ 1% Ⅱ～Ⅲ A 期人群的 OS 的 HR=0.77（95% CI：0.51 ～ 1.17），所有随机化Ⅱ～Ⅲ A 期的 OS HR=0.99（95% CI：0.73 ～ 1.33）（见原文 FigureS2），这就意味者在 PD-L1 TC ＜ 1% Ⅱ～Ⅲ A 期人群的 HR 是大于 1 的，也就是有更差的趋势，因此这部分人群的适应证 FDA 没有批准。从中我们也可以看出 FDA 在评审的时候不完全是基于主要研究终点的统计学意义，对于次要研究终点以及临床获益程度均有考量。

（2）OS 结果讨论：在 2022 年 WCLC 会议上，IMpower010 研究报告了 OS 第一次期中分析的结果（之前报告的 OS 结果不算正式的期中分析）[12]。

从 IMpower 010 研究的 α 控制方案可以看出，只有 ITT 人群的 OS 结果参与了 α 值的分配，因此从严格的统计学角度来讲，只有 ITT 人群的 OS 结果可以下确证性的结论，有机会写进药物说明书，PD-L1 TC ≥ 1% Ⅱ～Ⅲ A 期人群的 OS 和所有随机化Ⅱ～Ⅲ A 期人群的 OS 只是探索性终点，不能下确证性结论。这也是为何 WCLC 的报告中只有 ITT 人群的 OS 结果报道了 *P* 值。IMpower 010 研究针对 ITT 人群的 OS 预设了 4 次期中分析，1 次最终分析，因此虽然目前 ITT 人群的 OS 结果没有达到统计学差异，但是仍有机会。ITT 人群的 OS 想要达到统计学差异，需要跨域两个大的障碍：ITT 人群的 DFS 最终分析结果达到统计学的显著性以及 ITT 人群 OS 的疗效随着随访时间延长进一步提升。

由于 IMpower 010 研究 PD-L1 TC ≥ 1% Ⅱ～ⅢA 期人群的 OS 结果没有参与 α 的分配，因此不具有报告 *P* 值的资格，无论最终结果如何，也不能说这个终点有统计学差异。但是从临床角度出发，5 年 OS 近 10% 的提高以及 0.71 的 HR，OS 的获益都是具有临床意义的。对于一个研究的主要研究终点，是否具有统计学差异，对研究的结果是决定性的，但是对于次要研究终点，统计学意义不是决定性的，也不影响适应证的审批，因此临床意义更加重要，不能因为设计原因导致结果没有统计差异而否定其临床意义。

## 4.2 临床部分

### 4.2.1 哪些是术后辅助化疗序贯免疫治疗的真正获益人群?

目前阿替利珠单抗不同区域获批的适应证不同，早在 2021 年 10 月 FDA 率先批准阿替利珠单抗用于≥ 1% 的 TC PD-L1 染色阳性、经手术切除、以铂类为基础化疗之后的Ⅱ～ⅢA 期（基于 AJCC/UICC 分期第 7 版）NSCLC 患者的辅助治疗。2022 年 3 月国家药品监督管理局（NMPA）批准了阿替利珠单抗的上述适应证。基于阿替利珠单抗在 PD-L1 表达≥ 50% 的Ⅱ～ⅢA 期 NSCLC 亚组中观察到最大的 DFS 获益，瑞士、加拿大和英国批准其用于这一亚组适应证。

2022 年 4 月欧洲肺癌大会期间披露的亚组结果分析[5]显示，在肿瘤细胞 PD-L1 表达范围为 1%～49% 的Ⅱ～ⅢA 期肺癌患者亚群（*n*=247）中，DFS 的 HR 为 0.87（95% CI：0.60～1.26）。在完全随机化的Ⅱ～ⅢA 期肺癌患者人群（*n*=882）中，DFS 的 HR 为 0.79（95% CI：0.64～0.96）；ITT 人群（*n*=1005）为 0.81（95% CI：0.67～0.99）。而无论是否存在 *EGFR* 突变或 *ALK* 改变，阿替利珠单抗 *vs* 最佳支持治疗组在 PD-L1 ≥ 50% 的Ⅱ～ⅢA NSCLC 中均表现更为显著的 DFS 获益，HR 值分别为 0.43（95% CI：0.27～0.68）和 0.43（95% CI：0.26～0.71）。基于此，欧洲药品管理局（EMA）仅批准用于 PD-L1 肿瘤细胞表达≥ 50% 的亚组患者且不合并 *EGFR* 突变或 *ALK* 改变的患者。由此可见，EMA 在审批的时候更加关注的是临床意义，而不仅仅是统计学差异。

在 2022 年 8 月召开的世界肺癌大会中，IMpower 010 研究报告了 OS 的中期分析结果[6]，仅在 PD-L1 肿瘤细胞表达≥ 50% 的亚组患者中，阿替利珠单抗组有临床意义的 OS 趋势（HR=0.43，95%CI：0.24～0.78）。

### 4.2.2 分层检验的意义?

PD-L1 在多个既往研究中有比较明确的疗效预测价值。该研究采取的顺序分层检验法，从易到难逐步检验几个主要研究终点，且确保了每次检验都分配到足够的 α 值，从而更为稳妥地获得统计学差异，不失为一种非常高明的统计学策略。

### 4.2.3 亚裔人群是否获益?

在 PD-L1 TC ≥ 1% 的Ⅱ～ⅢA 期 NSCLC 亚裔患者中，DFS 的 HR 值为 0.63（95% CI：0.37～1.09）；在全 ITT 人群中Ⅱ～ⅢA 期 NSCLC 亚裔患者中，DFS 的 HR 值为 0.83（95% CI：0.55～1.25）；在全 ITT 人群中ⅠB～ⅢA 期 NSCLC 亚裔患者中，DFS 的 HR 值为 0.83（95% CI：0.67～0.99）。虽然有获益趋势，但是徘徊在统计学边界，这可能与亚裔人群的样本量小有关。

### 4.2.4 谁是最佳标志物?

在本研究中我们看到 PD-L1 高表达的人群确实有更明显的获益，这也证实了 PD-L1 是当前最佳的分子标志物。罗氏公司在初始研究阶段选用了 SP142 抗体进行 PD-L1 表达情况的检测，在后续的研究方案中更改为 SP263 抗体检测 [7]。一是因为 SP142 判读更为复杂；二是充分考虑了 SP263 与其他抗体相对良好的一致性 [8]。抗体的使用对基于以 PD-L1 表达的亚组分析至关重要，罗氏公司已有前车之鉴。比如在肺癌晚期一线的 IMpower 110 研究中，该研究在 2019 年 ESMO-IO 会议上报道了生物标志物（SP142，SP263 和 22C3 抗体免疫组化分析）的亚组研究结果 [9]，结果显示使用 SP263 抗体检测的 PD-L1 大于 1% 的人群均有获益。这个人群基数可能远远大于 IMpower 110 研究目前国内获批的 TC ≥ 50% 或 IC ≥ 10% 的人群。随着微小残留病灶（minimal residual disease，MRD）指导尿路上皮癌辅助免疫治疗结果登顶 *Nature* 杂志，显示了 MRD 对辅助免疫治疗疗效预测的价值 [10]。吴一龙教授的研究也证实了 MRD 检测在 NSCLC 术后辅助治疗患者的预测价值 [11]。因此，MRD 是否可以成为更优或是更灵敏的分子标志物，值得进一步的探索。

4.2.5 肺癌分期更新是否造成获益人群的影响？

IMpower 010 研究入组患者为完全切除的 Ⅰ B 期（肿瘤 ≥ 4cm）至 Ⅲ A 期（$T_{2\sim3}N_0$、$T_{1\sim3}N_1$、$T_{1\sim3}N_2$ 和 $T_4N_{0\sim1}$）NSCLC 患者。该研究于 2015 年开始招募，TNM 第 7 版是当时临床实践中使用的分期标准。随着第 8 版肺癌分期标准的发布和应用，使得 IMpower 010 研究中的人群和目前临床实践中人群出现了差异。主要差异在于：① 第 7 版中被分为 $T_2$ Ⅰ B 期的＞ 4 ～ 5cm 的肿瘤，而≥ 4cm 的肿瘤被纳入 IMpower 010 意向治疗人群（Ⅰ B ～Ⅲ A 期，第 7 版）。在该人群的中期分析中，未跨越无病生存期的统计学边界。因此，针对 $T_2N_0M_0$（肿瘤＞ 4 ～ 5cm，第 8 版为 $T_{2b}N_0M_0$ Ⅱ A）人群是否需要术后辅助化疗后序贯免疫，需谨慎看待。② 第 7 版中分为 $T_3N_0M_0$ Ⅱ B 期的全肺的肺不张或阻塞性炎症的肿瘤现在分为 $T_{2a}$（Cent）$N_0M_0$ Ⅰ B 期，对于这部分患者，应考虑术后辅助化疗后序贯免疫治疗。③ 第 7 版中分为 $T_3N_2M_0$ Ⅲ A 期的＞ 7cm 的肿瘤或侵犯胸壁（包括壁层胸膜和上沟肿瘤）、膈神经、膈肌、壁层心包结构的肿瘤现分为 $T_4N_2M_0$ Ⅲ B 期。此外，第 7 版 $T_3N_2M_0$ Ⅲ A 在第 8 版分期中上调为Ⅲ B 期。因此，上述Ⅲ B 期患者也应考虑术后辅助化疗后序贯免疫治疗。

## 参考文献

[1] FELIP E, ALTORKI N, ZHOU C, et al. Adjuvant atezolizumab after adjuvant chemotherapy in resected stage Ⅰ B ～Ⅲ A non-small-cell lung cancer (IMpower010): a randomised, multicentre, open-label, phase 3 trial[J]. Lancet, 2021, 398 (10308): 1344-1357.

[2] GHYSEN K, VANSTEENKISTE J. Immunotherapy in patients with early stage resectable nonsmall cell lung cancer[J]. Curr Opin Oncol, 2019, 31(1): 13-17.

[3] TRAVIS W D, ASAMURA H, BANKIER A A, et al. The IASLC lung cancer staging project: proposals for coding T categories for subsolid nodules and assessment of tumor size in part-solid tumors in the forthcoming eighth edition of the TNM classification of lung cancer[J]. J Thorac Oncol, 2016, 11(8): 1204-1223.

[4] HERBST R S, GIACCONE G, DE MARINIS F, et al. Atezolizumab for first-line treatment of PD-L1-selected patients with NSCLC[J]. N Engl J Med, 2020, 383(14): 1328-1339.

[5] FELIP E, ALTORKI N K, ZHOU C, et al. Atezolizumab (atezo) *vs* best supportive care (BSC) in stage Ⅱ ～Ⅲ A NSCLC with high PD-L1 expression: Sub-analysis from the pivotal phase Ⅲ IMpower010 study[J]. Ann Oncol,

2022, 33: S71.

[6] WAKELEE H, ALTORKI N, FELIP E, et al. IMpower010: overall survival interim analysis of a phase Ⅲ study of atezolizumab *vs* best supportive care in resected NSCLC[J]. J Thorac Oncol, 2022, 17(9): S2.

[7] VILLARUZ L C, ANCEVSKI HUNTER K, KURLAND B F, et al. Comparison of PD-L1 immunohistochemistry assays and response to PD-1/L1 inhibitors in advanced non-small-cell lung cancer in clinical practice[J]. Histopathology, 2019, 74(2): 269-275.

[8] KERR K, TSAO M, YATABE Y, et al. Phase 2B of blueprint PD-L1 immunohistochemistry assay comparability study[J]. J Thorac Oncol, 2018, 13(10): S325.

[9] HERBST R S, DE MARINIS F, GIACCONE G, et al. Clinical efficacy of atezolizumab (atezo) in biomarker subgroups by SP142, SP263 and 22C3 PD-L1 immunohistochemistry (IHC) assays and by blood tumour mutational burden (bTMB): Results from the IMpower110 study[J]. Ann Oncol, 2019, 30: 62-63.

[10] POWLES T, ASSAF Z J, DAVARPANAH N, et al. ctDNA guiding adjuvant immunotherapy in urothelial carcinoma[J]. Nature, 2021, 595(7867): 432-437.

[11] ZHANG JT, LIU SY, GAO W, et al. Longitudinal undetectable molecular residual disease defines potentially cured population in localized non-small cell Lung cancer[J]. Cancer Discov, 2022, 12(7): 1690-1701.

[12] https://medically.roche.com/content/dam/pdmahub/restricted/oncology/wclc-2022/WCLC-2022-presentation-heather-IMpower010-overall-survival-interim-analysis-of-a-phase- Ⅲ -study.pdf（P6-7）

# 经典新辅助研究解读：ⅠB或ⅢA期可切除非小细胞肺癌新辅助化疗联合纳武利尤单抗对比单独化疗：CheckMate 816研究数据解读

叶莉莎[1]　于文博[2]　徐晓玲[3]

1. 浙江省肿瘤医院－温州医科大学联合培养硕士研究生
2. 上海君实生物医药科技股份有限公司
3. 同济大学附属上海市肺科医院放疗科

## 解读原文

Forde P M, Spicer J, Lu S, et al. Neoadjuvant Nivolumab plus Chemotherapy in Resectable Lung Cancer[J]. The New England Journal of Medicine, 2022, 386（21）: 1973-1985. doi: 10.1056/NEJMoa2202170.

**【摘要】**CheckMate 816是一项多中心、开放标签、随机对照的Ⅲ期研究。该研究对比了纳武利尤单抗联合新辅助化疗对比单独化疗对术后病理完全缓解（pathologic complete response，pCR）和无事件生存率（event-free survival rate，EFS）的影响。358名患者被随机分为纳武利尤单抗联合化疗组和单独化疗组。主要研究终点是pCR和EFS。次要终点为主要病理缓解（major pathology response，MPR）、总生存期（overall survival，OS）和至死亡或远处转移时间（time to death or distant metastases，TTDM）。研究首次证实，相比单独化疗，纳武利尤单抗联合化疗新辅助治疗可切除NSCLC显著提高病理学完全缓解率pCR［OR＝13.94，99%置信区间（CI），3.49～55.75］；$P<0.0001$），同时带来EFS统计学意义和临床意义上的改善［HR＝0.63（97.38% CI，0.43～0.91）；$P$=0.0052］。

本文介绍了2022年5月发表在新英格兰医学（*The New England Journal of Medcine*）杂志的CheckMate816研究[1]，一项随机、多中心、开放标签的Ⅲ期试验。该研究对比了纳武利尤单抗联合新辅助化疗对可完全切除的ⅠB～ⅢA期非小细胞肺癌（non-small cell lung cancer，NSCLC）的疗效和安全性，旨在探索新的新辅助策略来优化早期NSCLC患者完全手术切除后的预后。

## 1 研究背景

根治性手术是早期至局部晚期 NSCLC 的首选治疗手段。但有 30% ～ 55% 的患者存在术后复发的风险[2, 3]。新辅助化疗已成为高危复发的患者的必由之路。然而，新辅助化疗后手术的 5 年无复发生存率和总生存率仅比直接手术相差 5 ～ 6 个百分点[4]，并且病理完全缓解率也不尽人意[4]。

目前几种程序性死亡配体 1（programmed death ligand-1，PD-L1）和程序性死亡受体 -1（programmed death-1，PD-1）通路抑制剂已获批用于治疗晚期 NSCLC。纳武利尤单抗是一种 PD-1 抗体，可恢复抗肿瘤 T 细胞的功能。在Ⅱ期试验中[5]，新辅助纳武利尤单抗单独或联合化疗在病理完全缓解率、生存获益和安全性方面有着令人耳目一新的表现，但需要Ⅲ期试验来进一步证实。在此基础上，全球首个针对可切除 NSCLC 的免疫新辅助Ⅲ期临床研究 CheckMate 816 研究应运而生。

## 2 研究方案

### 2.1 研究对象

CheckMate 816 是一项在 15 个国家和地区的 137 个医疗中心开展的随机、多中心、开放的Ⅲ期研究。该研究纳入了 505 例Ⅰ B ～Ⅲ A 期具有根治性手术指征的 NSCLC 患者。纳入标准：①新诊断的可切除Ⅰ B（≥ 4 cm）期至Ⅲ A 期 NSCLC（根据国际癌症控制联盟和美国癌症分期系统联合委员会，第 7 版）（Union Internationale Contre le Cancer and the American Joint Committee on Cancer）；②美国东部肿瘤协作组（Eastern Cooperative Oncology Group，ECOG）评分为 0 ～ 1 分；③具有能够耐受肺切除手术的肺功能；④具有可测量的原发病灶（根据 1.1 版《实体瘤反应评估标准》评估）（Response Evaluation Criteria in Solid Tumors），并可提供用于检测 PD-L1 水平的治疗前原发灶标本；⑤无已知表皮生长因子受体（epidermal growth factor receptor，*EGFR*）突变 / 间变性淋巴瘤激酶（anaplastic lymphoma kinase，*ALK*）突变。患有局部晚期、不可切除（无论分期如何）或转移性疾病（Ⅳ期）、脑转移、≥ 2 级周围神经病变、组织学类型为大细胞神经内分泌癌、已知的人类免疫缺陷病毒 / 获得性免疫缺陷综合征，或严重或不受控制的疾病的患者被排除在外。

### 2.2 研究设计

该研究以性别（女性 *vs* 男性）、疾病分期（Ⅰ B ～Ⅱ期 *vs* Ⅲ A 期）和 PD-L1 表达水平（≥ 1% *vs* ＜ 1%）为分层因素。在接受根治性手术之前，患者按 1 ∶ 1 被随机分配至纳武利尤单抗（360 mg，每 21 天 1 次）加含铂双药化疗组（每 21 天 1 次，共 3 个周期）或单独接受含铂双药化疗组（每 21 天 1 次，共 3 个周期）。在新辅助治疗完成后 6 周内进行手术。术后，两组患者都可以接受多达 4 个周期的辅助化疗、放疗或两者兼施。

入组的患者无论病理分型是何种均可接受卡铂（AUC 5 或 6）加紫杉醇（175 或 200mg/m$^2$）治疗。鳞状细胞癌患者可接受吉西他滨（1000 或 1250mg/m$^2$）加顺铂（75 mg/m$^2$）治疗。非鳞状细胞肺癌患者可接受培美曲塞（500mg/m$^2$）加顺铂（75mg/m$^2$）。除这些方案外，单独化疗组的患者和接受辅助化疗的任一治疗组的患者还可以接受长春瑞滨（25或30mg/m$^2$）加顺铂（75mg/m$^2$）、多西他赛（60或75mg/m$^2$）加顺铂（75m/m$^2$）方案化疗。不符合顺铂治疗条件的患者，可接受基于卡铂的化疗方案。

### 2.3 研究终点

主要终点有两个，分别是由盲态独立病理学审查委员会评估的病理完全缓解（pCR）和由盲态独立中央审查委员会评估的无事件生存率（EFS）。次要终点为主要病理缓解（MPR）、总生存期（OS）和至死亡或远处转移时间（TTDM）。探索性终点是ORR、基于pCR状态的EFS分析、手术可行性、围术期或术后手术相关不良事件以及预测生物标志物，包括程序性死亡配体1（PD-L1）、肿瘤突变负荷（tumor mutation burden，TMB）、循环肿瘤DNA（circulating tumor DNA，ctDNA）。

## 3 研究结果

### 3.1 治疗方案和手术的实施

在2017年3月至2019年11月期间，共有773名患者入选，最终358名患者被随机分组。其中，179名患者入组纳武利尤单抗联合含铂双药化疗组，179名患者入组化疗组。两组之间的基线特征基本平衡。数据库锁定时间为2021年10月20日，所有患者在数据库锁定后不再接受治疗。纳武利尤单抗加化疗组中93.8%的患者和化疗组84.7%的患者均完成了预设的新辅助治疗方案。纳武利尤单抗加化疗组中83.2%的患者和化疗组75.4%的患者接受了根治性手术。手术取消率分别为15.6%和20.7%；取消手术的原因包括疾病进展（分别为6.7%和9.5%）、不良事件（1.1%和0.6%）和其他[7.8%和10.6%（包括患者拒绝、病灶无法切除和肺功能不全）]。两组延迟手术的患者比例相似。纳武利尤单抗加化疗组的R0切除率为83.2%，而化疗组为77.8%。术后，纳武利尤单抗联合化疗组11.9%的患者和化疗组22.2%的患者接受了辅助化疗。

### 3.2 pCR分析

在主要分析人群中，纳武利尤单抗联合化疗组的pCR为24.0%（95%CI：18.0～31.0），化疗组的pCR为2.2%（95%CI：0.6～5.6）（OR=13.94；99%CI：3.49～55.75；$P$＜0.001）。在所有关键亚组（包括基于疾病分期、肿瘤PD-L1表达水平和组织学类型的亚组）中均观察到纳武利尤单抗联合化疗全面的pCR获益趋势（见原文Figure 2）。

### 3.3 EFS分析

中位随访时间为29.5个月。在最短随访时间21个月后，纳武利尤单抗联合化疗组的中位EFS为31.6个月（95%CI：30.2至未达到），而化疗组的中位EFS为20.8个月（95%CI：14.0～26.7）（HR，0.63；97.38%CI：0.43～0.91；$P$=0.005）。纳武利尤单抗联合化疗组的1年估计无疾病进展或疾病复发的存活率为76.1%，化疗组的患者存活率为63.4%；至2年时，相应值分别为63.8%和45.3%。在绝大多数关键亚组中可观察到纳武利尤单抗联合化疗组在

EFS 上表现出了获益趋势。但是，Ⅲ A 期患者在 EFS 上的获益程度更甚于Ⅰ B 或Ⅱ期患者，PD-L1 表达水平≥ 1% 的患者获益程度更甚于 PD-L1 表达水平＜ 1% 的患者，非鳞癌患者获益程度更甚于鳞癌患者。

此外，在基于 pCR 状态的 EFS 探索性分析中发现 pCR 与 EFS 密切相关。在达到 pCR 的患者中，两个治疗组均未达到中位 EFS。在未达到 pCR 的患者中，纳武利尤单抗联合化疗组的中位 EFS 为 26.6 个月，单独化疗组的中位 EFS 为 18.4 个月（HR：0.84；95%CI：0.61 ～ 1.17）（见原文 Figure 1）。

### 3.4 病理转归

纳武利尤单抗联合化疗组中达到 MPR 的患者的比例高于单独化疗组（36.9% *vs* 8.9%；OR=5.70；95%CI：3.16 ～ 10.26）。无论疾病的基线分期如何，在纳武利尤单抗联合化疗组中观察到有存活肿瘤细胞的肿瘤区域的消退更甚于化疗组。并且还观察到纳武利尤单抗联合化疗组可提高 ORR（54% *vs* 37%）和影像学降期率（30.7% *vs* 23.5%）。

### 3.5 OS 和 TTDM 分析

纳武利尤单抗联合化疗组或单独化疗组的 OS 均未达到中位数（HR：0.57；99.67%CI：0.30 至 1.07；$P$=0.008）。在期中分析中，OS 的 $P$ 值无统计学意义（0.0033）。TTDM 和 EFS2 都更倾向于纳武利尤单抗联合化疗组，而非单独化疗组。

### 3.6 ctDNA 分析

在本研究中，89 名患者的 ctDNA 水平可用于评估。纳武利尤单抗联合化疗组的 ctDNA 清除率（56%；95%CI：40 ～ 71）高于单独化疗组（35%；95%CI：21 ～ 51）。在纳武利尤单抗联合化疗组（HR：0.60；95%CI：0.20 ～ 1.82）和单独化疗组（HR：0.63；95%CI：0.20 ～ 2.01）中，达到 ctDNA 清除的患者的 EFS 比未达到 ctDNA 清除的患者 EFS 更长。在两个治疗组中，ctDNA 清除者中达到 pCR 的患者比例均高于 ctDNA 未清除者中达到 pCR 的患者比例。

### 3.7 安全性和手术并发症

纳武利尤单抗联合化疗组 92.6% 的患者和单独化疗组 97.2% 的患者发生了不良事件。3 级或 4 级治疗相关不良事件的发生率分别为 33.5% 和 36.9%。最常见的 3 级或 4 级治疗相关不良事件是中性粒细胞减少（纳武利尤单抗联合化疗组为 8.5%，单独化疗组为 11.9%）和中性粒细胞计数减少（分别为 7.4% 和 10.8%）。纳武利尤单抗联合化疗组中 10.2% 的患者和单独化疗组中 9.7% 的患者发生了导致治疗中断的任何级别的治疗相关不良事件。总体而言，免疫介导的不良事件发生率较低，并且主要为 1 级或 2 级。纳武利尤单抗联合化疗组中最常见免疫介导的不良事件是皮疹（8.5% 的患者）；2 名患者（1.1%）患有 1 级或 2 级肺炎。观察到的 3 例与治疗相关的死亡病例均发生在单独化疗组。

纳武利尤单抗联合化疗组中 3.4% 的患者和单独化疗组 5.1% 的患者发生了导致延迟手术的不良事件，并且分别导致 1.1% 和 0.6% 的患者取消手术。纳武利尤单抗联合化疗组中 41.6% 的患者和单独化疗组中 46.7% 的患者产生了手术并发症；11.4% 和 14.8% 的患者发生了

3 级或 4 级手术相关的不良事件。

# 4 讨论与思考

## 4.1 统计学方法部分

### 4.1.1 统计学设计

CheckMate 816 的有 3 个统计学假设，分别为主要研究终点 pCR 和 EFS 组间比较，次要研究终点 OS 的组间比较。这两个主要研究终点只要有任何一个终点达到，这个研究就是阳性结果。两个主要研究终点初始 α（双侧）分配分别为 0.01 和 0.04。将使用 fallback 方法对 α 进行回收和再分配，即如果 pCR 的组间比较具有显著统计学意义，那么分配给 pCR 的 0.01 的 α 将被传递给 EFS 的组间比较，并且将在 α=0.05 水平下对 EFS 进行统计学检验。如果 pCR 的组间比较没有统计学意义，那么 EFS 的组间比较将在 α=0.04 水平进行。本研究在 EFS 期中分析时，pCR 已经达到统计学显著，所以 EFS 的组间比较是在 α=0.05 水平下进行的。OS 将在与 EFS 相同的 α 水平下进行统计学检验。

在样本量计算上，虽然 CheckMate 816 研究有两个主要研究终点和一个被纳入统计学检验的次要研究终点，但样本量计算主要基于 EFS 进行，但同时考虑的 pCR 和 OS 的把握度。各个终点样本量计算的参数如下：

pCR：组间比值比 OR=3.857（30% *vs* 10%），双侧 α=0.01，把握度＞ 90%。

EFS：组间风险比 HR=0.65，双侧 α=0.01，在观察到 185 例 EFS 事件时执行最终分析，把握度 82%；并计划了两次期中分析，分别在 148 例和 167 例 EFS 事件（最终分析所需事件的 80% 和 90%）时执行；采用 Lan-DeMets α 消耗函数和 O'Brien-Fleming 界值推导方法计算期中分析和最终分析显著性水平界值。

OS：组间风险比 HR=0.65，中位 OS 分别为 54 个月和 83 个月，双侧 α=0.04，在观察到 185 例 OS 事件时执行最终分析，把握度 82%；并计划了 3 次期中分析，分别在观察到 101、128 和 161 例 OS 事件（最终分析所需事件的 55%、69%、87%）时执行；采用 Lan-DeMets α 消耗函数和 O'Brien-Fleming 界值推导方法计算期中分析和最终分析显著性水平界值。

### 4.1.2 统计学讨论

（1）多重比较的校正策略讨论：针对两个主要研究终点 pCR 和 EFS 采用的是 fallback 方法，而没有使用在临床试验中针对两个主要终点常见的是双向传递 α 水平的方法，主要是考虑到 pCR 结果的读出早于 EFS 期中分析时间，在时间维度上是顺理成章的。针对后者，已经在 Bretz 的文章中得到的阐述，可以严格控制总体 I 类错误在 0.05 水平下，并能提高研究总体的把握度。

另外，在具有多个统计学检验并伴有期中分析的临床试验中，一个统计学假设被拒绝后，该传递多少 α 水平给其他统计学检验。在本研究中就给了很好的例子，pCR 达到统计学显著后，EFS 在 0.05（双侧）下进行统计学检验。而 EFS 在期中分析达到统计学显著后，将 0.05（双侧）全部传递给 OS。后者采用 Lan-DeMets 消耗函数（O'Brien-Fleming 界值）的推导方法在 0.05 下计算期中分析和最终分析显著性水平界值。

（2）有效性结果的讨论：CheckMate 816 首先在 2020 年 9 月 16 日（第一次数据截止）时，

对 BIPR 评估的 pCR 进行了正式的统计学分析（此次分析结果为 pCR 的最终分析），结果显示采用随机分层因素的 CMH 分层分析进行组间比较，$P < 0.0001$，达到了预设的显著性水平界值 0.01（双侧），即达到统计学优效。

CheckMate 816 研究在 2021 年 10 月 20 日（第二次数据截止）时，达到了 EFS 预设的期中分析时间节点，即对 EFS 进行期中分析。EFS 的有效性统计分析结果为比例风险模型（Cox 模型）估计组间风险比 HR 为 0.63（95% CI：0.45 ～ 0.87），分层 Log-rank 检验估计 $P$ 值为 0.0052，达到了预设的显著性水平界值 0.0262（双侧），即达到统计学优效。

在此次期中分析时，OS 的有效性统计分析结果为比例风险模型（Cox 模型）估计组间风险比 HR 为 0.57（0.30 ～ 1.07），分层 Log-rank 检验估计 $P$ 值为 0.0079，未达到了预设的显著性水平界值 0.0033（双侧）。主要是 OS 事件数较少，才导致此次期中分析 OS 未达到统计学显著。在研究设计方面，常依据假定的有效性参数，如 HR 和中位生存时间，对时间事件类型（time-to-event）的分析时间点进行规划。而显示中，多个时间事件类型的研究终点很难在预设的分析节点，同时达到所需的事件数。一般这种情况下，只能依据主要疗效终点（多个主要疗效终点时，依据最关注的终点）的事件数达成时间进行分析。如此，就出现了 CheckMate 816 中 EFS 事件数达到计划日期，而 OS 事件数可能不足导致此次期中分析不能达到统计学显著的情况。

然而，FDA 依然基于此次期中分析的结果，于 2022 年 3 月 4 日批准了 Nivolumab 联合含铂双药化疗在早期非小细胞肺癌患者的新辅助治疗适应证。FDA 在整个审批过程中采用了 Real-Time Oncology Review（RTOR），即申办方可以分批次提交试验资料，FDA 随交随审的模式，以加快整个审批的进度。

### 4.2 临床部分

（1）是否需要进行术后辅助化疗或免疫治疗，尤其是达到 pCR 的患者？

亚组分析显示，与未达到 pCR 的患者相比，达到 pCR 的患者的 EFS 和 OS 显著占优。但是仍有少部分患者出现进展，因此盲目地认为此类患者不需要进行术后辅助化疗或免疫治疗是不合适的。生物标志物分析中，ctDNA 清除率与 pCR 率显著相关，也许未来我们可以考虑对达到 pCR 的患者进行 ctDNA 甚至微小残留病灶（minimal residual disease，MRD）的监测，对于低危组暂缓术后辅助用药，对于高危组进行术后辅助治疗，是可行的治疗策略。

（2）纳武利尤单抗联合伊匹木单抗的 Chemo-Free 新辅助模式，是否还有机会？

纳武利尤单抗联合伊匹木单抗队列早期关闭，可能是受到了 NEOSTAR 研究[1]的启示（即联合治疗组可能提高 MPR，但也可能会使得一部分患者失去手术机会）。而 CheckMate 816 数据结果也验证了这一点，具有更高的疾病进展发生率（62%），高于对照组的 43%。此外，纳武利尤单抗 + 伊匹木单抗对比单纯化疗组的中位 EFS 54.8 个月（24.4 ～ NR）*vs* 20.9 个月（14.2 ～ NR），HR 为 0.77（0.51 ～ 1.15），无明显获益。OS 数据目前虽尚未成熟，但是数值上与化疗联合纳武利尤单抗类似，是否反转值得期待。

（3）PD-L1 表达≥ 1% 是否是至关重要的因素？

美国和其他部分国家批准的适应证：可切除（肿瘤≥ 4cm 或淋巴结阳性）的 NSCLC 成人患者的新辅助治疗。而欧洲批准的适应证：PD-L1 表达≥ 1% 的高复发风险的可切除的

NSCLC 患者的新辅助治疗。亚组分析结果显示在可切除的 NSCLC 患者中，无论 PD–L1 表达结果如何（≥ 1% 还是< 1%），与单纯化疗相比，纳武利尤单抗联合化疗具有明显的临床获益，且 PD–L1 ≥ 1% 人群获益更大。

## 参考文献


[1] FORDE P M, SPICER J, LU S, et al. Neoadjuvant nivolumab plus chemotherapy in resectable lung cancer[J]. New Engl J Med, 2022, 386(21): 1973-1985.

[2] URAMOTO H, TANAKA F. Recurrence after surgery in patients with NSCLC[J]. Tran Lung Cancer Res, 2014, 3(4): 242-249.

[3] MD T, AS N, CM B, et al. Tumor recurrence after complete resection for non-small cell lung cancer[J]. Ann Thorac Surg, 2012, 93(6).

[4] Preoperative chemotherapy for non-small-cell lung cancer: a systematic review and meta-analysis of individual participant data[J]. Lancet (London, England), Lancet, 2014, 383(9928).

[5] FORDE P M, CHAFT J E, SMITH K N, et al. Neoadjuvant PD-1 blockade in resectable lung cancer[J]. New Engl J Med, 2018, 378(21): 1976-1986.

[6] CHANG J Y, LIN S H, DONG W, et al. Stereotactic ablative radiotherapy with or without immunotherapy for early-stage or isolated lung parenchymal recurrent node-negative non-small-cell lung cancer: an open-label, randomised, phase 2 trial[J]. Lancet (London, England), 2023, 402(10405): 871-881.

# 局限期小细胞肺癌高剂量常规分割胸部放疗疗效分析：CALGB 30610 (Alliance)/RTOG 0538 研究解读

胡　晓[1]　周昌明[2]

1. 浙江省肿瘤医院胸部放疗科
2. 复旦大学附属肿瘤医院肿瘤预防部，复旦大学上海医学院肿瘤学系

**解读原文**

Bogart J, Wang X, Masters G, et al. High-Dose Once-Daily Thoracic Radiotherapy in Limited-Stage Small-Cell Lung Cancer: CALGB 30610( Alliance )/RTOG 0538. J Clin Oncol. 2023;41( 13 ): 2394-2402. doi: 10.1200/JCO.22.01359

**【摘要】** CALGB 30610（Alliance）/RTOG 0538（NCT00632853）是一项随机、Ⅲ期临床试验，对比了3种不同的胸部放疗剂量－分割模式在局限期小细胞肺癌（small-cell lung cancer，SCLC）中的疗效：超分割放疗45Gy/30F、2F/d，常规分割放疗70Gy/35F、1F/d以及61.2Gy/34F后程同步加量放疗模式（前16次为1.8Gy/F、1F/d，后18次为1.8Gy/F、2F/d）。放疗与第一或第二疗程化疗同步开始，化疗共4个疗程。研究主要终点是意向性治疗人群的总生存。研究于2008年3月15日至2019年12月1日在美国、以色列、韩国、波多黎各的934个中心开展。研究分两个阶段：第一阶段随机入组3种放疗模式中的一种，在中期分析后，61.2Gy后程同步加量放疗组因4例（5.7%）患者出现4度呼吸困难而被终止。研究第二阶段招募的患者，随机进入超分割放疗或常规分割放疗模式，最终超分割放疗组纳入患者313例，常规分割放疗组纳入患者325例。中位随访时间4.7年，超分割放疗组和常规分割放疗组中位生存时间分别为28.5个月和30.1个月，5年总生存率分别为29%和32%（HR=0.94，95%CI: 0.76～1.17，*P*=0.594）。超分割放疗组治疗完成率高于常规分割放疗组（放疗完成率：92% *vs* 79%，化疗完成率：80% *vs* 72%）。两种放疗模式耐受性可，两组不良反应发生率相似。超分割放疗仍然是局限期SCLC胸部放疗可选择的标准模式，该研究为高剂量常规分割放疗的应用提供了迄今为止最可靠的研究证据。

CALGB 30610( Alliance )/RTOG 0538是一项全球多中心、前瞻性、随机对照Ⅲ期临床研究[1]，研究主要目的是对比3种不同放疗剂量对局限期小细胞肺癌（SCLC）总生存的影响。研究将

45Gy/30F 超分割放疗作为对照组，70Gy/35F 常规分割放疗和 61.2Gy/34F 后程同步加量作为研究组。研究第一阶段 3 个组均纳入患者，在计划的中期分析后，61.2Gy 组因 4 例（5.7%）患者出现 4 度呼吸困难而被终止。研究第二阶段招募的患者，随机进入超分割放疗或常规分割放疗模式组，最终超分割放疗组纳入患者 313 例，常规分割放疗组纳入患者 325 例。中位随访时间 4.7 年，超分割放疗组和常规分割放疗组中位生存时间分别为 28.5 个月和 30.1 个月，5 年总生存率分别为 29% 和 32%（HR=0.94，95%CI：0.76 ～ 1.17，*P*=0.594）。超分割放疗组治疗完成率均高于常规分割放疗组（放疗完成率：92% *vs* 79%，化疗完成率：80% *vs* 72%）。

## 1 研究背景与目的

肺癌是目前常见的恶性肿瘤之一，其中 15% ～ 20% 是 SCLC，而局限期 SCLC 约占所有 SCLC 的 30%[2]。

对于局限期 SCLC，胸部放疗联合化疗的综合治疗是目前的标准治疗方案[3]，但最佳的胸部放疗剂量 - 分割方案仍未明确。INT0096 研究[4]对比了 45Gy/30F、2F/d 的超分割放疗方案与 45Gy/25F、1F/d 的常规分割放疗方案联合化疗治疗局限期 SCLC，结果显示超分割放疗方案 5 年总生存率为 26%，而常规分割放疗方案为 16%（*P*=0.04）。基于该研究，超分割放疗成为沿用至今的标准方案。

但 INT0096 研究也引发不少争议，其中之一就是所采用的常规分割放疗方案等效生物剂量（biologically equivalent dose，BED）低于超分割放疗。并且超分割放疗导致≥ 3 度的急性放射性食管炎发生率显著高于常规分割放疗（32% *vs* 16%），可能影响患者放疗依从性。此外，2F/d 放疗对于患者来说不方便，对于本已繁忙的大型放疗中心来说也会增加工作量。有问卷调查显示，中美两国放疗临床实际工作中，采用 2F/d 放疗的比例仅分别为 22%[5] 和 24%[6]。因此，探索一种既有效，又方便，同时毒副作用又小的放疗方案，成为 INT0096 研究之后的新方向。

实现这一目标的可能方案之一为采用较高 BED 的常规分割放疗。CALGB 39808 是一项前瞻性Ⅱ期单臂研究[7]，采用 70Gy/35F 常规分割放疗方案联合化疗治疗局限期 SCLC，2 年总生存率为 48%，急性放射性食管炎发生率为 21%，相比 INT0096 研究，改善了预后，减少了毒副作用。RTOG 0239 也是一项前瞻性Ⅱ期单臂研究[8]，先采用 1.8Gy/F，共 16 次常规分割，之后采用 1.8Gy/F，2F/d，共 18 次放疗方案，总剂量 61.2Gy，联合化疗治疗局限期 SCLC，尽管该研究较 INT0096 研究没有提高 2 年总生存率（36.6% *vs* 47.0%），但减少了≥ 3 度急性放射性食管炎发生率（18.3% *vs* 32.0%）。因此，CALGB 30610（Alliance）/RTOG 0538 研究将 45Gy/30F 超分割放疗方案作为对照组，对比 70Gy/35F 常规分割放疗或 61.2Gy/34F 后程同步加量放疗，以期找到更优的局限期 SCLC 胸部放疗剂量分割方案。

## 2 研究设计

### 2.1 研究对象

CALGB 30610（Alliance）/RTOG 0538 是一项全球多中心、随机对照研究，在美国、以色列、韩国、波多黎各的 934 个中心进行患者招募。研究招募患者的纳入标准：年龄≥ 18 岁，病理确诊为 SCLC，分期为局限期（胸腹部 CT、全身 PET/CT 或骨显像、脑 MRI/CT），PS 0 ～ 2，有可测量病灶，实验室基线检查正常。该研究排除了对侧肺门或锁骨上淋巴结转移者。研究在第一阶段将符合条件的患者按 1 ∶ 1 ∶ 1 随机分配到超分割放疗组、常规分割放疗组和后程同步加量放疗组，在期中分析时将常规分割放疗组或后程同步加量放疗组中毒性较大的一组剔除后，再继续和超分割放疗组进行比较。

### 2.2　治疗方案

超分割放疗组采用 45Gy/30F，2F/d，常规分割放疗组采用 70Gy/35F，1F/d，后程同步加量放疗组采用 61.2Gy/34F，前 16 次为 1.8Gy/F、1F/d，后 18 次为 1.8Gy/F、2F/d。化疗采用静脉滴注依托泊苷（100mg/$m^2$，d1 ～ 3）联合顺铂（80mg/$m^2$，d1）或卡铂（AUC=5，d1），每 3 周重复，共 4 个疗程。放疗与第一疗程或第二疗程化疗同步开始。放化疗后有效的患者给予全脑预防性放疗 25Gy/10F。

### 2.3　结局指标

研究的主要终点指标是总生存期（从随机化到任何原因引起死亡的时间），其他关键次要指标包括研究者评估的客观有效率、无进展生存期（从随机化到疾病进展或任何原因引起死亡的时间），以及意向性人群的治疗相关毒性。肿瘤评估在初筛时、每 2 次化疗后及 2 年内每 3 个月 1 次，3 年内每半年 1 次，之后每年 1 次。肿瘤进展后每半年进行生存随访。

### 2.4　统计分析

本研究的目的是对比高剂量常规分割放疗是否比超分割放疗更优。样本量计算时，预计常规分割放疗组中位生存时间为 29.9 个月，而超分割放疗组为 23.0 个月，相应的风险比（HR）为 0.77。α 为双侧显著水平 0.05，预计在最终报告时出现 482 个死亡事件，可有大约 82% 的把握度检测出两组疗效之间存在有统计学意义的差异。采用分层置换区组随机进行随机化，区组大小为 6 个 / 区组。分层因素包括性别、放疗开始时间（与第一疗程或第二疗程化疗同步）、PS 评分、入组前体重下降情况（≤ 5% 或＞ 5%）、放疗技术（三维或调强）以及化疗方案（EP 或 EC）。

## 3　研究结果

2008 年 3 月 15 日至 2019 年 12 月 1 日期间，共招募 731 例患者。在 2013 年 3 月计划的中期分析后，61.2Gy/34F 后程同步加量放疗组停止招募[9]。剩余 638 例患者被随机分配至超分割放疗组（313 例）或常规分割放疗组（325 例）（见原文 Figure 1），患者基线特征及治疗细节在两组分布均匀。

经过 4.7 年的中位随访后（四分位数范围：3.1 ～ 7.1 年），超分割放疗组有 204 例患者（65%）、常规分割组有 218 例患者（67%）死亡。两组间的总生存期差异无统计学意义（HR=0.94，95%CI：0.76 ～ 1.17，*P*=0.594）。超分割放疗组的中位总生存期为 28.5 个月（95%CI：25.4 ～ 34.5），2 年和 5 年总生存率分别为 58%（95%CI：0.53 ～ 0.64）和 29%（95%CI：0.24 ～

0.35）；常规分割放疗组为中位 OS 为 30.1 个月（95%CI：24.4 ～ 37.2），2 年和 5 年总生存率分别为 57%（95%CI：0.51 ～ 0.62）和 32%（95%CI：0.28 ～ 0.39）。超分割组完全缓解和部分缓解率分别为 27.8% 和 55.6%，常规分割组完全缓解和部分缓解率分别为 31.1% 和 53.5%（*P*=0.767）。两组无进展生存期差异无统计学意义（*P*=0.70）。

3 度及以上食管毒性反应发生率在超分割和常规分割放疗组发生率分别为 16.0% 和 17.5%，两组呼吸困难发生率分别为 4% 和 7%，超分割放疗组发生了 1 例 4 级呼吸困难。白细胞计数和淋巴细胞计数下降发生率在常规分割放疗组较多见。超分割放疗组放疗、化疗完成率分别为 92%、80%，而常规分割放疗组分别为 79% 和 72%。

## 4　讨论

### 4.1　临床解读

CALGB30610 研究是迄今为止规模最大的局限期 SCLC 放疗剂量研究。自从 INT0096 研究结果所引起的常规分割组放疗 BED 较超分割组低的争议以来，提高放疗剂量的研究已经持续了 20 余年。不同剂量 – 分割模式放疗所产生的生物剂量实际上有所不同，为了便于比较，采用 BED 的概念，在考虑放疗疗程时间的影响后，计算公式为：

$$tBED=(nd)\left[1+d/(\alpha/\beta)\right]-(0.693/\alpha)\left[(T-Tko)/Tpot\right]$$

n：放疗次数，d：单次放疗剂量，α/β：10Gy，α：0.3Gy，T：总放疗疗程时间，Tko：肿瘤细胞的加速再增殖时间（21d），Tpot：肿瘤细胞倍增时间（3d）。

有荟萃分析表明，随着 BED 的提升，局限期 SCLC 患者中位总生存期、中位无进展生存期、3 年及 5 年总生存率均显著提升，且局部复发率显著降低 [10]。

CONVERT 研究 [11] 是最早对比常规分割放疗（66Gy/33F，1F/d，BED：60.7Gy）和超分割放疗（45Gy/30F，2F/d，BED：53.3Gy）的多中心、前瞻性Ⅲ期随机对照研究，结果显示常规分割放疗并未较超分割放疗显著提高总生存率（2 年总生存率：51% *vs* 56%，*P*=0.14）。近期一项北欧Ⅱ期前瞻性、随机对照研究 [12] 对比了高剂量超分割放疗（60Gy/40F，2F/d，BED：65.2Gy）和经典剂量超分割放疗（45Gy/30F，2F/d，BED：53.3Gy），结果显示高剂量超分割放疗显著提高了总生存（中位总生存时间：37.2 个月 *vs* 22.6 个月；2 年总生存率：74.2% *vs* 48.1%，*P*=0.0005），但该研究结果有待Ⅲ期研究进一步验证。中山大学肿瘤防治中心开展的一项前瞻性Ⅱ期研究 [13] 对比了超分割放疗（45Gy/30F，2F/d，BED：53.3Gy）和大分割放疗（65Gy/26F，1F/d），结果显示，大分割放疗较超分割放疗显著提高了局部控制情况（中位局部无进展生存时间：未达到 *vs* 23.9 个月；2 年局部无进展生存时间：68.5% *vs* 49.8%，*P*=0.01），并且延长了无进展生存（中位无进展生存时间 17.2 个月 *vs* 13.4 个月；2 年无进展生存率：42.3% *vs* 28.4%，*P*=0.03），同时有改善总生存的趋势（中位总生存期：39.3 个月 *vs* 33.6 个月，2 年总生存率：74.2% *vs* 69.9%，*P*=0.13）。中国医学科学院肿瘤医院一项比较常规分割放疗（60Gy/30F，1F/d）和大分割放疗（45Gy/15F，1F/d）的前瞻性多中心研究已完成入组，该研究将为局限期 SCLC 胸部放疗剂量的选择提供更多证据。

### 4.2 统计学解读

在Ⅲ期临床研究的设计过程中，有些研究可能希望同时回答多个问题，如多个主要研究终点、多个试验组、多个目标人群或多个假设类型等。为了避免多次比较从而造成的假阳性率的升高，严格的Ⅲ期临床研究往往要求对Ⅰ类错误 α 总体水平控制在 0.05 的水平。常见的 α 控制策略包括 Bonferroni、Fixed-sequence 和 Hochberg 等。而 α 控制的策略一旦不得当，可能会导致 α 被浪费，甚至导致研究的失败。

CALGB30610 研究分为两个阶段进行，第一阶段纳入符合条件的患者按 1 ∶ 1 ∶ 1 随机分配到超分割放疗组（对照组）、常规分割放疗组（试验组 1）或后程同步加量放疗组（试验组 2）。通过多次对安全性的分析，首先在两个试验组中剔除毒性反应较大的组，之后再进行研究的第二阶段，继续入组超分割放疗组及剩下的试验组，最终仅进行两组之间总生存的比较作为主要研究终点。这样灵活的设计有一定优势：①将原本需要进行的 3 组研究简化为了 2 组，大大降低了样本量；②同时保护了部分患者免于接受毒性更大的治疗方案；③从 3 组研究变为 2 组研究也保留了全部的 α，避免了 α 的调整所带来的损耗，从而降低失败的概率。

本研究开始于 2008 年 3 月，于 2019 年 12 月截止，超过 11 年研究周期的“长战线”也可能对优效性研究结果带来不利。各组患者疗效之间的差异会受到后线治疗的影响，而随着新的治疗方式的出现，会进一步缩小两组之间长期生存疗效的差异，这对于优效性研究设计而言，可能会低估原有的效应大小。然而，SCLC 20 多年来的治疗进步有限，尽管免疫治疗的出现改善了广泛期 SCLC 患者的预后 [14]，但目前未改变局限期 SCLC 的总体治疗格局。因此，因战线过长所导致的疗效差异缩小的效应在本研究中的影响并不明显。

尽管如此，本研究的最终结果仍然是阴性的，总生存的 HR=0.94（95%CI：0.76 ～ 1.17），提示高剂量常规分割放疗并未带来更好的疗效。而该研究也不适用于非劣效设计，因为高剂量常规分割放疗在未提升总生存的同时，除了仅在放疗流程上给患者带来便利之外，在毒副作用上常规分割放疗组也显示出了更大的毒副作用和更低的患者依从性。在疗效以外无法给患者带来其他额外获益的前提下，一般是不采取非劣效设计的。

目前对于局限期 SCLC 的放疗方案，在分割方式、剂量上国内外均有不同的探索，由于随机对照试验研究开展成本较高，在开展各项临床研究的同时，加强历史数据的收集和各中心的协作，开展回顾性或前瞻性的真实世界研究，可能会成为目前临床证据的一种补充，提供更多的思路。

## 5 小结

CALGB 30610（Alliance）/RTOG0538 研究表明，高剂量常规分割放疗相比经典超分割放疗，并未显著改善局限期 SCLC 总体预后，并且在该研究中，超分割放疗组患者治疗依从性更好，能更好完成治疗方案，同时血液学毒性中的白细胞计数、中性粒细胞计数下降程度更低。目前一些前瞻性Ⅱ期临床研究 [12, 13] 提示，采用适当高的放疗剂量以及尽量短疗程时间的剂量分割放疗模式，可能是有希望的研究方向。

## 参考文献

[1] BOGART J, WANG X, MASTERS G, et al. High-dose once-daily thoracic radiotherapy in limited-stage small-cell lung cancer: CALGB 30610 (Alliance)/RTOG 0538[J]. J Clin Oncol, 2023, 41(13):2394-2402.

[2] GOVINDAN R, PAGE N, MORGENSZTERN D, et al. Changing epidemiology of small-cell lung cancer in the United States over the last 30 years: analysis of the surveillance, epidemiologic, and end results database[J]. J Clin Oncol, 2006, 24(28): 4539-4544.

[3] RUDIN C M, BRAMBILLA E, FAIVRE-FINN C, et al. Small-cell lung cancer[J]. Nat Rev Dis Primers, 2021, 7(1):3.

[4] TURRISI AT 3RD, KIM K, BLUM R, et al. Twice-daily compared with once-daily thoracic radiotherapy in limited small-cell lung cancer treated concurrently with cisplatin and etoposide[J]. N Engl J Med, 1999, 340(4):265-271.

[5] XU C, LI M, CAI X, et al. Practice patterns of treatment strategy of limited-stage small-cell lung cancer: survey of chinese oncologists[J]. Front Oncol, 2022, 12:872324.

[6] FARRELL M J, YAHYA J B, DEGNIN C, et al. Radiation dose and fractionation for limited-stage small-cell lung cancer: survey of US radiation oncologists on practice patterns[J]. Clin Lung Cancer, 2019, 20(1):13-19.

[7] BOGART J A, HERNDON J E 2ND, LYSS A P, et al. 70 Gy thoracic radiotherapy is feasible concurrent with chemotherapy for limited-stage small-cell lung cancer: analysis of Cancer and Leukemia Group B study 39808[J]. Int J Radiat Oncol Biol Phys, 2004, 59(2):460-468.

[8] KOMAKI R, PAULUS R, ETTINGER D S, et al. Phase Ⅱ study of accelerated high-dose radiotherapy with concurrent chemotherapy for patients with limited small-cell lung cancer: Radiation Therapy Oncology Group protocol 0239[J]. Int J Radiat Oncol Biol Phys, 2012, 83(4): e531-536.

[9] BOGART J A, WANG X, MASTERS G A, et al. Short communication: interim toxicity analysis for patients with limited stage small cell lung cancer (LSCLC) treated on CALGB 30610 (Alliance) /RTOG 0538[J]. Lung Cancer, 2021, 156:68-71.

[10] ZHU L, ZHANG S, XU X, et al. Increased Biological Effective Dose of radiation correlates with prolonged survival of patients with limited-stage small cell lung cancer: a systematic review[J]. PLoS One, 2016, 11(5): e0156494.

[11] FAIVRE-FINN C, SNEE M, ASHCROFT L, et al. Concurrent once-daily versus twice-daily chemoradiotherapy in patients with limited-stage small-cell lung cancer (CONVERT): an open-label, phase 3, randomised, superiority trial[J]. Lancet Oncol, 2017, 18(8):1116-1125.

[12] GRØNBERG B H, KILLINGBERG K T, FLØTTEN Ø, et al. High-dose versus standard-dose twice-daily thoracic radiotherapy for patients with limited stage small-cell lung cancer: an open-label, randomised, phase 2 trial[J]. Lancet Oncol, 2021, 22(3):321-331.

[13] QIU B, L I Q, LIU J, et al. Moderately hypofractionated once-daily compared with twice-daily thoracic radiation therapy concurrently with etoposide and cisplatin in limited-stage small cell lung cancer: a multicenter, phase ii, randomized trial[J]. Int J Radiat Oncol Biol Phys, 2021, 111(2):424-435.

[14] HORN L, MANSFIELD AS, SZCZĘSNA A, et al. First-line atezolizumab plus chemotherapy in extensive-stage small-cell lung cancer[J]. N Engl J Med, 2018, 379(23):2220-2229.

# 索托拉西布对比多西他赛用于经治的 *KRAS*$^{G12C}$ 突变晚期非小细胞肺癌：一项随机对照、开放标签、Ⅲ期临床研究

李思妮[1]　褚嘉栋[2]　金　莹[1]

1. 浙江省肿瘤医院胸部内科

2. 浙江省肿瘤医院临床研究部

**解读原文**

de Langen AJ, Johnson ML, Mazieres J, et al. Sotorasib versus docetaxel for previously treated non-small-cell lung cancer with KRASG12C mutation: a randomised, open-label, phase 3 trial. Lancet. 2023;401（10378）: 733-746. doi: 10.1016/S0140-6736（23）00221-0

【**摘要**】索托拉西布是一种特异性的、不可逆的 GTPase 蛋白 *KRAS*$^{G12C}$ 抑制剂。该研究比较了索托拉西布与一种标准治疗方案在既往接受过其他抗肿瘤药物治疗的 *KRAS*$^{G12C}$ 突变非小细胞肺癌（non-small cell lung cancer，NSCLC）患者中的疗效和安全性。研究者在 22 个国家的 148 个中心进行了一项随机、开放标签的Ⅲ期试验。该研究招募了年龄在 18 岁以上、既往含铂化疗和 PD-1 或 PD-L1 抑制剂治疗进展后的 *KRAS*$^{G12C}$ 突变晚期 NSCLC 患者。关键的排除标准包括：出现新发或进展的未经治疗的脑部病变，或有症状的脑部病变、存在除 *KRAS*$^{G12C}$ 以外的驱动基因突变（如 *EGFR* 或 *ALK*）、既往接受过多西他赛治疗（若肿瘤在终止治疗后 6 个月内未进展，则允许使用多西他赛进行新辅助治疗或辅助治疗）、既往接受过 *KRAS*$^{G12C}$ 抑制剂治疗、在研究第 1 天的前 28 天内接受过系统性抗肿瘤治疗，并在治疗开始的 2 周内接受了治疗性或姑息性放疗。以开放标签的方式将入组患者随机 1 ∶ 1 分为索托拉西布口服组（960mg，每日 1 次）和多西他赛静脉输注组（75mg/m$^2$，每 3 周 1 次），根据晚期疾病患者既往治疗线数（1 *vs* 2 *vs* ＞2）、种族（亚洲 *vs* 非亚洲）和中枢神经系统转移史（有 *vs* 无）进行分层。治疗持续到盲态独立中心确认疾病进展、患者不耐受、开始另一种抗癌治疗、撤回同意或死亡，以先发生者为准。主要终点是无进展生存期，在意向治疗人群中通过盲态独立审阅中心进行评估，对所有接受治疗的患者进行安全性评估。该试验已在 ClinicalTrials.gov 注册（编号 NCT04303780），目前仍处于有效状态，但不再招募患者。在 2020 年 6 月 4 日至

2021年4月26日期间，345例患者被随机分配至索托拉西布组（$n$=171）或多西他赛组（$n$=174）。索托拉西布组和多西他赛组中各有169例（99%）和151例（87%）患者接受了至少一次剂量的治疗。在中位随访17.7个月（IQR: 16.4～20.1）后，该研究达到了主要研究终点。与多西他赛组相比，索托拉西布组的无进展生存期显著性增加［5.6个月（95%CI: 4.3～7.8）*vs* 4.5个月（95%CI: 3.0～5.7）；HR=0.66（95%CI: 0.51～0.86）；$P$=0.0017］。与多西他赛组相比，索托拉西布组耐受性良好，3级及以上（33% *vs* 40%）和严重的治疗相关不良事件（11% *vs* 23%）更少。索托拉西布最常见的3级或以上的治疗相关不良事件是腹泻（12%）、谷丙转氨酶升高（8%）和谷草转氨酶升高（5%），而对于多西他赛，最常见的3级或以上的治疗相关不良事件是中性粒细胞减少（9%）、疲劳（6%）和发热性中性粒细胞减少（5%）。相较于多西他赛，索托拉西布可显著性提高既往接受过其他抗肿瘤药物治疗的*KRAS*$^{G12C}$突变晚期NSCLC患者的无进展生存期，且具有更优的安全性。

CodeBreaK 200研究是一项多中心、开放标签、随机对照的Ⅲ期试验，研究成果于2023年2月7日发表在*Lancet*杂志上，该研究的目的是对比口服的索托拉西布与标准治疗的静脉输注多西他赛在*KRAS*$^{G12C}$突变的既往铂类化疗和免疫治疗失败的非小细胞肺癌（NSCLC）中的疗效和安全性[1]。

## 1 研究背景

*KRAS*突变是NSCLC的常见驱动基因突变，约30%肺腺癌和5%肺鳞癌发生*KRAS*突变[2]。在肺腺癌中，*KRAS*$^{G12C}$突变是*KRAS*突变的常见类型，存在于13%～16%的患者中。*KRAS*$^{G12C}$突变NSCLC的一线标准治疗常为铂类化疗联合或不联合免疫治疗，但当一线治疗进展后，其二线治疗选择及疗效有限，常为多西他赛 ± 雷莫西尤单抗或培美曲塞单药。*KRAS*$^{G12C}$突变NSCLC仍存在极大的未满足的临床需求，迫切需要开发有效的KRAS靶向药物。

多年来KRAS一直被视为不可成药靶点，直到2013年科学家在*KRAS*$^{G12C}$蛋白上发现了一个可靶向的口袋[3]。首个口服的、特异性且不可逆地抑制*KRAS*$^{G12C}$蛋白的靶向药物诞生，即索托拉西布[4]。前期单臂Ⅱ期临床研究CodeBreaK 100结果显示，既往接受其他抗肿瘤治疗的*KRAS*$^{G12C}$突变NSCLC患者在接受索托拉西布治疗后可产生持久的临床获益：客观缓解率（objective response rate，ORR）为37.1%（95%CI：28.6%～46.2%），中位无进展生存期（progression-free survival，PFS）为6.8（95%CI：5.1～8.2）个月，中位总生存期（overall survival，OS）为12.5（95%CI：10.0～NA）个月[5]。基于CodeBreaK 100研究结果，美国食品药品监督管理局（Food and Drug Administration，FDA）加速批准索托拉西布用于治疗既往接受过至少一次全身治疗的*KRAS*$^{G12C}$突变NSCLC患者[6]。与此同时，为使索托拉西布获得完全批准，研究者进一步开展了国际多中心的Ⅲ期临床试验CodeBreaK 200研究，以验证索托拉西布单药二线/后线治疗*KRAS*$^{G12C}$突变NSCLC的疗效和安全性。

## 2 研究设计

### 2.1 研究对象

CodeBreaK 200是一项国际多中心的随机、开放标签、Ⅲ期临床研究，来自22个国家（欧洲、北美洲、亚洲、澳大利亚、南美洲）的148个中心参与。前期经过筛选，符合条件的患者按1 ∶ 1随机分配到索托拉西布组和多西他赛组。根据晚期疾病患者既往治疗线数（1 *vs* 2 *vs* ＞2）、种族（亚洲 *vs* 非亚洲）和中枢神经系统转移史（有 *vs* 无）来进行分层。

### 2.2 入排标准

入组标准包括：年龄≥18岁、局部晚期不可切除/晚期 $KRAS^{G12C}$ 突变NSCLC、既往接受过含铂化疗和免疫检查点抑制剂治疗、未发生活跃脑转移、ECOG评分0或1分。

关键排除标准包括：出现新发或进展的未经治疗的脑部病变，或有症状的脑部病变、存在其他有靶向药物治疗的驱动基因突变（如*EGFR*、*ALK*）、既往接受过多西他赛治疗（若肿瘤在终止治疗后6个月内未进展，则允许使用多西他赛进行新辅助治疗或辅助治疗）、既往接受过 $KRAS^{G12C}$ 抑制剂治疗、在研究第1天的前28天内接受过系统性抗肿瘤治疗，并在治疗开始的2周内接受了治疗性或姑息性放疗。

### 2.3 治疗方案

试验组患者接受索托拉西布960mg/d，口服，持续3周；对照组患者接受多西他赛静脉注射75mg/m$^2$，1次/3周。治疗持续到盲态独立中心评估（blinded independent central review，BICR）确认疾病进展、患者不耐受、开始另一种抗癌治疗、撤回同意或死亡，以先发生者为准。在BICR确认影像学进展后，若出现临床获益则允许患者继续使用药物；若在随后的影像评估中发现肿瘤继续生长则停止治疗。完成患者入组后进行随访，包括安全性随访和长期随访。安全性随访为末次治疗结束30天后进行，长期随访持续5年。肿瘤评估采用增强MRI或CT进行。从治疗第1个周期第1天开始至第49个周期间，每隔5～7个周期进行一次评估；49个周期之后，每隔8～10个周期进行一次评估。

### 2.4 终点指标

主要终点是基于RECIST1.1的由BICR评估的PFS。PFS定义为从随机化开始到疾病进展或因任何原因死亡的时间，以先发生者为准。关键次要终点包括OS、ORR以及患者报告结局（patient reported outcome，PRO），即从基线到第12周的呼吸困难、咳嗽、胸痛、整体健康状况和身体功能变化。其他次要终点包括缓解持续时间（duration of response，DOR）、疾病控制率（disease control rate，DCR）、应答时间（time to response，TTR）、安全性等。

### 2.5 样本量估计

根据前期研究，多西他赛组中位PFS约5个月，索托拉西布组中位PFS约7.7个月（两组的风险比HR为0.65），设置检验水准α为单侧0.025，检验效能为90%。两组预计至少需要230例PFS事件才能检验出统计学差异。在最初方案中，样本量设定为650例，是基于

PFS 和 OS 共同决定。随后，在修正方案时样本量的确定仅以主要终点 PFS 进行评估，确保 PFS 有足够的效能检验出统计学差异，总样本量基于最终分析时预估目标 PFS 事件数为 70% 成熟度，确定约为 330 例。

### 2.6 统计学分析

基于 PFS 数据成熟度约 70% 进行一次有效性期中分析。最终分析时，对主要终点 PFS 及关键次要终点进行假设检验。疗效评估基于意向性治疗（intention-to-treat，ITT）人群进行分析。生存曲线采用 Kaplan-Meier 方法估计，并采用分层 Log-rank 卡方检验。对于 PFS 和 OS，采用分层的 Cox 比例风险模型估计 HR 及 95%CI。总反应率采用分层卡方检验（Cochran-Mantel-Haenszel，CMH）进行分析。对于 PRO，采用重复测量混合模型和广义估计方程进行分析。采用未分层的 Cox 比例风险模型进行恶化时间分析（time-to-deterioration analyses）。

### 2.7 方案修正

CodeBreaK 200 研究经历了 2 次方案的修正。第一次修改是在 2020 年 6 月 29 号，允许索托拉西布组和多西他赛组的患者在进展后继续治疗，并设定了相应的进展治疗标准，即没有出现显著或不可逆的治疗相关毒性和（或）功能评分无恶化者、同意继续治疗。第二次修改是在 2021 年 2 月 3 号（此时已入组完成 99%），主要有重要改动：①减少预设样本量，从最初方案预估样本量 650 例降低到 330 例；②纳入一次疗效期中分析；③允许多西他赛组患者在确认进展后交叉到索托拉西布组进行治疗；④建立 COP 程序，提供判断患者是否进展的第二个独立意见。

## 3 研究结果

2020 年 6 月 4 日至 2021 年 4 月 26 日期间，共入组了 22 个国家 148 个中心的 345 例患者，患者被 1 ： 1 随机分配到索托拉西布组（$n$=171）和多西他赛组（$n$=174）。总共 320 例患者至少接受了一次药物剂量，其中索托拉西布组 169 例、多西他赛组 151 例（见原文 Figure 1）。

截至 2022 年 8 月 2 日，中位随访时长为 17.7（IQR：16.4 ～ 20.1）个月，其中索托拉西布组的中位治疗持续时长为 19.9 周，多西他赛组的中位治疗时长为 12 周。目前两组分别仍有 22 例患者和 7 例患者在接受治疗。

### 3.1 基线特征

入组患者 345 例，中位年龄为 64 岁，种族以白种人为主（82.9%，286/345），亚裔比例较低（12.5%，43/345）。大多数患者曾 / 现有吸烟史（96.2%，332/345），中枢神经系统累及比例及肝转移比例均低于 50%。两组之间的基线特征基本保持一致。

### 3.2 疗效分析

在 ITT 分析集中，索托拉西布组的 PFS 显著性长于多西他赛组（HR=0.66，95%CI：0.51 ～ 0.86，$P$=0.0017）。索托拉西布组的中位 PFS 为 5.6（95%CI：4.3 ～ 7.8）个月，而

多西他赛组的中位 PFS 为 4.5（95%CI：3.0 ～ 5.7）个月。索托拉西布组的 1 年 PFS 率为 24.8%，相比多西他赛组（10.1%），提高了 14.7% 的获益。然而，两组之间的 OS 并无显著性差异（HR=1.01，95%CI：0.77 ～ 1.33）。索托拉西布组中位 OS 为 10.6（95%CI：8.9 ～ 14.0）个月，多西他赛组中位 OS 为 11.3（95%CI：9.0 ～ 14.9）个月（见原文 Figure 2A、Figure 3B）。

BICR 评估的 ORR 结果显示，索托拉西布组 OPR 显著性优于多西他赛组（28.1% *vs* 13.2%，$P < 0.001$）。相比较多西他赛组，索托拉西布组具有更高的 DCR（82.5% *vs* 60.3%）、更快的 TTR（1.4 个月 *vs* 2.8 个月）、更长的 DOR（8.6 个月 *vs* 6.8 个月）以及更大肿瘤负荷下降幅度（58.8% *vs* 48.7%）。

### 3.3 亚组分析

相比较多西他赛组，在不同的人口特征、ECOG 评分、既往治疗线数、PD-L1 表达水平和中枢神经系统受累史中，索托拉西布组均显示出一致的 PFS 获益，在所有预先指定的亚组中均显示出 ORR 获益。

### 3.4 安全性分析

索托拉西布组中≥ 3 级治疗相关严重不良事件的发生率少于多西他赛组（33% *vs* 40%）。索托拉西布组中最常见≥ 3 级治疗相关不良事件包括腹泻（20 例）、肝功能异常（谷丙转氨酶升高 13 例、谷草转氨酶升高 9 例）。多西他赛组中最常见≥ 3 级治疗相关不良事件包括中性粒细胞减少（18 例）、疲劳（9 例）、粒细胞减少性发热（8 例）。此外，索托拉西布组和多西他赛组分别有 1 例、2 例患者发生与治疗相关的死亡。

### 3.5 患者报告结局

索托拉西布组患者的生活质量优于多西他赛组。相比较多西他赛组，索托拉西布组延缓患者整体健康状态（HR=0.69，95%CI：0.53 ～ 0.91）及身体功能（HR=0.69，95%CI：0.52 ～ 0.92），可明显改善肿瘤相关的呼吸困难（HR=0.63，95%CI：0.48 ～ 0.83）和咳嗽症状（HR=0.55，95%CI：0.38 ～ 0.80）。

## 4 讨论

### 4.1 临床解读

#### 4.1.1 CodeBreaK 200 与 CodeBreaK 100 研究的疗效结果存在差异

相比较 CodeBreaK 100 Ⅰ期和Ⅱ期研究，CodeBreaK 200 Ⅲ期研究中索托拉西布组患者的中位 PFS（5.6 个月 *vs* 6.3 个月 *vs* 6.8 个月）、ORR（28.1% *vs* 32.2% *vs* 37.1%）、中位 OS（10.6 个月 *vs* 12.5 个月 *vs* 12.5 个月）和中位 DOR（8.6 个月 *vs* 10.9 个月 *vs* 11.1 个月）均略低[1, 7-9]（表 1）。疗效结果存在差异的潜在原因可能包括以下几个方面：首先，CodeBreaK 200 研究入组的脑转移患者较 CodeBreaK 100 研究更多（34% *vs* 23%）；其次，相较于 CodeBreaK 100 研究，CodeBreaK 200 研究中同时接受过铂类化疗和免疫治疗的患者比例更高（98% *vs* 83%）。此外，

早期研究入组的患者通常具有较好的肿瘤生物学特点，这些患者总体应答较好，可能更适合入组要求高的早期药代动力学研究，而既往治疗后快速进展的患者常从早期研究中淘汰。因此，入组患者群体的差异可能导致疗效结果存在差异。

表 1 CodeBreaK 100 与 CodeBreaK 200 临床疗效比较

| 终点指标 | CodeBreaK 100 | | | CodeBreaK 200 |
|---|---|---|---|---|
| | Ⅰ期临床试验 | Ⅱ期临床试验 | Ⅰ/Ⅱ期临床试验 2 年研究终点统计分析 | Ⅲ期临床试验 |
| mPFS（月） | 6.3 | 6.8 | 6.3 | 5.6 |
| ORR | 32.2% | 37.1% | 41% | 28.1% |
| mDOR（月） | 10.9 | 11.1 | 12.3 | 8.6 |
| mOS（月） | / | 12.5 | 12.5 | 10.6 |
| DCR | 88.1% | 80.6% | 84% | 82.5% |

4.1.2 CodeBreaK 200 研究为晚期 *KRAS*$^{G12C}$ NSCLC 患者带来新的治疗选择，但研究结果仍需谨慎解读

CodeBreaK 200 研究是首个针对 *KRAS*$^{G12C}$ 靶点的Ⅲ期临床研究。该研究结果表明，与二线标准治疗多西他赛相比，索托拉西布对既往接受过含铂化疗和免疫检查点抑制剂治疗的 NSCLC 患者具有更高的疗效，可显著性改善患者的 PFS、ORR、DCR、DOR 和 TTR，且索托拉西布的 PFS 获益在各个亚组间是一致的。从亚组分析可知，亚洲人群和非亚洲人群均可以从索托拉西布治疗中获益，但亚洲人群似乎可从索托拉西布中获益更多（中位 PFS：8.3 个月 *vs* 5.6 个月），然而亚洲患者数量有限，该结果仍需谨慎解读。另外，ECOG 评分为 0 的患者、二线治疗以上的患者，尽管从 PFS 数值上来看，索托拉西布较多西他赛有所改善，但 PFS 获益区间的上限超过 1，故该结果也需谨慎解读。此外，相较于多西他赛，索托拉西布具有更低的毒性，且与更好的生活质量相关。

总体来说，CodeBreaK 200 研究表明索托拉西布可为预后不良、高需求且未得到满足的晚期 *KRAS*$^{G12C}$ NSCLC 患者带来一种新的治疗选择。但值得注意的是，在该研究中，被随机分配到多西紫杉醇组的 174 例患者中有 23 例（13%）没有接受治疗并停止了研究，而索托拉西布组的 171 例患者中仅有 2 例（1%）未接受治疗。由于该研究为开放标签设计，两组间未治疗患者的较大不平衡不仅可导致该研究存在潜在的偏倚，也可影响该研究疗效的评估，因此，该研究结果仍需谨慎解读。

4.1.3 OS 获益是抗肿瘤药物获批的关键因素

针对 CodeBreaK 200 研究结果，美国 FDA 于 2023 年 10 月 5 日召开了肿瘤药物咨询会议，旨在讨论该研究结果能否被可靠解释以及该研究是否是一项充分且良好对照的临床试验。大部分专家认为尽管 CodeBreaK 200 研究达到了主要终点 PFS，但索托拉西布组中位 PFS 仅为 5 周，短于影像学随访间期（6 周），进一步分析发现索托拉西布组和多西他赛组的中位 PFS

仅相差 5d，且该研究未达到次要终点 OS，即两组的 OS 并无显著性差异。基于此，FDA 质疑索托拉西布组的实际临床获益，最终专家组以 10 票反对、2 票赞同的结果，认为 CodeBreaK 200 主要研究终点 PFS 不能被可靠解释，且 OS 也无显著性获益。由此，索托拉西布在晚期 *KRAS*$^{G12C}$ NSCLC 患者中的应用价值仍有待商榷。

对于无有效靶向药物可及的 *KRAS*$^{G12C}$ 突变晚期 NSCLC 患者，其存在极大的未满足的临床需求，为使这部分患者获益最大化，CodeBreaK 200 研究作为Ⅲ期的确证性研究，主要研究终点被设定为 PFS，FDA 也指导要求多西他赛组患者在疾病进展后可交叉接受索托拉西布治疗，保持了 PFS 的统计功效，但 OS 却无统计学意义改善。迄今为止，包括 CodeBreaK 200 在内的许多临床试验均以 PFS 或者 ORR 作为主要研究终点来进行抗肿瘤药物疗效的评估，但最近的临床试验结果强调这些早期疗效终点与 OS 之间缺乏相关性 [10-13]。例如，6 项针对非霍奇金淋巴瘤或慢性淋巴细胞白血病的随机对照试验显示，PFS 改善与潜在的 OS 损害相关。与此同时，在 3 项针对复发性卵巢癌的临床试验中，可在初始观察到 PFS 受益，但随着随访时间的延长，其与潜在的 OS 损害相关。尽管 ORR 和 PFS 在药物开发中具有临床相关性和实用性，但尚未被确立为 OS 的替代品。OS 仍然被认为是评价临床抗肿瘤药物疗效价值的金标准，也是 FDA 审批抗肿瘤药物上市的重要标准。因此，无论主要研究终点是 PFS 还是 ORR，评估 OS 且提供相关的描述性分析是极为重要的 [13]。

## 4.2 统计学解读

### 4.2.1 总体Ⅰ类错误控制

本研究中需要控制Ⅰ类错误的地方主要有两处：①期中分析。该研究计划在观察到约 160 个 PFS 事件（70%）或最后一个受试者入组并随访至少 6 周时，进行一次有效性期中分析，采用 O'Brien Fleming α 消耗函数严格控制Ⅰ类错误不超过预设值。②多个终点的统计学检验。由于该研究涉及一个主要终点 PFS 和多个关键次要终点的假设检验，因此该研究采用 Maurer & Bretz 图解法控制总Ⅰ类错误不超过 0.05（双侧）。在涉及多个终点检验时，Maurer & Bretz 图解法是相对常用的控制Ⅰ类错误的方法，即当一个特定的 $H_0$ 假设被拒绝时，分配给该假设的 α 可以重新分配给其他研究假设 [14]。在本研究中，首先进行检验的是 PFS，当 PFS 显著性检验通过后，α 水准回收分配给 ORR 和 OS，分配比例为 1 ∶ 4，分别为 0.01 和 0.04；当 ORR 显著性检验通过后，回收这一部分 α 水准。因此，在对 OS 进行统计学检验时，α 水准仍为 0.05。然而，由于 OS 未达到统计学显著性，后续 PRO 分析并未进一步检验（图 1）。

### 4.2.2 PFS 获益而 OS 未获益

CodeBreaK 200 研究显示主要终点 PFS 成功达到预设目标（HR=0.66，95%CI：0.51 ～ 0.86），而 OS 并未获益（HR=1.01，95%CI：0.77 ～ 1.33，*P*=0.53）。本研究中，中尾部大量删失的出现使得 Kaplan-Meier 曲线 18 个月及之后时间点上两组处于风险状态人数变化幅度较大，可能造成 Kaplan-Meier 曲线不稳健（见原文 Figure 3B）。此外，由于研究者和 BICR 评估具有一定时间差，存在一定比例患者基于研究者评估结果早期交叉至索托拉西布组进行治疗。对比早期交叉（19 例）和 BICR 评估进展后交叉（27 例）患者的生存状况，前者中位 OS 相对更长（18.9 个月 *vs* 11.8 个月），这提示：①早期交叉患者可能本身具有更佳的身体状态；②使用基于 ITT 分析集评估两组 OS 时，两组间生存差异可能被进一步缩小。

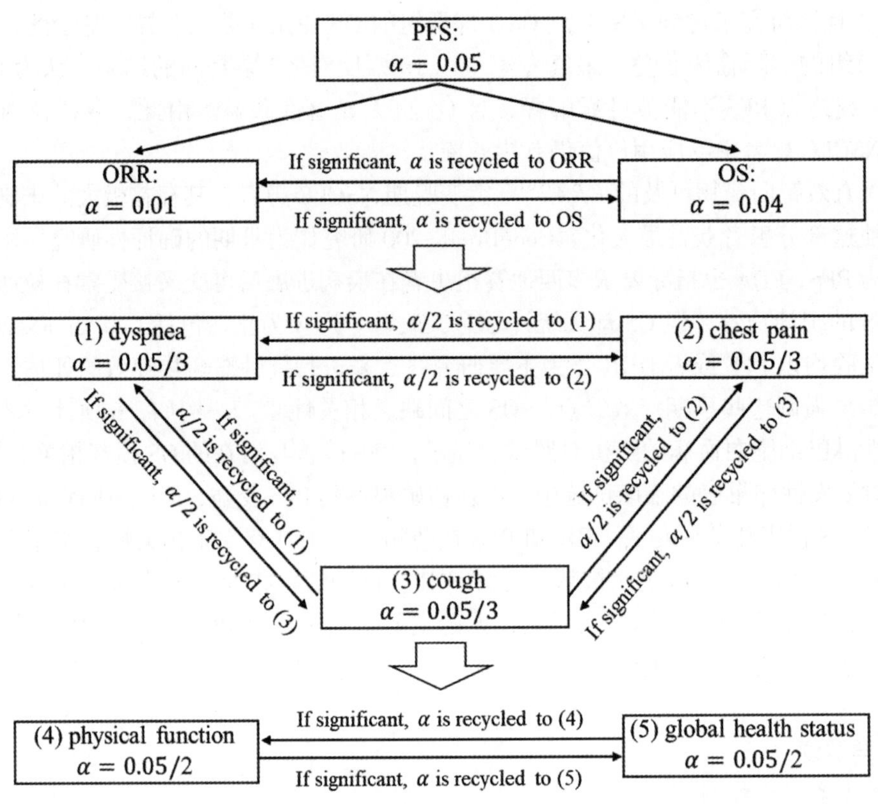


图 1　CodeBreaK 200 研究的假设检验和 α 分配 / 回收流程图

4.2.3　潜在偏倚考虑

回顾 CodeBreaK 200 整个研究方案可知，其可能存在一系列潜在的系统性偏倚，进而影响主要结果获益的可靠性。

第一，两组早期脱落病例并不平衡，在多西他赛组脱落比例较高：索托拉西布组 2 例（1%）*vs* 多西他赛组 23 例（13%）。这些早期脱落病例的组间比例失衡也是影响疗效评估的偏倚来源。值得注意的是，多西他赛组有 20 例随机化后 5 周内就立即删失，这可能在一定程度上破坏随机化的方案设计。由于这部分患者提供的与确定疗效相关的信息较少，因此很难判断当这部分患者仍留在试验中对主要终点的影响。尽管通过协变量调整的 Cox 模型能在一定程度上降低潜在偏倚的影响，但统计模型仅能调整这些已知因素的干扰，对于其他未知因素的影响无法进行控制，例如患者对治疗的认知、社会经济地位等。

第二，尽管该研究达到主要终点，但两组的中位 PFS 差值约为 5 周，低于 6 周的肿瘤影像学评估间隔。考虑到 PFS 评估是在影像学间隔期结束时进行的，即真实进展时间点往往发生于间隔期内，5 周的 PFS 获益稳健性可能受到潜在的固有测量误差影响。对此，FDA 采用区间截尾（interval censoring）的方法进行了敏感性分析，结果显示索托拉西布组中位 PFS 为 4.47（95%CI：3.9 ～ 7.8）个月，多西他赛组为 4.3（95%CI：2.9 ～ 4.8）个月。尽管 HR 仍显示出统计学差异（HR=0.71，95%CI：0.54 ～ 0.95），但中位 PFS 差值低至约 5d。这可能进一步增加 PFS 真实临床获益的不确定性。

第三，研究者和 BICR 评估进展存在不一致。目前，索托拉西布 s 受到了患者及研究者的广泛关注，由于开放标签的研究性质，可能使得研究者对多西他赛组倾向于评估为疾病进展。FDA 进一步将不一致定义划分为早期不一致（研究者评估的疾病进展早于 BICR 结果）和晚期不一致（研究者评估的疾病进展晚于 BICR 结果）。结果显示索托拉西布组晚期不一致率更高（42% *vs* 31%），而多西他赛组早期不一致率更高（69% *vs* 58%）。这也提示研究者在试验过程中对多西他赛组患者可能偏向于判断进展，而对索托拉西布组患者则偏向于判断为延迟进展。

第四，影像学评估过程可能存在偏倚。在第二次研究方案修正中，增加了由一名不同于 BICR 的放射医师进行独立 COP 程序，以期向研究者提供判断疾病进展的第二个独立意见。但是 COP 评估结果被间接使用来稽查 BCIR 评估结果，并且两者判断的疾病进展不一致率较高，这也提示：①可能违背影像学章程；②可能存在一定的阅片规则差异；③潜在影响数据质量。

## 5 小结

尽管 CodeBreaK 200 研究在设计及实施过程中有一些值得讨论的地方，但其作为全球首个针对 *KRAS*$^{G12C}$ 突变 NSCLC 的Ⅲ期临床试验仍具有较大的影响力和地位。该研究显示，相比标准治疗多西他赛，索托拉西布可显著性改善 PFS，且具有更优的安全性。

## 参考文献


[1] DE LANGEN A J, JOHNSON M L, MAZIERES J, et al. Sotorasib versus docetaxel for previously treated non-small-cell lung cancer with *KRAS*$^{G12C}$ mutation: a randomised, open-label, phase 3 trial [J]. Lancet, 2023,401(10378):733-746.

[2] SKOULIDIS F, HEYMACH J V. Co-occurring genomic alterations in non-small-cell lung cancer biology and therapy [J]. Nat Rev Cancer, 2019, 19(9):495-509.

[3] OSTREM J M, PETERS U, SOS M L, et al. K-Ras(G12C) inhibitors allosterically control GTP affinity and effector interactions[J]. Nature, 2013,503(7477):548-551.

[4] CANON J, REX K, SAIKI A Y, et al. The clinical KRAS(G12C) inhibitor AMG 510 drives anti-tumour immunity[J]. Nature, 2019,575(7781):217-223.

[5] SKOULIDIS F, LI B T, DY G K, et al. Sotorasib for lung cancers with KRAS p.G12C mutation[J]. N Engl J Med, 2021,384(25):2371-2381.

[6] BLAIR H A. Sotorasib: first approval[J]. Drugs, 2021,81(13):1573-1579.

[7] FAKIH M G, KOPETZ S, KUBOKI Y, et al. Sotorasib for previously treated colorectal cancers with KRASG12C mutation (CodeBreaK100): a prespecified analysis of a single-arm, phase 2 trial[J]. Lancet Oncol, 2022,23(1):115-124.

[8] HONG D S, FAKIH M G, STRICKLER J H, et al. KRASG12C inhibition with sotorasib in advanced solid tumors[J]. N Engl J Med, 2020,383(13):1207-1217.

[9] DY G K, GOVINDAN R, VELCHETI V, et al. Long-term outcomes and molecular correlates of sotorasib efficacy in patients With pretreated KRAS G12C-mutated non-small-cell lung cancer: 2-year analysis of CodeBreaK 100[J]. J Clin Oncol, 2023,41(18):3311-3317.

[10] RICHARDSON N C, KASAMON Y, PAZDUR R, et al. The saga of PI3K inhibitors in haematological malignancies: survival is the ultimate safety endpoint[J]. Lancet Oncol, 2022, 23(5):563-566.
[11] KUMAR S K, HARRISON S J, CAVO M, et al. Venetoclax or placebo in combination with bortezomib and dexamethasone in patients with relapsed or refractory multiple myeloma (BELLINI): A randomised, double-blind, multicentre, phase 3 trial [J]. Lancet Oncol, 2020, 21(12):1630-1642.
[12] SCHJESVOLD F H, DIMOPOULOS M A, DELIMPASI S, et al. Melflufen or pomalidomide plus dexamethasone for patients with multiple myeloma refractory to lenalidomide (OCEAN): A randomised, head-to-head, open-label, phase 3 study[J]. Lancet Haematol, 2022, 9(2): e98-e110.
[13] MERINO M, KASAMON Y, THEORET M, et al. Irreconcilable differences: the divorce between response rates, progression-free survival, and overall survival[J]. J Clin Oncol, 2023, 41(15):2706-2712.
[14] MAURER W, BRETZ F. Multiple testing in group sequential trials using graphical approaches[J]. Stat Biopharm Res, 2013, 5(4): 311-320.

# PD-1 抑制剂联合立体定向体部放疗治疗早期非小细胞肺癌——SABR 联合免疫治疗模式研究解读

付相君[1]　楼丽姝[2]　方　敏[1]

1. 浙江省肿瘤医院胸部放疗科
2. 浙江省肿瘤医院临床研究部

**解读原文**

Chang JY, Lin SH, Dong W, et al. Stereotactic ablative radiotherapy with or without immunotherapy for early-stage or isolated lung parenchymal recurrent node-negative non-small-cell lung cancer: an open-label, randomised, phase 2 trial [published correction appears in Lancet. 2023 Sep 9;402( 10405 ): 850]. Lancet. 2023;402( 10405 ): 871-881. doi: 10.1016/S0140-6736( 23 ) 01384-3

**【摘要】**立体定向放疗（stereotactic ablative radiotherapy，SABR）是无法手术的早期非小细胞肺癌（non-small cell lung cancer，NSCLC）的标准治疗方法，但局部复发或远处转移，或两者同时发生的情况很常见。该研究旨在探索免疫联合 SABR（I-SABR）对比 SABR 治疗早期或孤立肺实质复发性淋巴结阴性 NSCLC 的疗效与安全性。2017 年 6 月至 2022 年 3 月，研究共入组美国德克萨斯州 3 家中心的 156 例未经治疗 NSCLC 患者，其中 141 例接受分配的治疗。入组患者随机 1 ∶ 1 分为 SABR 治疗组（*n*=78）和 I-SABR 治疗组（*n*=78）。入组条件为年龄 18 岁及以上；病理证实为未经治疗的Ⅰ A ～Ⅰ B 期（肿瘤大小≤ 4cm，$N_0M_0$）；Ⅱ A 期（肿瘤大小≤ 5cm，$N_0M_0$）或Ⅱ B 期（肿瘤大小＞ 5cm 且≤ 7cm，$N_0M0$）；以及孤立的实质性复发（肿瘤大小≤ 7cm）的 NSCLC 患者。主要终点是无事件生存率，次要研究终点包括总生存率和治疗相关毒性等。在中位随访 33 个月（95%CI: 28.7 ～ 38.1），结果显示，I-SABR 显著提高了 4 年无事件生存率［77%（95%CI: 66 ～ 91%）*vs* 53%（95%CI：42% ～ 67%）］［符合方案集（per-protocol set，PPS），HR=0.38，95%CI: 0.19 ～ 0.75，*P*=0.0056; 意向性治疗（intention-to-treat，ITT）人群，HR=0.42, 95%CI: 0.22～0.80, *P*=0.0080 ］。SABR 组没有发生 3 级及以上的不良事件; I-SABR 组中，10 例患者（15%）出现了与纳武利尤单抗有关的 3 级免疫不良反应，没有 3 级及以上的毒性。因此，与单纯 SABR 相比，I-SABR 显著提高了早期或孤立肺实质复发性淋巴结阴性性 NSCLC 患者的 4 年无事件生存率，毒性可耐受。

立体定向放疗（SABR）被视为不可手术的早期 NSCLC（NSCLC）的标准治疗方法，但局部或远处的复发很常见。PACIFIC 研究显示Ⅲ期 NSCLC 同步放化疗后进行免疫巩固治疗可降低局部复发并改善生存，但免疫治疗在Ⅰ期和Ⅱ期 NSCLC 中的疗效尚不明确。因此，一项由美国 MD 安德森癌症中心张玉蛟教授牵头的临床随机对照Ⅱ期研究，对比 SABR 与 SABR 联合免疫治疗（I-SABR）在早期 NSCLC 患者中的应用效果[1]。研究结果显示与单独使用 SABR 相比，I-SABR 显著改善了早期未接受治疗或肺实质复发性淋巴结阴性 NSCLC 患者的 4 年无事件生存率，且毒性可耐受。I-SABR 可作为早期 NSCLC 或肺实质复发的治疗选择，并为该人群的Ⅲ期临床试验提供了重要的基础。

## 1 研究背景与目的

对于ⅠA 期（< 3cm）NSCLC 患者，SABR 可以实现与手术相似的总生存期[2-3]。无法手术的早期 NSCLC，SABR 与传统分割放疗相比，其临床结果有所改善[4]。并且 SABR 对肺实质复发患者也显示出良好的疗效[5]。因此，SABR 现在成为无法手术、拒绝手术或孤立性肺实质复发患者的首选治疗手段[2-5]。

尽管取得了一定疗效，早期 NSCLC SABR 后复发的发生率仍高达 42%[6]。对于肿瘤较大[7]或 SABR 后局部复发的患者，其复发的风险仍较高[8]。尽管 SABR 后照射野的局部控制率可超过 90%，但大多数复发是照射野外的局部复发或远处复发[9-10]，化疗并未改善Ⅰ期的远处复发和生存结果[11-12]，这表明全身治疗仍需改进。

有新证据表明，放疗与免疫治疗可能具有协同效应，特别是以高生物有效剂量（≥ 100Gy）分次（1 ～ 10 次）进行放疗时，放疗可以通过促进肿瘤相关抗原的释放、增加 PD-L1 的表达、更好地激活肿瘤定向 T 淋巴细胞以增强局部肿瘤消融，从而更好地消除隐匿性微转移性疾病[13-14]。

与传统化疗相比，PD-L1 免疫疗法联合或不联合化疗可改善Ⅳ期 NSCLC 患者的总生存期[15]。新辅助化疗和免疫治疗以及辅助免疫治疗已显示出改善Ⅱ～Ⅲ 期 NSCLC 的无事件生存率[16-19]和总生存率的潜力。对于接受根治性放化疗的 Ⅲ 期 NSCLC 患者，巩固免疫疗法可显著改善无进展生存期和总生存期[20]。

为了减少 SABR 治疗初治早期或孤立性实质复发淋巴结阴性 NSCLC 的复发并改善预后，并验证 I-SABR 的理论优势，设计了 SABR 对比 I-SABR 治疗早期或孤立性实质复发性淋巴结阴性 NSCLC 的Ⅱ期随机试验。

## 2 研究设计

### 2.1 研究设计及对象

这项研究是一项随机对照的Ⅱ期临床试验，旨在比较 SABR 与 I-SABR 对早期 NSCLC 的疗效。研究在美国得克萨斯州的三家医院进行，研究采用开放标签设计，将符合条件的患者按 1 ∶ 1 随机分配到接受 SABR 治疗或接受 SABR 联合纳武利尤单抗（480mg，每 4 周 1 次，第一次放疗同时或在之后 36h 内给予）的治疗组。

该研究招募患者的纳入标准：年龄在 18 岁及以上；病理证实为未经治疗的Ⅰ A ～Ⅰ B 期（肿瘤大小≤ 4cm，$N_0M_0$）；Ⅱ A 期（肿瘤大小≤ 5cm，$N_0M_0$）或Ⅱ B 期（肿瘤大小＞ 5cm 且≤ 7cm，$N_0M_0$）；以及孤立的实质性复发（肿瘤大小≤ 7cm）NSCLC 患者。主要排除标准：肿瘤 ≥ 7cm；位置（如涉及有风险的纵隔器官）不适合 SABR；之前接受过免疫检查点抑制剂；方案指定检查中发现的淋巴结或转移性疾病；任何额外计划的预先局部治疗或全身治疗；未满足 SABR 剂量体积限制最低要求的参与者以及免疫治疗相关禁忌证。

## 2.2 随机化方法

采用最小化随机方法进行 1 ∶ 1 分组，分层因素包括：ECOG 评分（0 ～ 1 *vs* 2）、肿瘤大小（≤ 3cm *vs* ＞ 3 ～ 5cm *vs* ＞ 5 ～ 7cm）、肿瘤类型（鳞癌 *vs* 非鳞癌）和肺癌病史（原发 *vs* 复发）。为保证以上潜在预后因素的组间均衡分布，方案设置最小化概率参数为 0.90。

## 2.3 结局指标

主要终点是 4 年无事件生存率（event-free survival rate，EFS），事件定义为局部复发（同一肺叶内任何地方的局部复发或新发）、区域复发（任何胸腔内淋巴结）、远处转移（所有胸腔外区域以及任何单独肺叶的肺部疾病），二次原发或任何原因导致的死亡。次要终点为总生存期（overall survival，OS）、SABR 及免疫相关毒性、潜在预测标志物及其免疫学作用机制。

## 2.4 样本量估计

本研究是优效性试验，其关键统计学假设为 I-SABR 组疗效优于 SABR 组。样本量估计基于关键效应指标，即 EFS。预期 SABR 组 4 年 EFS 率为 54%，I-SABR 组 4 年 EFS 率为 77%，对应 HR=0.424，检验水准 α 设置为双侧 0.05，检验效能设置为 85%。预计在达到 50% 事件数时进行一次期中分析，设置期中分析及最终分析的有效性终止 *Z* 统计量界值为 –2.538 和 –1.662，无效性终止 *Z* 统计量界值为 –0.21 和 –1.662，经样本量估计得到需要最终事件数为 41 例。在此基础上，预期入组周期为 40 个月，额外随访 20 个月，进一步估计得到需要纳入 140 例患者，研究最终入组 156 例患者。

## 2.5 统计分析

研究设立 1 次期中分析，在发生 1/2 事件时进行，采用 O'Brien-Fleming 法进行 α 分配，期中分析的名义水准为 0.006，最终分析为 0.048。期中分析 Log-rank 检验单侧 *P*=0.303，大于 0.006（有效终止界值），小于 0.417（无效终止界值），因此未能提前终止，数据安全委员会批准该研究按计划继续进行。

该研究为确保患者的安全，设置停药边界来监测与 SABR 或免疫相关的不良反应发生率。停药边界选择的标准是 3 级及以上肺炎发生率大于 14%，则停止用药。

本研究所有统计分析均使用 SAS 9.4 和 R 4.2.2 版统计软件完成。采用卡方检验（对于分类变量）或 Wilcoxon 秩和检验（对于连续变量）来评估组间基线特征的差异（表 1）。生存曲线采用 Kaplan–Meier 方法估计，并采用 Log-rank 检验。同时使用单因素和多因素 Cox 比例风险模型来确定 I-SABR 在校正或不校正协变量情况下对 EFS 率的影响。分析同时在符合方案集（PPS）和意向性治疗（ITT）人群中进行，并进行探索性亚组分析。

**表 1　符合方案人群的基线特征表** [1]

| 指标 | SABR 组（$n$=75） | I-SABR 组（$n$=66） |
|---|---|---|
| 性别 | | |
| 女性 | 41（55%） | 46（70%） |
| 男性 | 34（45%） | 20（30%） |
| 种族 | | |
| 白种人 | 64（85%） | 62（94%） |
| 其他 | 11（15%） | 4（6%） |
| 年龄（岁） | 72（66 ~ 78） | 72（66 ~ 75） |
| 吸烟状态 | | |
| 从未吸烟 | 7（9%） | 7（11%） |
| 曾经吸烟 | 68（91%） | 59（89%） |
| ECOG 评分 | | |
| 0 ~ 1 | 68（91%） | 62（94%） |
| 2 | 7（9%） | 4（6%） |
| 肿瘤组织学 | | |
| 非鳞癌 | 61（81%） | 55（83%） |
| 鳞癌 | 14（19%） | 11（17%） |
| 肿瘤大小（cm） | | |
| 中位数 | 1.7（1.3 ~ 2.2） | 2.0（1.4 ~ 2.6） |
| ≤ 2cm | 51（68%） | 35（53%） |
| ＞ 2 ~ ≤ 3cm | 16（21%） | 22（33%） |
| ＞ 3 ~ ≤ 5 m | 8（11%） | 9（14%） |
| 肿瘤总体积（ml） | 4.2（2.4 ~ 9.1） | 6.4（2.5 ~ 15.1） |
| 肺癌病史 | | |
| 初诊 | 63（84%） | 50（76%） |
| 复发 | 12（16%） | 16（24%） |

续表

| 指标 | SABR 组（$n$=75） | I-SABR 组（$n$=66） |
|---|---|---|
| 单个病灶 | 74（99%） | 62（94%） |
| 两个病灶 | 1（1%） | 4（6%） |
| SABR 方案 | | |
| 50Gy/4 次 | 63（84%） | 59（89%） |
| 70Gy/4 次 | 12（16%） | 7（11%） |
| 纳武利尤单抗周期数 | | |
| 中位数 | NA | 4（4～4） |
| ≤2 | NA | 11（17%） |
| ＞2 | NA | 55（83%） |
| PD-L1 状态 | | |
| ＜1% | 34（45%） | 27（41%） |
| ≥1% | 16（21%） | 15（23%） |
| 未知 | 25（33%） | 24（36%） |
| EGFR 状态 | | |
| 野生型 | 22（29%） | 25（38%） |
| 突变型 | 3（4%） | 1（2%） |
| 未知 | 50（67%） | 40（61%） |
| 接受支气管内超声检查 | | |
| 是 | 50（67%） | 43（65%） |
| 否 | 25（33%） | 23（35%） |
| 接受脑部 MRI | | |
| 是 | 40（53%） | 34（52%） |
| 否 | 35（47%） | 32（48%） |

注：数据为 $n$（%）或中位数（IQR）；NA：不适用。

## 3　研究结果

2017 年 6 月 30 日至 2022 年 3 月 22 日期间，156 例符合条件的患者被随机分配到 SABR 组（$n$=78）或 I-SABR 组（$n$=78），其中 141 名患者接受了指定的治疗（见原文 Figure 1）。受试者的中位随访时间为 33 个月（95%CI：28.7 ～ 38.1），I-SABR 将 SABR 组的 4 年无事件生存率从53%（95%CI：42% ～ 67%）提高至77%（95%CI：66% ～ 91%）（PPS人群HR=0.38，95%CI：0.19 ～ 0.75，*P*=0.0056；ITT人群HR=0.42，95%CI：0.22 ～ 0.80，*P*=0.0080），SABR联合免疫可显著改善患者生存（见原文Figure 2）。

一项亚组分析显示，I-SABR的无事件生存时间较SABR更长，尤其是对于年龄≤72岁（中位年龄）、ECOG 0 ～ 1、新诊断疾病、鳞状细胞及肿瘤≤2cm的受试者（（见原文Figure 3）。

未发生与SABR相关的3级或更高级别的不良事件。在I-SABR组中，有10名受试者（15%）出现了与纳武利尤单抗相关的3级免疫不良事件，其中最常见的是疲劳（*P*=0.0003）；I-SABR组无3级及以上的肺炎事件。两组均未报告4级及以上毒性的病例（表2）。

表2　2级及以上不良事件概况[1]

| 指标 | 2级 | | 3级 | |
|---|---|---|---|---|
| | SABR | I-SABR | SABR | I-SABR |
| 急性肾损伤 | – | – | – | 1 |
| 肾上腺功能不全 | – | – | – | 1 |
| 厌食症 | 1 | – | – | – |
| 关节痛 | – | 2 | – | – |
| 视物模糊 | – | 1 | – | – |
| 结膜炎 | – | – | – | 1 |
| 腹泻 | – | 1 | – | – |
| 呼吸困难 | – | – | – | 1 |
| 疲劳 | 1 | 7 | – | 2 |
| 甲状腺功能亢进症 | – | 1 | – | 1 |
| 缺氧 | – | – | – | 1 |
| 肝炎（急性） | – | – | – | 1 |
| 肌痛 | – | 1 | – | – |
| 口腔黏膜炎 | – | 1 | – | – |
| 口腔感觉障碍 | – | 1 | – | – |
| 肺炎（传染性） | – | – | – | 1 |
| 肺炎 | 1 | 2 | – | – |
| 瘙痒 | – | 2 | – | – |
| 皮疹 | – | 2 | – | 1 |
| 干眼症 | – | 1 | – | – |
| 口腔干燥症 | – | 1 | – | – |

# 4 临床解读

## 4.1 早期肺癌患者可从 I-SABR 治疗模式中获益

这项研究首次提供了临床证据，证明纳武利尤单抗与 SABR 联合可有效治疗早期肺癌。与单纯 SABR 组对比，联合 4 个周期的纳武利尤单抗可显著降低患者的复发与死亡，为新诊断的早期或孤立的实质复发性淋巴结阴性的 NSCLC 患者提供了新的治疗思路。

该研究在设计上，入组病理证实为未经治疗的Ⅰ A ～Ⅱ B 期（肿瘤大小≤ 7cm，$N_0M_0$）以及孤立的实质性复发（肿瘤大小≤ 7cm）淋巴结阴性 NSCLC 患者，非常巧妙地将孤立性肺实质复发的患者也纳入该研究，符合目前临床诊疗规范。

其次，在免疫治疗与 SABR 治疗的时间窗进行了严格的规定（放疗后 36h 之内使用免疫治疗），目前针对 SABR 与免疫治疗的协同效应，均建议 SABR 后免疫治疗尽早开始，以达到更好的免疫激活的效应。同样，两者的协同使用，是否会增加毒副反应，也是临床非常关心的问题，尤其是肺炎。在该研究中，在 I-SABR 组中，无 3 级及以上的肺炎事件，安全性良好。

## 4.2 对于 PD-L1 阴性患者的思考

在既往Ⅳ期 NSCLC 研究中，我们知道 PD-L1 表达阴性的患者对于 PD-1/PD-L1 抑制剂效果欠佳。在该研究中，PD-L1 阴性的患者也能从 I-SABR 中获益，提示 SABR 可能诱导部分人群 PD-L1 表达上调，因此 SABR 联合免疫治疗能让 PD-L1 阴性的人群从免疫治疗中获益。我们在 SABR 联合 Durvalumab 的新辅助治疗研究 [21] 以及Ⅳ期肺癌 SABR 联合 Pembrolizumab 研究 [22-23] 中也观察到了相同的现象。因此，这些研究提示对于 PD-L1 阴性的患者，联合 SABR 提高治疗疗效是一种可行的策略。

## 4.3 本研究与同期研究比较

本研究比较了 SABR 与 I-SABR 在早期 NSCLC 患者中的应用。在本项研究中，尽管只使用了 3 个月的免疫巩固治疗，无事件生存下降约 60%（HR=0.38）。和其他肺癌的免疫治疗研究对比，术后辅助免疫治疗 Impower 010[18]（HR=0.79）、KeyNote-091[19]（HR=0.76）、新辅助免疫治疗 CheckMate 816[17]（HR=0.63）和 PACIFIC 研究（HR=0.79），我们这项研究的 HR 是最小的，这可能与 SABR 强效激活免疫有关 [13-14]。另外一方面，SABR 治疗周期在 10d 内，相较于传统放疗的 30 次，可以更大程度降低对淋巴细胞的损伤，提高 $CD8^+$ T 细胞对于肿瘤免疫治疗的应答 [24]。另外，放疗与免疫治疗的时机，与 PACIFIC 研究放疗后几周再用免疫治疗不同，本研究采用免疫治疗是放疗期间。这些都将为今后的研究以及Ⅳ期肺癌的治疗提供更加有意义的参考。

# 5 统计学解读

## 5.1 为何选用最小化随机方法？

最小化随机是最常用的动态随机方法，主要原理是新入组受试对象要综合考虑已入组受试对象基线影响因素的分布情况，分别分析其进入各处理组时，重要混杂因素或预后因素分布不均衡造成的影响，使受试者对象有更大的概率进入目标组，以减小各处理组间混杂因素或预后因素的不均。本研究利用最小化随机使受试者以 90% 的概率进入到目标组，与其他随机化方法相比，该法能更有效地均衡组间重要预后因素的分布，且不会降低检验效能。虽然 SABR 被认为是研究人群的标准治疗方法，但在肿瘤大小、既往治疗和组织学等方面存在异质性，因此研究者将 ECOG 评分、肿瘤大小、肿瘤类型、肺癌病史设为最小化分组的分层因素。与分层随机相比，预后因素较多（如 3 个以上）时，最小化法的均衡能力明显较高，甚至可以同时考虑 10 ～ 20 个预后因素。

但是该法也有一些缺点，例如相对复杂，依赖于计算机，不过随着计算机技术的发展，中央随机化系统已解决该难题。另外，最小化随机并不是严格意义上的随机，所以统计分析时应针对受控因素进行敏感性分析，指南建议将分组中使用的因素作为协变量进行分析。本研究统计分析时已将最小化分层因素作为协变量纳入模型，试验组仍优于对照组（HR=0.364，*P*=0.0054），且各分组因素组间均衡（各协变量 *P* 值均大于 0.05）（表 3）。该随机方法最重要的一点不足是，对未知的协变量无法很好地控制，例如本研究并不能很好地控制可能与预后相关的表皮生长因子受体（epidermal growth factor receptor，*EGFR*）突变及 PD-L1 表达状态在两组间均衡，不能确保组间差异完全由治疗方式不同引起。

**表 3　校正预设分层因素的敏感性分析** [1]

| 参数 | 比较 | HR | 95%CI | *P* 值 |
|---|---|---|---|---|
| 组别 | I-SABR *vs* SABR | 0.364 | 0.178 ～ 0.741 | 0.0054 |
| ECOG | 2 *vs* 0/1 | 0.861 | 0.260 ～ 2.853 | 0.8070 |
| 肿瘤大小 | （2, 3］cm *vs*（0, 2］cm | 0.941 | 0.432 ～ 2.049 | 0.8776 |
| 肿瘤大小 | （3, 5］cm *vs*（0, 2］cm | 1.247 | 0.472 ～ 3.293 | 0.6562 |
| 肺癌病史 | 是 *vs* 否 | 1.556 | 0.745 ～ 3.251 | 0.2395 |
| 组织学 | 鳞癌 *vs* 非鳞癌 | 1.018 | 0.464 ～ 2.235 | 0.9638 |

### 5.2　不同研究设计分析数据集的选择

该研究数据分析同时在 PP 集（HR=0.38，*P*=0.0056）、ITT 集（HR=0.42，*P*=0.0080）中进行（见原文 Figure 2），并在接受治疗分析集（HR=0.43，*P*=0.0100）中进行敏感性分析，在各数据集中试验组均优于对照组，有效论证了治疗方式的组间差异。

ITT 集指的是按照意向性治疗原则分析的数据集，一般包括所有进行随机化的受试者，本研究 ITT 集包含 156 例进行随机化的患者（78 例 *vs* 78 例）。PP 集为完成了预先确定的治疗量，主要指标可以测定，没有重大的对方案的违背的人群，本研究 PP 集在 ITT 集基础上剔除 6 例未通过筛选、8 例免疫治疗失败、1 例拒绝 I-SABR 治疗的患者（75 例 *vs* 66 例）（见原文 Figure 1）。一般来说，主要变量的结果对不同分析集不敏感是有利的，所以在选择分析数据集时应遵循保守性原则。由于一些试验质量问题多倾向于疗效不佳，如依从性差、脱落率高、主要终点错误分类等，可能会掩盖试验组和对照组之间的治疗差异，两组实际观察到的差异

由 Δ 缩小到 Δ’（见原文 Figure 3[25]）。

优效性设计中，如果 Δ’被检验出差异有统计学意义，那么实际差异 Δ 必然有统计学差异；等效 / 非劣效设计中，由于组间差异缩小后更有利于支持非劣效结论，相比实际差异 Δ，缩小的 Δ’被检验出差异无统计学意义时存在假阳性的可能性（图 1）。

依据保守性原则，优效性试验中 ITT 为主要分析集，PPS 为支持性分析集；等效 / 非劣效试验中，ITT 集并不保守，应同时分析 ITT 集和 PP 集，如果结果不一致，需进一步分析原因，只有两种数据集的分析结果都一致时，才能对试验进行结论性的推断。在确证性试验中，建议同时用 ITT 集及 PP 集进行分析，并对它们之间的任何差异进行详细讨论和解释。

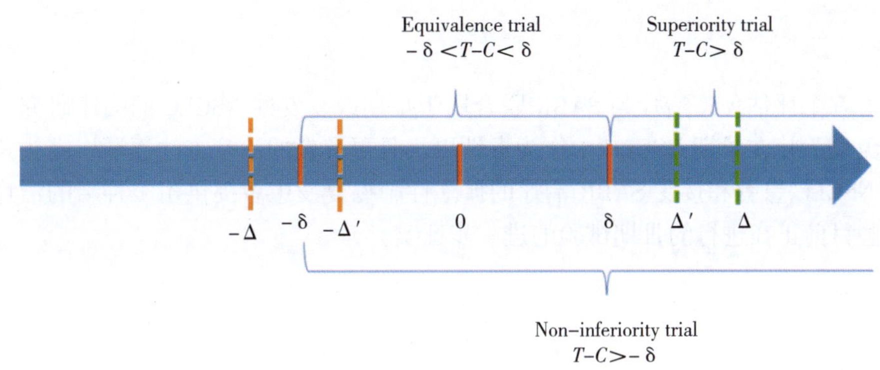


图 1　不同试验类型差异示意图

## 5.3　如何正确看待亚组分析的结果

亚组分析是根据受试者某个基线特征定义的亚组进行统计分析。其主要价值为当总人群结果为阳性时，确定亚组一致性及获益更大的人群；当总人群结果阴性时，探索可能获益的人群，为下一步研究提供假设。本研究全人群结果阳性，进行亚组分析，但由于此分析是出于探索性目的进行的，并未在方案分析中预先指定，结果解读需要格外谨慎。虽然事后亚组分析显示，ECOG 评分 0 ～ 1，肿瘤＜ 2cm，72 岁或以下的男性原发鳞癌患者试验组疗效明显优于对照组（见原文 Figure 3），但由于事后分析可能破坏预先设定的随机分组，从而引入偏倚使结论不够稳健甚至错误，其分析结果并不能作为确证性结论用以判断疗效，而只能作为探索性分析为进一步研究提供线索，并需要确证性研究进行确认。确证性亚组分析需在研究目的中声明，并在方案中明确定义亚组人群，根据亚组在随机化时进行分层，考虑多重比较的 I 类错误校正，指定相应的原假设和统计分析策略；样本量估计时亦考虑了亚组的检验效能。

CheckMate 012[26] 研究表明，与 *EGFR* 突变阴性患者相比，*EGFR* 突变阳性患者使用纳武利尤单抗的疗效较差，但本事后亚组分析未体现出 *EGFR* 基因分型之间的异质性。这是由于此亚组未在方案中事先定义，基因检测也并非强制要求，所以 *EGFR* 突变阳性患者事件数过少，没有足够的检验效能来支撑亚组分析的结果。此外，从本研究亚组分析森林图（见原文 Figure 3）中可见，该分析分别检验各个亚组的差异是否有统计学意义，以此来推断治疗措施是否有效，这是亚组分析中最常见但易误导读者的评价方法。单从某一亚组疗效的 *P* 值是否有统计学意义推断治疗效果是不正确的，因为这样会导致假阳性率增高。正确的做法是采用交互分析，来判断各亚组组间差异是否有统计学意义，但其弊端是可能降低把握度。

### 5.4 统计学局限性

除上述提到的本研究亚组分析没有足够的检验效能支撑亚组结果解释，该研究还存在一些统计学局限性，如本研究样本量较少且为开放研究，没有盲态的独立中心影像学审查机构，结果可能存在偏倚。另外，该研究 OS 数据还未成熟，由于存在替代指标获益，但不能最终转换为 OS 获益的情况，所以本研究还需继续随访。

## 6 小结

本研究为首个评估免疫治疗与 SABR 联合用于早期或复发性 NSCLC 的临床研究。考虑到靶向治疗和免疫治疗在早期 NSCLC 中作为毒性更小且更有效的治疗方法逐渐崭露头角，这项研究为早期 NSCLC 患者和接受 SABR 治疗的孤立性肺癌复发患者提供了一种新的治疗选择，但还需要一些目前正在进行的Ⅲ期试验的进一步证实。

## 参考文献

[1] CHANG J Y, LIN S H, DONG W, et al. Stereotactic ablative radiotherapy with or without immunotherapy for early-stage or isolated lung parenchymal recurrent node-negative non-small-cell lung cancer: an open-label, randomised, phase 2 trial[J]. Lancet, 2023, 402(10405): 871-881.

[2] CHANG J Y, SENAN S, PAUL M A, et al. Stereotactic ablative radiotherapy versus lobectomy for operable stage I non-small-cell lung cancer: a pooled analysis of two randomised trials[J]. Lancet Oncol, 2015, 16: 630-637.

[3] CHANG J Y, MEHRAN R J, FENG L, et al. Stereotactic ablative radiotherapy for operable stage Ⅰ non-small-cell lung cancer (revised STARS): long-term results of a single-arm, prospective trial with prespecified comparison to surgery[J]. Lancet Oncol, 2021, 22: 1448-1457.

[4] BALL D, MAI G T, VINOD S, et al. Stereotactic ablative radiotherapy versus standard radiotherapy in stage 1 non-small-cell lung cancer (TROG 09.02 CHISEL): a phase 3, open-label, randomised controlled trial[J]. Lancet Oncol, 2019, 20: 494-503.

[5] SUN B, BROOKS E D, KOMAKI R, et al. Long-term outcomes of salvage stereotactic ablative radiotherapy for isolated lung recurrence of non-small cell lung cancer: a phase II clinical trial[J]. J Thorac Oncol, 2017, 12: 983-992.

[6] TIMMERMAN R D, HU C, MICHALSKI J M, et al. Long-term results of stereotactic body radiation therapy in medically inoperable stage Ⅰ non-small cell lung cancer[J]. JAMA Oncol, 2018, 4: 1287-1288.

[7] VERMA V, SHOSTROM V K, KUMAR S S, et al. Multi-institutional experience of stereotactic body radiotherapy for large ( ≥ 5 centimeters) non-small cell lung tumors[J]. Cancer, 2017, 123: 688-696.

[8] TRAKUL N, HARRIS J P, LE Q T, et al. Stereotactic ablative radiotherapy for reirradiation of locally recurrent lung tumors[J]. J Thorac Oncol, 2012, 7: 1462-1465.

[9] SENTHI S, LAGERWAARD F J, HAASBEEK C J A, et al. Patterns of disease recurrence after stereotactic

ablative radiotherapy for early stage non-small-cell lung cancer: a retrospective analysis[J]. Lancet Oncol, 2012, 13: 802-809.

[10] SUN B, BROOKS E D, KOMAKI R U, et al. 7-year follow-up after stereotactic ablative radiotherapy for patients with stage Ⅰ non-small cell lung cancer: results of a phase 2 clinical trial[J]. Cancer, 2017, 123: 3031-3039.

[11] DOUILLARD J Y, ROSELL R, DE LENA M, et al. Adjuvant vinorelbine plus cisplatin versus observation in patients with completely resected stage ⅠB-ⅢA non-small-cell lung cancer (Adjuvant Navelbine International Trialist Association [ANITA]): a randomised controlled trial[J]. Lancet Oncol, 2006, 7: 719-727.

[12] BUTTS C A, DING K, SEYMOUR L, et al. Randomized phase Ⅲ trial of vinorelbine plus cisplatin compared with observation in completely resected stage ⅠB and Ⅱ non-small-cell lung cancer: updated survival analysis of JBR-10[J]. J Clin Oncol, 2010, 28: 29-34.

[13] VANPOUILLE-BOX C, ALARD A, ARYANKALAYIL M J, et al. DNA exonuclease Trex1 regulates radiotherapy-induced tumour immunogenicity[J]. Nat Commun, 2017, 8: 15618.

[14] BERNSTEIN M B, KRISHNAN S, HODGE J W, et al. Immunotherapy and stereotactic ablative radiotherapy (ISABR): a curative approach? [J]. Nat Rev Clin Oncol, 2016, 13: 516-524.

[15] MOK T S K, WU Y L, KUDABA I, et al. Pembrolizumab versus chemotherapy for previously untreated, PD-L1-expressing, locally advanced or metastatic non-small-cell lung cancer (KEYNOTE-042): a randomised, open-label, controlled, phase 3 trial[J]. Lancet, 2019, 393: 1819-1830.

[16] FORDE P M, SPICER J, L U S, et al. Neoadjuvant nivolumab plus chemotherapy in resectable lung cancer[J]. N Engl J Med, 2022, 386: 1973-1985.

[17] WAKELEE H, LIBERMAN M, KATO T, et al. Perioperative pembrolizumab for early-stage non-small-cell lung cancer[J]. N Engl J Med, 2023, 389(6):491-503.

[18] FELIP E, ALTORKI N, ZHOU C, et al. Adjuvant atezolizumab after adjuvant chemotherapy in resected stage ⅠB-ⅢA non-small-cell lung cancer (IMpower010): a randomised, multicentre, open-label, phase 3 trial[J]. Lancet, 2021, 398: 1344-1357.

[19] O'BRIEN M, PAZ-ARES L, MARREAUD S, et al. Pembrolizumab versus placebo as adjuvant therapy for completely resected stage ⅠB-ⅢA non-small-cell lung cancer (PEARLS/KEYNOTE-091): an interim analysis of a randomised, triple-blind, phase 3 trial[J]. Lancet Oncol, 2022, 23: 1274-1286.

[20] SPIGEL D R, FAIVRE-FINN C, GRAY J E, et al. Five-year survival outcomes from the PACIFIC trial: durvalumab after chemoradiotherapy in stage Ⅲ non-small-cell lung cancer[J]. J Clin Oncol, 2022, 40: 1301-1311.

[21] ALTORKI N K, MCGRAW T E, BORCZUK A C, et al. Neoadjuvant durvalumab with or without stereotactic body radiotherapy in patients with early-stage non-small-cell lung cancer: a single-centre, randomised phase 2 trial[J]. Lancet Oncol, 2021, 22: 824-835.

[22] WELSH J, MENON H, CHEN D, et al. Pembrolizumab with or without radiation therapy for metastatic non-small cell lung cancer: a randomized phase Ⅰ/Ⅱ trial[J]. J Immunother Cancer, 2020, 8: e001001.

[23] THEELEN WSME, CHEN D, VERMA V, et al. Pembrolizumab with or without radiotherapy for metastatic non-small-cell lung cancer: a pooled analysis of two randomised trials[J]. Lancet Respir Med, 2021, 9: 467-475.

[24] RAHIM M K, OKHOLM T L H, JONES K B, et al. Dynamic $CD8^+$ T cell responses to cancer immunotherapy in human regional lymph nodes are disrupted in metastatic lymph nodes[J]. Cell, 2023, 186: 1127-1143.

[25] 莫淼，王靖雯，张剑．激素受体阳性、人表皮生长因子受体阴性、腋窝淋巴结阴性、Oncotype DX21 基因评分中等风险的早期乳腺癌患者单纯内分泌治疗与化疗联合内分泌治疗的比较——TAILORx 研究解读 [J]. 中国癌症杂志，2018, 28(8): 634-640.

MO M, WANG J W, ZHANG J. Comparison between endocrine therapy alone and chemotherapy combined with endocrine therapy in early breast cancer patients with hormone receptor positive, human epidermal growth factor receptor negative, axillary lymph node negative, Oncotype DX21 gene score and moderate risk: interpretation of TAILORX study[J]. China Oncology, 2018, 28(8):634-640.
[26] Hellmann M D, Rizvi N A, Goldman J W, et al. Nivolumab plus ipilimumab as first-line treatment for advanced non-small-cell lung cancer (CheckMate 012): results of an open-label, phase 1, multicohort study[J]. Lancet Oncol, 2017,18(1):31-41.

# 胃癌合并腹膜转移患者中 S-1 联合紫杉醇（静脉联合腹腔灌注）与 S-1 联合顺铂（静脉）治疗的对比——PHOENIX-GC 研究的解读

贾慧珣[1] 李 超[2] 朱晓东[3]

1. 上海交通大学医学院附属第一人民医院眼科中心
2. 复旦大学附属肿瘤医院放疗科，复旦大学上海医学院肿瘤学系
3. 复旦大学附属肿瘤医院肿瘤内科，复旦大学上海医学院肿瘤学系

**解读原文**

Ishigami H, Fujiwara Y, Fukushima R, et al. Phase Ⅲ Trial Comparing Intraperitoneal and Intravenous Paclitaxel Plus S-1 Versus Cisplatin Plus S-1 in Patients With Gastric Cancer With Peritoneal Metastasis: PHOENIX-GC Trial. J Clin Oncol. 2018;36（19）: 1922-1929. doi: 10.1200/JCO.2018.77.8613

**【摘要】** PHOENIX–GC 研究有很多值得重视之处。第一，胃癌腹膜转移发生率很高，预后很差，对常规全身化疗疗效有限，是胃癌治疗公认的难点之一；而 PHOENIX–GC 是少有的专门探索胃癌腹膜转移治疗的大型Ⅲ期临床研究。第二，该研究的治疗方案有两大特色，一是选择了紫杉醇给药方案，二是腹腔静脉双通路给药并联合替吉奥（S–1），兼顾了局部和全身治疗。PHOENIX–GC 研究是首个采用腹腔静脉双通路给予紫杉醇，并联合替吉奥治疗腹膜转移胃癌患者的Ⅲ期临床研究。第三，虽然总体人群中试验组的优势未达统计学差异，但联合治疗组有获益趋势，在没有方案违背的符合方案集（per–protocol set，PPS）中，试验组 OS 有显著优势，在中量腹水亚组中，OS 亦有显著差异。在腹水与腹腔化疗疗效的交互性分析中，证实腹水是影响疗效的重要因素。第四，对此研究的结果，尽管还需要前瞻性研究证实，很多专家还是认同腹腔化疗作用的，尤其是在优势亚组中（如中量腹水的患者）。该研究能够在 *JCO* 上发表，且国内据此开展了多个紫杉醇腹腔静脉双通路给药化疗的研究就是很好的例子。第五，由于研究者过于乐观地估计了腹腔联合化疗组的疗效，导致的样本量被低估，以及腹水患者在试验组和对照组间分布严重失衡可能导致了试验组优势的削弱，这些都和总体阴性的结果有关。尽管 PHOENIX–GC 研究失败了，但该研究为进一步探索胃癌腹膜转移

的最佳治疗策略提供了思路，对胃癌腹膜转移的临床实践有很大的影响和推动。

本期分享 2018 年 5 月发表在 *JCO* 上的 PHOENIX-GC 研究[1]，旨在对比胃癌合并腹膜转移患者中 S-1 联合紫杉醇（静脉联合腹腔灌注）与 S-1 联合顺铂（静脉）治疗的优劣。

## 1 背景

胃癌腹膜转移是指胃癌原发灶癌细胞经血行、淋巴或腹膜直接种植生长所致的癌症转移形式。由于间皮细胞的不连续性，普遍认为肿瘤细胞可以通过“种子 - 土壤”学说在腹膜上种植。腹膜转移是胃癌最常见的转移形式，它具有以下几个特点：

其一，胃癌腹膜转移的发生率高。在中国，腹膜转移占胃癌转移的 53% ～ 60%，即使可进行手术治疗，进展期胃癌中有超过 50% 的患者术后首发且唯一复发灶是腹膜转移。

其二，预后较差。腹膜转移是导致 20% ～ 40% 胃癌患者死亡的直接原因，居胃癌患者致死原因的首位。

其三，腹膜转移的评估十分复杂。CT 作为最主要的影像学检查手段，虽然特异度可达 95% ～ 99%，但是灵敏度仅为 33% ～ 51%，极易漏诊误诊。腹腔游离癌细胞检查（腹水或腹腔灌洗液细胞学检查）是目前诊断腹腔内游离癌细胞的金标准，虽然其灵敏度较低，但有助于发现肉眼无法识别的微转移。诊断性腹腔镜检查应同时进行腹腔游离癌细胞检查。血清标志物 CA125 只能作为辅助手段，而不作为腹膜转移的诊断依据。

其四，腹膜转移的治疗方法单一。NCCN 指南未对腹膜转移的胃癌患者作出单独的规范（图 1）。指南中对它与不可切除的晚期患者采用共同的治疗原则。然而，对于有其独特转移特点的腹膜转移来说，这样单一的治疗方法似乎并不能满足治疗的需要。

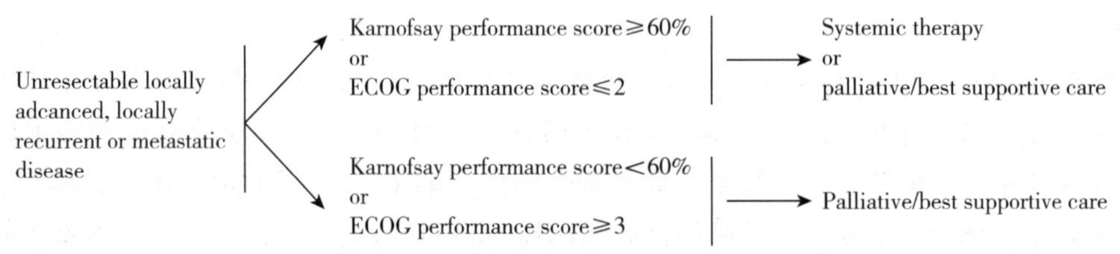


**图 1 晚期不可切除胃癌治疗的 NCCN 指南规范**

（图片来源：2018 年 NCCN 指南）

胃癌腹膜转移诊疗中存在的以上问题，对治疗提出了更多的要求，而腹腔灌注化疗就是有希望对这一部分患者带来更多临床获益的治疗方案。

该研究的日本治疗团队一直致力于胃癌腹膜转移的研究，并发表过一系列成果。在此前进行的Ⅱ期临床研究中，发现腹腔灌注化疗的获益趋势，即在其基础上开展了此项Ⅲ期、日本多中心、优效性、开放标签的随机对照研究（见原文 Figure 1）。

## 2 研究设计

入组要求为病理证实的原发性胃腺癌伴腹膜转移，未接受化疗或短期内（＜2个月）化疗没有疾病进展，年龄20～74岁，ECOG评分为0或1，具有良好的营养状况和器官功能。排除因素为腹膜或卵巢转移外的远处转移；既往姑息性胃切除术；大量腹水需要频繁引流。腹膜转移的程度按照当时的日本标准（日本第12版《胃癌处理规约》）进行划分，即P1是指转移结节局限于邻近的腹膜，P2是指腹腔内有数个散在的转移性结节，P3是指腹膜腔内有多个转移性结节。其中P2/P3归为同一类进行分析。该研究采用全分析集（full analysis set，FAS）的OS作为主要研究终点，在第1例入组2年后进行评价。由于到2年时还没完全完成入组，所以中间修改了1次方案，加入了3年OS作为次要研究终点，同时，次要研究终点还包括反应率（response rate，RR）和安全性指标。

## 3 治疗方案

2011年10月—2013年11月完成该研究的患者入组并按2 ∶ 1的比例随机分配到IP组和SP组。IP组采用的是3周的治疗方案：第1、8天腹腔注射紫杉醇20mg/m$^2$+静脉输注紫杉醇50mg/m$^2$，第1～14天进行S-1 80mg/m$^2$口服。SP组进行5周静脉化疗方案：第8天输注顺铂60mg/m$^2$，第1～21天进行S-1 80mg/m$^2$口服。直到患者出现疾病进展或者不可耐受的毒性。疗效评估采用腹水量和腹腔细胞学检查，腹水通过影像学检查评估，细胞学检查则在IP组每次腹腔化疗前以及SP组第1/2次（如有）腹腔镜检查时进行[1]。

## 4 数据集

研究共筛选了239例患者，排除不符合入组标准的患者后，共183例按2 ∶ 1的比例进行随机，这部分属于意向性治疗（intention-to-treat，ITT）分析集（122例 ∶ 61例）。安全集定义：排除因撤销知情同意、吞咽功能不佳及远处转移而没有接受所分配治疗的患者。主要分析FAS集的定义是在安全集的基础上排除缺知情同意和不符合入组标准；符合方案集（per-protocol set，PPS）则是在FAS集基础上排除方案违背的患者（见原文Figure 1）。

主要分析数据集为何采用FAS？ITT原则的理想情况在临床试验的实践中不易完全达到，FAS则是指按ITT原则尽可能地接近理想状态，通过对所有随机化受试者的数据进行最少和公正的剔除之后所得到的数据集。但最少和公正的剔除并无严格标准，目前达成的共识中可以从FAS中排除的情况：①不符合入选标准的受试者；②在入组后没有任何随访记录的受试者（图2）。

随机采用最小化的方法，分层因素包括中心、之前是否化疗（present *vs* absent）；腹膜转移程度（P1 *vs* P2/P3）。在以上分层因素中遗漏了对预后产生重要影响的腹水因素。

在分层因素选择时要注意各水平间的比例，当某水平的比例极小时，会影响分层因素组间均衡性（无效的分层因素）。比如，腹膜转移程度这个分层因素，183例患者中P1仅有6例。因此，腹膜转移因素可以视为无效的分层因素（图3）。

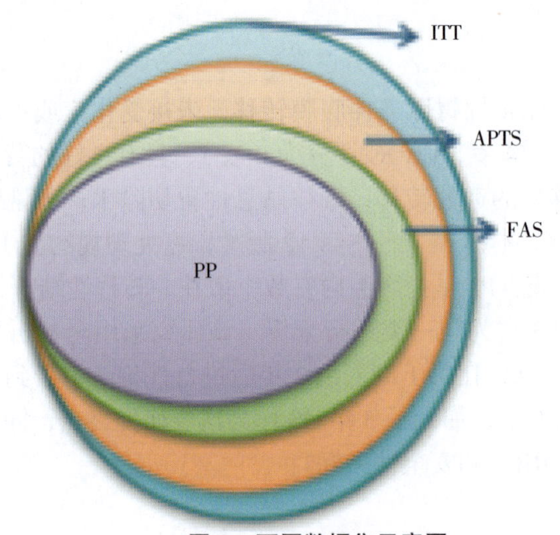


图 2　不同数据集示意图

Peritoneal metastasis

| | | | | |
|---|---|---|---|---|
| $P_1$ | 3 | 3 | 3 | 6 |
| $P_2/P_3$ | 111 | 97 | 47 | 94 |

图 3　腹膜转移分层情况

## 5　样本量计算

该研究设立了 2 次期中分析，分别在入组达到 90 和 160 时进行。最后 1 次分析仍保证 Alpha 有 0.049 76，检验水准并未消耗，是由于使用 O'Brien-Fleming 方法进行 Alpha 拆分，前面两次中期分析共占用 Alpha 0.000 24。预先设置 IP 组的中位生存时间是 22 个月（结果仅有 16 个月）对比 SP 组的 11 个月，按照 Power=0.9，Alpha=0.05（双侧）计算出的样本量为 180，由于研究者对于疗效的估计过于乐观，所以这里计算的样本量实际上应该是不够的（图 4）。

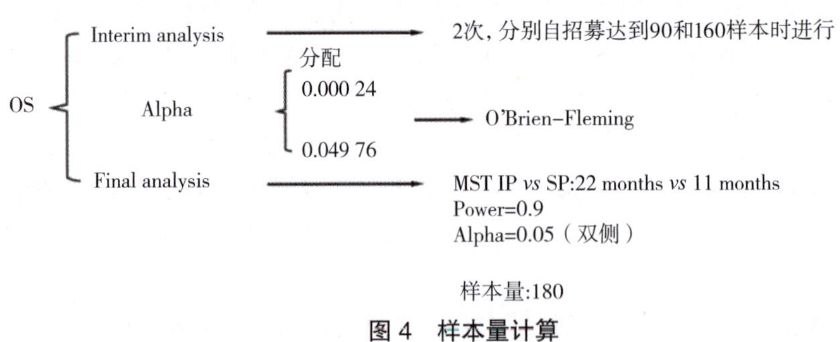


图 4　样本量计算

## 6　关于 O'Brien-Fleming 方法

O'Brien-Fleming 方法在期中分析过程中均采用严格的标准（很低的 $P$）。如果研究继续进行达到计划的样本量，那么最终的分析如同没有期中分析一样。这样的方法不仅保证了 α 水平，也保存了把握度。对显著性水平的处理方法是递进式的，在试验开始阶段，对不稳定的结果都不确定时，它采用的 *P* 更保守，随着试验的进行，结果变得可靠与稳定时，它的标准也随之放宽。只有当治疗方法被证明有很强的优势时可以提早终止试验。因此，只要付出一点额外的努力，研究者便可以满足伦理学的要求，在研究过程中监测治疗的效果。

## 7 研究结果

该研究最初预计的随访时间是 2 年，中位随访 30.1 个月。治疗的中位持续时间 IP 组 39 周，SP 组 15 周。延长随访时间至 3 年后，中位随访时间为 41.7 个月 [1]。

在基线情况的分析中，预设分层组际之间各项因素分布均衡；然而对于没有预设的腹水因素，两组出现了明显的差异：IP 组中度腹水 33%，SP 组中度腹水 7%（$P$=0.015）。而评估腹腔转移情况的 PCI 指数在 IP 组中也更高 [1]（表 1）。

表 1 两全分析集基线特征

| 指标 | IP（*n*=114） | | SP（*n*=50） | |
|---|---|---|---|---|
| | 人数 | % | 人数 | % |
| 年龄（岁） | | | | |
| 中位数 | 60 | | 63 | |
| 范围 | 25 ～ 74 | | 37 ～ 72 | |
| 性别 | | | | |
| 男性 | 65 | 57 | 25 | 50 |
| 女性 | 49 | 43 | 25 | 50 |
| ECOG PS | | | | |
| 0 | 83 | 73 | 36 | 72 |
| 1 | 31 | 27 | 14 | 28 |
| 既往化疗 | | | | |
| 是 | 26 | 23 | 12 | 24 |
| 否 | 88 | 77 | 38 | 76 |
| 腹膜转移 * | | | | |
| P1 | 3 | 3 | 3 | 6 |
| P2/P3 | 111 | 97 | 47 | 94 |

续表

| 指标 | IP（$n$=114） | | SP（$n$=50） | |
|---|---|---|---|---|
| | 人数 | % | 人数 | % |
| 组织学类型† | | | | |
| 分化型 | 20 | 18 | 14 | 28 |
| 未分化型 | 94 | 82 | 36 | 72 |
| 可测量病灶 | | | | |
| 是 | 17 | 15 | 5 | 10 |
| 否 | 97 | 85 | 45 | 90 |
| 腹水量‡ | | | | |
| 无 | 42 | 37 | 29 | 58 |
| 少量 | 34 | 30 | 14 | 28 |
| 中度 | 38 | 33 | 7 | 14 |
| 腹膜癌（PCI）指数 | | | | |
| 进行腹腔镜检查 | 101 | 89 | 35 | 70 |
| 计算 PCI 分数成功 | 99 | 87 | 34 | 68 |
| 中位数 | 9 | | 4 | |
| IQR | 4 ～ 17 | | 2 ～ 10 | |

ECOG PS：美国东部肿瘤协作组体能状态评分；IP：腹腔灌注和静脉输注紫杉醇联合 S-1；IQR：四分位数范围；SP：S-1 联合顺铂。*：P1，局限于邻近腹膜（包括网膜）的转移性结节；P2，腹腔内多个分散的转移性结节；P3，腹腔内多个转移性结节（日本胃癌分类）。†：分化型、乳头状腺癌和管状腺癌（分化良好、中度分化）；未分化型、分化不良腺癌（实性型、非实性型）、印戒细胞癌和黏液腺癌。‡：通过计算机断层扫描评估，少量，在盆腔内；中度，在盆腔外。

主要研究终点为中位生存时间，IP 组为 17.7 个月（95%CI：14.7 ～ 21.5 个月），SP 组为 15.2 个月（95%CI：12.8 ～ 21.8 个月），HR=0.72，95%CI：0.49 ～ 1.04，$P$=0.080。两组之间差异并无统计学意义。IP 组的 3 年 OS 为 21.9%（95%CI：14.9% ～ 29.9%），SP 组为 6.0%（95%CI：1.6% ～ 14.9%）。在 K-M 曲线上前期两条线较为紧密，后期逐渐分开似有获益，但差异无统计学意义[1]（见原文 Figure 2）。

在亚组分析中，由森林图可得，治疗效果与腹水量之间有明显的关系（$P$=0.01）。在中等腹水组中，IP 组存在获益（见原文 Figure 3）。对腹水量的分析显示，IP 组中 39% 的患者在接受治疗后腹水消失，IP 组患者的反应更好（$P$=0.001）。但是，由于事先未预设分层且样本量不大，该研究也只能得出初步结论[1]（表 2）。

表 2　通过 CT 对腹水量的分析

| 最佳反应 | IP（$n$=38） | | SP（$n$=7） | |
|---|---|---|---|---|
| | 人数 | % | 人数 | % |
| 消失 | 15 | 39 | 0 | 0 |
| 减少 | 18 | 47 | 2 | 29 |
| 无变化 | 3 | 8 | 3 | 43 |
| 增加 | 2 | 5 | 2 | 29 |

在安全性分析中，IP 组 3 或 4 级白细胞计数减少（25% *vs* 9%，$P$=0.023）和中性粒细胞比例减少（50% *vs* 30%，$P$=0.028）更常见。非血液学毒性可耐受，两组之间差异无统计学意义。两组耐受性均可接受（表 3）。

表 3　安全性分析

| 不良事件 | IP（$n$=116） | | | | | | SP（$n$=53） | | | | | |
|---|---|---|---|---|---|---|---|---|---|---|---|---|
| | 1～2 级 | | 3 级 | | 4 级 | | 1～2 级 | | 3 级 | | 4 级 | |
| | 人数 | % | 人数 | % | 人数 | % | 人数 | % | 人数 | % | 人数 | % |
| 白细胞减少症 | 58 | 50 | 26 | 22 | 3 | 3 | 22 | 42 | 5 | 9 | 0 | 0 |
| 中性粒细胞计数减少 | 42 | 36 | 43 | 37 | 15 | 13 | 19 | 36 | 14 | 26 | 2 | 4 |
| 贫血 | 101 | 87 | 13 | 11 | 2 | 2 | 45 | 85 | 6 | 11 | 0 | 0 |
| 血小板计数减少 | 33 | 28 | 0 | 0 | 0 | 0 | 26 | 49 | 0 | 0 | 0 | 0 |
| AST 升高 | 70 | 60 | 2 | 2 | 0 | 0 | 21 | 40 | 2 | 4 | 0 | 0 |
| ALT 升高 | 62 | 53 | 6 | 5 | 0 | 0 | 23 | 43 | 2 | 4 | 0 | 0 |
| 肌酐升高 | 18 | 16 | 0 | 0 | 1 | 1 | 11 | 21 | 0 | 0 | 1 | 2 |
| 低钠血症 | 24 | 21 | 4 | 3 | 0 | 0 | 11 | 21 | 2 | 4 | 0 | 0 |
| 低钾血症 | 15 | 13 | 8 | 7 | 0 | 0 | 4 | 8 | 3 | 6 | 0 | 0 |
| 恶心 | 70 | 60 | 8 | 7 | 0 | 0 | 28 | 53 | 5 | 9 | 0 | 0 |
| 呕吐 | 50 | 43 | 4 | 3 | 0 | 0 | 16 | 30 | 2 | 4 | 0 | 0 |
| 腹泻 | 50 | 43 | 10 | 9 | 0 | 0 | 12 | 23 | 3 | 6 | 0 | 0 |
| 厌食症 | 78 | 67 | 12 | 10 | 0 | 0 | 36 | 68 | 7 | 13 | 0 | 0 |
| 疲劳 | 80 | 69 | 9 | 8 | 0 | 0 | 33 | 62 | 4 | 8 | 0 | 0 |
| 周围感觉神经病变 | 42 | 36 | 2 | 2 | 0 | 0 | 6 | 11 | 0 | 0 | 0 | 0 |

续表

| 不良事件 | IP（*n*=116） | | | | | | SP（*n*=53） | | | | | |
|---|---|---|---|---|---|---|---|---|---|---|---|---|
| | 1～2级 | | 3级 | | 4级 | | 1～2级 | | 3级 | | 4级 | |
| | 人数 | % | 人数 | % | 人数 | % | 人数 | % | 人数 | % | 人数 | % |
| 斑丘疹 | 13 | 11 | 0 | 0 | 0 | 0 | 5 | 9 | 0 | 0 | 0 | 0 |
| 皮肤色素沉着 | 27 | 23 | 0 | 0 | 0 | 0 | 15 | 28 | 0 | 0 | 0 | 0 |
| 掌跖红斑综合征 | 22 | 19 | 0 | 0 | 0 | 0 | 5 | 9 | 0 | 0 | 0 | 0 |
| 口腔黏膜炎 | 45 | 39 | 2 | 2 | 0 | 0 | 11 | 21 | 0 | 0 | 0 | 0 |
| 脱发 | 96 | 83 | – | – | – | – | 11 | 21 | – | – | – | – |
| 发热 | 39 | 34 | 4 | 3 | 0 | 0 | 7 | 13 | 0 | 0 | 0 | 0 |
| 发热性中性粒细胞减少症 | – | – | 9 | 8 | 0 | 0 | – | – | 1 | 2 | 0 | 0 |

根据不良事件通用术语标准（4.0版）

该研究的结论是未能显示腹腔灌注紫杉醇加全身化疗的统计学优势，但是探索性分析提示腹腔灌注紫杉醇可能对腹膜转移胃癌有临床获益。

## 8 讨论

该研究是第一个对比联用胃癌腹腔灌注化疗与传统化疗疗效的Ⅲ期临床研究，但得到了令人惋惜的阴性结果[1]。

首先，该研究虽是阴性结果，但却有学者认为IP组还是有潜在获益趋势的。例如：① IP组的曲线始终在SP组上方，并且HR值的上限也是刚过1，*P*值也在临界范围，延长1年的随访后，3年的MST相差巨大，21.9%对比6%（见原文Figure 2）。②安全集分析中的*P*值临界值仍是临界状态（*P*=0.067）。③基线水平不平衡，IP组对比SP组，腹膜转移的情况IP组更差，P2和P3人群占97%，SP组94%；IP组组织学未分化人群占82%，而SP组只有72%；IP组腹水63%，SP组42%（表1）。④ Crossover也会稀释两组差异。实际上Protocol中是不允许Crossover的，但出于伦理考虑无法完全禁止。这里注意，当有转组事件发生时，理应质疑治疗方案组间是否存在差异。SP组中仍有6例在后续治疗中接受IP（12%）。把Crossover的人群去掉之后，*P*值则缩小至0.022，达到了显著水准，HR值同时从0.72降到了0.64。亚组分析中中等腹水人群也获得了显著性阳性结果。⑤调整性的post hoc分析，把腹水因素矫正后也得到阳性的结果。综上所述，认为该研究存在一些潜在获益趋势不无道理，因为IP组的疗效果真被低估了。

该研究的显著性检验无足够的统计学效能（图5）。在计算样本量时过于乐观地估计了疗效，按实际的疗效去计算，显然Power过低，仅15%左右。但是反过来，样本量不够的问题也同样会导致出现的效应值高估的情况。尤其在前期小样本的Ⅱ期研究中都呈现比Ⅲ期结果要高估的情况下（前期 3 个Ⅱ期研究数据分别为：Ⅱ期，29 例，ORR 为 48%；Ⅱ期，40 例，1 年 OS 为 78.0%；Ⅱ期，35 例，1 年 OS 为 77.1%）。

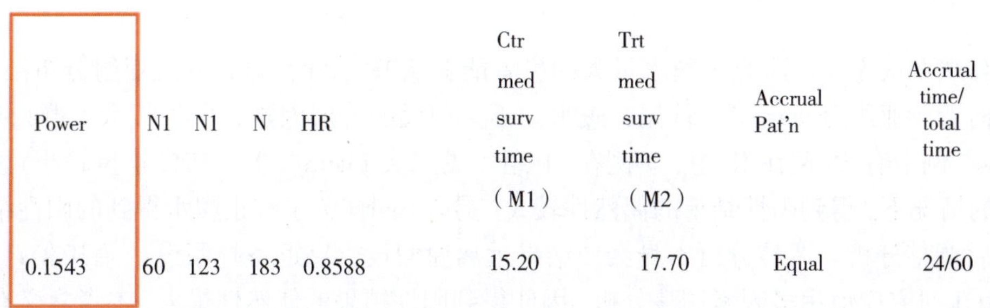

| Power | N1 | N1 | N | HR | Ctr med surv time（M1） | Trt med surv time（M2） | Accrual Pat'n | Accrual time/ total time |
|---|---|---|---|---|---|---|---|---|
| 0.1543 | 60 | 123 | 183 | 0.8588 | 15.20 | 17.70 | Equal | 24/60 |

图 5　统计学效能的计算

小样本会将疗效高估的情况在 *BMJ* 的一项 Meta 分析中进行过探索，该研究纳入 93 个随机对照研究，结果显示，按样本量的划分，100～199 的研究对比 1000 的研究 RR=0.7 效应要夸大 30%。对于小于 50 的样本量来说，效应要夸大 50% 左右。所以该研究也可能存在效应值被高估的情况（图 6）。

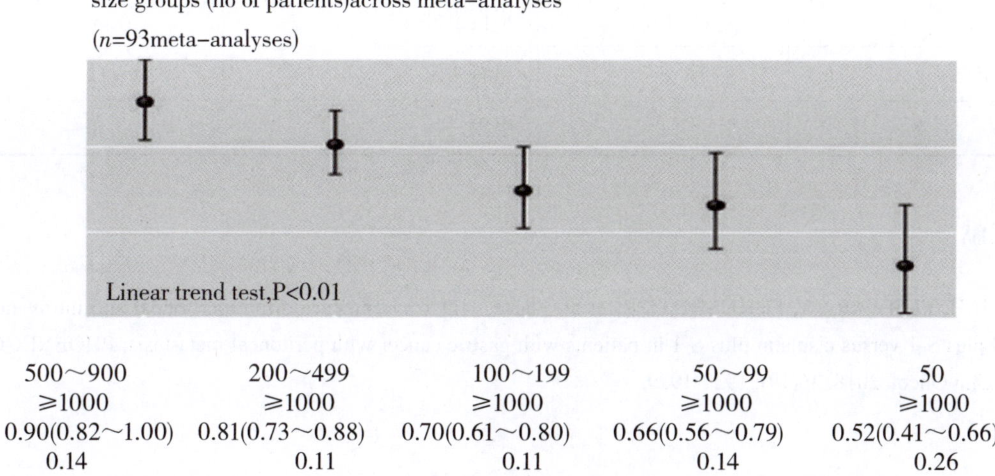


图 6　小样本高估疗效示意图

该研究入组人群不精准也可能是导致阴性结果的必然原因。该研究纳入的是所有腹膜转移的患者，但广泛腹膜转移与单纯脱落细胞学阳性但未见腹膜结节的患者在临床实践中的预后和治疗模式都并不相同。因此，把这两个群体放在一起研究作治疗选择似乎并不合适。该研究细胞学阳性 IP 组占 93/114（82%），SP 组占 31/40（78%）。同样，2016 年 ASCO 报道的两组的手术转化率 IP 组为 40%，SP 组为 20%，如此高的手术转化率，可以推断该人群腹膜局限转移占比较高；且 IP 组有高达 78% 患者出现腹膜细胞学阴性转归，再次推断局限转移占比较高；但是局限腹膜转移患者能否真的从 IP 组治疗模式中获益，实现转化治疗呢？该研究并无法给出答案，还需要针对局限转移人群设计临床研究证实。

实际 IP 组后续进展的比例较高，达到 78%。如此高比例的进展，又如何转化为 OS 的获益呢（表 4）？

最后，有观点认为，该研究中腹水量大的患者能够从 IP 治疗获益，并且亚组分析结果确实如此。如何看待亚组分析结果？首先，腹水并不是预设的分层因素，中等腹水人群只有 45 例，并且这 45 例中有 38 例在 IP 组，7 例在 SP 组（见原文 Figure 3）。在样本量较小且分配非常不均衡的情况下，得到阳性结果的偶然性较大。另外，同样关于校正腹水得到的阳性结果，采用的是事后调整分析。调整分析本身会使结果远离原假设，靠近备择假设，尤其在 $P$ 值临界状态时，RCT 研究应慎用多因素调整分析。因此得到阳性结果的偶然性很大，参考意义有限。

综上，该研究虽然被认定是一个阴性的结果，但对今后探索胃癌腹膜转移的最佳治疗策略仍有借鉴作用。

**表 4　两组未完成治疗患者情况**

| 组别 | 人数（$n$） | 组别 | 人数（$n$） |
|---|---|---|---|
| 未完成 IP 治疗 | 99 | 未完成 SP 治疗 | 53 |
| 疾病进展 | 77 | 疾病进展 | 30 |
| 不良事件 | 13 | 不良事件 | 3 |
| 患者决定 | 8 | 患者决定 | 12 |
| 手术 | 1 | 手术 | 8 |

## 参考文献

ISHIGAMI H, FUJIWARA Y, FUKUSHIMA R, et al. Phase Ⅲ trial comparing intraperitoneal and intravenous paclitaxel plus S-1 versus cisplatin plus S-1 in patients with gastric cancer with peritoneal metastasis: PHOENIX-GC trial[J]. J Clin Oncol, 2018, 36(19): 1922-1929.

# 可切除胃癌新辅助化疗术后辅助化疗对比化放疗的一项国际多中心、开放标签的随机Ⅲ期临床试验——CRITICS 研究解读

莫　森[1]　王靖雯[2]　朱　骥[3]

1. 复旦大学附属肿瘤医院肿瘤预防部，复旦大学上海医学院肿瘤学系
2. 复旦大学附属肿瘤医院放疗科，复旦大学上海医学院肿瘤学系
3. 浙江省肿瘤医院腹部放疗科

**解读原文**

Cats A, Jansen EPM, van Grieken NCT, et al. Chemotherapy Versus Chemoradiotherapy after surgery and preoperative chemotherapy for resectable gastric cancer（CRITICS）: an international, open-label, randomised phase 3 trial. Lancet Oncol. 2018;19（5）: 616-628. doi: 10.1016/S1470-2045（18）30132-3

【摘要】CRITICS 研究显示，在接受了新辅助化疗的可切除胃癌患者中，辅助化放疗未显示出对辅助化疗的治疗获益。虽然是一项阴性的研究，但其中有些细节是值得我们深思的。首先，研究者对胃癌患者的治疗完成度估计不足。由于疾病进展、无法耐受等因素，仅有 60% 的患者进入辅助治疗，50% 的患者完成辅助治疗，这与研究者预设的 2% 脱落率相差甚远。很显然，受试人群的大量脱落最直接的结果就是造成样本量偏低，统计效能不足以检验出 2 组的差异。随机时间点后移至辅助治疗前对于高脱落的治疗方案或许更为合适。其次，2017 年 ASCO 会议报道了 FLOT4 研究的结果，表明围术期 FLOT 方案（多西他赛，奥沙利铂，氟尿嘧啶，亚叶酸钙）对比 ECF 方案（表柔比星，顺铂，氟尿嘧啶）可改善患者的预后。有鉴于此，CRITICS 研究结论的实用性将再打折扣。再次，胃癌放疗关注点逐渐转向术前。术前放疗的优势在于肿瘤降期、提高 R0 切除率及耐受性更好。在食管癌和直肠癌中术前放化疗已成为标准治疗模式。正在开展的 TopGear 研究探讨了围术期化疗加术前放化疗的作用，初步结果显示，约 92% 的患者完成了术前放化疗。在 CRITICS Ⅱ研究设计中，化放疗即被前移至新辅助阶段进行。最后，亚组分析的探索有利于寻找潜在的生物标志物。但不同于 ARTIST 研究，Lauren 分型为肠型的患者显示出对辅助化疗更优的结果。这种结果的不一致

也对肠型胃癌是否是放疗的真正获益亚组提出了挑战。同时，本研究未对淋巴结阳性的患者进行亚组分析，令人无法判断这一指标的预测价值。虽然 CRITICS 研究未能达到预期的阳性结果，但通过围术期治疗模式的摸索，为下一步研究提供了佐证。

本期分享的是 2018 年 4 月发表在 *Lancet Oncol* 杂志上的 CRITICS 研究[1]，旨在比较可切除胃癌新辅助化疗术后辅助化疗对比化放疗的效果。

## 1 背景

晚期胃癌患者的生存率约为 25%，局部复发是主要的治疗失败原因，复发率高达 60% ～ 80%，主要复发部位包括残胃、瘤床、吻合口及最多见的淋巴结复发。对于进展期胃癌，现有的治疗策略主要包括 3 种：以日本为代表的东亚地区常用的扩大淋巴结清扫术（D2 手术）、以美国为代表的术后辅助化疗或放化疗和以北欧为代表的围术期化疗。

奠定辅助化放疗地位的里程碑式研究为 SWOG 0116 研究（对比单纯手术和手术联合辅助化放疗），结果显示，无论总生存期（overall survival，OS）还是无复发生存期（recurrence-free survival，RFS），手术联合辅助化放疗都明显优于单纯手术。基于该结果，美国推荐高复发风险的患者常规行术后放疗。但由于该研究入组患者分期偏晚及手术完成度低等原因，术后化放疗策略一直未被广泛接受。与之相似的是，韩国 ARTIST 研究在 D2 术后的患者中比较辅助化放疗与辅助化疗的疗效差异，尽管排除了手术方式的干扰，结果仍是阴性的；但亚组分析提示，术前存在阳性淋巴结的患者术后化放疗仍能获益。

在北欧，接受度较高的围术期化疗策略以 MAGIC 研究为代表（对比单纯手术与手术联合围术期化疗），结果显示，患者接受围术期化疗获益明显，并且在接受术前化疗后，手术可切除率增加。

由此，MAGIC 研究结果公布后，CRITICS 研究便紧随其后开展起来：在新辅助化疗和手术完全切除的基础上，对比术后化疗和术后化放疗的疗效差异。此外，辅助阶段增加一种治疗方式，经济成本增加，成本效果是否足够大，这也是值得思考的问题。

## 2 研究概况

本研究入组标准：初治Ⅰ B ～Ⅳ A 期胃腺癌患者，肿瘤位于胃或胃食管结合部；18 岁以上且 PS 评分＜ 2；心、肝、骨髓及肾功能良好；既往未接受过放化疗。

根据患者的组织学类型、肿瘤部位和医院进行分层随机，随后都进行 3 个周期的 ECC 方案化疗（表柔比星 + 顺铂或奥沙利铂 + 卡培他滨）和手术，手术要求至少是 D1+ 手术，根据随机结果进行术后化疗（CT 组）或放化疗（CRT 组）。

主要研究终点是 OS，次要研究终点包括无事件生存（event-free survival，EFS）、不良反应和生活质量等（图 1）。

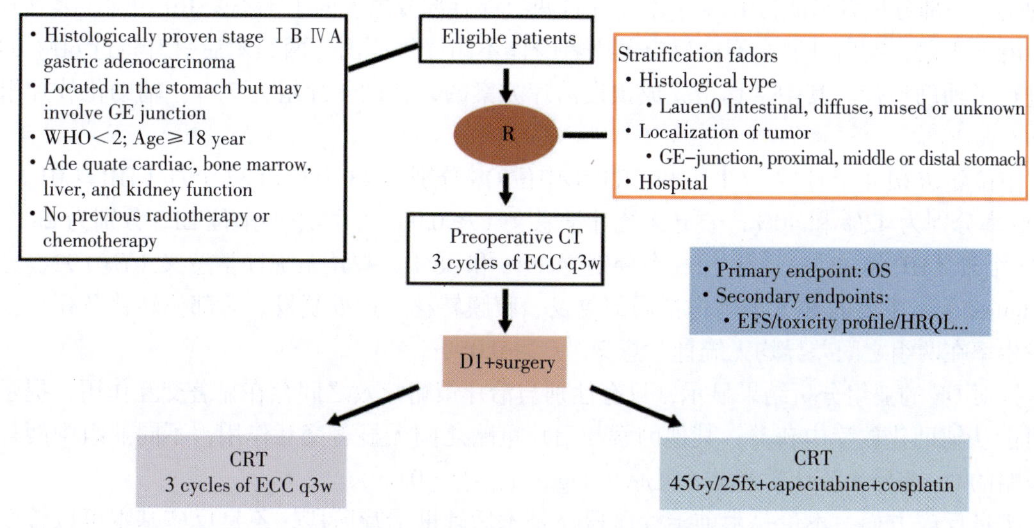


图 1　患者入组与治疗分配

## 3　样本量及统计分析计划

根据本研究的设计，可进行样本量估计的复核：Alpha=5%，Power=80%，预期围术期化疗策略 5 年 OS 率约为 40%，若采用术前化疗加手术加术后辅助化放疗，预期 5 年 OS 率可提高到 50%，这相当于 HR=0.76。计划入组时间 4 年，最后 1 例患者入组后随访 3 年进行分析。基于上述设计，要求达到事件数 404 例，对应的样本量为 745 例，考虑一定量的失访，研究最终入组 788 例。

从研究设计来看，这是一个非常简洁的设计，因此统计分析计划也比较简洁。首先是在意向性治疗（intention–to–treat，ITT）的人群中进行疗效比较分析，生存曲线的差异采用 Kaplan–Meier 法展示（Log–rank 检验），多因素分析采用分层 COX 模型计算 HR。其次，对疗效分析预设同质性检验，即基线亚组因素与治疗策略之间的交互作用，以森林图和 99%CI 展示结果，以避免亚组分析多次检验造成的假阳性率上升的问题。从研究方案来看，本研究还计划了一些子研究，包括在收集两种治疗模式的生存结局之后，做一些模型的验证，例如 Maruyama 指数预后价值的验证和 MSKCC Nomogram 模型的验证。此外，还可基于患者的标本做一些转化性研究。这些计划有利于研究数据的深度利用，有待将来发表。

## 4　研究结果

研究共入组 788 例患者（CT 组 393 例，CRT 组 395 例）。研究流程见原文 Figure1，两组患者基线情况见表 1。分层因素即组织学分型和肿瘤位置在两组间分布均衡。从流程图可以看出，两组分别只有 59.2% 和 62.0% 的患者接受辅助化疗和辅助放化疗，而且真正完成治疗方案的只有 45.8% 和 49.9% 的患者。

接受根治手术的患者中，两组之间的病理分期较均衡，手术方式相差不大，但是值得注意的是，一部分患者未能行 D1+ 手术，并且两组都有部分患者的手术不是 R0 切除（表 2）。

由于死亡、疾病进展、不良反应及患者身体不耐受等原因，两组术后只有将近 60% 的患者进行了辅助治疗。其中，真正完成预设治疗方案的，辅助化疗组为 77%，辅助化放疗组为 82%（表 3）。

中位随访 61.4 个月后，CT 组和 CRT 组中位 OS 分别是 43 个月和 37 个月（HR=1.01），5 年 OS 率分别为 42% 和 40%，差异无统计学意义（*P*=0.90）。两组的中位 EFS 分别为 28 个月和 25 个月（HR=0.92），5 年 EFS 率分别为 39% 和 38%，差异无统计学意义（*P*=0.92，见原文 Figure2）。主要的 EFS 事件包括局部复发、腹膜转移、远处复发、多部位转移及死亡，各项发生率在两组之间差异均无统计学意义（$P > 0.05$）。

针对 OS 的亚组分析结果显示，只有性别与治疗策略疗效之间存在显著交互作用，提示女性可能从辅助化放疗中获益；其他因素与治疗策略之间无显著交互作用，不同亚组中两种治疗策略的 OS 差异无统计学意义（见原文 Figure4，$P > 0.05$）。

不良反应方面，不论是术前治疗阶段还是术后辅助治疗阶段，不良反应基本可以接受。CT 组非发热性中性粒细胞减少发生率高于 CRT 组 [79 例（34%）*vs* 11 例（4%）]。术后辅助治疗中无患者死亡（表 4）。手术并发症主要以感染和手术相关并发症为主，两组发生率差别不大。主要的手术相关并发症包括吻合口漏、肠梗阻、出血、腹部伤口裂开、瘘管及其他（表 5）。

基于上述结果，本研究主要结论如下：对于可切除的胃癌患者，接受新辅助化疗序贯手术治疗后，辅助化放疗相比化疗并未改善患者生存；两种治疗模式安全性相似。由于术后辅助治疗依从性较差，后续的研究方向应侧重于新辅助治疗策略的优化。

**表 1　基线信息** [*n*（%）]

| 特征 | 化疗组（*n*=393） | 放化疗组（*n*=395） |
|---|---|---|
| 年龄（岁） | | |
| 中位年龄（IQR） | 62（54 ～ 69） | 63（56 ～ 68） |
| ＜ 60 岁 | 164（42） | 155（39） |
| 60 ～ 69 岁 | 142（36） | 155（39） |
| ≥ 70 岁 | 87（22） | 85（22） |
| 性别 | | |
| 男性 | 264（67） | 265（67） |
| 女性 | 129（33） | 130（33） |
| WHO 功能状态 | | |
| 0 | 260（66） | 274（69） |
| 1 | 103（26） | 106（27） |

续表

| 特征 | 化疗组（$n$=393） | 放化疗组（$n$=395） |
|---|---|---|
| 未知 | 30（8） | 15（4） |
| 组织学亚型* | | |
| 肠型 | 127（32） | 126（32） |
| 弥漫型 | 116（30） | 117（30） |
| 混合型 | 20（5） | 22（6） |
| 未知 | 130（33） | 130（33） |
| 肿瘤部位 | | |
| 胃食管交界处 | 68（17） | 67（17） |
| 近端胃 | 79（20） | 84（21） |
| 胃中部 | 120（31） | 117（30） |
| 远端胃 | 126（32） | 127（32） |
| 腹腔镜诊断 | | |
| 已完成 | 36（9） | 43（11） |
| 未完成 | 356（91） | 352（89） |
| 未知 | 1（＜1） | 0（0） |

*：组织学亚型依据 Lauren 分型进行分类

表 2　根治术后手术及病理结果

[$n$（%）]

| | 化疗组（$n$=310） | 放化疗组（$n$=326） |
|---|---|---|
| 切除类型 | | |
| 食管贲门切除术 | 32（10） | 31（10） |
| 胃大部切除术 | 119（38） | 136（42） |
| 全胃切除术 | 159（51） | 159（49） |
| 淋巴结清扫类型 | | |
| ＜ D1+ | 34（11） | 44（13） |
| D1+ | 244（79） | 257（79） |
| D2 | 24（8） | 16（5） |
| D3 | 1（＜1） | 2（1） |
| 未知 | 7（2） | 7（2） |

续表

| | 化疗组（$n$=310） | 放化疗组（$n$=326） |
|---|---|---|
| 受检淋巴结总数 | | |
| 中位数（IQR） | 21（14～28） | 19（13～27） |
| 未知 | 4（1） | 0（0） |
| 肿瘤直径（cm） | | |
| 中位数（IQR） | 4（2～6） | 4（2～6） |
| 未知 | 34（11） | 31（10） |
| 脾切除术 | | |
| 否 | 288（93） | 310（95） |
| 是 | 22（7） | 16（5） |
| 胰腺切除术 | | |
| 否 | 304（98） | 316（97） |
| 是—部分 | 6（2） | 9（3） |
| 是—全部 | 0 | 1（＜1） |
| 术后住院天数 | 11（9～15） | 11（9～16） |
| 住院死亡或 30d 死亡 | | |
| 否 | 300（97） | 321（98） |
| 是 | 10（3） | 5（2） |
| ypT 分期 * | | |
| $pT_0$ | 20（6） | 20（6） |
| $pT_{is}$ | 1（＜1） | 5（2） |
| $pT_1$ | 41（13） | 46（14） |
| $pT_{2a}$ | 54（17） | 58（18） |
| $pT_{2b}$ | 54（17） | 56（17） |
| $pT_3$ | 110（35） | 107（33） |
| $pT_4$ | 30（10） | 34（10） |
| ypN 分期 * | | |
| $pN_0$ | 150（48） | 161（49） |
| $pN_1$ | 109（35） | 105（32） |

续表

| | 化疗组（*n*=310） | 放化疗组（*n*=326） |
|---|---|---|
| $pN_2$ | 35（11） | 42（13） |
| $pN_3$ | 16（5） | 18（6） |
| ypM 分期* | | |
| $pM_0$ | 302（97） | 310（95） |
| $pM_1$ | 6（2） | 14（4） |
| 未知* | 2（1） | 2（1） |
| 分期 | | |
| 0 | 21（7） | 22（7） |
| ⅠA | 31（10） | 41（13） |
| ⅠB | 69（22） | 60（18） |
| Ⅱ | 65（21） | 84（26） |
| ⅢA | 71（23） | 51（16） |
| ⅢB | 16（5） | 22（7） |
| Ⅳ | 37（12） | 46（14） |
| 切除术根治程度 | | |
| 显微镜下完全切除（R0） | 248（80） | 267（82） |
| 显微镜下残留（R1） | 34（11） | 32（10） |
| 未知 | 28（9） | 27（8） |

数据为 *n*（%）或中位数（IQR）。*：根据第六版美国癌症联合委员会癌症分期手册。yp：术前化疗及手术后的 T、N、M 期。

**表 3　治疗完成情况及未完成原因**　[*n*（%）]

| 条目 | 化疗组（*n*=233） | | 放化疗组（*n*=233） | |
|---|---|---|---|---|
| 死亡 | 17（4） | | 10（3） | |
| 进展或不可切除 | 81（21） | | 67（17） | |
| 治疗相关毒性 | 28（7） | | 34（9） | |
| 拒绝或健康状况不佳 | 22（6） | | 24（6） | |
| 完成治疗计划 | 1 个周期 | 16（7） | 1 周 | 6（2） |
| | 2 个周期 | 37（16） | 2 周 | 8（3） |

续表

| 条目 | 化疗组（n=233） | | 放化疗组（n=233） | |
|---|---|---|---|---|
| | 3 个周期 | 180（77） | 3 周 | 10（4） |
| | | | 4 周 | 19（18） |
| | | | 5 周 | 202（82） |

表 4　术前治疗和术后治疗的不良事件　[n（%）]

| 条目 | 1～2 级 | 3 级 | 4 级 | 5 级 |
|---|---|---|---|---|
| 术前 CT（n=781） | 256（33） | 368（47） | 130（17） | 13（2） |
| 术后 CT（n=233） | 94（40） | 113（48） | 22（9） | – |
| 术后 CRT（n=245） | 128（52） | 101（41） | 10（4） | – |

表 5　患者术后并发症情况　[n（%）]

| 条目 | 化疗组（n=310） | 放化疗组（n=326） |
|---|---|---|
| 常见并发症* | | |
| 无 | 223（72） | 231（71） |
| 有 | 86（28） | 94（29） |
| 未知 | 1（＜1） | 1（＜1） |
| 感染性并发症† | | |
| 无 | 235（76） | 251（77） |
| 有 | 74（24） | 74（23） |
| 未知 | 1（＜1） | 1（＜1） |
| 手术相关并发症‡ | | |
| 无 | 239（77） | 253（78） |
| 有 | 70（23） | 72（22） |
| 未知 | 1（＜1） | 1（＜1） |
| 再次介入治疗并发症 | | |
| 无 | 269（87） | 276（85） |
| 有 | 37（12） | 48（15） |
| 未知 | 4（1） | 2（1） |

表中所列的并发症是在术后住院期间记录的。*：包括心血管、肺、肾和神经系统并发症。†：包括腹部伤口、脓肿和败血症。‡：包括出血、吻合口渗漏、腹部伤口裂开、回肠炎和肠坏死。

## 5 讨论与思考

该研究是首个头对头比较胃癌新辅助治疗后术后化放疗对比化疗的Ⅲ期临床研究，遗憾的是未能得到阳性结果。关于阴性结果的原因，不论从临床角度还是从统计学设计的角度考虑，其实存在着一些问题，值得研究者注意并在以后的研究中尽可能避免。

第一，在随机时间点的选择上，回顾本研究的方案，它是在治疗开始前就进行了随机，旨在比较两种治疗策略：一是围术期化疗，二是术前化疗后手术加术后化放疗。值得注意的是，这两种策略的术前化疗是相同的，手术方式要求也是一样的，在术后辅助治疗阶段才得以区分，而前期相同治疗占据了很长的时间。尽管研究者的设计初衷是还原临床实际，并了解整个治疗策略在实践中的可行性，同时可尽量避免选择偏移。但是，实际结果显示，16% 的患者因为术前化疗未完成而不符合治疗策略，18% 的患者未达到要求的根治术，术后 19% 的患者无术后化疗。这意味着，超过 50% 的患者未能坚持到关键的实际差异来源的术后辅助治疗阶段，因此该研究最终符合方案集（per-protocol set，PPS）只有参与随机的 48% 的患者。一般认为优效性设计中 ITT 集结果比 PP 集更保守可靠，然而该研究中，ITT 集代表性严重受损，PP 集结果也不能忽视，遗憾的是本研究并未报道 PP 集结果。换个角度思考，整个治疗策略的比较实质上是辅助治疗方式的比较，新辅助化疗和手术相当于富集设计的患者筛选入组期，当前方案相当于缩减了有效样本量，降低了检验效能。此外，即使是接受术后化疗或化放疗的阶段，也存在治疗不足的情况（13%）。因此，真正的临床实际是并非所有患者都适用于辅助 CT/CRT，随机时间点建议选择真正体现组间差异的术后辅助治疗开始时间。

第二，众所周知，手术方式对患者的预后影响较大，在组间应该保持平衡。但是，本研究中两组各有 11% 和 13% 的患者未能按要求完成高质量淋巴结清扫，对于这部分患者的治疗尤其值得关注，但研究中并未提供相关结果报道。基于当前研究设计，无法实现对手术方式的分层随机，若随机时间点合理，则可有效避免该问题的影响。

第三，术后化疗组中有一部分患者未达到 R0 切除，这部分患者未行术后放疗是否有悖伦理？尽管目前尚无肯定证据规定接受新辅助治疗后切缘阳性患者应该接受术后放疗，但是对于未行术前治疗的 R1 切除患者，辅助放疗是明确可以获益的。

第四，根据 ARTIST 研究结果，在高质量手术（D2）后，亚组分析提示淋巴结阳性患者辅助化放疗相比辅助化疗有明显获益。基于该研究结果，目前的临床实践更倾向于对术后淋巴结阳性的患者行辅助放疗。本研究中，这一问题同样值得探讨，术后淋巴结阳性的患者是否有必要行放疗？尤其在已接受新辅助化疗的情况下。但由于随机时间点的问题，完成随机分组时无法准确知道患者的淋巴结状态，因此无法前瞻性地解答该疑问，有待研究者的后续探索性分析。

本研究虽然是阴性结果，但也有一些值得借鉴的经验。基于 CRITICS 研究所收集的资料，研究者对更多相关问题进行了深入探讨。

例如，医院作为研究预设的亚组之一，研究者专门分析了医院手术量与手术质量之间的关系。结果显示，手术量大的医院手术依从性也相对较高；对于要求淋巴结清扫 15 个以上的手术质量指标，手术量大的医院也是更好的。此外，医院手术量的高低对患者预后也存在一定的影响。分析纳入 CRITICS 研究中 494 例手术患者，医院规模按年手术量分组，结果提示，

2007—2015 年入组期间，前期以小中心（年手术量＜ 20）的患者为主，后期越来越多来自大中心（年手术量≥ 20）的患者入组。不同规模医院手术的患者 OS 存在显著差异，无病生存期（disease-free survival，DFS）也显示出一定的差异趋势。因此，医院规模与手术质量非常相关，可能影响未达到 D1+ 手术和 R0 切除的手术比例，最终均对预后产生影响。

综上所述，CRITICS 研究虽然是一个阴性结果，但对今后探索胃癌的最佳治疗策略仍有借鉴意义，后续 CRITICS Ⅱ研究的结果令人期待。

## 参考文献

CATS A, JANSEN E P M, VAN GRIEKEN N C T, et al. Chemotherapy versus chemoradiotherapy after surgery and preoperative chemotherapy for resectable gastric cancer (CRITICS): an international, open-label, randomised phase 3 trial[J]. Lancet Oncol, 2018, 19(5): 616-628.

# 帕妥珠单抗联合曲妥珠单抗和化疗一线治疗转移性 HER2 阳性胃或胃食管交界癌（JACOB）研究解读

周昌明[1]　储　黎[2]　石　燕[3]

1. 复旦大学附属肿瘤医院肿瘤预防部，复旦大学上海医学院肿瘤学系
2. 复旦大学附属肿瘤医院放疗科，复旦大学上海医学院肿瘤学系
3. 上海市第七人民医院甲乳外科

**解读原文**

Tabernero J, Hoff PM, Shen L, et al. Pertuzumab Plus trastuzumab and chemotherapy for HER2-positive metastatic gastric or gastro-oesophageal junction cancer（JACOB）: final analysis of a double-blind, randomised, placebo-controlled phase 3 study. Lancet Oncol. 2018;19（10）: 1372-1384. doi: 10.1016/S1470-2045（18）30481-9

【摘要】JACOB 研究是继 ToGA 研究之后又一项针对人类表皮生长因子受体 2（human epidermal growth factor receptor 2，HER2）阳性的转移性胃癌的重磅研究，旨在评价另一不同机制的 HER2 抑制剂——帕妥珠单抗，加入标准一线方案曲妥珠单抗加双药化疗，是否能协同增效、进一步延长 HER2 阳性转移性胃癌患者的生存时间。遗憾的是，尽管双靶向 HER2 治疗组的总生存期（overall survival，OS）较对照组延长 3.3 个月，但差异无统计学意义（$P=0.057$）。对于该研究，有以下几个问题值得我们关注与思考：（1）本研究设计是基于针对 HER2 阳性晚期乳腺癌的 CLEOPATRA 研究的喜人结果，帕妥珠单抗的加入较曲妥珠单抗联合多西他赛显著延长了晚期乳腺癌患者的生存期。然而，JACOB 研究未能复制帕妥珠单抗在乳腺癌中展现的生存获益。这提示 HER2 信号通路在胃癌与乳腺癌中的生物学特性的差异，HER2 阳性胃癌的异质性高，或许单纯评估 HER2 蛋白的表达及基因扩增并非判定 HER2 驱动的最优手段，是否存在其他生物标志物可协助筛选抗 HER2 治疗的获益人群，HER2 阳性胃癌是否还并存其他驱动基因甚至强于 HER2 的驱动基因，值得进一步探索。（2）令人更遗憾的是，除性别与美国东部肿瘤协作组（Eastern Cooperative Oncology Group，ECOG）评分的亚组分析外，各探索性预设亚组均未得到阳性结果。不过，研究尚缺乏一些可能影响结果的亚组信息，如有无腹膜转移，原发灶与转移灶 HER2 状态的分层等。（3）该研究沿用 ToGA 研究中的化疗方案顺铂与氟尿嘧啶类药物，然而目前对于晚期胃癌的一线化疗方案有

更优选择，如更换骨架化疗药物为奥沙利铂，是否会有更好的结果，值得关注。（4）抗血管生成药物是晚期胃癌治疗的后线选择，如 Roviello 教授和 Generali 教授对该研究的评论中所说，尽管两组中后线应用雷莫芦单抗的比例均等（5% ～ 6%），但理论上抗血管治疗有可能逆转抗 HER2 治疗的耐药，因此后线应用雷莫芦单抗的人群可能对最终 OS 的分析有一定影响。尽管拉帕替尼、TDM-1 在胃癌中的研究均是阴性结果，但对于 HER2 阳性胃癌的最优治疗方案一直在持续探索。虽然 JACOB 研究再次显示了阴性结果，但在现阶段仍不能完全否定帕妥珠单抗在 HER2 阳性胃癌中的作用，正在进行的欧洲癌症治疗研究组织的 INNOVATION 研究是一项针对 HER2 阳性可切除胃癌的新辅助治疗的Ⅱ期临床研究，旨在比较双靶向 HER2 药物联合化疗，曲妥珠单抗联合化疗与标准化疗新辅助治疗 HER2 阳性胃癌的病理缓解率。期待 INNOVATION 研究能为帕妥珠单抗在 HER2 阳性胃癌中的作用提供更多的证据。

本期分享的是 2018 年 9 月 11 日发表在 *Lancet Oncol* 上的 JACOB 研究的最终分析。JACOB 研究旨在比较帕妥珠单抗（pertuzumab）联合曲妥珠单抗（tratuzumab）和化疗对比 tratuzumab 和化疗一线治疗转移性人类表皮生长因子受体 2（HER2）阳性的胃或胃食管交界癌患者，以探讨在目前 tratuzumab 加化疗的一线治疗方案上加用 pertuzumab 的价值 [1]。

## 1 背景

流行病学研究显示，胃癌是全球第 5 大常见癌症及第 3 大常见癌症相关死亡原因，约 30% 的胃腺癌符合 HER2 阳性。HER2 阳性是重要的潜在预后因素和有效的治疗靶点。HER2 阳性转移性胃癌的治疗里程碑研究是 2010 年的 ToGA 研究，该Ⅲ期研究是 tratuzumab 联合化疗对比单纯化疗，共入组 594 例患者，亚组分析显示，HER2 免疫组织化学（immunohistochemistry，IHC）$^{3+}$ 或 HER2 IHC$^{2+}$ 且 FISH$^{+}$ 患者加用 tratuzumab 获益明显，中位总生存期（overall survival，OS）分别为 16.0 个月和 11.8 个月，风险比（hazard ratio，HR）为 0.65（95%CI：0.51 ～ 0.83，见原文 Figure4）[2]。

而拉帕替尼、T-DM1 等 HER2 抑制剂一线或二线治疗 HER2 阳性胃癌的临床研究（如 LOGiC 研究等）均未达到研究终点，因此拉帕替尼等不推荐用于 HER2 阳性的晚期胃癌患者。

2018 年美国国立综合癌症网络（National Comprehensive Cancer Network，NCCN）指南推荐对于复发或转移的胃癌患者一线使用 tratuzumab 加化疗。化疗方案优先选择 5-FU 加顺铂。二线推荐血管内皮生长因子受体（vascular endothelial growth factor receptor，VEGFR）信号通路抑制剂雷莫芦单抗加化疗，后线推荐化疗或免疫治疗等。

JACOB 研究的团队在Ⅲ期试验之前做过 pertuzumab 的剂量探索，药代动力学及安全性分析显示，pertuzumab 840mg 3 周方案优于首剂 840mg/420mg 维持方案 [3]。故Ⅲ期 JACOB 研究采用 840mg 3 周方案。

pertuzumab 虽也为单克隆抗体，但抗原表位与 tratuzumab 不同。pertuzumab 通过与胞外受体结构域 2 区结合，抑制受体二聚化，从而阻止下游的磷酸化等。而 tratuzumab 是直接与 HER2 胞外结构域结合从而起到抑制作用（表 1）[4]。

表 1　抗 HER2 药物作用靶点及其被批准的药物适应证

| 药物 | 类型 | 靶点 | 癌种 | 方式 | 治疗方案 |
|---|---|---|---|---|---|
| 曲妥珠单抗 | 单克隆抗体 | HER2 细胞外结构域 | 乳腺 | 晚期 / 转移性 | 联合化疗 |
| | | | | 辅助治疗 | 联合化疗 |
| | | | | 新辅助治疗 | 联合化疗 |
| | | | 胃和胃食管交界处 | 晚期 / 转移性 | 联合化疗 |
| 帕妥珠单抗 | 单克隆抗体 | HER2–HER3 二聚体 | 乳腺 | 晚期 | 联合曲妥珠单抗和多西他赛 |
| | | | | 晚期 / 转移性 | 联合曲妥珠单抗和多西他赛 |
| 拉帕替尼 | 小分子酪氨酸激酶抑制剂 | HER2 酪氨酸激酶结构域 | 乳腺 | 晚期 / 转移性 | 联合卡培他滨或曲妥珠单抗 |
| T–DM1 | 抗体药物偶联物 | HER2 细胞外结构阈 | 乳腺 | 转移性 | 单药 |

既然两种单抗作用的机构域不同，那这两种抗 HER2 的靶向药物联合使用是否可以有更好的协同作用呢？ CLEOPATRA 研究在 2008 年 2 月—2010 年 7 月入组了 808 例复发的、不可切除或转移的 HER2 阳性乳腺癌患者。期中分析的主要研究终点是独立委员评判的无进展生存期（progression–free survival，PFS），次要终点是 OS。该研究在 2012 年进行了期中分析，此时中位 PFS 为 18.5 个月和 12.4 个月，HR=0.62（95%CI：0.51 ～ 0.74，$P < 0.001$），已经超过 O'Brien–Fleming 阈值；OS 的 HR=0.64（95%CI：0.47 ～ 0.88，$P$=0.005），有较强趋势说明 OS 存在获益，但 $P$=0.005 并没有小于当时设的期中分析 O'Brien–Fleming 阈值（HR ≤ 0.603，$P \leq 0.0012$），所以期中分析报告里 OS 并未报告阳性结果。而在 2015 年的最终分析结果中，加用 pertuzumab 组有显著优势，最终达到了 0.68 的 HR[5]。因此 2015 年乳腺癌的 NCCN 指南就将 pertuzumab 联合 tratuzumab 和紫杉醇类化疗作为雌激素受体（estrogen receptor，ER）阴性、孕激素受体（progesterone receptor，PR）阴性和 HER2 阳性的复发或Ⅳ期乳腺癌全身治疗的首选方案。

既然在 HER2 阳性的乳腺癌患者的治疗方案中加用 pertuzumab 能够获得显著的生存获益，那对于 HER2 阳性的胃癌，在 tratuzumab 加化疗的方案上再加用 pertuzumab 是否也会获得明显获益呢？目前在晚期胃及胃食管交界癌中，尚无相关Ⅲ期临床数据证明其有效性，因此该团队展开了 JACOB 研究，探索 pertuzumab 联合 tratuzumab 加化疗，对比安慰剂加 tratuzumab 加化疗用于一线治疗 HER2 阳性的转移性胃及胃食管交界癌。

## 2 研究方法

### 2.1 研究设计

本研究是全球多中心、双盲、随机、安慰剂对照及优效性设计的Ⅲ期临床研究。全球 30 个国家 197 个中心参与，目标人群是意向性治疗（intention-to-treat，ITT）人群，主要终点是 OS，次要终点是 PFS、客观缓解率（objective response rate，ORR）、缓解持续时间（duration of response，DOR）、临床获益率（clinical benefit rate，CBR）及安全性指标，包括有症状的左室收缩功能不全（left ventricular systolic dysfunction，LVSD）发生率、生活质量评分及疾病相关症状进展时间。

### 2.2 纳入标准

本研究的纳入标准包括：① 18 岁以上，HER2 阳性，病理学确诊为转移性胃及胃食管交界腺癌；② HER2，包括 $IHC^{3+}$ 或 $IHC^{2+}$ 且 $FISH^{+}$；③可测量病灶或可评估（不能测量）病灶，RECIST1.1；④美国东部肿瘤协作组（Eastern Cooperative Oncology Group，ECOG）评分 0 或 1，LVEF ≥ 55%，预期存活时间≥ 3 个月；⑤治疗前 1 周内血常规、肝肾功能等符合标准。

### 2.3 随机化

本研究采用中央随机化方法，使用 IxRS 系统对患者按 1 ∶ 1 比例进行随机分配至 pertuzumab 组和对照组。随机化过程中 3 个主要的分层因素包括：地理（日本 *vs* 北美西欧 *vs* 非日亚洲国家 *vs* 南美东欧）；胃切除术（是 *vs* 否）；HER2 状态（$IHC^{3+}$ *vs* $IHC^{2+}$ 且 $FISH^{+}$）。分配方法采用置换区组随机，目的是均衡各组别研究对象的例数。具体在操作过程中，对于两组的比较，区组大小一般设定为 2、4 或 6，如区组为 4，则规定分配至各组的人数均为 2 个，根据排列组合则可能形成 6 种不同的排列组合方式，随机抽取 6 种组合中的一个如对照组、试验组、试验组、对照组，则前 4 个受试者将依次归入各组。重复此过程直至收集到预先规定的受试者数。

### 2.4 试验组与对照组

试验组采用 pertuzumab 840mg 3 周方案；tratuzumab 3 周方案，首剂 8mg/kg，维持治疗 6mg/kg；化疗 6 个周期，主要是顺铂联合卡培他滨（或 5-FU 静脉滴注）。化疗结束后继续使用 pertuzumab 和 tratuzumab 直到疾病进展或死亡。同样，对照组是安慰剂 840mg，患者每 9 周进行 1 次影像学评估直到进展或死亡。

### 2.5 样本量计算

根据 ToGA 研究结果，试验组和对照组预期的中位 OS 分别为 19.3 个月和 15.0 个月，HR=0.777。计算所需样本量为 504 例。在计算样本量的过程中，除了 HR 和两组的中位生存时间之外还需要给出入组时间和总研究时间（即入组时间加上随访时间），随着研究时间的变化，所需要的事件数是不会有变化的，但是样本量的要求会随着研究时间的延长而减小，因为随着随访时间的增长，出现事件数也增多，也就越接近事件数的值。在有 502 个事件数时，研究者估计有 80% 的把握可以观察到显著的差异，最低可检出的阈值是 HR=0.836。

### 2.6 期中分析

由于伦理道德、经济原因经常要对资料进行监测效应、安全性而需要进行期中分析。一方面，如果发现暴露于有害的或无效的研究结果中可以及早终止试验，在标准治疗的基础上，加上同样会有心脏毒性的药物，安全性分析就显得尤为重要，由于抗 HER2 双靶向药物对于心脏的毒性作用，本研究在入组 50 和 100 例患者时设置了两次安全性分析。另一方面，如果发现效果远超预期，也可提前宣布成功，而终止试验。所以在期中分析的时候会设有一个很严格的较小的 *P* 值来检验是否可以提前终止试验。既然设置了 1 次期中分析，就相当于多观察了 1 次，观察次数越多，假阳性概率就越大。因此需要对 α 进行调整。本研究是在 70% 数据成熟度，即 351 个事件数时进行期中分析，此时的 α=0.0148。最终分析时 α=0.0455，504 个事件数。但期中分析结果在该研究中并未进行报告。

## 3 结果

本研究入组时间是 2013 年 6 月—2016 年 1 月，共有 780 例患者纳入研究，试验组 388 例，对照组 392 例，最终试验组完成治疗 385 例，对照组 388 例，两组中位随访时间分别为 24.4 个月和 25.0 个月（见原文 Figure1）[1]。

两组分层后的亚组非常均衡，两组的主要病理学类型是肠型，主要部位是胃部，ECOG 评分 1 分占多数。

两组患者主要研究终点：试验组的中位 OS 为 17.5 个月，对照组为 14.2 个月，HR=0.84（95%：0.71 ～ 1.00），差异无统计学意义（*P*=0.057，见原文 Figure2）[1]。

本研究的次要研究终点：试验组的中位 PFS 为 8.5 个月，对照组为 7.0 个月，HR=0.73（95%：0.62 ～ 0.86），差异有统计学意义（*P*=0.0001）。其他次要研究终点，客观缓解率分别为 56.7% 和 48.3%，缓解持续时间分别为 10.2 个月和 8.4 个月，临床获益率分别为 84.6% 和 81.3%。总的来说，试验组存在获益趋势，但由于主要研究终点未达到，这些指标仅作描述。

本研究的安全性分析显示，最常见的 3 ～ 5 级不良反应是中性粒细胞减少、腹泻和贫血。两组不良反应差异较大，大于 5% 的有腹泻、低钾血症和恶心。此外，没有由腹泻导致的靶向治疗停止。两组因不良反应导致的中止靶向治疗的比例相当，均为 2%。治疗相关的严重不良事件两组相当，分别为 12% 和 10%。两组无论是有症状还是无症状的 LVSD 患者，生存质量评分差异均无统计学意义。

亚组分析显示，整体上试验组略有获益趋势，但差异无统计学意义。仅仅在女性、ECOG 评分 1 分的亚组中，试验组优于对照组。与 ToGA 研究不同的是，IHC 分层的两组差异无统计学意义，甚至未观察到 $IHC^{3+}$ 的人群有任何获益趋势。可能的原因是 ToGA 研究是靶向治疗 + 化疗对比单纯化疗，而本研究是两种靶向治疗对比靶向治疗 + 化疗。

本研究的结论是 pertuzumab 联合 tratuzumab 和化疗一线治疗转移性 HER2 阳性胃及胃食管交界癌未能显著提高 ITT 人群 OS［17.5 个月 *vs* 14.2 个月，HR=0.84（95%CI：0.71 ～ 1.00），*P*=0.057］。两组安全性相似。

## 4 讨论

首先，在生物学特性上，HER2 在胃癌中不同于乳腺癌，主要表现在 3 个方面：①不均质性（高扩增 *vs* 无扩增，IHC *vs* FISH，原发灶 *vs* 转移灶，穿刺标本 *vs* 切除标本）；②膜染色（不完全的膜染色）；③低蛋白表达。由于不均质性，病理检验中 IHC 和 FISH 检测，原发灶组织和转移灶组织，以及穿刺标本和切除标本均有可能存在差异 [6]。本研究入组的患者是经过病理学诊断的原发灶或转移灶。

不同癌症中 HER2 蛋白的表达情况、基因扩增和基因突变的异同点见表 2[4]。由表 2 可见，乳腺癌的表达是比较一致的，蛋白的过表达和基因扩增的吻合率很高，而在胃癌中过表达和基因扩增差异较大。胃癌临床诊断中是采用 IHC 检测、FISH 验证的方法。而乳腺癌有其一阳性即可。HER2 信号通路在两种癌中的作用与地位不同。HER2 阳性的胃癌，也并非由 HER2 单独驱动的。潜在获益亚组需要被进一步鉴别。

表 2 各类实体肿瘤中 HER2 过表达、突变和扩增率

| 癌种 | 突变（%） | 过表达（%） | 扩增（%） | HER2 阳性（%） |
|---|---|---|---|---|
| 膀胱 | ～4 | 23 ～ 80 | 0 ～ 32 | – |
| 微乳头状癌 | – | – | 15 ～ 42 | – |
| 典型类癌 | – | – | ～9 | – |
| 乳腺 | ～2 | 15 ～ 20 | 15 ～ 20 | 15 ～ 20 |
| 结直肠 | ～5 | – | 15 ～ 20 | 5 ～ 43 |
| 胃和胃食管交界 | ～2 | 7 ～ 34 | 8 ～ 27 | – |
| 弥漫型 | – | – | – | 2 ～ 6 |
| 肠型 | – | – | – | 21 ～ 32 |
| 混合型 | – | – | – | 5 ～ 20 |
| 肺 | ～2 | 11 ～ 32 | 2 ～ 23 | – |
| 腺癌 | – | – | – | 29 ～ 35 |
| 大细胞癌 | – | – | – | 0 ～ 20 |
| 鳞癌 | – | – | – | 1 ～ 18 |
| 卵巢 | ～1 | 9 ～ 37 | 5 ～ 27 | – |
| 唾液腺 | ～0.5 | – | – | – |
| 腺样囊性癌 | – | – | – | 7 ～ 56 |
| 黏液表皮样癌 | – | – | – | 30 ～ 38 |
| 末端导管癌 | – | – | – | 23 ～ 89 |

《HER2 阳性晚期胃癌分子靶向治疗的中国专家共识（2016 版）》罗列了Ⅱ / Ⅲ期临床试验的 tratuzumab 联合不同化疗方案一线或二线治疗 HER2 阳性胃癌的生存数据[7]，本试验承袭 ToGA 研究，化疗方案是 5-FU 联合顺铂。而双靶向联合化疗，化疗方案的更换带来生存获益的不同也未可知。

其次，本研究在研究设计上，主要研究终点 OS 的 $P$ 值接近临界值，而次要研究重点 PFS 的 $P$ 值很小。由于最开始设计的时候采用的 Hierarchical 的层次设计，需要对所有的研究假设预先设定分析顺序，从第 1 个分析开始，每次都采用同 1 个 α 值，不需要拆分 α。一旦出现阴性结果，分析便终止。本研究中即使在后续次要研究终点 PFS 中发现差异有统计学意义，但是整个研究仍然是阴性结果。如果在研究设计时把 PFS 或和 OS 共同作为主要研究终点，在最终报道时至少可以保有一个 PFS 阳性结果。事实上，如果在进展期得到的获益能够保持不变地传递到 OS 上来说，由于 PFS 比 OS 的时间更短，因此 PFS 的获益更可能出现一个阳性的结果。因此在研究时如果采用 Hierarchical 的设计，不妨可以将 PFS 置于 OS 之前。还有一种是采用 Basic Bonferroni 的方法。在不同研究假设之间简单拆分 α 值，α 可以平均分配，也可以根据研究终点的重要性和达到的容易程度不平均分配。Basic Bonferroni 应用简单，可以很好地控制总体的假阳性概率，但却是最保守的一种方法。因此无论采用哪种方法，在最初研究设计时都不能很好地判断哪种研究方法更能得出一个阳性的结果，事后的评论仅可作为未来研究设计的参考。而且本研究的绝对获益较小，阴性结果也是具有临床意义的结果。

综上所述，本研究结果引发的思考包括：① HER2 在胃癌中异质性强，给临床 HER2 阳性的检测带来困难和不确定性，另外由于本试验检测原发部位和转移部位的病理未能详细分层，因此由于这些原因带来的 OS 的不准确性是存在的，找到合适的获益亚组是需要进一步探索的；②本试验双靶向都是抗 HER2 通路，针对不同靶点的双靶联合提高这类患者的生存期值得探索；③选择一个合适的主要研究终点、采用适合的多重比较策略，有时候可能会使同样的结果呈现出不一样的结局；④但研究是否有意义不能仅以获益是否有统计学意义而论，主要还是应该以实际临床的需求和真实获益为主。

本研究有预设的探索性分析，收集很多的标志物，包括但不限于 HER2 受体、HER2 配体、ERCC 和 HER2 家族通路有关的其他标志物等，将来也可能对于潜在的 biomarker 进行分析，但迄今为止尚未见更进一步的报道。

## 参考文献

[1] TABERNERO J, HOFF PM, SHEN L, et al. Pertuzumab plus trastuzumab and chemotherapy for HER2-positive metastatic gastric or gastro-oesophageal junction cancer (JACOB): final analysis of a double-blind, randomised, placebo-controlled phase 3 study[J]. Lancet Oncol, 2018, 19(10): 1372-1384.

[2] BANG Y J, Van CUTSEM E, FEYEREISLOVA A, et al. Trastuzumab in combination with chemotherapy versus chemotherapy alone for treatment of HER2-positive advanced gastric or gastro-oesophageal junction cancer (ToGA): a phase 3, open-label, randomised controlled trial[J]. Lancet, 2010, 376(9742): 687-697.

[3] KANG Y, RHA S Y, TASSONE P, et al. A phase Ⅱ a dose- finding and safety study of first-line pertuzumabin combination with trastuzumab, capecitabine and cisplatin in patients with HER2-positive advanced gastric cancer[J]. Br J Cancer, 2014, 111(4): 660-666.

[4] MARTIN V, CAPPUZZO F, MAZZUCCHELLI L, et al. HER2 in solid tumors: more than 10 years under the microscope; where are we now?[J]. Future Oncol, 2014, 10(8): 1469-1486.
[5] SWAIN S M, BASELGA J, KIM S, et al. Pertuzumab, trastuzumab, and docetaxel in HER2-positive metastatic breast cancer[J]. N EnglJ Med, 2015, 372(8): 724-734.
[6] WAKATSUKI T, YAMAMOTO N, SANO T, et al. Clinical impact of intratumoral HER2 heterogeneity on trastuzumab efficacy in patients with HER2-positive gastric cancer[J]. J Gastroenterol, 2018, 53(11): 1186-1195.
[7] 张俊，秦叔逵．HER2 阳性晚期胃癌分子靶向治疗的中国专家共识（2016 版）[J]. 临床肿瘤学杂志，2016, 21(09):831-839.

# PRODIGE 24-ACCORD 研究解读

周昌明[1]　高鹤丽[2]　石　燕[3]

1. 复旦大学附属肿瘤医院肿瘤预防部，复旦大学上海医学院肿瘤学系
2. 复旦大学附属肿瘤医院胰腺外科，复旦大学上海医学院肿瘤学系
3. 上海市第七人民医院甲乳外科

**解读原文**

Conroy T, Hammel P, Hebbar M, et al. FOLFIRINOX or Gemcitabine as Adjuvant Therapy for Pancreatic Cancer. N Engl J Med. 2018;379（25）: 2395-2406. doi: 10.1056/NEJMoa1809775

【摘要】PRODIGE 24-ACCORD 研究应该说是 2018 年美国临床肿瘤学会（American Society of Clinical Oncology，ASCO）年会上胰腺癌领域最吸引眼球的口头报告。该研究旨在比较改良的 FOLFIRINOX 三药方案对照单药吉西他滨在胰腺癌辅助治疗中的效果，令人振奋的不仅在于主要终点无病生存期（disease-free survival，DFS）接近 1 倍的提高（21.6 个月 *vs* 12.8 个月），也在于所有研究者更为看重的次要终点之一总生存期（overall survival，OS）的大幅度提高（54.4 个月 *vs* 35.0 个月）。该研究是胰腺癌领域首项 OS 超过 50 个月的研究，也是胰腺癌研究领域 OS 最长的研究。它夯实了改良的 FOLFIRINOX 三药方案在胰腺癌治疗中的坚实地位，也无愧于 *N Engl J Med* 点评之“胰腺癌的一线希望”。然而兴奋之余，仍有以下问题需要我们冷静思考：（1）横向比较 CON-001、ESPAC04、JASPAC01 和 PRODIGE 24-ACCORD 等多项胰腺癌辅助治疗的研究，可以看出无论对照组和治疗组如何设置，各研究中吉西他滨单药组的 DFS 或无复发生存期（recurrence-free survival，RFS）稳定在 11～13 个月，由此间接证实了 PRODIGE 24-ACCORD 研究具有相当的代表性；而不同的是，PRODIGE 24-ACCORD 研究中，两组的 OS 均较以往研究有了明显的延长，特别是吉西他滨单药组的 OS 达到了空前新高，可想而知，OS 的延长主要得益于进展后一线治疗方案的进步。如吉西他滨组 75.8% 的患者复发或转移后应用了 FOLFIRINOX 方案，而三药组复发或转移后也有白蛋白结合型紫杉醇联合吉西他滨的方案选择；那么，改良的三药方案的优势究竟是在于辅助治疗还是晚期的一线治疗，三药组 OS 的延长是得益于晚期一线治疗还是辅助治疗，都是值得思考和进一步探究的问题。（2）在本项研究报道之前，日本的 JASPAC01 是最为瞩目的胰腺癌辅助治疗的研究，术后仅应用 S-1（替吉奥）单药就获得了不劣于甚至优于吉西他滨单药的 OS 数据，且两组的不良反应相似；而本项研究中，尽管三药方案较吉西他滨无论

DFS 还是 OS 都有了大幅的提高，但相应的骨髓抑制、周围神经毒性、恶心呕吐、腹泻及黏膜炎等多项不良反应的发生率均显著增加。那么在临床实践中，一个是单药口服不良反应较轻、依从性较好的辅助治疗方案，另一个是三药静脉输注且不良反应的发生率较高，DFS 或 RFS 相似，但 OS 有一定优势的方案，又该如何选择？试想，在亚洲人群中，S-1 单药对照改良的 FOLFIRNOX 辅助治疗胰腺癌术后患者的临床研究又会是怎样的结果？（3）胰腺癌的治疗尽管有了一线曙光，但与其他瘤谱的靶向及免疫治疗时代仍有很遥远的距离，毕竟我们还停留在化疗时代。正如 Kindler 教授对该研究的点评中所说，是否术后给予 6 个月的辅助化疗就是适合的治疗顺序？是否术前给予改良的三药方案能够进一步提高生存率？三药方案是否可降低切缘阳性者的局部复发率？放疗在这类患者围术期治疗中的地位又是如何？胰腺癌的化疗时代仍有很多临床问题需要进一步的前瞻性临床研究来回答，期待中国学者能为胰腺癌的治疗提供更多的证据。

本期分享的是 2018 年 12 月在 *N Engl J Med* 上发表的 PRODIGE 24-ACCORD 研究，旨在比较改良 FOLFIRINOX 方案（mFOLFIRINOX，即伊立替康 + 奥沙利铂 + 亚叶酸钙 + 氟尿嘧啶）和吉西他滨单药方案在胰腺癌辅助治疗中的疗效和安全性[1]。

## 1　研究背景

胰腺癌被称为“癌中之王”。虽然胰腺癌并不是最常见的恶性肿瘤，全球每年发病人数约 46 万，发病率为 4.8/10 万，发病率在各类恶性肿瘤中排第 15 位。但是每年死亡人数约 43 万，死亡率为 4.4/10 万，几乎和发病率相当，在各类肿瘤死亡率排名中上升至第 9 位[2]。全球大部分国家的胰腺癌 5 年生存率不足 10%[3]，出诊时能够手术切除的患者只占 20%。术后无辅助化疗的患者中位复发时间为 6 个月，即使接受辅助治疗后大部分患者的总生存期（OS）仍短于 3 年。

对于胰腺癌的治疗，手术切除是潜在根治胰腺癌的唯一手段。根据是否手术切除可以将胰腺癌大致分为可切除、临界可切除和不可切除几类。对于临界可切除和不可切除的胰腺癌患者以化疗为主，尽可能争取手术切除的机会。可切除的胰腺癌患者首选手术治疗，而辅助化疗或辅助放化疗是术后治疗必不可少的一部分（图 1）。

回顾胰腺癌辅助治疗研究的变迁：2001 年 ESPAC-1 是胰腺癌辅助治疗的研究，采用氟尿嘧啶单药辅助化疗对比单纯手术治疗，结果显示，OS 和 5 年生存率有明显获益[4]；2007 年 CONKO-001 研究结果显示，吉西他滨单药辅助化疗对比单纯手术 OS 和无病生存期（DFS）也有明显的延长[5]。之后的研究对比氟尿嘧啶单药和吉西他滨单药的效果差异。RTOG 9704 和 ESPAC3 结果显示，提示氟尿嘧啶单药和吉西他滨单药的效果不分伯仲[6-7]。2016 年日本发表的 JASPAC1 研究，在胰腺癌辅助治疗中对比吉西他滨与替吉奥（氟尿嘧啶类口服衍生物）的疗效，结论是替吉奥明显优于吉西他滨，中位 OS 分别为 46.5 个月和 25.5 个月，存在明显获益[8]。但是该研究结果争议很大，且替吉奥在西方并未被广泛推广，因此替吉奥并不被美国国立综合癌症网络（National Comprehensive Cancer Network，NCCN）等指南推荐（图 2）。

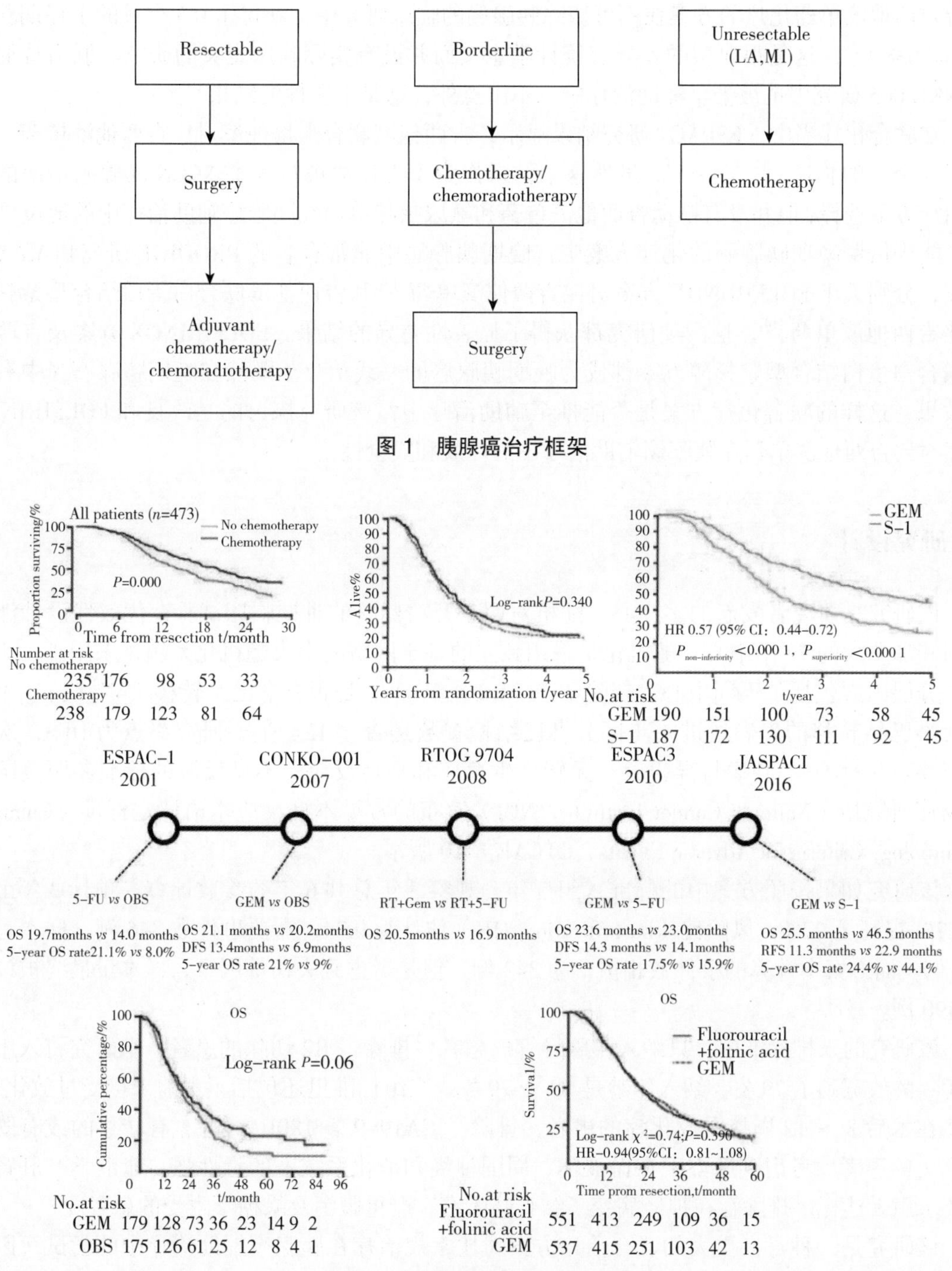


图 1　胰腺癌治疗框架

图 2　胰腺癌辅助治疗研究变迁

因此，目前的指南推荐基本仍以吉西他滨单药和氟尿嘧啶单药作为辅助化疗的基石。随着其他研究的推进，研究者也在寻找有效率更高的辅助治疗方案，包括免疫治疗、联合化疗和靶向治疗。免疫治疗基本在晚期胰腺癌一、二线的研究中均宣告失败，靶向治疗厄洛替尼联合吉西他滨单药化疗的方案在不可切除胰腺癌的临床研究中，获得了 0.3 个月的生存期获益（$P$=0.038）[9]，这是很典型的差异有统计学意义而并没有实际临床意义的研究。厄洛替尼在 CONKO 005 研究中也被推至辅助治疗中，不出意外，这是个阴性的结果[10]。

在联合化疗当中，ESPAC4 研究结果显示，吉西他滨联合卡培他滨对比吉西他滨单药，取得了 3 个月的临床 OS 获益[11]。虽然这个结果作为 I 类证据被写入了 NCCN 胰腺癌指南的辅助治疗方案选择，但并没有撼动吉西他滨单药和氟尿嘧啶单药在胰腺癌辅助治疗中的地位[12]。

能否借鉴晚期胰腺癌的化疗方案呢？晚期胰腺癌中非常有名的 PRODIGE 研究和 MPACT 研究，分别关于 FOLFIRINOX 方案对比吉西他滨单药[13]和吉西他滨联合白蛋白结合型紫杉醇对比吉西他滨单药[14]，这两项研究都获得了显著性差异的结果。FOLFIRINOX 方案及吉西他滨联合白蛋白结合型紫杉醇方案都成为晚期胰腺癌的一线治疗。既然在晚期胰腺癌当中有显著效果，这样的联合化疗方案是否能推至辅助治疗中？该研究探讨的是改良和 FOLFIRINOX 方案对比吉西他滨单药在胰腺癌辅助治疗中的疗效和安全性。

## 2 研究设计

该研究是研究者发起的多中心、随机对照、开放标签的Ⅲ期临床试验，优效性设计涉及法国和加拿大的 77 个中心。随机化是采用独立的基于网络的中央随机化系统，采用 1 ∶ 1 设计；分层因素包括了不同中心、切除状态（R0 或 R1）、是否有淋巴结转移（$pN_0$ 或 $pN_1$），对无淋巴结转移的患者还进一步区分淋巴结检查数是否≥ 12。主要研究终点为 DFS；次要研究终点包括 OS、肿瘤特异生存、无转移生存率和不良反应。不良反应的标准参照美国国家癌症研究所（National Cancer Institute，NCI）发布的常见不良反应术语评定标准（Common Terminology Criteria for Adverse Events，CTCAE）4.0 版本。

该研究如果按照方案中的标准入组 3 年、观察 3 年总共 6 年的参数计算，预计 3 年 DFS 从 17% 提高至 27%，风险比（hazard ratio，HR）估计为 0.74，需要事件数 346 例，样本量是 390 例。而方案中计算的事件数相仿，为 342 例，但是考虑到失访等因素，样本量最终被设定为 490 例。

该研究的入排标准中，只纳入胰腺导管癌患者，排除了 R2 切除的患者，本研究将入组的患者年龄放宽到了 79 岁，纳入年龄是 18 ～ 79 岁。入组标准里还包括了术前未接受过放化疗、需要在术后 3 ～ 12 周接受放化疗的患者，排除了 CA19-9 ＞ 180U/ml 的、有转移的或有既往癌症史的患者。考虑到新方案在血液学、周围神经和消化系统上的毒性强，血液学、肝肾功能要求患者达标，排除存在神经病变、结直肠闭塞、严重腹泻及果糖不耐受的患者。

该研究是一种毒性更大的联合治疗方案对比常规治疗在胰腺癌辅助治疗中的尝试，因此对于药物不良反应的监测非常关键。研究过程中是否需要调整剂量？万一出现了严重的不良反应是否该继续试验？该研究对 30 例患者先进行 2 个周期的治疗（伊立替康初始剂量采用 $180mg/m^2$），如果 3 ～ 4 级腹泻发生率不超过 5%，可以维持 $180mg/m^2$，否则需要降低剂量至 $150mg/m^2$。而对于严重不良反应的监测，虽然多阶段设计和成组序贯设计已被广泛用于各类试验确定终止原则，但是都依赖于入组固定数量患者之后进行的期中分析。由于严重不良反应可能发生在早期阶段，在入组固定数量患者后再进行期中分析在伦理上实际是存在问题的[15]。

因此需要进行连续监测，包括了α消耗法、Pocock法和O'Brien-Fleming法二项式概率界值法[16]。本研究在终止规则参数取α=10%，$r$=4。如果出现了2例因不良反应导致的死亡，并且出现在前9例入组的患者中，那么应立即终止试验，以此类推（表1）。

表1 PRODIGE 24-ACCORD研究因严重不良反应终止规则 （$n$）

| 观察到的导致停止纳入的中毒死亡人数 | 纳入实验组的患者人数 | 观察到的导致停止纳入的中毒死亡人数 | 纳入实验组的患者人数 |
|---|---|---|---|
| 2 | 9 | 4 | 61 |
| 3 | 35 | 5 | 88 |

治疗方案中，吉西他滨单药组采用吉西他滨1000mg/m²；联合化疗组采用奥沙利铂85mg/m²、亚叶酸400mg/m²、伊立替康150mg/m²、氟尿嘧啶2.4g/m²的方案。两组均治疗24周，之后的随访为2年内每3个月进行肿瘤和CA19-9的评估，2年之后每6个月进行肿瘤和CA19-9的评估。

本研究中设置了1次期中分析：当发生1/3事件数（即113个事件时）进行期中分析。根据O'Brien-Fleming法设计的规则，终止试验条件被设为有效终止（$P \leqslant 0.000$）、无效终止（$P \geqslant 0.970$）。预计开始入组后约2年时（300例入组时）进行。本研究的分析数据集当中，疗效相关结局评价使用意向性治疗（intention-to-treat，ITT）分析集。ITT集是基于想要接受治疗的受试者（即计划好的治疗进程），而不是基于实际给予的治疗措施为基础进行评价，在优效性设计的研究中结果通常比较保守。而符合方案集（per protocol set，PPS）仅对完成执行研究方案的受试者进行分析，剔除了中途退出者，通常会夸大两组间的差异，因此本研究未使用。本研究对于安全性相关结果使用安全集的患者人群，安全集指至少接受1次治疗，且有安全性指标记录的实际数据，不良反应发生率以安全集病例为分母。

## 3 研究结果

该研究最终纳入分析ITT集的两组分别为247例和246例患者，安全集分别为238例和243例（见原文Figure1）[1]。在ITT人群中，两组的基线情况基本均衡。主要研究终点DFS为21.6个月 *vs* 12.8个月（HR=0.58，95%CI：0.46～0.73）。次要研究终点OS为54.4个月 *vs* 35.0个月（HR=0.64，95%CI：0.48～0.86），无转移生存时间和肿瘤特异性生存时间差异均有统计学意义（见原文Figure2、S1）[1]。因此主要研究终点和次要研究终点都达到了统计学上的显著性要求。

分层分析研究结果显示，mFOLFIRINOX方案在$T_3$或$T_4$，N+或R1切缘等不良预后因素亚组中仍有获益。但是在分化程度差、上静脉切除及CA19-9＞90U/ml这3个不良预后的亚组中，差异无统计学意义，可能是由于这3个亚组的患者数比较少导致可信限过宽进而未显示出统计学意义（见原文Figure3）[1]。

较好的疗效是以较重的不良反应为代价的。对比吉西他滨单药方案3/4级不良反应的发生率为 54.9%，mFOLFIRINOX 方案的发生率为 75.9%，显著高于吉西他滨单药方案。主要的不良反应除了血液学相关的不良反应外，非血液学相关的不良反应有腹泻、肝功能异常、乏力、周围神经毒性、恶心呕吐、腹痛及黏膜炎；在血液学毒性中，除了血小板计数减低这一不良反应发生率是吉西他滨组比 mFOLFIRINOX 组有所升高，其他的不良反应发生率都是 mFOLFIRINOX 组明显升高；两组 3/4 级中性粒细胞减少事件发生率相似（28.4% *vs* 26.0%），但是 mFOLFIRINOX 组的预防性使用粒细胞集落刺激因子（granulocyte colony-stimulating factor，G-CSF）的患者比例明显升高（62.2% *vs* 3.7%）。伊立替康特异性的腹泻也存在明显差异，即使 mFOLFIRINOX 组已经将伊立替康的剂量降至 150mg/m$^2$，3/4 级腹泻发生率也有 18.6%，而吉西他滨组只有 3.7%（表 2）[1]。

**表 2　治疗期间的不良反应 ***　　[*n*（%）]

| 不良事件 | mFOLFIRINOX 组（*n*=238） | | | 吉西他滨治疗组（*n*=243） | | | *P* 值 |
|---|---|---|---|---|---|---|---|
| | 任何级别 | 3 或 4 级 | 4 级 | 任何级别 | 3 或 4 级 | 4 级 | |
| 血液学事件 † | | | | | | | |
| 贫血 | 200（84.7） | 8（3.4） | 0（0.0） | 216（89.3） | 6（2.5） | 0（0.0） | 0.560 |
| 中性粒细胞减少 | 157（66.5） | 67（28.4） | 14（5.9） | 154（63.6） | 63（26.0） | 14（5.8） | 0.560 |
| 发热性中性粒细胞减少症 | 7（3.0） | 7（3.0） | 2（0.8） | 10（4.1） | 9（3.7） | 1（0.4） | 0.640 |
| 白细胞计数减少 | 110（46.6） | 11（4.7） | 2（0.8） | 134（55.4） | 17（7.0） | 1（0.4） | 0.270 |
| 血小板计数减少 | 111（47.0） | 3（1.3） | 0（0.0） | 122（50.4） | 11（4.5） | 3（1.2） | 0.030 |
| 淋巴细胞计数减少 | 87（36.9） | 3（1.3） | 0（0.0） | 117（48.3） | 7（2.9） | 1（0.4） | 0.340 |
| 非血液学事件 ‡ | | | | | | | |
| 疲劳 | 199（84.0） | 26（11.0） | 0（0.0） | 187（77.6） | 11（4.6） | 0（0.0） | 0.009 |
| 腹泻 | 200（84.4） | 44（18.6） | 3（1.3） | 118（49.0） | 9（3.7） | 0（0.0） | ＜0.001 |
| 恶心 | 187（78.9） | 13（5.5） | 0（0.0） | 133（55.2） | 2（0.8） | 0（0.0） | 0.004 |
| 腹痛 | 111（46.8） | 8（3.4） | 0（0.0） | 114（47.3） | 1（0.4） | 0（0.0） | 0.020 |
| 呕吐 | 108（45.6） | 12（5.1） | 0（0.0） | 70（29.0） | 3（1.2） | 0（0.0） | 0.020 |
| 厌食症 | 106（44.7） | 6（2.5） | 0（0.0） | 60（24.9） | 3（1.2） | 0（0.0） | 0.340 |
| 感觉性周围神经病变 | 145（61.2） | 22（9.3） | 2（0.8） | 21（8.7） | 0 | 0（0.0） | ＜0.001 |
| 感觉异常 | 136（57.4） | 30（12.7） | 0（0.0） | 13（5.4） | 0 | 0（0.0） | ＜0.001 |
| 体重下降 | 90（38.0） | 3（1.3） | 0（0.0） | 49（20.3） | 1（0.4） | 0（0.0） | 0.370 |

续表

| 不良事件 | mFOLFIRINOX 组（n=238） | | | 吉西他滨治疗组（n=243） | | | P 值 |
|---|---|---|---|---|---|---|---|
| | 任何级别 | 3 或 4 级 | 4 级 | 任何级别 | 3 或 4 级 | 4 级 | |
| 发热 | 39（16.5） | 1（0.4） | 0(0.0) | 78（32.4） | 1（0.4） | 0（0.0） | 1.000 |
| 黏膜炎 | 80（33.8） | 6（2.5） | 0(0.0) | 36（14.9） | 0 | 0（0.0） | 0.010 |
| 脱发 § | 64（27.0） | 0 | – | 47（19.5） | 0 | – | – |
| 手足综合征 | 12（5.1） | 1（0.4） | 0(0.0) | 2（0.8） | 0 | 0（0.0） | 0.500 |
| 血栓形成或栓塞 | 14（5.9） | 6（2.5） | 0(0.0) | 19（7.9） | 1（0.4） | 0（0.0） | 0.070 |
| 便秘 | 49（20.7） | 0 | 0(0.0) | 52（21.6） | 0 | 0（0.0） | – |
| 实验室检查 ¶ | | | | | | | |
| 丙氨酸氨基转移酶升高 | 151(64.0） | 10（4.2） | 0(0.0) | 178(73.6） | 12(5.0） | 0（0.0） | 0.710 |
| 天冬氨酸氨基转移酶升高 | 158(66.9） | 9（3.8） | 1(0.4） | 167(69.0） | 8（3.3） | 0（0.0） | 0.760 |
| 碱性磷酸酶升高 | 173(73.6） | 5（2.1） | 0(0.0) | 111(45.9） | 5（2.1） | 0（0.0） | 1.000 |
| γ－谷氨酰转移酶升高 | 150(65.2） | 42(18.3） | 6(2.6） | 110(46.0） | 20(8.4） | 3（1.3） | 0.002 |
| 高血糖 | 59（24.9） | 7（3.0） | 0(0.0) | 59（24.4） | 5（2.1） | 0（0.0） | 0.530 |

*：根据方案，在 mFOLFIRINOX 组中，90 名患者（37.8%）接受的伊立替康剂量超过 175mg/m$^2$ 体表面积，24 名患者（10.1%）接受的伊立替康剂量为 155 ～ 175mg/m$^2$，124 名患者（52.1%）接受的伊立替康剂量低于 155mg/m$^2$。数据不包括每组中一名没有安全数据的患者；这些患者接受了一个周期的治疗后撤回知情同意书。安全性数据根据现有数据计算得出（见下文）。P 值用于 3 级或 4 级事件发生率的组间比较。

†：mFOLFIRINOX 组中有 2 名患者和吉西他滨组中有 1 名患者的血红蛋白、中性粒细胞或粒细胞计数、白细胞计数、血小板计数和淋巴细胞计数相关数据缺失，每组中均有 1 名患者的发热性中性粒细胞减少相关数据缺失。

‡：mFOLFIRINOX 组 1 名患者和吉西他滨组 2 名患者的非血液学事件相关数据缺失。

§：脱发没有 4 级分类。

¶：mFOLFIRINOX 组 2 名患者和吉西他滨组 1 名患者的丙氨酸氨基转移酶和天冬氨酸氨基转移酶相关数据缺失；分别有 3 名和 1 名患者的碱性磷酸酶相关数据缺失；分别有 8 名和 4 名患者的 γ－谷氨酰转移酶相关数据缺失；每组均有 1 名患者的高血糖相关数据缺失。

该研究也对预后的影响因素进行了单因素和多因素的分析。单因素分析结果显示，治疗方案、肿瘤分级、淋巴结状态、分期、切缘是否阳性及门静脉的切除是对预后有影响的。研究者采用逐步回归的方法得出，治疗、肿瘤的分级及门静脉切除是 3 个独立的预后因素（表 3）。

表 3 DFS 影响因素多因素分析结果

| 变量（$n$=462） | HR | 95% CI* | $P$ 值† |
|---|---|---|---|
| 治疗组 | | 0.48 ～ 0.76 | < 0.001 |
| 吉西他滨 | 1.00 | | |
| mFOLFIRINOX | 0.60 | | |
| 肿瘤分级‡ | | 1.11 ～ 1.85 | < 0.001 |
| 高分化 | 1.00 | | |
| 中分化 / 低分化 / 未分化 | 1.43 | | |
| 门静脉切除术‡ | | 1.04 ～ 1.91 | 0.030 |
| 否 | 1.00 | | |
| 是 | 1.41 | | |

*：根据淋巴结状态 [$pN_0$（检查的淋巴结＜ 12 个 *vs* 检查的淋巴结≥ 12 个） *vs* $pN_1$ ]、切除边缘状态（R0 *vs* R1）和纳入时的术后血清 CA19-9（≤ 90U/ml *vs* 91 ～ 180U/ml）进行分层；†：似然比检验；‡：病理报告集中审查。

## 4 讨论与思考

该研究结果显示，mFOLFIRINOX 组有明显的生存获益。那本研究中吉西他滨组的疗效和既往研究中吉西他滨的疗效是否存在差异？该研究中，吉西他滨组中位 DFS（12.8 个月）与其他既往研究结果（11.0 ～ 13.0 个月）类似，但中位 OS 在吉西他滨组（35 个月）明显长于既往研究（20 ～ 26 个月，表 4）。可能是因为吉西他滨组 75.8% 的患者在复发后使用了 FOLFIRINOX 方案，由于 FOLFIRINOX 方案在晚期胰腺癌中的获益优势明显，这一批患者的 OS 相比既往研究有了很大提升（表 5）。

表 4 吉西他滨组用药在不同研究中的 DFS 与 OS

| 研究 | CONKO-001 | RTOG 9704 | ESPAC3 | JASPAC1 | ESPAC4 | PRODIGE 24-ACCORD |
|---|---|---|---|---|---|---|
| DFS 时间 / 月 | 13.4 | – | 14.3 | 11.3 | 13.1 | 12.8 |
| OS 时间 / 月 | 22.1 | 20.5 | 23.6 | 25.5 | 25.5 | 35.0 |

表 5 PRODIGE 24-ACCORD 研究胰腺癌患者复发后治疗方案 * [$n$（%）]

| 治疗方案 | mFOLFIRINOX 组（$n$=127） | 吉西他滨组（$n$=169） |
|---|---|---|
| 化疗† | 80（63.0） | 128（75.7） |
| FOLFIRINOX | 9（11.5） | 97（75.8） |

续表

| 治疗方案 | mFOLFIRINOX 组（$n$=127） | 吉西他滨组（$n$=169） |
|---|---|---|
| 吉西他滨 | 38（47.5） | 2（1.6） |
| 吉西他滨 + 白蛋白结合型紫杉醇 | 23（28.7） | 7（5.5） |
| 其他基于吉西他滨的治疗 | 2（2.5） | 0（0.0） |
| FOLFOX/XELOX | 2（2.5） | 16（12.5） |
| FOLFIRI | 4（5.0） | 0（0.0） |
| 卡培他滨 | 1（1.2） | 2（1.6） |
| LV5FU2 | 1（1.2） | 4（3.1） |
| 化疗 / 放疗 | 16（12.6） | 10（5.9） |
| 手术治疗 | 6（4.7） | 8（4.7） |
| 未治疗 | 13（10.2） | 10（5.9） |
| 缺失 | 12（9.5） | 13（7.7） |

*：仅考虑复发后的首次治疗（不包括第二次癌症和作为首次事件的死亡）；†：组间 $P$=0.160。

改良方案的不良反应分析：mFOLFIRINOX 方案的不良反应发生率较吉西他滨单药组明显增加，但研究者认为在可控范围内。有趣的是，该研究将受试者的年龄上限提高到 79 岁，结果显示，不良反应发生率在＜ 70 岁组和≥ 70 岁组之间差异无统计学意义。mFOLFIRINOX 方案的应用主要应该基于患者的体力状况评分及合并症，而不应该仅基于年龄分组[17]。因此即使对老年患者，如果体力状况较好并且合并症较少，也可以尝试使用 mFOLFIRINOX 方案。

另外，mFOLFIRINOX 方案和标准的 FOLFIRINOX 方案之间的对比，背景里提到转移性胰腺癌的 PRODIGE 研究中应用的是标准剂量，PRODIGE 研究和该研究虽是同一个研究中心发起的，但该研究使用的剂量是改良剂量。在亚组分析中也提到，改良方案和标准方案生存获益相似，但不良反应发生率有非常明显的下降，体现在 3/4 度中性粒细胞减少的病例明显下降（PRODIGE 为 46%，本研究为 28%），并且伊立替康相关腹泻明显减少。伊立替康相关腹泻与剂量、术中清扫淋巴结数量及人种明显相关。

由于不良反应，两组人群中能够完成所有周期的患者，mFOLFIRINOX 组为 66.4%，低于吉西他滨组的 79.0%。另外，在剂量强度方面，大于 0.7 的 mFOLFIRINOX 组不到 50% 的患者，而吉西他滨组可以达到 90% 以上。提示 mFOLFIRINOX 较严重的不良反应是患者无法完全依从方案的重要原因（表 6）。

表 6　安全集患者治疗暴露情况 [n（%）]

| 变量 | mFOLFIRINOX 组（$n$=238） | 吉西他滨组（$n$=243） |
|---|---|---|
| 治疗时长（周） | | |
| 中位数 | 24.6 | 24 |
| 范围 | 2.0 ～ 36.6 | 3.0 ～ 36.0 |
| 计划用药量 | 12 | 18 |
| 实际用药量 | | |
| 中位数 | 12 | 18 |
| 范围 | 1 ～ 12 | 1 ～ 18 |
| 接受所有化疗周期 ** | 158（66.4） | 192（79.0） |
| 相对剂量强度≥ 0.70* | 116（48.7） | 222（91.4） |
| 治疗方案调整 | | |
| 延迟治疗 * | 157（66.0） | 95（39.1） |
| 剂量调整 * | 211（88.7） | 121（49.8） |
| 延迟治疗和剂量调整 * | 149（62.6） | 54（22.2） |
| 提前终止治疗 ** | 80（33.6） | 51（21.0） |
| 复发 | 15（6.3） | 26（10.7） |
| 毒性 | 21（8.8） | 11（4.5） |
| 患者意愿 | 13（5.5） | 2（0.8） |
| 主要研究者决策 | 7（2.9） | 2（0.8） |
| 其他 | 3（1.3） | 2（0.8） |
| 缺失 | 21（8.8） | 8（3.3） |

*：$P < 0.001$；**：$P$=0.002

该研究并未完成所有的 DFS 事件数，在 DFS 成熟度 91.8% 时应伦理委员会推荐提前报道数据，其 OS 数据仍不成熟，61% 的患者分析时仍存活。中位随访时间为 33.6 个月，过长时间的随访结果可能不够稳定可靠。有待数据成熟后进一步分析结果。

前面我们也提到过研究终点的选择，DFS 是否能更好地代表 OS？从本研究来看，OS 和 DFS 的获益方向是一致且稳健的。OS 结果与后线治疗效果有关系，通常 DFS 在效应上比 OS 显著，但是该研究由于 DFS 的获益非常显著，预计 OS 的获益也会较为明显。

本研究有一部分是探索预后影响因素。先列出单因素分析，选出 $P < 0.200$ 的因素，通过逐步回归筛选，可作为探索性结果，但是不应机械采用筛选结果，应结合先验知识综合建模。

## 5 总结

作为研究者发起的临床试验，试验设计较为完善。mFOLFIRINOX 方案对比吉西他滨单药在 DFS 上有显著获益，中位 DFS 分别为 21.6 个月和 12.8 个月（$P < 0.001$，HR=0.58）；尽管 OS 数据成熟度较低，但是总体来看还是有显著获益的，中位 OS 分别为 54.4 个月和 35.0 个月（$P$=0.003，HR=0.64）。由于 DFS 获益明显，预计 OS 数据成熟后仍有显著获益。疗效好的代价是不良反应发生率高，3/4 级不良反应发生率分别为 75.9% 和 52.9%，尤其在腹泻和周围神经毒性方面，该方案是以不良反应换疗效的方案。mFOLFIRINOX 方案的不良反应在＜70 岁组和≥ 70 岁组差异无统计学意义，提示体力状况较好并且合并症较少的 70 岁以上患者亦可以尝试使用 mFOLFIRINOX 方案。180mg/m$^2$ 和 150mg/m$^2$ 的伊立替康剂量对 DFS 结果无显著影响。多因素分析显示，不同治疗方案、肿瘤分级及门静脉切除是影响 DFS 的 3 个独立因素，但是该结果为探索性分析的结果，看待时仍需谨慎。

## 参考文献

[1] CONROY T, HAMMEL P, HEBBAR M, et al. FOLFIRINOX or gemcitabine as adjuvant therapy for pancreatic cancer[J]. N Engl J Med, 2018, 379(25): 2395-2406.

[2] BRAY F, FERLAY J, SOERJOMATARAM I, et al. Global cancer statistics 2018: GLOBOCAN estimates of incidence and mortality worldwide for 36 cancers in 185 countries[J]. CA Cancer J Clin, 2018, 68(6): 394-424.

[3] ALLE MANI C, MATSUDA T, D I CARLO V, et al. Global surveillance of trends in cancer survival 2000-14 (CONCORD-3): analysis of individual records for 37 513 025 patients diagnosed with one of 18 cancers from 322 population-based registries in 71 countries[J]. Lancet, 2018, 391(10125): 1023-1075.

[4] NEOPTOLEMOS J P, DUNN J A, STOCKEN D D, et al. Adjuvant chemoradiotherapy and chemotherapy in resectable pancreatic cancer: a randomised controlled trial[J]. Lancet, 2001, 358(9293): 1576-1585.

[5] OETTLE H, POST S, NEUHAUS P, et al. Adjuvant chemotherapy with gemcitabine *vs* observation in patients undergoing curative-intent resection of pancreatic cancer: a randomized controlled trial[J]. JAMA, 2007, 297(3): 267- 277.

[6] REGINE W F, WINTER K A, ABRAMS R A, et al. Fluorouracil *vs* gemcitabine chemotherapy before and after fluorouracil-based chemoradiation following resection of pancreatic adenocarcinoma: a randomized controlled trial[J]. JAMA, 2008, 299(9): 1019-1026.

[7] NEOPTOLEMOS J P, STOCKEN D D, BASSI C, et al. Adjuvant chemotherapy with fluorouracil plus folinic acid *vs* gemcitabine following pancreatic cancer resection: a randomized controlled trial[J]. JAMA, 2010, 304(10): 1073-1081.

[8] UESAKA K, BOKU N, FUKUTOMI A, et al. Adjuvant chemotherapy of S-1 versus gemcitabine forresected pancreatic cancer: a phase 3, open-label, randomised, non-inferiority trial (JASPAC 01)[J]. Lancet, 2016, 388(10041): 248-257.

[9] MOORE M J, GOLDSTEIN D, HAMM J, et al. Erlotinib plus gemcitabine compared with gemcitabine alone in patients with advanced pancreatic cancer: a phase Ⅲ trial of the National Cancer Institute of Canada Clinical Trials Group[J]. J Clin Oncol, 2007, 25(15): 1960-1966.

[10] SINN M, BAHRA M, LIERSCH T, et al. CONKO-005: adjuvant chemotherapy with gemcitabine plus erlotinib versus gemcitabine alone in patients after R0 resection of pancreatic cancer: a multicenter randomized phase Ⅲ

trial[J]. J Clin Oncol, 2017, 35(29): 3330-3337.

[11] NEOPTOLEMOS J P, PALMER D H, GHANEH P, et al. Comparison of adjuvant gemcitabine and capecitabine with gemcitabine monotherapy in patients with resected pancreatic cancer (ESPAC-4): a multicentre, open-label, randomised, phase 3 trial[J]. Lancet, 2017, 389(10073): 1011-1024.

[12] National Comprehensive Cancer Network. NCCN guidelines [EB/OL]. [2019-05-10]. https://www.nccn.org/professionals/physician_gls/pdf/pancreatic.pdf.

[13] CONROY T, DESSEIGNE F, YCHOU M, et al. FOLFIRINOX versus gemcitabine for metastatic pancreatic cancer[J]. N Engl J Med, 2011, 364(19): 1817-1825.

[14] Von HOFF D D, ERVIN T, ARENA F P, et al. Increased survival in pancreatic cancer with nab-paclitaxel plus gemcitabine[J]. N EnglJ Med, 2013, 369(18): 1691-1703.

[15] KRAMAR A, BASCOUL-MOLLEVI C. Early stopping rules in clinical trials based on sequential monitoring of serious adverse events[J]. Med Decis Making, 2009, 29(3): 343-350.

[16] 高灵灵，阎小妍，姚晨．临床试验安全性监查过程中统计学方法的应用 [J]. 中国新药杂志，2013, 22(8): 881-886.

[17] BERGER A K, HAAG G M, EHMANN M, et al. Palliative chemotherapy for pancreatic adenocarcinoma: a retrospective cohort analysis of efficacy and toxicity of the FOLFIRINOX regimen focusing on the older patient[J]. BMC Gastroenterology, 2017,17(1): 143.

# 探究卡培他滨在可切除胆道癌术后辅助化疗中的作用——BILCAP 研究解读

梁 斐[1] 王靖雯[2] 邱 萌[3]

1. 复旦大学附属中山医院临床研究中心，复旦大学附属中山医院生物统计室
2. 复旦大学附属肿瘤医院放疗科，复旦大学上海医学院肿瘤学系
3. 四川大学华西医院腹部肿瘤科

**解读原文**

Primrose JN, Fox RP, Palmer DH, et al. Capecitabine compared with observation in resected biliary tract cancer（BILCAP）: a randomised, controlled, multicentre, phase 3 study. Lancet Oncol. 2019;20（5）: 663-673. doi: 10.1016/S1470-2045（18）30915-X

**【摘要】**胆道系统恶性肿瘤（biliary tract cancer，BTC）的辅助治疗一直缺乏公认的标准方案，既往研究多混杂纳入胰腺癌、壶腹部癌及 BTC 患者，因此早期各指南推荐的 BTC 辅助治疗方案与胰腺癌相似，主要包括 5-FU 为基础的术后放化疗、吉西他滨为基础的辅助化疗等。BILCAP 研究是首个显示辅助化疗有望改善胆道癌根治术后患者总生存期（overall survival，OS）的Ⅲ期临床研究，首次在 2017 年美国临床肿瘤学会（American Society of Clinical Oncology，ASCO）年会报道后备受关注，并于 2019 年纳入《美国国立综合癌症网络（National Comprehensive Cancer Network，NCCN）指南》参考。此研究既具重要临床意义，也有很多值得思考之处：（1）BILCAP 研究是当时报道样本量最大的 BTC 辅助治疗随机对照试验，主要研究终点 OS 虽为阴性结果，但从 OS 的绝对值差异上，辅助化疗组较单纯观察组延长了近 15 个月，且预设的敏感性分析表明辅助化疗可以显著延长术后无复发生存期（recurrence-free survival，RFS）近 7 个月，提示辅助化疗可以作为 BTC 根治术后减少复发、延长生存期的重要治疗手段。（2）该研究采用的辅助化疗方案为单药卡培他滨化疗 6 个月的方案，与既往胰腺胆管癌辅助化疗中常用的吉西他滨为基础的方案截然不同，这可能和研究设计的年代相关。晚期 BTC 一线标准姑息化疗方案为 GP 方案，有Ⅲ期非劣效性研究表明，XELOX 与 GEMOX 方案疗效相似，如何优化 BTC 辅助化疗方案（Gem *vs* Cap，双药 *vs* 单药，疗程优化等）将是备受关注的研究方向，遗憾的是在肝外胆管癌Ⅲ期研究中 GP 方案未能显示优于卡培他滨辅助化疗。（3）该研究预设亚组分析仅提示男性和低分化者更能从卡培他

滨辅助化疗中获益，一些公认重要的临床病理学预后因素如肿瘤部位、N 分期 / 美国癌症联合会（American Joint Committee on Cancer，AJCC）分期、肿瘤大小及 R0/R1 切除情况并未提示获益，与既往研究存在差异，此外一些新的病理学因素如脉管 / 神经侵犯 / 卫星灶也未加入分析中，如何筛选高复发转移风险患者接受辅助化疗即细化获益人群值得进一步探究。（4）安全性方面，该研究显示，辅助化疗组仅 55% 的患者最终完成了 6 个月的卡培他滨（1250mg/$m^2$）治疗。与肠癌患者相比，BTC 患者接受卡培他滨治疗的耐受性似乎更差，可能与手术方式、营养状态及人种代谢差异相关，能否通过降低剂量如 1000mg/$m^2$ 来提高辅助化疗的完成率也是值得实践的方向。（5）不同部位的 BTC 生物学行为和复发转移模式存在异质性，例如，肝门胆管癌或胆囊癌更易出现局部复发，单纯辅助化疗是否足够降低高局部复发率也是未来 BTC 细化治疗策略需要考量的。总之，在多个 BTC 辅助化疗试验失败之后，BILCAP 研究在 BTC 辅助探索道路上迈出了非常重要的一步，不仅会改变临床实践，卡培他滨也成为 BTC 辅助化疗的标准方案，也必将增添 BTC 研究领域的热度，加快临床研究的步伐。

本期分享的是 2019 年 4 月发表在 *Lancet Oncol* 上的 BILCAP 研究[1]，是一项探究卡培他滨（capecitabine）在可切除胆道系统恶性肿瘤（BTC）术后辅助化疗中作用的随机Ⅲ期临床研究。部分内容参考 2017 年美国临床肿瘤学会（ASCO）年会中关于该研究的报道。

## 1 背景

BTC 是一大类肿瘤的总称，包括胆囊癌（40%）、肝外胆管细胞癌（35%）、肝内胆管细胞癌（8%）、壶腹部癌（13%）及部分未分类肿瘤（4%）。BTC 有以下特点：①发病率低，仅占全球消化道肿瘤的 3%；②生存率低，BTC 1 年的总生存（OS）率为 22%，5 年的 OS 率为 9%（英格兰和威尔士，1971—1995 年）[2]；③可切除率低，手术是胆道癌唯一的根治机会，但仅有 15% ～ 20% 的患者可以手术切除；④术后复发风险高。

对于 BTC 的治疗一直存在两个疑问：第 1 个问题是可切除 BTC 患者术后辅助化疗能否获益，辅助治疗或许可以提高局控率，防止远处转移，提高患者的 OS 率；第 2 个问题则是选择何种方案辅助化疗更合适。众所周知，晚期 BTC 的标准化疗方案是 GP 方案，然而对于早期 BTC 尚未确立标准方案。

2012 年发表在 *J Clin Oncol* 上的 Meta 分析[3]纳入了 1960—2010 年的 20 项研究，共 6712 例患者纳入，该分析旨在探索辅助化疗相比单纯手术能否提高生存率。该研究在总人群中并未发现显著差异（OR=0.74，*P*=0.060），但在进行亚组分析时发现，淋巴结阳性患者（OR=0.49，*P*=0.004）和 R1 切除患者（OR=0.36，*P*=0.002）接受辅助治疗均有明显获益。此外，2002 年报道了一项随机对照试验（1986 年 4 月—1992 年 6 月），共入组 508 例，其中胰腺癌 173 例，胆管癌 139 例，胆囊癌 140 例，壶腹部癌 56 例[4]。该研究采取的是 MF（MMC+5-FU）方案化疗对比观察，结果提示胆囊癌患者的 5 年 OS 率明显提高（26.0% *vs* 14.4%，*P*=0.0367），5 年无病生存（disease-free survival，DFS）率也有提高（20.3% *vs* 11.6%，*P*=0.0210），但其余瘤种的生存改善差异无统计学意义。

这些研究一定程度上说明了辅助化疗在 BTC 根治术后是有效果的，值得进行后续的探索，但尚缺乏高质量的随机对照临床试验进行佐证。于是，在 2005 年左右开始有相关的Ⅲ期随机对照临床试验相继进行，BILCAP 研究就是其中具有代表性的一项研究。

## 2 研究概况

该研究纳入的患者是肉眼观察下完全切除的 BTC，主要入选标准包括：病理学诊断为肝内 / 肝外 / 肝门胆管细胞癌、胆总管下段癌、肌层浸润性胆囊癌；肉眼下完全切除，包括肝 / 胰腺切除或二者均切除；美国东部肿瘤协作组（Eastern Cooperative Oncology Group，ECOG）体力状况（performance status，PS）评分≤ 2；肝肾功能及骨髓造血功能正常；年龄≥ 18 岁。主要排除标准包括：胰腺 / 壶腹部癌；黏膜胆囊癌；术后未完全恢复或胆道梗阻未解除；既往有 BTC 放化疗史。

患者按照 1 ∶ 1 随机入组到观察组（205 例）和治疗组（205 例，卡培他滨 1250mg/m$^2$，每天 2 次，第 1 ～ 14 天，共 8 个疗程）。分层因素包括手术中心、原发肿瘤部位、切除状态和 PS 评分（图 1）。主要研究终点为 OS；次要研究终点为无复发生存（recurrence-free survival，RFS）率、毒性、生活质量（QLQ-C30，QLC-LMC21，EuroQoL-5D-5L）和卫生经济学评估。

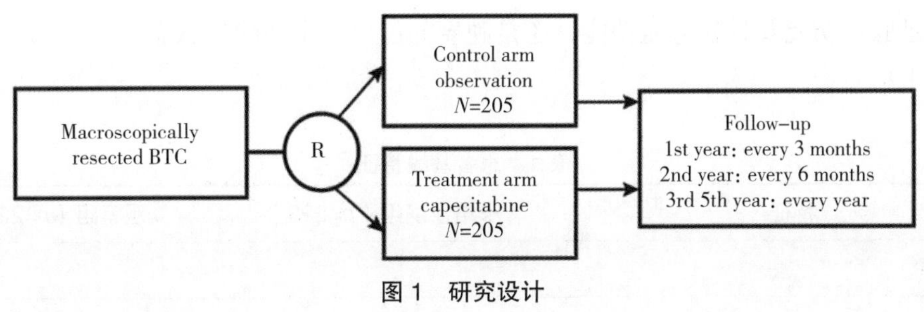


**图 1 研究设计**

## 3 研究设计统计学解读

辅助治疗研究的终点通常包括 OS、DFS 或 RFS。DFS 相对于 OS 作为主要研究终点的优势在于其不受后续治疗的影响，而且由于 DFS 比 OS 出现的时间更早，所需随访时间更短，需要的样本量更小。而 OS 作为主要研究终点的优势则在于其是金标准，结果客观，测量简单。该研究选择 OS 而不是 DFS（RFS）作为主要研究终点的原因是由于预计的 BTC 患者的中位 OS 较短——预计 2 年的 OS 率从 20% 提高到 32%，对应中位生存时间从 10.3 个月提高到 14.6 个月。并且后续无标准治疗，因此后续治疗对 OS 的影响较小。

在样本量的计算方面，三期临床研究的样本量计算主要取决于以下 4 个变量：①检验效能（1-β）；② α（假阳性的概率）；③预计临床获益大小（例如，OS 的 HR，中位 OS 的延长幅度，X 年 OS 的增加幅度）；④入组时间和随访时间。前 3 个变量决定了需要的事件数，第 4 个变量则决定了累计事件数所需要的入组人数。所以，肿瘤Ⅲ期临床研究最关键的是达到预计的事件数，而不是样本量。

该研究预计 2 年的 OS 率从 20% 提高到 32%，对应的 HR=0.71；双侧 α=0.05，Power=80%。计算需要入组 360 例，270 个死亡事件。但在 2013 年 7 月，独立数据监察委员会（Independent Data Monitoring Committee，IDMC）通过对数据的分析发现事件的发生率远低于预期，累积达到所需要的 270 个事件数所需时间过长。为确保研究如期完成，将样本量计算修订为：预计 2 年 OS 率从 60% 提高到 71%，对应的 HR=0.69，双侧 α=0.05，Power=80%。此时需要的事件数为 234 个。并且为了尽快累积到需要的 234 个事件数，研究者增加了样本量，最终入组了 447 例。

统计学分析包括主要分析 [ 针对意向性治疗（intention-to-treat，ITT）人群，调整分层因素后计算的 HR] 和敏感性分析 [ 针对符合方案集（per-protocol set，PPS）人群，调整分层因素和其他预后因素后计算的 HR]。HR 的计算基于 COX 等比例风险模型。

## 4　研究结果

一共有 753 例患者接受筛查，447 例患者接受随机分组。其中卡培他滨组 223 例，观察组 224 例。在治疗期间由于疾病进展或不良反应，最后两组的 PP 集分别是 220 例和 210 例。第 1 例患者在 2006 年 7 月入组，最后在 2014 年完成了入组，整个研究的跨度达 8 年。入组流程图见原文 Figure1。

无论是肝肾功能及骨髓造血功能，还是肿瘤部位及手术切除的状态，两组患者基线特征均衡（表 1）。

表 1　患者基线特征

| 特征 | 卡培他滨组（$n$=223） | 观察组（$n$=224） |
|---|---|---|
| 性别 $n$（%） | | |
| 女性 | 112（50） | 111（50） |
| 男性 | 111（50） | 113（50） |
| 年龄（岁） | 62（55 ～ 68） | 64（55 ～ 69） |
| 原发肿瘤部位 $n$（%） | | |
| 肝内胆管癌 | 43（19） | 41（18） |
| 肝门胆管癌 | 65（29） | 63（28） |
| 肌肉浸润性胆囊癌 | 39（17） | 40（18） |
| 胆囊黏膜癌 | 0（0） | 0（0） |
| 下总胆管胆管癌 | 76（34） | 80（36） |
| 切除情况 $n$（%） | | |
| R0 | 139（62） | 140（63） |

续表

| 特征 | 卡培他滨组（$n$=223） | 观察组（$n$=224） |
|---|---|---|
| R1 | 84（38） | 84（38） |
| ECOG 功能状态评分 $n$（%） | | |
| 0 | 100（45） | 101（45） |
| 1 | 116（52） | 116（52） |
| 2 | 7（3） | 7（3） |
| 肿瘤分期 $n$（%） | | |
| Ⅰ | 57（26） | 61（27） |
| Ⅱ | 137（61） | 144（64） |
| Ⅲ | 28（13） | 18（8） |
| Ⅳ | 1（＜1） | 0（0） |
| 缺失 | 0（0） | 1（＜1） |
| 淋巴结状态 $n$（%） | | |
| $N_0$ | 115（52） | 121（54） |
| $N_1$ | 108（48） | 102（46） |
| 缺失 | 0（0） | 1（＜1） |
| 疾病分级 $n$（%） | | |
| 高分化 | 34（15） | 36（16） |
| 中度分化 | 110（49） | 120（54） |
| 低分化 | 64（29） | 56（25） |
| 未确定 | 12（5） | 9（4） |
| 未知 | 3（1） | 2（1） |
| 缺失 | 0（0） | 1（＜1） |
| 血红蛋白 $\rho_B$/（g/dL） | 12（12～13） | 13（12～14） |
| 白细胞计数，$\times 10^9$/L | 7（6～8） | 7（6～8） |
| 中性粒细胞绝对计数，$\times 10^9$/L | 4（3～5） | 4（3～5） |
| 血小板计数，$\times 10^9$/L | 279（231～346） | 280（243～343） |
| 肾小球过滤率 /（ml/min） | 92（77～113） | 94（77～111） |
| 天冬氨酸氨基转移酶 $z_B$/（U/L） | 27（22～35） | 27（20～38） |

续表

| 特征 | 卡培他滨组（*n*=223） | 观察组（*n*=224） |
|---|---|---|
| 丙氨酸氨基转移酶 $z_B$/（U/L） | 27（20～41） | 26（18～40） |
| 胆红素 $c_B$/（μmol/L） | 8（6～10） | 8（5～11） |
| 肌酐 $c_B$/（μmol/L） | 67（58～76） | 67（58～77） |
| 肿瘤大小 *D*/mm | 25（19～45） | 25（20～44） |
| 切除类型 *n*（%） | | |
| 肝 | 129（58） | 124（55） |
| 胰腺 | 92（41） | 97（43） |
| 其他 | 2（1） | 2（1） |
| 缺失 | 0（0） | 1（＜1） |

数据为 *n*（%）或中位数（IQR）。$N_0$：阴性；$N_1$：阳性；R0：切除边缘阴性；R1：切除边缘阳性。

在 ITT 分析中，卡培他滨组的中位 OS 为 51.1 个月，观察组为 36.4 个月。相比观察组，卡培他滨辅助治疗的 OS 延长 15 个月（HR=0.81，95%CI：0.63～1.04，*P*=0.097）。由于 HR 的可信区间上限超过了 1，因此差异无统计学意义。在 ITT 集调整了预后因素（包括淋巴结状态、疾病分化、性别）的敏感性分析中，HR=0.71（95%CI：0.55～0.92，*P*=0.010）。PP 集上也看到了同样的差异，且差异有统计学意义（HR=0.75，95%CI：0.58～0.97，*P*=0.028，见原文 Figure2）。

OS 的亚组分析显示，在男性和肿瘤分化差的患者中使用卡培他滨可能潜在获益，但是整体的异质性差异均无统计学意义（见原文 Figure4）。两组的中位 RFS 分别是 24.4 个月和 17.5 个月（ITT 分析，HR=0.75，95%CI：0.58～0.98，*P*=0.033）。根据 COX 风险模型，0～24 个月的 RFS 的 HR 差异有统计学意义，24～60 个月的差异无统计学意义。最后的 HR 值以 0～24 个月为主。

在不良反应方面，卡培他滨组有 20.7% 的患者出现了 3～4 级的手足综合征，其他的不良反应都是可以接受的，没有与化疗相关的死亡发生。两组生活质量差异无统计学意义，除了卡培他滨组患者的味觉、周围神经痛和社交功能较观察组更差。

## 5 讨论与思考

该研究在 2017 年 ASCO 年会公布结果后引起了强烈反响。2019 年 ASCO 指南更新，推荐可切除 BTC 术后应该接受为期 6 个月的卡培他滨辅助化疗（推荐类型为基于证据推荐，获益超过风险，证据质量中等，推荐强度为中等）。这一推荐正是基于 BILCAP 研究、法国的 PRODIGE-12 研究和日本的 BCAT 研究。

2019 年年初，PRODIGE-12 的研究结果发布[5]。该研究的设计和 BILCAP 研究大同小异，只是辅助治疗采取吉西他滨和奥沙利铂的方案。两组的中位 RFS 为 30.4 个月和 18.5 个月（HR=0.88，*P*=0.48）；中位 OS 为 75.8 个月和 50.8 个月（HR=1.08，*P*=0.74）。由于差异无统计学意义，所以指南并不推荐 GEMOX 方案辅助化疗。而日本的 BCAT 研究采用的方案是吉西他滨单药对比观察[6]。主要研究终点是 OS，次要研究终点包括 RFS 和不良反应。该研究共纳入 225 例患者，结果显示两组的中位 OS（吉西他滨组 *vs* 观察组：62.3 个月 *vs* 63.8 个月；HR=1.01，*P*=0.964）和中位 RFS（吉西他滨组 *vs* 观察组：36.0 个月 *vs* 39.9 个月；HR=0.93，*P*=0.693）差异均无统计学意义。而且吉西他滨组的血液学毒性明显增加，因此并不推荐吉西他滨单药方案作为辅助治疗方案。

因此，BILCAP 研究回答了术后是否需要辅助治疗的问题，它作为第 1 个随机对照试验填补了当前临床实践的空白。也确立了卡培他滨作为 BTC 术后辅助治疗的标准方案。所以，2019 年《美国国立综合癌症网络（NCCN）指南》的更新，对于可切除 BTC 术后 R0 和 R1 切除的患者，推荐以 5-FU 为基础的放化疗。这个推荐的证据级别最初只是多学科团队协作（multiple disciplinary team，MDT）或专家共识，正是由于该研究的结果，目前已经成为了 Ⅰ B 类的证据。

对于卡培他滨是否是最佳治疗选择，目前也有研究在进一步探索。德国的 ACTICCA-1 研究（NCT02170090），采用的是 GP 方案对比观察，探索能否将晚期胆管癌的标准治疗方案同样应用到辅助治疗中。在 2017 年公布了卡培他滨获益之后，该研究也做了研究方案的修订，将对照组改成了卡培他滨单药化疗。除了德国的研究，日本也在开展一项随机对照临床试验，采用 S-1 单药对比观察，以 OS 作为主要研究终点。希望这些研究结果能给我们带来更多的临床实践指导。

从统计学的角度看，本研究的结果存在两个问题。首先，主要研究结果是阴性，但是中位 OS 延长了近 15 个月，体现了统计学意义和临床意义存在冲突。其次，ITT 集结果是阴性，PP 集结果是阳性，ITT 和 PP 结果存在冲突。

这个问题是在做临床试验中经常遇到的，主要研究结果失败，接下来应该怎么做？2018 年 *N Engl J Med* 发表了一篇综述给大家指路——如果主要研究终点失败了，可以从以下 10 个问题中探索是否有新的证据来支持你的结果（表 2）。

**表 2　主要研究结果失败后需要问的问题**

| 问题 | 问题 |
|---|---|
| 是否有迹象表明存在潜在获益？ | 宣称非劣效性是否有意义？ |
| 试验的统计学检验效能是否不足？ | 亚组结果是否显示阳性信号？ |
| 主要结局是否合适（或其定义是否准确）？ | 次要结局是否获得阳性结果？ |
| 人群是否合适？ | 备选分析方法是否有帮助？ |
| 治疗方案是否合适？ | 是否有更多的阳性外部证据？ |
| 试验实施过程是否存在缺陷？ | 是否有支持该疗法的强有力生物学原理？ |

该研究涉及其中的 4 个问题：①是否有临床获益？②人群是否合适？③次要研究终点是否有阳性结果？④其他的分析方法是否支持该结果？临床获益的大小：中位 OS 从 36.4 个月提高到 51.1 个月，延长近 15 个月，毫无疑问具有临床意义。延长 15 个月的结果是否稳健？中位数据的稳健性存在疑问。中位 OS 通常理解为 50% 的患者可以生存的时间，由于删失数据的存在，中位 OS 不能精确获得，通常通过 Kaplan–Meier 曲线与 50% 生存率的交叉点估计中位 OS。中位 OS 的可信度取决于数据成熟度（事件发生的比例），风险数代表真正随访到某个时间点的患者数。中位 OS 的可信区间反映了中位 OS 估计的可信程度。该研究试验组中位 OS 为 51.1 个月（95%CI：34.6 ～ 59.1），对照组中位 OS 为 36.4 个月（95%CI：29.7 ～ 44.5）。两组中位 OS 的可信区间大范围重叠，差异无统计学意义，15 个月中位 OS 的延长可能夸大了两组之间实际的差异。因此，当中位 OS 数据不够稳健时，推荐统计 2 年 OS。为什么统计 2 年 OS ？因为在本研究中所有患者随访时间都超过了 2 年，因此 2 年 OS 是稳定的。

该研究 2 年 OS 率：卡培他滨组为 71.7%，观察组为 63.1%；3 年 OS 率：卡培他滨组为 56.3%，观察组为 51.3%（见原文 Figure2）。为什么要统计 3 年 OS 率？欧洲肿瘤内科学会（European Society for Medical Oncology，ESMO）发布过评价药物临床价值的指南，对辅助治疗中临床获益的大小分了 A、B、C 等级。A 等级就是如果 3 年 OS 率延长超过 5%。虽然 5% 看起来不是那么高，但是已经是最高等级了。

最后我们看下不同分析集的含义。全分析集（full analysis set，FAS）/ITT 集原则：随机到哪里就是哪里；不管实际接受何种治疗。PP 集：完成了预先确定的治疗量：如预期剂量的 80% ～ 120%；主要指标可以测定；没有重大的对方案的违反。安全性分析集（safety analysis set，SS）：随机后至少服用 1 次研究药物，至少有 1 次安全性评价的对象，不论有无疗效记录。从定义可以看出，ITT 集是非常严格的，无人为操纵空间，相比 PP 集可能会低估疗效。PP 分析可看作是 FAS 结果的敏感性分析。优效性研究以 ITT 结果为准；非劣效研究需要同时关注 ITT 集和 PP 集结果。

该研究最主要的分析是在 ITT 集里针对分层因素调整后的 HR 结果：HR=0.81。PP 集里针对分层因素调整后的 HR 结果：HR=0.75，$P$ 值提示差异有统计学意义。ITT 集里针对分层和预后因素调整后的 HR=0.71。因此，敏感性分析提示可能有临床获益存在。但是从统计学角度来看，该研究还是一个阴性的结果。

## 6 结果总结

主要研究终点没有达到，是阴性结果。敏感性分析表明，卡培他滨辅助治疗可能具有一定的效果。2 年 OS 率提高 8% 或 3 年 OS 率提高 5%，具有临床获益。次要研究终点的分析也提示卡培他滨辅助治疗可能具有临床获益。是否可以改变临床实践需要综合考虑临床获益的大小、现有治疗手段、不良反应及卫生经济学评价。

## 参考文献


[1] PRIMROSE J N, FOX R P, PALMER D H, et al. Capecitabine compared with observation in resected biliary tract cancer (BILCAP): a randomised, controlled, multicentre, phase 3 study [J]. Lancet Oncol, 2019, 20(5): 663-673

[2] DEOLIVEIRA M L, CUNNINGHAM S C, CAMERON J L, et al. Cholangiocarcinoma: thirty-one-year experience with 564 patients at a single institution[J]. Ann Surg, 2007, 245(5): 755-762.

[3] HORGAN A M, AMIR E, WALTER T, et al. Adjuvant therapy in the treatment of biliary tract cancer: a systematic review and meta-analysis[J]. J Clin Oncol, 2012, 30(16): 1934-1940.

[4] TAKADA T, AMANO H, YASUDA H, et al. Is postoperative adjuvant chemotherapy useful for gallbladder carcinoma? A phase Ⅲ multicenter prospective randomized controlled trial in patients with resected pancreaticobiliary carcinoma[J]. Cancer, 2002, 95(8): 1685-1695.

[5] EDELINE J, BENABDELGHANI M, BERTAUT A, et al. Gemcitabine and oxaliplatin chemotherapy or surveillance in resected biliary tract cancer (PRODIGE 12-ACCORD 18-UNICANCER GI): a randomized phase Ⅲ study[J]. J Clin Oncol, 2019, 37(8): 658-667.

[6] EBATA T, HIRANO S, KONISHI M, et al. Randomized clinical trial of adjuvant gemcitabine chemotherapy versus observation in resected bile duct cancer[J]. Br J Surg, 2018, 105(3): 192-202.

# 纳武单抗联合化疗与单纯化疗一线治疗晚期胃腺癌、胃食管结合部腺癌、食管腺癌患者的疗效对比——CheckMate 649 研究的解读

沈绮雯[1]　王　乐[2]　朱　骥[3]

1. 浙江省肿瘤医院内镜科
2. 浙江省肿瘤医院防治科
3. 浙江省肿瘤医院腹部放疗科

**解读原文**

Kang YK, Boku N, Satoh T, et al. Nivolumab in patients with advanced gastric or gastro-oesophageal junction cancer refractory to, or intolerant of, at least two previous chemotherapy regimens（ONO-4538-12, ATTRACTION-2）: a randomised, double-blind, placebo-controlled, phase 3 trial. Lancet. 2017;390（10111）: 2461-2471. doi: 10.1016/S0140-6736（17）31827-5

**【摘要】**CheckMate 649 研究是一项立足于非人类表皮生长因子受体 2（human epidermal growth factor receptor 2，HER2）阳性晚期胃癌一线治疗的Ⅲ期临床研究。研究设计上，该研究基于不断更新的医学认知与同期获悉的临床数据进行了多次设计方案的修正，并通过统计学方法，确保了检验效能的同时，也控制住了多重性问题中的Ⅰ类错误膨胀。研究结果上，纳武单抗联合化疗组对比单纯化疗组，达到了研究的主要双终点及次要多终点；联合治疗组的优势随着程序性死亡配体 1（programmed death ligand−1，PD−L1）联合阳性分数观察集中截断值的提高而提高。分层分析显示，中国亚组的疾病控制和生存获益更加显著。CheckMate 649 研究的结果有亮点，也有争议，值得进一步讨论与思考。

CheckMate 649 研究意义重大且结果突出，研究结果表明，在非人类表皮生长因子受体 2（HER2）阳性的晚期胃腺癌、胃食管结合部腺癌、食管腺癌患者中，纳武单抗联合化疗对比单纯化疗具有近期疗效和远期生存获益。纳武单抗优先于其他免疫检查点抑制剂，在Ⅲ期临床试验中一战告捷。基于这项研究，纳武单抗已成功取得 FDA 适应证获批，并进入非 HER2 阳性的晚期胃癌的一线治疗指南。然而，CheckMate 649 研究，既有亮点，也有疑问。本文将

从研究背景与目的、研究设计、研究结果、研究结论四个方面对这项研究进行解读。

## 1 研究背景与目的

在过去几十年里，化疗在非 HER2 阳性的晚期胃腺癌及胃食管结合部腺癌患者的一线治疗中占据着重要地位，但总体中位生存时间不足 1 年。科学家转而将目标投向了靶向治疗与免疫治疗。HER2 阳性的晚期胃癌一线治疗受益于赫赛汀，但靶向治疗在非 HER2 阳性的晚期胃癌一线治疗中仍是空白。免疫治疗成为了晚期胃癌一线治疗新的突破点。

在 CheckMate 649 研究的最终结果发表以前，程序性死亡受体 -1（programmed death-1，PD-1）单抗仅在晚期胃腺癌及胃食管结合部腺癌的三线治疗及部分二线治疗中得到肯定。ATTRACTION 2 和 KEYNOTE 059 研究表明，相对安慰剂治疗，纳武单抗单药或帕博利珠单抗单药能够延长二线治疗失败后、复发或转移性胃腺癌及胃食管结合部腺癌患者的总生存期（overall survival，OS）[1-2]。基于这两项研究，纳武单抗和帕博利珠单抗在许多国家和地区获得了胃癌三线及三线以上治疗的适应证。帕博利珠单抗率先突破 MSI-H/dMMR、TMB-H 实体肿瘤（包括胃癌）的二线治疗适应证。然而，无论是 KEYNOTE 061（另一项胃癌二线研究）还是 KEYNOTE 062（胃癌一线研究），帕博利珠单抗均未能取得满意的结果。KEYNOTE 061 是一项对比帕博利珠单抗和紫杉醇单药的Ⅱ期临床研究[3]。结果显示，在 PD-L1 综合阳性分数（combined positive score，CPS）≥ 1、HER2 阴性的晚期胃腺癌及胃食管结合部腺癌患者中，帕博利珠单抗相较紫杉醇未能显著延长 OS 及无进展生存期（progression-free survival，PFS）。Ⅲ期临床研究 KEYNOTE 062 同样表明，在 PD-L1 CPS ≥ 1 的晚期胃癌一线治疗中，无论是否联合化疗，帕博利珠单抗对比单纯化疗的 OS 及 PFS 均无显著改善[4]。与单纯化疗相比，只有 PD-L1 CPS ≥ 10 的患者在帕博利珠单抗单药的一线治疗中有 OS 获益。CheckMate 649 旨在评估纳武单抗联合化疗对比单纯化疗在非 HER2 阳性的晚期胃癌、胃食管结合部腺癌及食管腺癌一线治疗中的疗效[5]。

## 2 研究设计

### 2.1 研究设计及对象

CheckMate 649 研究是一项全球多中心的、随机、开发标签的Ⅲ期临床试验，在亚洲、大洋洲、欧洲、北美洲、南美洲 29 个国家的 175 家医疗机构和癌症中心招募患者。符合条件的患者被 1 ∶ 1 ∶ 1 随机分配至纳武单抗（360mg Q3W 或 240mg Q2W）联合化疗（XELOX Q3W 或 FOLFOX Q2W）组，单纯化疗组和纳武单抗联合伊匹单抗组。本文仅涉及纳武单抗联合化疗组和单纯化疗组的结果。

CheckMate 649 研究招募患者的纳入标准：18 岁及以上、既往未经治疗、不可切除、非 HER2 阳性、晚期或转移性的胃癌、胃食管结合部腺癌和食管腺癌；根据 RECIST1.1 标准，纳入患者必须存在至少一个可测量病灶；ECOG 评分 0 或 1 分；基本的器官功能；可获得新鲜或保留的肿瘤样本能够评估 PD-L1 的表达。排除标准：已知 HER2 阳性、未治疗的中枢神经系统转移、1 级以上的周围神经病变、已知或可疑的免疫系统疾病、乙肝或丙肝病毒阳性、既往 HIV 检测阳性或已知为艾滋病患者。根据肿瘤细胞的 PD-L1 表达（≥ 1% *vs* < 1%）、地区（亚洲国家 *vs* 北美洲国家 *vs* 其他国家）、ECOG PS 评分（0 *vs* 1）、化疗方案（XELOX *vs* FOLFOX）作为分层因素。

最终研究对象为 PD-L1 CPS ≥ 5 的患者。值得注意的是，最初研究设计方案中，并未考虑 PD-L1 CPS 评分办法，该研究入组时不考虑纳入患者的 PD-L1 表达水平。最初设计仅以肿瘤细胞 PD-L1 表达≥ 1% 或< 1% 作为分层因素进行随机化，等待最终疗效分析。

### 2.2 研究方案修正

最终研究方案经历过 9 次修正，其中有 4 次修正最为关键。第一个关键修正是增添了一个新的随机化分组，即纳武单抗联合化疗。原先研究仅设计了纳武单抗联合伊匹单抗和单纯化疗两个随机化分组。然而，人们越来越清晰地认识到化疗联合免疫治疗具有协同抗肿瘤作用。免疫原性化疗如含奥沙利铂在内的化疗，联合免疫检查点阻断治疗可能诱导建立肿瘤原位疫苗效应，从而激发持久的抗肿瘤特异性的 T 细胞免疫应答。CheckMate 012、ATTRACTION 4 part 1 和 KEYNOTE 059 part 1 等早期研究的初步疗效和安全性数据也为新增纳武单抗联合化疗治疗方案组提供了信心 [2，6-7]。

第二个关键修正是增加PFS和客观缓解率(objective response rate，ORR)作为研究观察终点。ATTRACTION 4 part1 的临床前数据显示，亚洲患者中，纳武单抗联合化疗对比单纯化疗 PFS 和 ORR 得到改善 [7]。PFS 是除 OS 以外的一个常见疗效终点，可以比 OS 更早地评估治疗，而 ORR 则被作为次要研究终点。

第三个关键修正是对主要研究对象进行了修改。肿瘤细胞 PD-L1 表达被认为是一种免疫治疗相关的预后指标。然而，在非小细胞肺癌、肾细胞癌等中的系列研究发现，纳武单抗的疗效与肿瘤细胞 PD-L1 表达关系不明显 [8-9]。CheckMate 649 研究初始设计时仅在肿瘤细胞 PD-L1 表达≥ 1%、< 1% 进行了分层处理。然而小样本结果显示，38 例可评估患者中仅有 5 例患者的肿瘤细胞 PD-L1 表达≥ 1%；且当时研究获悉，在 ATTRACTION 4 part 中，纳武单抗联合化疗一线治疗晚期胃腺癌亚洲患者的 ORR 高达 60% ～ 70%[7]。因此，肿瘤细胞 PD-L1 表达很难区分受益于联合治疗方案的人群。研究者最初判断所有随机化人群应该也能获益，因此将主要研究对象修改为全体随机化入组的患者人群。

主要研究对象最终被修改为 PD-L1 CPS ≥ 5 的患者人群。KEYNOTE 059 队列 1、KEYNOTE 061 和 CheckMate 032 胃癌队列的临床研究数据，支持 PD-L1 的 CPS 评分优于 TPS 评分，能更好地预测胃癌、胃食管结合部腺癌的疗效、预后 [2-3，10]。尽管帕博利珠单抗在 KEYNOTE 061（一项帕博利珠单抗对比紫杉醇单药二线治疗胃癌、胃食管结合部腺癌的Ⅱ期临床试验）研究中没有取得 OS 和 PFS 获益，但研究者发现，随着 CPS 截断值的增加，免疫治疗组的死亡风险呈递减下降的趋势 [3]。CheckMate 649 研究小样本预测，肿瘤细胞中 PD-L1 表达的实际水平显著低于 40% 的最初假设比例。KEYNOTE 059 队列 1、KEYNOTE 061 和 CheckMate 032 胃癌队列的统计结果显示，PD-L1 CPS ≥ 1 的阳性表达率高达 67% ～ 68%，PD-L1 CPS ≥ 5 的阳性表达率为 50%，PD-L1 CPS ≥ 10 的阳性表达率为 18% ～ 33%[2-3，10]。在确保样本量的前提下，研究团队保守地假设 PD-L1 CPS ≥ 5 的患者比例约为 35%。主要研究对象被修改为 PD-L1 CPS ≥ 5 的患者人群。与之对应，试验样本量也相应增加，以保证在

PD-L1 CPS ≥ 5 人群中双终点结果的统计学效力。PD-L1 CPS 风险度比≥ 1 和所有随机化患者的疗效预后指标在次级目标中阐明。

最后一个关键修正是期中分析和最终分析规定在至少 12 个月和 24 个月的随访后进行。此处随访时间为末位患者的随机化入组开始时间，实际分别为研究入组的 37.4 个月和 49.4 个月。研究规定，在进行至少 12 个月的随访后实行 PFS 最终分析和 OS 中期分析，在至少 24 个月的随访后进行 OS 最终分析。KEYNORE 062 也是一项晚期胃癌一线治疗的Ⅲ期临床研究，无论是否联合化疗，帕博利珠单抗治疗组对比单纯化疗，均明显观察到 OS 和 PFS 生存曲线的延迟分离[4]。延迟分离现象与临床经验疗效观察相符。研究者们需要进行充分的随访，以明确免疫治疗对比化疗的疗效差异（图 1）。

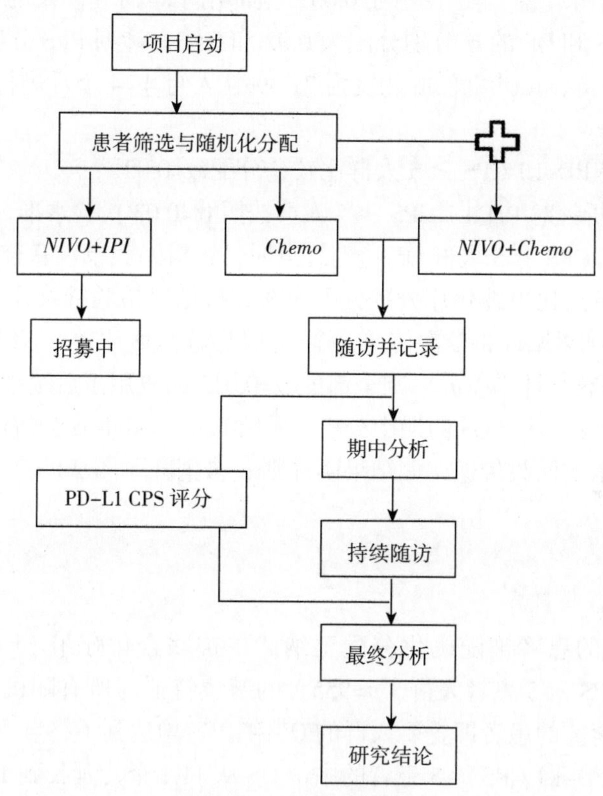


**图 1 设计方案流程图**

## 2.3 统计分析计划

完整的研究设计三个治疗方案组，包括纳武单抗联合单纯化疗组、纳武单抗联合伊匹单抗组、单纯化疗组，主要研究终点为 PD-L1 CPS ≥ 5 人群的 OS 和 PFS，次要终点指标为 PD-L1 CPS ≥ 1 和全部随机人群的 OS；非正式的次要终点分析，包括 PD-L1 CPS ≥ 10 人群的 OS，PD-L1 CPS ≥ 10、PD-L1 CPS ≥ 1 和全部随机人群的 PFS 及 ORR；探索性分析终点包括安全性、生活质量（quality of life，QOL）。采用 Kaplan-Meier 法计算 PFS 和 OS 的中位数和 95%CI，采用分层 Log-rank 统计学检验，采用 Cox 比例风险回归模型计算相应风险比（hazard ratio，HR）。

### 2.4 样本量计算

假定 PD-L1 CPS ≥ 5 的患病率为 35%，考虑到治疗效应延迟，将治疗组相比对照组 OS 的 HR 分别为 6 个月前的 1 和 6 个月后的 0.65，平均值为 0.75，检验水准 α=0.03，把握度 1-β=0.85；PFS 分别设定为 3 个月的 0.66 和 3 个月后的 0.80，把握度（1-β）分别设定为 0.99 和 0.60，检验水准 α=0.02，综合计算单组样本量至少为 554 例。

### 2.5 α 分配与回收

本研究涉及多个研究方案、多个终点指标及多个亚组评估人群，存在 I 类错误（α）膨胀，即更容易出现假阳性结果。整体 α 控制在 0.05，全部用于本研究涉及的纳武单抗联合化疗对比单纯化疗。针对 PFS 和 OS 的 α 分别分配为 0.02 和 0.03，计划 PFS 分析在入组 37.4 个月，同时开展 OS 的期中分析，预计事件成熟度为 71.3%，入组 49.4 个月进行 OS 的最终分析，预计事件成熟度为 84.1%。

针对 PFS，仅开展 PD-L1 CPS ≥ 5 人群比较，分配 α=0.02。

针对 OS，最终分析针对 PD-L1 CPS ≥ 5 人群按照 α=0.03 检验水准，期中分析 OS 检验水准 α=0.016。当 PD-L1 CPS ≥ 5 人群 OS 达到终点时，针对纳武单抗联合化疗对比单纯化疗和纳武单抗联合伊匹单抗对比单纯化疗分别分配 50%，按层级检验继续评估 PD-L1 CPS ≥ 1 人群 OS（α=0.015），若结果阳性将依次传递至全部随机人群 OS 比较，若结果阴性则 α 被消耗；若全部随机人群 OS 具有统计学差异，则全部的 α=0.015 回收用于后续纳武单抗联合伊匹单抗对比单纯化疗的 OS 比较。对于 OS 的期中分析，采用 Lan-DeMets α 分解函数计算，对于 α 值，如结果阳性则相应 α 依次回收传递，如结果阴性则 α 被消耗（图 2）。

## 3 研究结果

1581 例符合条件的患者被随机化分配至纳武单抗联合化疗组（*n*=789）或单纯化疗组（*n*=792）。PD-L1 CPS ≥ 5 患者人群（*n*=955）的基线特征与所有随机化患者基本一致。结果显示，PD-L1 CPS ≥ 5 的患者即主要人群的 OS 和 PFS 均达到了终点[5]。与单纯化疗相比，纳武单抗联合化疗使 PD-L1 CPS ≥ 5 患者的中位 OS 从 11.1 个月延长到 14.4 个月（HR=0.71，95%CI：0.59 ～ 0.86）。随着 CPS 截断值的增加，不同人群中的死亡风险逐渐下降（所有随机化患者：HR=0.77 *vs* CPS ≥ 1：HR=0.80）。同样地，纳武单抗联合化疗使 PD-L1 CPS ≥ 5 患者的中位 PFS 从 6.0 个月延长至 7.7 个月（HR=0.68，95%CI：0.56 ～ 0.81）。随着 CPS 截断值的增加，不同人群中的疾病进展风险逐渐降低（所有随机化患者：HR=0.74 *vs* CPS ≥ 1：HR=0.77）。亚组分析也同样支持纳武单抗联合化疗组对比单纯化疗组，在 PD-L1 CPS ≥ 5 的患者人群以及所有随机化人群中的 OS 能够获益。PD-L1 CPS ≥ 5 的患者中，纳武单抗联合化疗组的 ORR 达 60%，单纯化疗组的 ORR 为 45%。所有随机化患者中纳武单抗联合化疗组的 ORR 也有显著提高（58% *vs* 46%）。

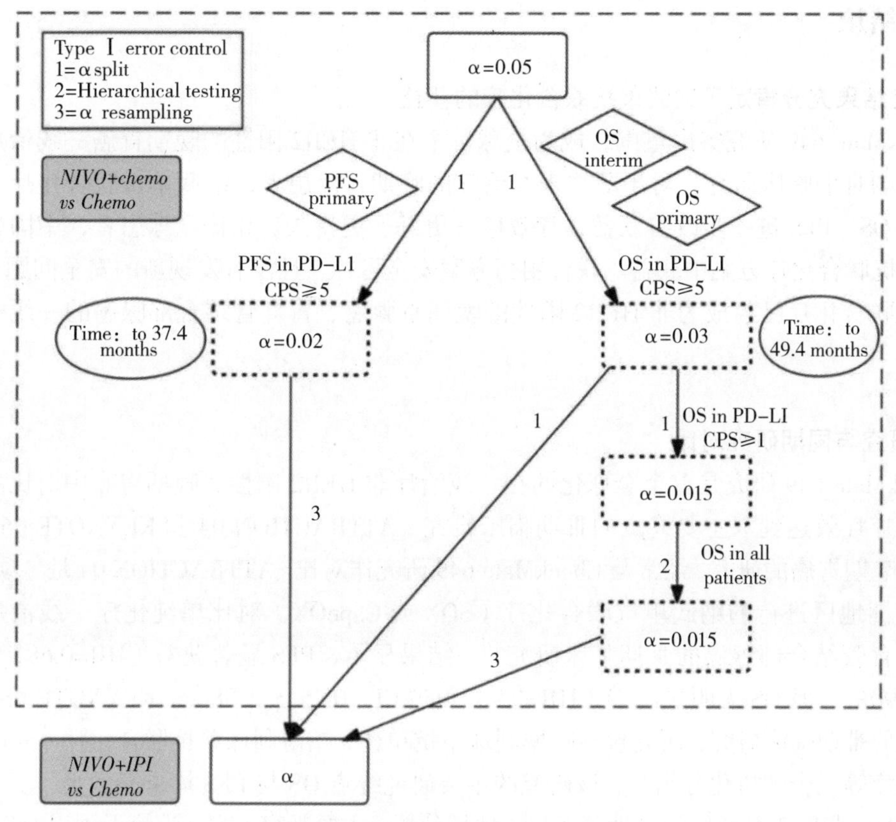


图 2　Ⅰ类错误（α）控制方案

2021 年 4 月 AACR 年会公布了 CheckMate 649 研究中国亚组的扩展数据 [11]。208 例符合条件的中国患者被随机化分配接受纳武单抗联合化疗或单纯化疗作为晚期胃癌的一线治疗方案。中国患者的肝转移发生率较高，体力状况较差，XELOX 化疗联合方案的选择较多。PD-L1 CPS ≥ 5 的中国患者占所有随机化中国患者的 75%，而全球患者中 PD-L1 CPS ≥ 5 的人群比例为 60%。中国患者的疗效获益相较全球随机化患者更为明显。纳武单抗联合化疗组使得 PD-L1 CPS ≥ 5 的中国患者中位 OS 从 9.6 个月延长至 15.5 个月（HR=0.54，95%CI：0.36 ～ 0.79），中位 PFS 从 4.3 个月延长至 8.5 个月（HR=0.52，95%CI：0.34 ～ 0.77）。在中国亚组中，PD-L1 CPS ≥ 1 以及所有随机化患者死亡和进展的风险也显著降低，OS 的 HR 分别为 0.62、0.61，PFS 的 HR 分别为 0.57、0.57。PD-L1 CPS ≥ 5 的中国患者中，纳武单抗联合化疗组的 ORR 达 68%，单纯化疗组的 ORR 为 48%。对比全球人群，中国亚组的 OS、PFS 以及 ORR 改善更为明显，中国患者更能从纳武单抗联合化疗的一线治疗方案中获益。

安全性方面，全球研究联合治疗组对比单纯化疗组，3 ～ 4 级不良反应事件发生率分别为 59% 和 44%[5]。相对比单纯化疗组，基于癌症患者生命质量测评量表，进行 FACT-Ga 评分。两组中大多数患者均表示“完全没有”或“很少”受治疗副作用的困扰。

# 4 研究结论

## 4.1 研究结果充分肯定了纳武单抗联合化疗的获益

CheckMate 649 研究突出重围，成为全球首个在非 HER2 阳性的晚期胃癌一线治疗中达到主要终点的Ⅲ期临床研究。对于既往未经治疗的晚期胃癌患者，纳武单抗联合化疗对比单纯化疗使得 OS、PFS 进一步改善获益，疗效应答更好、更持久。相比全球患者，中国患者更能从纳武单抗联合化疗方案中获益。联合用药方案安全可控，且没有发现新的安全问题。目前，纳武单抗联合化疗已经成为非 HER2 阳性的晚期胃腺癌、胃食管结合部腺癌的一线标准治疗方案。

## 4.2 本研究与同期研究对比

CheckMate 649 研究是首个全球化的在一线治疗非 HER2 阳性、晚期胃癌中对比免疫治疗和单纯化疗疗效达到双主要终点的Ⅲ期临床研究。ATTRACTION 04 和 KEYNOTE 062 同样是一线治疗晚期胃癌的研究，经常与 CheckMate 649 研究作对比。ATTRACTION 04 是一项在日本、韩国等亚洲地区进行的纳武单抗联合化疗（SOX 或 CapeOX）对比单纯化疗一线治疗晚期胃腺癌、胃食管结合部腺癌的Ⅲ期临床研究[7]。结果显示，PFS 显著获益（HR=0.68，95%CI：0.51 ～ 0.90），但 OS 无明显改善（HR=0.90，95%CI：0.75 ～ 1.08）。KEYNOTE 062 也是一项全球化的Ⅲ期临床研究，研究包括帕博利珠单抗单药、帕博利珠单抗联合化疗（5-FU+DDP）和单纯化疗等三个随机化分组[4]。该研究的主要研究终点 OS 与 PFS 均未能满足。三项临床研究结果迥异，归因于其研究设计明显不同。地域位置、主要观察人群、治疗干预以及后续治疗，都对这些研究的疗效差异产生了影响。亚洲国家免疫治疗药物后线治疗的适应证较多，影响了对长期预后的评价。

## 4.3 研究人群及偏倚

2021 年 NCCN 指南和 CSCO 指南，均已将纳武单抗写入一线治疗 HER2 过表达阴性晚期胃癌的指南。对于 HER2 过表达阴性、PD-L1 CPS ≥ 5、不能切除的、局部晚期、复发或转移性的胃腺癌或胃食管结合部腺癌，推荐纳武单抗联合化疗（FOLFOX 或 XELOX）作为临床首选用药方案。FDA 批准纳武单抗临床应用于晚期胃腺癌、胃食管结合部腺癌、食管腺癌的一线治疗，无须进行 PD-L1 表达检测。因此，PD-L1 CPS 检测的必要性引起了争议。CheckMate 649 研究中，基于研究目的，层级检验 PD-L1 CPS ≥ 5、PD-L1 CPS ≥ 1 和全部随机化人群的 OS 均提示纳武单抗联合化疗可获益，然而本研究中 PD-L1 CPS ≥ 5 的患者比例高达 60%，远高于既往研究报道的 40% ～ 50%[5]。高比例的 PD-L1 CPS ≥ 5 人群富集可能会对所有随机化人群的结果产生结果阳性，然而当前研究未细化针对 PD-L1 CPS ＜ 5 和 PD-L1 CPS ＜ 1 患者 OS 和 PFS 比较[5]。Zhao 团队针对这部分未报道的数据重建了生存曲线，对 CheckMate 649 和 KEYNOTE 062 等Ⅲ期临床试验中 PD-L1 的低表达亚组再次进行了生存分析[12]。结果显示，PD-1 单抗联合化疗对比单纯化疗在 PD-L1 CPS 低表达亚组中没有 OS 和 PFS 的获益，再次否定了 PD-1 单抗联合化疗对低 PD-L1 CPS 表达肿瘤的疗效增益。那么就存在问题：人群中 PD-L1 CPS ≥ 5 真实现患率如何，纳武单抗联合化疗一线治疗是否能够对所有随机化患者有益？开展大规模的临床试验单独回答这个问题不切合实际，就需要开展更多的真实世界研究论证。此外，PD-L1 CPS 的病理学质量控制也是一大难题。CheckMate 649 研究中用于评估 PD-L1 CPS 的 28-8 pharmDx 检测方法，与 KEYNOTE 系列研究中 22C3 pharmDx 检测方法不同[3-5]。病理学界仍需对 PD-L1 的检测方法达成进一步共识。

### 4.4 下一步研究设计

尽管经过了多次研究设计的修改，CheckMate 649 的主要结果还是非常突出且基本可信。抛开对所有随机化人群的结果质疑，纳武单抗联合化疗已经成为了非 HER2 阳性的、PD-L1 CPS ≥ 5 的、晚期胃腺癌、胃食管结合部腺癌患者的标准一线治疗方案。在这项研究的基础上，还有许多其他问题有待回答。PD-L1 CPS 检测病理共识、PD-L1 CPS 截断值的选择以及优化联合治疗策略等问题仍有待进一步研究。

## 参考文献

[1] KANG Y K, BOKU N, SATOH T, et al. Nivolumab in patients with advanced gastric or gastro-oesophageal junction cancer refractory to, or intolerant of, at least two previous chemotherapy regimens (ONO-4538-12, ATTRACTION-2): a randomised, double-blind, placebo-controlled, phase 3 trial[J]. Lancet, 2017, 390(10111): 2461-2471.

[2] FUCHS C S, DOI T, JANG R W, et al. Safety and efficacy of pembrolizumab monotherapy in patients with previously treated advanced gastric and gastroesophageal junction cancer: phase 2 clinical KEYNOTE-059 trial [J]. JAMA Oncol, 2018, 4(5): e180013.

[3] SHITARA K, ÖZGIRO ĞLU M, BANG Y J, et al. Pembrolizumab versus paclitaxel for previously treated, advanced gastric or gastro-oesophageal junction cancer (KEYNOTE-061): a randomised, open-label, controlled, phase 3 trial[J]. Lancet, 2018, 392(10142): 123-133.

[4] SHITARA K, CUTSEM E V, BANG Y J, et al. Efficacy and safety of pembrolizumab or pembrolizumab plus chemotherapy *vs* chemotherapy alone for patients with first-line, advanced gastric cancer: the KEYNOTE-062 phase 3 randomized clinical trial[J]. JAMA Oncol, 2020, 6(10):1571-1580.

[5] JANJIGIAN Y Y, SHITARA K, MOEHLER M, et al. First-line nivolumab plus chemotherapy versus chemotherapy alone for advanced gastric, gastro-oesophageal junction, and oesophageal adenocarcinoma (CheckMate 649): a randomised, open-label, phase 3 trial[J]. Lancet, 2021, 398(10294): 27-40.

[6] HELLMANN M D, RIZVI N A, GOLDMAN J W, et al. Nivolumab plus ipilimumab as first-line treatment for advanced non-small-cell lung cancer (CheckMate 012): results of an open-label, phase 1, multicohort study [J]. Lancet Oncol, 2017, 18(1):31-41.

[7] BOKU N, RYU H, KATO K, et al. Safety and efficacy of nivolumab in combination with S-1/capecitabine plus oxaliplatin in patients with previously untreated, unresectable, advanced, or recurrent gastric/gastroesophageal junction cancer: interim results of a randomized, phase Ⅱ trial(AT-TRACTION-4)[J]. Ann Oncol, 2019, 30(2): 250-258.

[8] BRAHMER J, RECKAMP K L, BAAS P, et al. Nivolumab versus Docetaxel in advanced squamous-cell non-small-cell lung cancer[J]. N Engl J Med, 2015, 373(2): 123-135.

[9] ROBERT J, MOTZER M D, BERNARD E, et al. Nivolumab versus Everolimus in advanced renal-cell carcinoma[J]. N Engl J Med, 2015, 373(19): 1803-1813.

[10] JANJIGIAN Y Y, BENDELL J, CALVO E, et al. CheckMate-032 study: efficacy and safety of Nivolumab and Nivolumab plus Ipilimumab in patients with metastatic esophagogastric cancer[J]. J clin Oncol, 2018, 36(28):2836-2844.

[11] SHEN L, BAI Y, LIN X, et al. Abstract CT184: first-line(1L) nivolumab (NIVO) plus chemotherapy(chemo) versus chemo in patients (pts) with advanced gastric cancer/gastroe- sophageal junction cancer/esophageal adenocarcinoma (GC/GEJC/EAC): CheckMate 649 Chinese subgroup analysis[J]. Cancer Res, 2021, 81(13 suppl): CT184.

[12] National Comprehensive Cancer Network. NCCN clinical practice guidelines in oncology. Gastric Cancer Version 2.2021[EB/OL]. [2021-03-09]. http://www.nccn.org/patients.

[13] WANG F H, ZHANG X T, LI Y F, et al. The Chinese Society of Clinical Oncology(CSCO): clinical guidelines for the diagnosis and treatment of gastric cancer, 2021[J]. Cancer Commun (Lond), 2021, 41(8):747-795.

[14] ZHAO J J, YAP D W T, CHAN Y H, et al. Low programmed death-ligand 1-expressing subgroup outcomes of first-line immune checkpoint inhibitors in gastric or esophageal adenocarcinoma[J]. J Clin Oncol, 2022, 40(4): 392-402.

# 吉西他滨 / 白蛋白结合型紫杉醇与 FOLFIRINOX 用于晚期胰腺癌姑息性一线治疗：倾向评分分析解读

张　娜[1]　王锦毓[2]　应杰儿[3]

1. 浙江省肿瘤医院腹部放疗科
2. 浙江省肿瘤医院病案统计科
3. 浙江省肿瘤医院肝胆胰胃内科

**解读原文**

Riedl JM, Posch F, Horvath L, et al. Gemcitabine/nab-Paclitaxel versus FOLFIRINOX for Palliative first-line treatment of advanced pancreatic cancer: A propensity score analysis. Eur J Cancer. 2021;151: 3-13. doi: 10.1016/j.ejca.2021.03.040

**【摘要】**通过比较真实世界接受 FOLFIRINOX（亚叶酸 + 奥沙利铂 + 伊立替康 + 氟尿嘧啶）或 GN（吉西他滨 + 白蛋白结合型紫杉醇）方案治疗的晚期胰腺癌患者的临床结果来指导临床实践。该研究为三中心的回顾性队列研究，采用倾向评分逆概率加权法调整研究组之间的混杂因素。FOLFIRINOX 组和 GN 组的主要研究终点总生存期（overall survival，OS）和次要研究终点无进展生存期（progression-free survival，PFS）、疾病控制率（disease control rate，DCR）、客观缓解率（objective response rate，ORR）在倾向评分校正前后差异均无统计学意义。FOLFIRINOX 组粒细胞减少性发热和腹泻患者发生比例显著高于 GN 组，而出现中性粒细胞减少、周围神经病变、胆管炎和疲劳症状的比例两组相近。目前尚不能证明 FOLFIRINOX 方案和 GN 方案的疗效差异，在临床实践过程中应考虑患者临床特征选择合适的治疗方案。

本期分享的是 2021 年 5 月发表在《欧洲肿瘤学杂志》（*European Journal of Cancer*，*EJC*）的“吉西他滨 / 白蛋白结合型紫杉醇与 FOLFIRINOX 用于晚期胰腺癌姑息性一线治疗：倾向评分分析”[1]。该研究是由奥地利研究者发起的一项回顾性队列研究，旨在通过对真实世界接受 FOLFIRINOX［亚叶酸 + 奥沙利铂 + 伊立替康 + 氟尿嘧啶（5-FU）］或 GN（吉西他滨 + 白蛋白结合型紫杉醇）方案治疗的晚期胰腺癌患者的临床结果进行倾向评分比较，来弥补随机对照研究数据的缺乏。

## 1 研究背景

胰腺癌是恶性程度最高的消化系统肿瘤，发病率在全球范围呈上升趋势。在欧美国家，每年约 5 万人死于胰腺癌，其在癌症相关死亡原因中排列第三。局限期、局部进展期及晚期胰腺癌患者的 5 年生存率分别为 37%、13%、3%。手术是唯一可能根治的手段，但大部分胰腺癌患者就诊时已为局部晚期或晚期，失去手术机会。

晚期胰腺癌的治疗手段非常有限。在 1997 年前，以 5-FU 为基础的化疗统治了晚期胰腺癌的一线治疗领域长达几十年，但治疗应答率普遍低于 20%。1997 年，单药吉西他滨凭借微弱的生存优势（5.65 个月 *vs* 4.41 个月）成为晚期胰腺癌的一线标准推荐[2]。此后数十年，晚期胰腺癌治疗陷入瓶颈，各种化疗方案及靶向药物的尝试基本以失败告终。直到 2011 年，因为在 PRODIGE4/ACCORD11 研究中的优异表现，FOLFIRINOX 方案替代吉西他滨成为晚期胰腺癌新的一线标准推荐方案［中位总生存期（OS）：11.8 个月 *vs* 6.8 个月，中位无进展生存期（PFS）：6.4 个月 *vs* 3.3 个月］[3]。2 年后，MPACT 研究中，GN 方案对比单药吉西他滨，OS 从 6.7 个月提高到 8.5 个月，也因此 GN 方案成为继 FOLFIRINOX 后，另一个晚期胰腺癌一线推荐化疗方案[4]。

然而，迄今为止，尚无大样本头对头的前瞻性随机对照临床研究来对比上述两个方案的优劣。为此，奥地利学者开展了此项三中心的回顾性研究，希望通过对入组病例数据采用逆概率处理加权（inverse probobility of treatment weighting，IPTW）方法处理后进行倾向评分（propensity score，PS）分析，来更好地平衡组间基线特征差异，获得更可信的对比结果，以此来弥补随机对照研究的缺乏。这是目前同类研究中样本量最大的一项研究（表 1）。

表 1 晚期胰腺癌一线标准治疗方案一览表

| 第一作者 | 时间跨度 | 研究设计 | 分组 | 主要研究终点 | | 次要研究终点 | |
|---|---|---|---|---|---|---|---|
| | | | | 指标 | *P* | 指标 | *P* |
| Burris，et al.（1997）（*N*=130）[2] | 1992—1994 | Ⅲ期 | A 组：63 G → G<br>B 组：63 G → 5-Fu | 临床反应，A 组：23.8% *vs* B 组：4.8% | 0.0022 | OS，A 组：5.65 个月 *vs* B 组：4.41 个月 | 0.0025 |
| Conroy，et al.（2011）（*N*=342）[3] | 2004—2010 | Ⅲ期 | A 组：171 FOLFIRINOX<br>B 组：171 GN | OS，A 组：11.8 个月 *vs* B 组：6.8 个月 | 0.001 | PFS，A 组：6.4 个月 *vs* B 组：3.3 个月 | 0.001 |
| Daniel，et al.（2013）（*N*=861）[4] | 2009—2013 | Ⅲ期 | A 组：431 GN<br>B 组：430 G | OS，A 组：8.5 个月 *vs* B 组：6.7 个月 | 0.001 | PFS，A 组：5.5 个月 *vs* B 组：3.7 个月 | 0.001 |

## 2 研究方法

### 2.1 设计概况

该研究是一项三中心回顾性队列研究，主要研究终点为 OS，定义为从一线化疗的第一天起到因任何原因死亡的时间。次要研究终点包括以下方面。① PFS：从一线化疗的第一天到疾病放射学确认进展或任何原因导致的死亡的时间；②客观缓解率（objective response rate，ORR）：完全缓解或部分缓解；③疾病控制率（disease control rate，DCR）：完全、部分缓解或稳定疾病的总和。结局指标均由治疗医师根据实体瘤反应评估标准（RECIST）1.1 版评估确定。

### 2.2 研究对象

纳入 2010 年 8 月至 2019 年 10 月之间在三个研究中心进行全剂量或改良剂量 FOLFIRINOX 或者 GN 的姑息性一线治疗的晚期胰腺导管腺癌患者。纳入标准包括：①年龄 18 岁或以上；②组织学确诊或放射学确认的晚期胰腺导管腺癌；③ 2010 年 8 月至 2019 年 10 月期间接受至少 1 个周期姑息性一线治疗方案。排除标准：接受 FOLFIRINOX 或 GN 诱导或者新辅助治疗的局部晚期可切除或临界可切除肿瘤患者。研究对象的基线数据和结局数据从电子健康档案及全死因登记系统回顾性收集。

### 2.3 统计分析方法

数值变量用中位数（第 25、75 百分位）描述，组间差异用秩和检验比较；计数资料描述用构成比（%），组间差异用 $\chi^2$ 检验或 Fisher 确切概率法比较。GN 组和 FOLFIRINOX 组患者之间基线变量潜在差异的大小采用标准化平均差异（SMD）进行量化，SMD $\geqslant$ 0.2 则认为两个研究组之间存在相关的协变量不平衡。

随机对照试验（randomized controlled trial，RCT）在收集到研究人群之后采用随机化的方法，使试验组和对照组间的基本特征可比性比较好。而在观察性研究中，由于无法像 RCT 一样进行随机化，所以试验组和对照组间的基本特征可比性比较差。在这种情况下直接比较效应值是不符合实际情况的，可以利用传统的分层、匹配以及回归来调整混杂因素的影响，但是随着混杂因素的增加，这些传统方法实施的难度会大大增加，所以统计学家提出了倾向评分法。

倾向评分（PS），该研究定义为患者选择 FOLFIRINOX 的概率。Logistics 回归模型纳入所有在 GN 组和 FOLFIRINOX 组间分布 $P < 0.1$ 或 SMD $\geqslant$ 0.2 的基线变量，以逐步回归法筛选变量构建倾向评分模型。根据最终 Logistics 模型计算患者 PS。逆概率处理加权（IPTW）权重，定义为患者实际接受治疗概率的倒数。由于有些 PS 较低的处理组对象和较高 PS 的非处理组对象有很大的权重，会导致结果的不稳定性，根据最佳实践建议使用“修剪”IPTW，即剔除 IPTW 权重＞第 99 个百分位及 IPTW 权重＜第 1 个百分位的患者。

用 PS 综合所有可以观察到的混杂因素，降低控制多个混杂因素的难度。PS 可以跟传统的匹配、分层、回归、标准化加权法相结合调整协变量。当对照组和试验组的 PS 有足够的重叠范围时，结合匹配、分层、回归、加权法均能较好地均衡混杂。当两组的 PS 分布偏离时，PS 匹配法会删除两端 PS 不重叠的研究对象，使研究对象的代表性下降（图 1）；利用分层法则可能导致有的层中只有对照个体或只有试验个体，这些层不能提供有用的信息；回归将 PS

作为一个新的协变量来构建模型进行校正，PS 校正法不损失样本，但是基于模型的分析，要求建模正确；IPTW 加权法可以在不损失样本的情况下，校正混杂因素。该研究根据最佳实践建议使用“修剪”IPTW，保证结果更稳定。

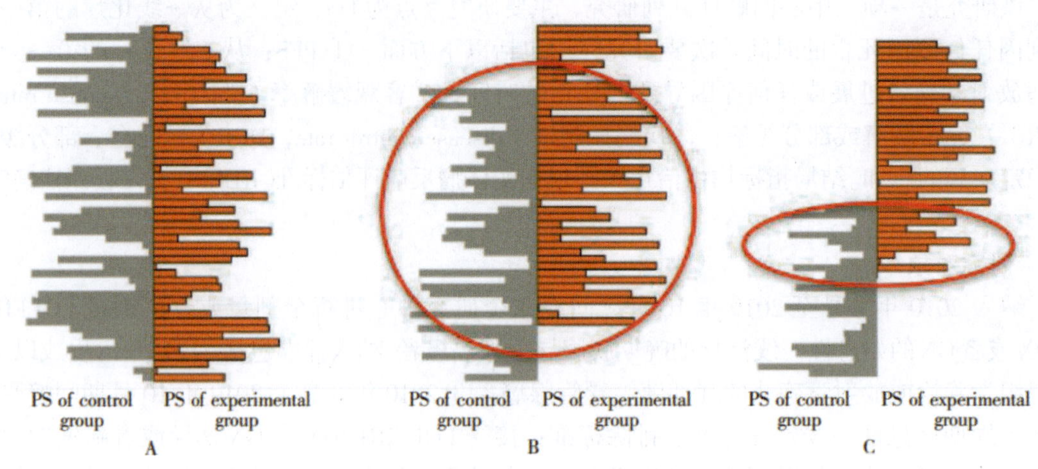


图 1　对照组和试验组的 PS 分布

在使用 IPTW 进行加权后，通过检查 SMD 的变化来进行 PS 平衡诊断，采用 Kaplan-Meier 估计 OS 和 PFS。Schoenfield 检验显示 OS 与治疗效应违反等比例风险假设，因此采用灵活参数回归模型，该模型不要求数据资料满足等比例风险假设，可灵活地处理多种类型的生存资料。

## 3　研究结果

### 3.1　患者基线特征

根据纳入排除标准，研究纳入 455 例患者，其中 297 例接受 GN 治疗，158 例接受 FOLFIRINOX 治疗（表 2）。患者中位年龄 67 岁。从基线特征来看，两组患者所属地区、年龄、查尔森共病指数 [（Charlson comorbidity index，CCI），即除基础疾病外的其他器官或组织损伤及异常，对患者合并症情况进行积分评价，包括心肌梗死、充血性心力衰竭、周围性血管病变、脑血管病变、痴呆、COPD、消化性溃疡、糖尿病、恶性肿瘤等 ]、ECOG 评分、肿瘤位置、初始姑息治疗手段、原发灶是否手术、血红蛋白水平均具有统计学差异。总体来说，FOLFIRINOX 组患者基线似乎更优。

### 3.2　治疗效应比较

该研究主要研究终点 OS、次要研究终点 PFS、DCR、ORR。未矫正前 FOLFIRINOX 组和 GN 组的中位 OS 分别为 11.2 个月和 10.1 个月（HR=0.82，95%CI：0.61 ～ 1.11，$P$=0.199）；中位 PFS 分别为 4.8 个月和 4.6 个月（HR=0.96，95%CI：0.77 ～ 1.20，$P$=0.718）。经 IPTW-PS 分析后两组 OS 分别为 13.0 个月和 10.1 个月（IPTW-weighted HR=1.11，95%CI：0.71 ～ 1.73，$P$=0.651）；PFS 分别为 4.6 个月和 4.4 个月（IPTW-weighted HR=1.13，95%CI：0.88 ～ 1.46，$P$=0.329）（见原文 Figure1，Figure2）。上述结果表明在 IPTW 加权前后，两组间治疗效应比较差异均无统计学意义。

表 2　研究对象的基线情况[1]

| 指标 | $n$（% 缺失） | 总体（$P$=455） | GN（$P$=297） | FOLFIRINOX（$P$=158） | $P$ | SMD | $SMD_{IPTW}$ |
|---|---|---|---|---|---|---|---|
| 人口统计学和并发症 | | | | | | | |
| 中心：奥地利格拉茨 | 455（0） | 140（31%） | 107（36%） | 33（21%） | ＜0.0001 | 0.34 | 0.03 |
| －奥地利因斯布鲁克 | – | 90（20%） | 78（26%） | 12（8%） | | 0.51 | 0.33 |
| －奥地利萨尔茨堡 | – | 225（49%） | 112（38%） | 113（72%） | | 0.72 | 0.26 |
| 年龄（岁） | 455（0） | 67[59,72] | 70[62,74] | 63[53,67] | ＜0.0001 | 0.72 | 0.32 |
| 女性 | 455（0） | 187（41%） | 123（41%） | 64（41%） | 0.851 | 0.02 | 0.15 |
| BMI（$kg/m^2$） | 447（2%） | 24[21,26] | 24[21,26] | 23[21,27] | 0.835 | 0.02 | 0.03 |
| 查尔森合并症指数 | 446（2%） | 9[8,10] | 9[8,10] | 8[7,9] | ＜0.0001 | 0.38 | 0.16 |
| 心肌梗死 | 450（1%） | 27（6%） | 23（8%） | 4（3%） | 0.035 | 0.23 | 0.06 |
| 慢性心力衰竭 | 450（1%） | 17（4%） | 15（5%） | 2（1%） | 0.065 | 0.21 | 0.14 |
| 糖尿病 | 454（0） | 128（28%） | 90（30%） | 38（24%） | 0.152 | 0.14 | 0.03 |
| ECOG | | | | | | | |
| 0 | 447（2%） | 186（42%） | 87（30%） | 99（63%） | ＜0.0001 | 0.71 | 0.12 |
| 1 | – | 223（50%） | 170（58%） | 53（34%） | | 0.50 | 0.14 |
| 2+ | – | 38（9%） | 34（12%） | 4（3%） | | 0.36 | 0.05 |
| 肿瘤指标 | | | | | | | |
| 肿瘤部位：胰腺头部 | 436（4%） | 249（57%） | 175（61%） | 74（50%） | 0.024 | 0.22 | 0.21 |
| －胰腺体 | – | 95（22%） | 57（20%） | 38（26%） | | 0.14 | 0.05 |
| －胰腺尾部 | – | 71（16%） | 39（14%） | 32（22%） | | 0.21 | 0.24 |
| －其他 | – | 21（5%） | 17（6%） | 4（3%） | | 0.16 | 0.04 |

续表

| 指标 | $n$（% 缺失） | 总体（$P$=455） | GN（$P$=297） | FOLFIRINOX（$P$=158） | $P$ | SMD | $SMD_{IPTW}$ |
|---|---|---|---|---|---|---|---|
| 分级：G3 | 283（38%） | 109（39%） | 73（37%） | 36（43%） | 0.330 | 0.13 | 0.45 |
| 主要姑息治疗环境 | 454（0） | 382（84%） | 242（81%） | 140（89%） | 0.033 | 0.22 | 0.05 |
| 原发肿瘤手术 | 455（0） | 83（18%） | 65（22%） | 18（11%） | 0.006 | 0.28 | 0.11 |
| 既往接受辅助化疗 | 451（1%） | 58（13%） | 44（15%） | 14（9%） | 0.085 | 0.18 | 0.02 |
| 肿瘤范围：局部晚期 | 448（2%） | 96（21%） | 61（21%） | 35（22%） | 0.282 | 0.04 | 0.09 |
| – 转移性（一个器官） | – | 233（52%） | 161（55%） | 72（46%） |  | 0.18 | 0.28 |
| – 转移性（两个器官） | – | 88（20%） | 52（18%） | 36（23%） |  | 0.13 | 0.20 |
| – 转移性（三个以上器官） | – | 13（8%） | 18（6%） | 13（8%） |  | 0.08 | 0.09 |
| 实验室参数 |  |  |  |  |  |  |  |
| 血红蛋白（g/dl） | 442（3%） | 12.7[11.2,13.6] | 12.5[11.1,13.6] | 13.0[11.4,13.8] | 0.042 | 0.15 | 0.01 |
| 白细胞计数（$\times 10^9$/L） | 441（3%） | 8.1[6.2,10.3] | 8.0[6.0,10.3] | 8.1[6.8,10.0] | 0.228 | 0.09 | 0.32 |
| 中性粒细胞计数（$\times 10^9$/L） | 406（11%） | 5.6[4.0,7.5] | 5.4[3.9,7.5] | 5.8[4.4,7.8] | 0.200 | 0.08 | 0.35 |
| 淋巴细胞计数（$\times 10^9$/L） | 404（11%） | 1.4[1.0,1.8] | 1.4[1.0,1.9] | 1.4[1.1,1.8] | 0.999 | 0.12 | 0.04 |
| 血小板计数（$\times 10^9$/L） | 444（2%） | 251[195,320] | 251[195,320] | 251[199,327] | 0.286 | 0.12 | 0.03 |
| C 反应蛋白（mg/L） | 383（16%） | 3[1,10] | 3[1,10] | 4[1,10] | 0.572 | 0.08 | 0.22 |
| 碱性磷酸酶（U/L） | 426（6%） | 123[82,234] | 120[83,218] | 125[82,247] | 0.859 | 0.04 | 0.04 |
| LDH（U/L） | 421（7%） | 203[170,260] | 204[174,259] | 193[163,265] | 0.152 | 0.02 | 0.01 |
| 肌酐（mg/dl） | 428（6%） | 0.8[0.7,0.9] | 0.8[0.7,1.0] | 0.8[0.7,0.9] | 0.215 | 0.16 | 0.09 |
| 白蛋白（g/dl） | 199（56%） | 4.0[3.5,4.3] | 3.9[3.5,4.2] | 4.1[3.7,4.4] | 0.079 | 0.24 | 0.22 |
| CEA（ng/ml） | 344（24%） | 7[3,25] | 6[3,21] | 9[3,29] | 0.248 | 0.10 | 0.19 |
| CA19–9（U/ml） | 442（3%） | 1086[94,8647] | 959[74,6390] | 1555[135,12 278] | 0.117 | 0.11 | 0.11 |

在一线治疗中，研究者评估GN组的ORR和DCR分别为31%和58%，FOLFIRINOX组分别为36%和65%（$P$均＞0.05）。在未经调整的分析（FOLFIRINOX ORR的OR为1.20，95%CI：0.76～1.89，$P$=0.431）和IPTW调整的分析（OR=0.82，95%CI，0.47～1.42，$P$=0.482）中均未观察到两种治疗方法哪一种更优。与GN（145/297，49%）相比，在使用FOLFIRINOX一线治疗后接受二线化疗的患者明显增多（120/158，76%）。这可能与FOLFIRINOX组患者更年轻、体力状况更好等基线特征有关。两种最常见的二线治疗方案分别是在使用FOLFIRINOX一线治疗后使用GN（$n$=76，63%）和吉西他滨单药治疗（$n$=20，17%），以及在使用GN一线治疗后使用5-FU的纳米脂质体伊立替康（$n$=52，36%）和OFF（亚叶酸、5-FU和奥沙利铂）（$n$=32，22%）。

### 3.3 亚组分析

从森林图（见原文Figure3）中可以看到，除了女性亚组OS的HR有统计学意义之外（更有利于GN方案），其他亚组中HR差异均无统计学意义。

### 3.4 安全性分析

在安全性方面，FOLFIRINOX组出现粒缺性发热和腹泻的患者比例显著高于GN组，而出现中性粒细胞减少、周围神经病变、胆管炎和疲劳症状的比例相近（表3）。

表3 GN组和FOLFIRINOX组患者发生不良事件比较[1]

| 毒性 | $n$（%缺失） | 总体（$n$=455） | GN（$n$=297） | FOLFIRINOX（$n$=158） | $P$ |
| --- | --- | --- | --- | --- | --- |
| 任何级别的神经病变 | 452（1%） | 153（34%） | 92（31%） | 61（39%） | 0.101 |
| 任何级别的中性粒细胞减少症 | 452（1%） | 112（25%） | 77（26%） | 35（22%） | 0.372 |
| 发热性中性粒细胞减少症 | 452（1%） | 24（5%） | 11（4%） | 13（8%） | 0.040 |
| 胆管炎 | 452（1%） | 27（6%） | 21（7%） | 6（4%） | 0.159 |
| 腹泻 | 452（1%） | 120（27%） | 65（22%） | 55（35%） | 0.003 |
| 疲劳 | 452（1%） | 192（42%） | 118（40%） | 74（47%） | 0.144 |

注：$n$（%缺失）报告了对各变量数据进行了全面观察的患者人数（%缺失）。

## 4 讨论与思考

晚期胰腺癌FOLFIRINOX与GN均在各自的随机对照研究中击败了既往的标准治疗——吉西他滨单药治疗，但两者孰优孰劣未有强有力的Ⅲ期前瞻性随机对照研究来定论。虽然PRODIGE研究中FOLFIRINOX方案中位OS率高于MPACT研究中GN方案，但2项研究入组人群基线特征有差异，PRODIGE研究似乎有更好的患者基线特征，因此直接对比OS并不可靠。为了尽量减少潜在的偏差，并严格记录非随机处理分配，该研究使用IPTW-PS模型。在调整后的倾向分析中，两个治疗组的生存结果具有高度的可比性。

### 4.1 研究设计

该研究属于回顾队列研究，由于研究对象选择治疗方案以及整个治疗过程都是在自然状态下进行，所以混杂偏倚不可避免。该研究中选择 FOLFIRINOX 方案的患者更年轻，其他基线状态更好，所以年龄和其他既影响预后又会影响治疗方案选择的因素是一些重要的混杂因素。研究者采取了倾向评分法，利用 IPTW 加权调整混杂因素，达到"事后随机化"的目的，得到的效应值能更好地代表真实效应。

基于循证医学证据等级，队列研究的循证证据等级低于 RCT，但是目前尚无 RCT 证据可以说明 FOLFIRINOX 三药化疗方案和 GN 方案的优劣，可以以 PS 设计的队列研究证据指导临床实践。但是相较于 RCT，PS 设计的观察性研究有以下特点：① PS 只能平衡目前已知并且在研究中可以收集到的混杂变量，而对目前尚不了解或者无法获取数据的混杂变量的调整则无能为力；② PS 数据来源多样，基于现有的资料和数据库，数据容易缺失，存在信息偏倚；③研究对象通过真实的数据库获取，样本量没有严格的控制；④研究在自然状态下评估治疗效应，更符合临床实践，外推性比较好；⑤消耗较少的人力物力，所需的时间也较短。总的来说，RCT 的循证医学等级高于观察性研究，经过 PS 处理之后的观察性研究结果的可信度高于传统的观察性研究结果，但是如果有相应的 RCT，仍然应该以 RCT 的结果为金标准（表 4）。

**表 4　随机对照试验和倾向评分处理的观察性研究设计的特点比较**

| | 随机对照临床试验 | 倾向评分处理的观察性研究 |
|---|---|---|
| 研究目的 | 理想设计的结局 | 自然状态下是否有效 |
| 研究设计 | 随机对照、设计的干预措施 | 观察、倾向评分事后随机化 |
| 混杂偏倚 | 可均衡几乎所有的潜在混杂 | 只能均衡已知的纳入 PS 模型的混杂 |
| 获取数据 | 专为研究收集，前瞻性，严谨，完整性好 | 数据来源多样，基于现有资源，前瞻/回顾，容易缺失，有信息偏倚 |
| 样本量 | 根据统计学公式推算，可控性强 | 根据真实数据或统计推算，可控性差 |
| 实施场景 | 高度标准化的理想世界 | 自然状态下的治疗环境 |
| 消耗资源 | 消耗更多人力物力，花费时间长 | 消耗资源较少，花费时间短 |
| 研究结果 | 内部一致性好 | 外部可推广性好 |
| 循证等级 | 一级 | 二级 |

### 4.2 研究对象

总共有 902 例局部晚期或晚期胰腺癌患者纳入初筛；在 448 例局限期患者中，有 352 例因评估为可切除或临界可切除而被排除，该研究最终纳入了 96 例不可切除的局部晚期胰腺癌患者，其中 2/3 患者使用了 GN 方案，1/3 患者采用了 FOLFIRINOX 方案。两组的研究者评估治疗反应率相似，与近期发表的 LAPACT 研究结果相符；但研究中并未说明是否由独立影像评估机构对患者的可切除性进行评估，由于本身是回顾性研究，很可能会产生选择偏倚。在既往的研究中，MD Anderson 的回顾性分析显示 FOLFIRINOX 组较 GN 组患者有更高的部分缓解率，以及手术转化率（27% *vs* 16%）[5]；德国的前瞻性 NEOLAP–AIO–PAK–0113 研究显示，FOLFIRINOX 组较 GN 组有获得更高的手术转化率的趋势（35.9% *vs* 43.9%，OR=0.72，95%CI：0.35 ～ 1.45，*P*=0.38）[6]。在上述研究结果的提示下，临床实践中研究者可能更倾向于选择 FOLFIRINOX 方案作为局部晚期可切除或边缘可切除胰腺癌患者的诱导或新辅助治疗方案。而这一类患者的预后较好，剔除这部分患者，可能会低估 FOLFIRINOX 方案的效应。

### 4.3 临床启示

该研究对临床工作给出了一些重要的启示。首先，两组研究者评估的有效率是基本一致的，这表明对于治疗反应要求高的患者比如即将发生胆道梗阻的患者，两种方案都是可以选择的；其次，从毒性反应上来看，FOLFIRINOX 方案粒缺性发热及腹泻的毒副反应发生率更高，其他常见毒副反应发生率两组相似，也提示我们在治疗开始前对患者进行风险评估，选择对患者可能有利的治疗方案。

综上所述，现有证据尚不能证明 FOLFIRINOX 方案和 GN 方案的疗效差异，在临床实践过程中应根据患者意愿和其临床特征综合考虑并加以选择。

## 参考文献


[1] RIEDL JM, POSCH F, HORVATH L, et al. Gemcitabine/nab-paclitaxel versus FOLFIRINOX for palliative first-line treatment of advanced pancreatic cancer: a propensity score analysis[J]. Eur J Cancer,2021, 151: 3-13.

[2] BURRIS H. Improvements in survival and clinical benefit with gemcitabine as first-line therapy for patients with advanced pancreas cancer: a randomized trial[J]. J Clin Oncol, 1997, 15(6): 2403-2413.

[3] CONROY T, DESSEIGNE F, YCHOU, M，et al. FOLFIRINOX versus gemcitabine for metastatic pancreatic cancer[J]. N Engl J Med, 2011, 364(19): 1817-1825.

[4] 黄丽红，陈峰．倾向性评分方法及其应用 [J]. 中华预防医学杂志，2019, 53 (7): 752-755.
HUANG LH, CHEN F. Propensity scoring method and its application[J]. Chinese Journal of Preventive Medicine, 2019,53 (7): 752-755.

[5] PERRI G, PRAKASH L, WEI Q, et al. Response and survival associated with first-line FOLFIRINOX *vs* gemcitabine and nab-paclitaxel chemotherapy for localized pancreatic ductal adenocarcinoma[J]. JAMA Surg, 2020,155 (9): 832-829.

[6] PVK A, PJTS C, PHA D, et al. Nab-paclitaxel plus gemcitabine versus nab-paclitaxel plus gemcitabine followed by FOLFIRINOX induction chemotherapy in locally advanced pancreatic cancer (NEOLAP-AIO-PAK-0113): a multicentre, randomised, phase 2 trial[J]. Lancet Gastroenterol Hepatol, 2021, 6(2):128-138

# 局部晚期食管癌根治性放化疗放疗剂量增加随机对照临床试验——ARTDECO 研究解读

祝鸿程[1]　王泽洲[2]　徐裕金[3]

1. 复旦大学附属肿瘤医院放射治疗中心，复旦大学上海医学院肿瘤学系
2. 复旦大学附属肿瘤医院肿瘤预防部，复旦大学上海医学院肿瘤学系
3. 浙江省肿瘤医院胸部放疗科

**解读原文**

Hulshof MCCM, Geijsen ED, Rozema T, et al. Randomized Study on Dose Escalation in Definitive Chemoradiation for Patients With Locally Advanced Esophageal Cancer（ARTDECO Study）. J Clin Oncol. 2021;39（25）: 2816-2824. doi: 10.1200/JCO.20.03697

**【摘要】**ARTDECO 研究是一项比较接受根治性放化疗的食管癌患者使用标准剂量放疗与提升剂量放疗的疗效差异的研究。研究对象按组织学结果和 T 分期分层，并使用最小化随机的技术入组。该研究除了有两次期中分析之外，不涉及多个主要研究终点，或者多组或亚组分析等多重比较的内容，检验水准分配确定采用 O'Brien-Fleming 分配法，两次期中分析也没有得出阳性结果，没有中途结束研究。该研究只预设了一个主要研究终点局部无进展生存期，其他研究终点的结果仅为探索性分析，结果显示在食管癌根治性放化疗中，增加原发灶的放疗剂量至 61.6Gy，相比较于 50.4Gy 并未显著性改善局部控制，反而增加了毒性发生率，并且没有总生存的获益。或许增加新的治疗方式，同时精准筛选病例，为放疗剂量量体裁衣是未来治疗的发展方向。

ARTDECO 研究是一项比较食管癌患者接受根治性放化疗的标准剂量放疗与提升剂量放疗的疗效差异研究，该研究旨在探讨在食管癌根治性放化疗中，提升放疗剂量对原发肿瘤的局部控制、局部区域控制、生存率和毒性的作用[1]。

## 1　研究背景

食管癌有两种不同的组织病理学亚型：鳞状细胞癌和腺癌。不同亚型在发病率、危险因素、肿瘤位置和诊断年龄等方面各不相同。鳞状细胞癌是亚洲人群的主要亚型[2]。根治性放化疗已经成为局部晚期食管癌的标准非手术治疗方式[3]。CONCORD 数据库报道全球监测的食管癌

生存趋势，2010—2014 年期间大多数国家的 5 年标准化净生存率为 10% ～ 30%[4]。RTOG85-01 研究表明，50Gy 放疗加同步化疗优于 64.8Gy 单纯放疗，为局部晚期食管癌确立了同步放化疗的标准非手术治疗方案 [5]。然而，在头颈部肿瘤等根治性放化疗方案中采用的放疗剂量通常高于食管癌，且局部控制率较高 [6]。尽管后续多项报道认为增加放疗剂量可以改善食管癌患者预后，但仍然缺乏高质量的循证医学证据 [7-8]。ARTDECO 研究是自 2012 年 9 月在荷兰开展的随机对照研究，拟在精准放疗技术以及现代影像学技术条件下，探索食管癌 60Gy 对比 50Gy 放疗剂量在生存上的差异。

## 2 研究方案

### 2.1 研究设计

ARTDECO 研究是一项前瞻性、多中心、双臂、分层、随机对照研究。比较接受根治性放化疗（definitive chemoradiotherapy，dCRT）的食管癌患者使用标准剂量放疗与提升剂量放疗的疗效差异。研究对象纳入标准为：①食管癌或胃食管交界癌；②分期为 $T_{1\sim4}N_{0\sim3}M_0$ 或因锁骨上淋巴结转移 $M_1$；③年龄＞ 18 岁；④ ECOG 评分 0 ～ 2 分；⑤活检证实为腺癌或鳞状细胞癌；⑥签署知情同意书。主要排除标准为：①肿瘤侵犯气管、形成穿孔或瘘管；②广泛原位癌；③肿瘤长度超过 10cm 或侵犯胃超过 2cm；④肿瘤侵犯范围导致放疗野过大，如膈下和锁骨上同时有淋巴结转移；⑤食管原位支架置入术后；⑥已存在相关神经毒性或心脏病、活动性感染，既往接受过胸部放疗或化疗。

根据组织学类型和 T 分期分层，使用最小化随机方法进行 1 ∶ 1 的随机分组，保证多个潜在预后因素组间分布均衡。

标准剂量组（SD 组）接受 50.4Gy/28F，1.8Gy/F 的放疗方案，提升剂量组（HD 组）在 SD 组的处方剂量基础上采用同步加量的方式在原发肿瘤区域单次加量 0.4Gy，总剂量达 61.6Gy/28F，2.2Gy/F。两组同时接受化疗，方案为卡铂联合紫杉醇（$50mg/m^2$），从第 1 天放疗开始给药，每周给药 1 次，所有患者均接受 6 次给药。

### 2.2 毒性评估和随访

在治疗期间至少每周对患者进行检查。第一年在第 4 周和第 8 周及随后每 3 个月进行一次随访，第二年每 6 个月一次，第 3 ～ 5 年每年一次。随访时根据通用标准对毒性进行评分。在治疗后 8 周、8 个月和 18 个月时行 CT 扫描。当有临床指征时进行额外的诊断程序。在临床怀疑局部进展的情况下，如残留或复发性吞咽困难行胃镜检查，若胃镜检查结果怀疑局部进展，则进行活检并行 CT 扫描。

### 2.3 研究终点和统计分析

主要终点是局部无进展生存期（local progression-free survival，LPFS），次要终点是局部区域控制率、总生存期（overall survival，OS）和毒性。采用 Kaplan-Meier 法构建生存曲线并计算生存指标，使用 Log-rank 检验进行两组之间的比较。此外，还进行了竞争风险分析，将局部复发、远处复发和死亡视为潜在的竞争风险。

### 2.4 期中分析

研究设立 2 次期中分析，分别在发生 1/3 事件和 2/3 事件时进行期中分析。研究采用 O'Brien-Fleming 法进行 α 分配，第一次期中分析的名义水准为 0.000 21，第二次为 0.012 02，最终分析为 0.046 26，两次期中分析都未达到阳性结果。

### 2.5 样本量

预计标准治疗组 2 年局部控制率为 50%。设置 80% 效能，高剂量组的局部控制率改善为 15%（HR=0.621），采用显著性水平两侧 α=0.05 的 Log-rank 检验中，需要观察 141 个事件数。预计入组 3 年额外随访 1 年，共需入组 260 例患者。

## 3 研究结果

### 3.1 患者特征

2012 年 9 月至 2018 年 6 月共纳入 260 例患者。无法进行手术的原因包括：近端肿瘤和患者选择（44%），合并症（30%），淋巴结不可切除（11%），$T_4$（5%），局部复发（2%）和合并存在多种情况（7%）。组织学上，绝大多数患者为鳞状细胞癌（61.9%），其余患者均为腺癌（38.2%），包括 2 例大细胞癌，其中 1 例组织学分类为其他。94% 患者完成放疗，85% 患者接受至少 5 个疗程的化疗。中位随访时间为 45 个月。SD 组 96% 患者完成了放疗，HD 组完成率为 91.9%，其他患者由于毒性反应和其他原因导致放疗未能完成处方剂量。SD 组 69.4% 患者完成 6 个周期化疗，2.2% 患者完成 5 个周期化疗，7.8% 患者的化疗不足 5 个周期；在 HD 组中，上述指标分别为 59.3%、21.1% 和 16.2%。两组患者存在数据不充分的比例分别为 1.6% 和 2.4%。

### 3.2 生存指标

LPFS：SD 组与 HD 组的 3 年 LPFS 分别为 71%（95%CI：62% ～ 81%）和 73%（95%CI：64% ～ 83%）（$P$=0.62），鳞状细胞癌患者的 LPFS 数值好于腺癌，但无统计学差异（$P$=0.11），3 年 OS 分别为 77%（95%CI：70% ～ 85%）和 60%（95%CI：48% ～ 75%）。在鳞状细胞癌患者中，SD 组和 HD 组的 3 年 LPFS 分别为 75% 和 79%，AC 组分别为 61% 和 61%，均未见显著性差异（见原文 Figure2）。

LRPFS（locoregional progression-free survival）：SD 组 3 年 LRPFS 为 53%（95%CI：43% ～ 64%），HD 组为 59%（95%CI：49% ～ 70%）（$P$=0.24）。SD 组鳞状细胞癌的 3 年 LRPFS 为 58%，HD 组为 64%；在腺癌组，上述指标分别为 42% 和 49%（$P$=0.26）。局部进展部位仅为原发肿瘤部位的占 62.4%（SD：59.6%；HD：65.9%），原发肿瘤和野内淋巴结均发生进展占 17.2%（SD：21.2%；HD：12.2%），仅发生野内淋巴结进展为 8.6%（SD：7.7%；HD：9.8%），仅野外淋巴结进展为 11.8%（SD：11.5%；HD：12.2%）。

无进展生存期（progression-free survival，PFS）：SD 组和 HD 组的 3 年 PFS 分别为 33.1% 和 25.4%（$P$=0.31）。鳞状细胞癌患者的 3 年 PFS 为 35%，腺癌患者为 23%（$P$=0.50）。

46.2% 患者未发现进展，25.3% 患者有局部进展，仅 19.1% 患者远处进展，9.2% 患者同时有远处和局部进展（见原文 Figure3）。

OS：SD 组与 HD 组的 OS 无显著性差异（$P$=0.22），两组的 3 年 OS 分别为 42%（95%CI：34% ～ 52%）和 39%（95%CI：31% ～ 49%）。疾病进展分别导致 SD 组 39.2% 患者死亡，HD 组 44.6% 患者死亡。SD 组 4.6% 患者和 HD 组 6.2% 患者为毒性反应所致死亡，其他原因或多重原因所致的死亡 SD 组和 HD 组分别占 15.4% 和 17.7%（见原文 Figure4）。

## 4 毒性

两组 4 级和 5 级 CTC 不良事件发生率无显著性差异（表 1）。5 级毒性反应包括食管出血 4 例，其中 SD 组 1 例，HD 组 3 例；食管瘘 4 例，其中 SD 组 2 例，HD 组 2 例；呼吸衰竭 2 例，均为 HD 组；败血症 2 例，SD 和 HD 组各 1 例，HD 组患者发生支气管肺泡出血 1 例。

表 1 按治疗组划分的 CTCAE 不良事件等级（%）

| 毒性 | 标准剂量（$n$=120） | 高剂量（$n$=118） | 合计（$n$=238） |
|---|---|---|---|
| 1 级 | 3.3 | 0 | 1.7 |
| 2 级 | 25.8 | 14.4 | 20.2 |
| 3 级 | 55.0 | 63.6 | 59.2 |
| 4 级 | 12.5 | 14.4 | 13.4 |
| 5 级 | 3.3 | 7.6 | 5.5 |

注：CTCAE，不良事件通用术语标准。

## 5 讨论

局部晚期不可手术切除食管癌的标准治疗模式为根治性同步放化疗，尽可能地降低局部区域以及远处失败是局部晚期食管癌获得长期生存的关键，降低局部区域复发是放疗努力的方向 [9]。因此，通过剂量递增强化放疗，可能是改善局部疾病控制的策略之一。研究人员一直试图探索食管癌放疗的失败模式。局部区域失败仍然是接受根治性放化疗患者的主要风险，但放疗剂量的增加仍然存在争议。

### 5.1 统计学方法

该临床试验的研究设计相对比较简单。除了有两次期中分析之外，不涉及多个主要研究终点，或者多组或亚组分析等多重比较的内容。需要期中分析主要有三类情况：（1）及时监测试验的安全性，如果安全性出现问题，则提前因安全性而终止试验。（2）为尽早确认药物的有效性，如果试验药物有效并达到预先设定的标准，可以提前因有效而终止；反之，若试验药物无效低于预设标准，则可提前因无效而终止。（3）样本量的重新估计，由于试验设计时可能信息量有限，对试验药物的疗效或安全性估计不准确，可能会影响样本量的估计。期中分析时可以根据部分数据重新估计样本量，确保试验有足够的把握度。由于期中分析的结果会对后续试验的结果产生影响，一个临床试验期中分析的次数、日程安排、α等必须事先制订计划，并在试验方案中阐明。各阶段检验水准、检验效能及样本量受到检验界值确定方法的影响，常用的界值确定方法有 Pocock 法、O'Brien-Feming 法、Peto 法和 Lan-Demets 消耗函数法（附录 1）。

该研究采用 O'Brien-Fleming 分配法，两次期中分析也没有得出阳性结果，无中途结束研究。根据 O'Brien-Fleming 分配，虽然损失了一部分 α，但与最终分析时的 $P$ 值相差也较大，不影响结果。该研究只预设了局部无进展生存期一个主要研究终点，意味着其他研究终点的结果仅为探索性分析，所以不管主要研究终点的结果如何，即使次要研究终点得出了阳性结果，也不能确诊性地得出疗效存在差异的结论。考虑到之前的其他研究并没有得出阳性结果，该研究不设计多个主要研究终点和 α 分配也是非常合理的。如果对主要研究终点比较有信心的话，也可以尝试使用 Fixed-sequence 法增加其他重点的检验效能。

该研究随机入组时按组织学结果和 T 分期进行了分层，并使用最小化随机的技术 [10]。所谓最小化随机是一种动态随机分组的方法，常用随机化的思想是“人人平等”，即研究对象都有均等的机会被分入某组。而动态随机分组，顾名思义，就是各个研究对象被分入某组的概率不是固定不变的，是根据一定的条件进行调整的。最小化随机的基本原理是：在试验开始前确定对结果有重要影响的预后因素，根据已入组病例预后因素的组间分布情况，将新病例分到使组间预后因素分布差异最小的一组中；当预后因素组间分布无差异时，新病例按等概率随机分配。实际操作时根据三个参数确定病例的分组：因素不平衡函数、总体不平衡函数、最优分配概率（$P$）。因素不平衡函数指某一预后因素中与新病例相同的水平在各组分布的不均衡性，常用极差或方差表示。总体不平衡函数代表所有因素不平衡函数的总和，一般采用因素不平衡函数的直接求和；对于需要区分因素重要性的情况则采用因素不平衡函数的加权求和，需要设定因素权重（w）。最优分配概率指新病例分配到目标组（使组间差异最小的组）的概率。由于 $P$ 取 1 时，分组结果易于预测，可能导致选择偏倚，因此指南推荐增加随机因素即 $P$ 取大于 0 小于 1。虽然按组织学分层未发现 HD 组和 SD 组间的疗效差异，但是鳞癌患者相比腺癌患者有更好的局部控制率，如果继续随访可能得出显著性的结果。

该研究在统计分析计划中有另外进行竞争风险分析 [11]。竞争风险是指在观察某事件是否发生时，会被其他事件的发生所阻碍。相对目标结局事件而言，这里的其他结局事件就是竞争风险事件。除了以全因死亡为研究结局，以死因、复发等为结局的研究都广泛存在着竞争风险。例如该研究中局部区域进展和死亡就是局部进展的竞争风险，当发生局部区域进展和死亡时，局部进展就不再会出现。但如果将其他事件按删失处理，就意味着只要随访时间足够长，这些局部区域进展和死亡的对象仍会再发生局部进展，这显然与事实不符。研究发现约 46% 的文献可能存在这种偏倚。在竞争风险问题中，因为生存是要以多个风险都不发生为前提，因此，我们不是去直接估计和呈现生存概率，而是利用累积发生函数（cumulative incidence function，CIF）研究单一因素风险累计概率。传统生存分析和竞争分析方法也截然不同，除了生存指标估计方法外，如竞争风险分析中组间累积风险差异的比较使用 Grey 检验，而非 Log-rank 检验。尽管如此，但该研究在后文中并未发现竞争风险分析实际内容，没有看到累积发生概率曲线，而仅仅报道了 Kaplan-Meier 估计生存曲线和 Log-rank 检验结果，具体原因未知。统计学家们研究发现，当存在相关的竞争风险时，直接把竞争风险做删失处理应用 Kaplan–Meier 方法会高估所感兴趣的风险累积发生率。

## 5.2 临床部分

与大多数其他肿瘤部位的周围组织不同，食管可能是最重要的剂量限制器官，在该研究中观察到较多的 4 ～ 5 级毒性反应，尤其是致命性出血以及 HD 组患者较差的依从性，致使高剂量放疗的研究计划更加复杂化。该研究采用同步加量的方法提升剂量，照射范围包括局部区域淋巴结。我们曾对 ESO–Shanghai1 的数据进行分析 [12–13]，ESO–Shanghai 1 研究中，所有患者进行了根治性同期放化疗，放疗技术均为累及野照射（不进行淋巴结预防照射）、调强放疗剂量为 61.2Gy/34F。入组患者 436 例，中位随访时间 48.7 个月，中位总生存时间为 44.8 个月（95%CI：34.6 ～ 55.0），3 年总生存率为 53.6%。436 例患者中，258 例（59.2%）出现治疗失败。37 例患者（8.5%）出现照射野外区域淋巴结失败，其中 7 例（1.6%）出现单纯淋巴结失败。3 年区域内淋巴结控制率为 89.7%，3 年单独的区域淋巴结控制率为 97.9%。累及野照射的食管癌患者中，照射野外单独的区域淋巴结复发者较少，总生存结果较好。局部晚期食管鳞癌根治性放化疗时，淋巴结预防照射是没有必要的。因此，在累及野照射的技术下提升剂量可能带来更少的毒性反应，是提升预后的途径之一。近年来，放疗技术取得了重大进展。虽然该研究中的患者接受三维适形放疗，但调强适形放疗和容积调强放疗已经运用于临床。调强放疗技术促进了综合增强放疗的使用，并在前瞻性剂量递增试验中进行积极研究 [14]。

除了荷兰 ARTDECO 研究、中国陈明教授团队的研究 [15]、法国 PRODIGE–26/CONCO–RDE[16] 均提示在非选择人群中提升剂量不能带来获益，或许增加新的治疗方式可能带来新的出路。目前正在对同步放化疗基础上加上免疫治疗进行积极的探索，已证实晚期食管癌新辅助放化疗加手术后免疫治疗的加入能够明显改善生存 [17]，在局部晚期不可手术切除患者中，加入包括免疫检查点抑制剂在内的更加有效的全身治疗可能让放疗再次焕发青春，食管癌同步放化疗目前这一领域的潜在新线索正在进行研究 [18–19]。此外还应注意到，该研究虽然进行了选择性淋巴引流区照射，但治疗失败模式与既往受累野照射的报道并无明显差异，免疫治疗时代食管癌同步放化疗的剂量又将是新的热点问题。

同时精准筛选患者，为放疗剂量量体裁衣也是未来发展方向之一，可以通过基因组和多组学的方法为患者预测最佳剂量 [20]。同时通过多种影像学方法评估肿瘤反应，不仅可以预测预后，还可以监测放化疗无反应者并调整治疗策略。目前，通过包括内镜超声、CT、食管造影、MRI、PET/CT 等功能评价治疗效果是食管癌新辅助放疗中常用的方法。其中，超声胃镜和 PET/CT 被认为具有较高的准确性 [21]。德国 MUNICON 研究，发现食管腺癌患者新辅助化疗后 2 周 SUV 值下降 35% 可作为评估新辅助治疗疗效的阈值，提示 PET 可用于早期评估新辅助治疗的疗效，并认为在未来的随机对照试验中，可针对不同的个体给予不同的治疗方案 [22]。美国 ALLIANCE 研究确定了 PET 作为生物标志物对食管癌早期评估的有效性，并发现对于诱导 FOLFOX 的 PET 有效者如果继续使用该方案 5 年，OS 达 53%[23]。正在进行的英国 SCOPE2 研究比较了标准剂量放疗与高剂量放疗的效果，同时密切监测副作用，还将比较在治疗早期对标准药物化疗无反应的患者化疗中使用的标准药物与替代组合的效果 [24]。基于生物和影像的精准放疗将会为个体化放疗剂量提供新的依据。

## 6 结论

在食管癌的根治性放化疗中，增加原发灶的放射剂量至 61.6Gy 相较 50.4Gy 并没有显著性改善局部控制，反而增加了毒性发生率，并且没有 OS 的改善。局部晚期食管癌 dCRT 中，放射剂量从 50.4Gy 增加至 61.6Gy 并未导致局部肿瘤控制或生存率的改善。50.4Gy 的剂量仍然是标准剂量，具有可接受的局域肿瘤控制和生存结局。ARTDECO 研究表明，对于接受 dCRT 的食管癌患者，放疗剂量从 50.4Gy（5.5w）增加至 61.6Gy（5.5w）并没有改善患者的局部控制或生存，50.4Gy 仍是食管癌 dCRT 的标准放疗剂量。

## 参考文献


[1] HULSHOF M C C M, GEIJSEN E D, ROZEMA T, et al. Randomized study on dose escalation in definitive chemoradiation for patients with locally advanced esophageal cancer (ART DECO study) [J]. J Clin Oncol, 2021, 39(25): 2816-2824.

[2] ABNET C C, ARNOLD M, WEI W Q. Epidemiology of esophageal squamous cell carcinoma[J]. Gastroenterology, 2018, 154(2): 360-373.

[3] LAGERGREN J, SMYTH E, CUNNINGHAM D, et al. Oesophageal cancer[J]. Lancet, 2017, 390(10110): 2383-2396.

[4] ALLEMANI C, MATSUDA T, D I CARLO V, et al. Global surveillance of trends in cancer survival 2000-14 (CONCORD- 3): analysis of individual records for 37 513 025 patients diagnosed with one of 18 cancers from 322 population-based registries in 71 countries[J]. Lancet, 2018, 391(10125): 1023-1075.

[5] COOPER J S, GUO M D, HERSKOVIC A, et al. Chemoradiotherapy of locally advanced esophageal cancer: long-term follow-up of a prospective randomized trial (RTOG 85-01). Radiation Therapy Oncology Group[J]. JAMA, 1999, 281(17): 1623-1627.

[6] LEE N Y, ZHANG Q, PFISTER D G, et al. Addition of bevacizumab to standard chemoradiation for locoregionally advanced nasopharyngeal carcinoma (RTOG 0615): a phase 2 multi-institutional trial[J]. Lancet Oncol, 2012, 13(2): 172-180.

[7] LUO H S, HUANG H C, LIN L X. Effect of modern high-dose versus standard-dose radiation in definitive concurrent chemoradiotherapy on outcome of esophageal squamous cell cancer: a meta-analysis[J]. Radiat Oncol, 2019, 14(1): 178.

[8] SUN X, WANG L, WANG Y, et al. High vs. low radiation dose of concurrent chemoradiotherapy for esophageal carcinoma with modern radiotherapy techniques: a meta-analysis[J]. Front Oncol, 2020, 10: 1222.

[9] WELSH J, SETTLE S H, AMINI A, et al. Failure patterns in patients with esophageal cancer treated with definitive chemoradiation[J]. Cancer, 2012, 118(10): 2632-2640.

[10] SCOTT N W, MCPHERSON G C, RAMSAY C R, et al. The method of minimization for allocation to clinical trials[J]. Control Clin Trials, 2002, 23(6): 662-674.

[11] PUTTER H, FIOCCO M, GESKUS R B. Tutorial in biostatistics: competing risks and multi-state models[J]. Stat Med, 2007, 26(11): 2389-2430.

[12] CHEN Y, YE J, ZHU Z, et al. Comparing paclitaxel plus fluorouracil versus cisplatin plus fluorouracil in

chemoradiotherapy for locally advanced esophageal squamous cell cancer: a randomized, multicenter, phase Ⅲ clinical trial [J]. J Clin Oncol, 2019, 37(20): 1695-1703.

[13] ZHU H, RIVIN DEL CAMPO E, Ye J, et al. Involved-field irradiation in definitive chemoradiotherapy for locoregional esophageal squamous cell carcinoma: results from the ESO-Shanghai 1 trial [J]. Int J Radiat Oncol Biol Phys, 2021, 110(5): 1396-1406.

[14] CHEN D, MENON H, VERMA V, et al. Results of a phase 1/2 trial of chemoradiotherapy with simultaneous integrated boost of radiotherapy dose in unresectable locally advanced esophageal cancer[J]. JAMA Oncol, 2019, 5(11): 1597-1604.

[15] 徐裕金 , 朱卫国 , Liao Zhongxing, 等 . 同步放化疗 60 Gy 对比 50 Gy 剂量治疗不可手术食管鳞状细胞癌的多中心随机对照研究 [J]. 中华医学杂志，2020，100(23): 1783-1788.
Xu YJ, ZHU WG, LIAO ZX, et al. A multicenter randomized prospective study of concurrent chemoradiation with 60 Gy versus 50 Gy for inoperable esophageal squamous cell carcinoma [J]. National Medical Journal of China, 2020, 100 (23): 1783-1788.

[16] CREHANGE G, M'VONDO C, BERTAUT A, et al. Exclusive chemoradiotherapy with or without radiation dose escalation in esophageal cancer: multicenter phase 2/3 randomized trial CONCORDE(PRODIGE-26) [J]. Int J Radiat Oncol Biol Phys, 2021, 111(Suppl 3): S5.

[17] KELLY R J, AJANI J A, KUZDZAL J, et al. Adjuvant nivolumab in resected esophageal or gastroesophageal junction cancer [J]. N Engl J Med, 2021, 384(13): 1191-1203.

[18] SHAH M A, BENNOUNA J, DOI T, et al. KEYNOTE-975 study design: a phase Ⅲ study of definitive chemoradiotherapy plus pembrolizumab in patients with esophageal carcinoma [J]. Future Oncol, 2021, 17(10): 1143-1153.

[19] YU R, WANG W, LI T, et al. RATIONALE 311: tislelizumab plus concurrent chemoradiotherapy for localized esophageal squamous cell carcinoma [J]. Future Oncol, 2021, 17(31): 4081-4089.

[20] SCOTT J G, SEDOR G, ELLSWORTH P, et al. Pan-cancer prediction of radiotherapy benefit using genomic-adjusted radiation dose(GARD): a cohort-based pooled analysis[J]. Lancet Oncol, 2021, 22(9): 1221-1229.

[21] NOORDMAN B J, SPAANDER M C W, VALKEMA R, et al. Detection of residual disease after neoadjuvant chemoradiotherapy for oesophageal cancer(presANO): a prospective multi-centre, diagnostic cohort study [J]. Lancet Oncol, 2018, 19(7): 965-974.

[22] LORDICK F, OTT K, KRAUSE B J, et al. PET to assess early metabolic response and to guide treatment of adenocarcinoma of the oesophagogastric junction: the MUNICON phase Ⅱ trial[J]. Lancet Oncol, 2007, 8(9): 797-805.

[23] GOODMAN K A, OU FS, HALL N C, et al. Randomized phase Ⅱ study of PET response-adapted combined modality therapy for esophageal cancer: mature results of the CALGB 80803 (ALLIANCE) trial[J]. J Clin Oncol, 2021, 39(25): 2803 - 2815.

[24] GWYNNE S, HIGGINS E, POON KING A, et al. Driving developments in UK oesophageal radiotherapy through the SCOPE trials[J]. Radiat Oncol, 2019, 14(1): 26.

## 附录 1 常用期中分析界值确定方法的优劣

| 方法 | 如何调整 α | 优势 | 劣势 |
|---|---|---|---|
| Pocock 法 | 根据次数平均化，确保每次检验的 α 相等 | 简单、容易理解 | 最后一次假设检验水准远小于 0.05 |
| O'Brien–Feming 法 | 随着信息积累，越往后分配得到的 α 越多 | 当试验组有很强优势时容易提早终止试验 | 最终分析的 α 有一定的消耗 |
| Peto 法 | 期中分析非常严格分配的 α 极少，追求的是优先保证最终一步检验的 α | 易于理解、描述和执行 | 早期终止研究困难 |
| Lan–Demets 消耗函数法 | 中期分析的次数和时间点无法事先规定时，可根据每次中期分析时获得信息的数量相对于整个试验信息的比例来按比例分配总体的显著性水平 | 灵活 | 计算较复杂 |

# 多西他赛联合奥沙利铂及 S-1 新辅助化疗后手术加辅助 S-1 与直接手术加辅助 S-1 治疗可切除晚期胃癌的Ⅲ期对比研究——PRODIGY 研究解读

田一童[1]　刘成成[2]　陈晓锋[3]

1. 南京医科大学第一附属医院肿瘤科
2. 浙江大学医学院附属第二医院大肠外科
3. 南京医科大学第一附属医院肿瘤科

**解读原文**

Kang YK, Yook JH, Park YK, et al. PRODIGY: A Phase Ⅲ Study of Neoadjuvant Docetaxel, Oxaliplatin, and S-1 Plus Surgery and Adjuvant S-1 Versus Surgery and Adjuvant S-1 for Resectable Advanced Gastric Cancer. J Clin Oncol. 2021;39（26）: 2903-2913. doi: 10.1200/JCO.20.02914

**【摘要】**PRODIGY 研究是一项对可切除晚期胃癌患者进行多西他赛联合奥沙利铂及 S-1（DOS）新辅助治疗后手术加辅助 S-1（CSC 组）与直接手术后辅助 S-1（SC 组）的疗效差异比较的研究。研究对象按部位和 cTNM 分期进行分层，通过交互式网络响应系统将患者（1 ∶ 1）随机分配到 CSC 组或 SC 组。主要研究终点为无进展生存期（progression-free survival，PFS）。该研究有 1 次中期分析，检验水准分配采用了 O'Brien-Fleming 分配法，组间差异未达到预先设定的显著性阈值（0.0031），故未中途终止研究。最终分析提示，两组共发生 183 例 PFS 事件，CSC 组的 PFS 较 SC 组明显延长；亚组分析提示分期较晚的胃癌患者获益更显著，且安全性可接受。新辅助 DOS 后 D2 根治术联合术后 S-1 辅助化疗可作为亚洲人群可切除性进展期胃癌的一种治疗选择。

PRODIGY 是一项对可切除晚期胃癌患者进行多西他赛联合奥沙利铂及 S-1（DOS）方案新辅助化疗后手术加辅助 S-1 与直接手术加辅助 S-1 的疗效差异比较研究[1]，该研究旨在评估 DOS 方案新辅助化疗后手术联合 S-1 辅助化疗对比标准治疗对可切除局部晚期胃癌患者的生存时间和安全性的评价。

## 1 研究背景

局部进展期胃癌（locally advanced gastric cancer，LAGC）的辅助治疗已经发展了二十多年，其有效性已在四个关键试验中确立；然而，标准辅助治疗方法因地区而异。美国 INT–0116 研究[2] 提示标准的治疗方法是术后放化疗；欧洲 MAGIC 试验[3] 提示标准方法为围术期化疗（表柔比星 + 顺铂 + 氟尿嘧啶）；东亚 ACTS–GC4[4] 和 CLASSIC[5] 试验提示标准方法为术后 S–1 或卡培他滨 + 奥沙利铂（CAPOX）。每个地区都通过多种方法来改善辅助治疗的结果，而最常用的方法就是加强化疗。替代方法包括根据本土的治疗现状更改常用的辅助治疗方案，例如，亚洲和欧洲地区将放射治疗加入辅助化疗。已有三项研究表明化疗强化是有益的。FLOT4 研究[6] 证明围术期多西紫杉醇、奥沙利铂和氟尿嘧啶（FLOT）化疗优于表阿霉素 + 顺铂 + 氟尿嘧啶，而 JACCROGC–07 研究[7] 和 ARTIST 2 研究[8] 表明，晚期胃癌患者术后强化辅助化疗方案优于标准方案。与美国和欧洲不同，新辅助化疗目前在韩国不是 LAGC 的标准方案。一项来自韩国的Ⅱ期研究提示，针对可切除的 LAGC 患者，DOS 新辅助化疗方案的耐受性较高，同时患者切除率也表现良好。该研究团队进一步设计了 PRODIGY Ⅲ期随机对照试验，以可切除 LAGC 患者为研究对象，评价 DOS 方案新辅助化疗后手术联合 S–1 辅助化疗对比标准治疗对可切除局部晚期胃癌的有效性。

## 2 研究方案

### 2.1 整体设计

本研究为Ⅲ期、开放标签的随机对照试验（图 1）。试验组为新辅助治疗组（CSC 组），对照组为直接手术治疗组（SC 组）。目标人群为意向性治疗（intention–to–treat，ITT）人群，主要研究终点为无进展生存期（PFS），次要研究终点为 R0 切除率、术后病理分期、总生存期（overall survival，OS）和安全性。

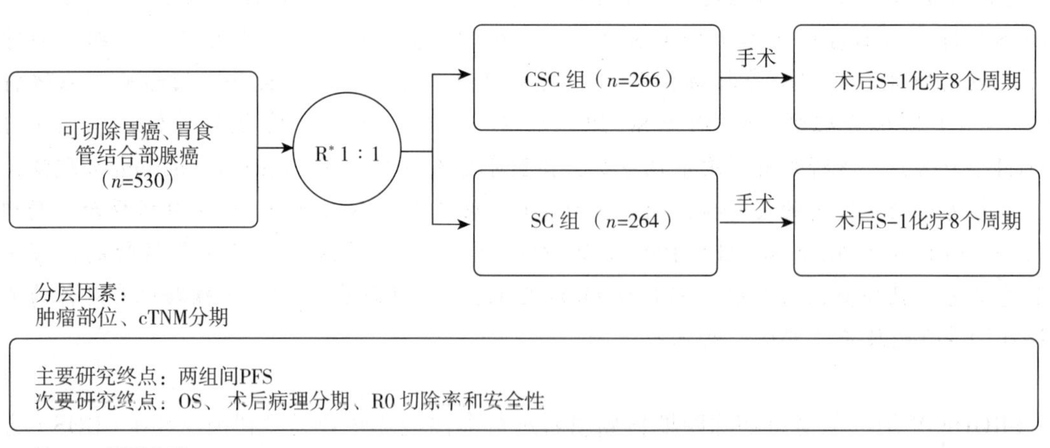


图 1 PRODIGY 研究设计

## 2.2 研究对象及随机化方法

主要纳入标准为：（1）年龄 20 ～ 75 岁；（2）美国东部肿瘤协作组（Eastern Cooperative Oncology Group，ECOG）评分为 0 ～ 1 分；（3）组织学证实为原发性胃腺癌或食管胃结合部腺癌；（4）临床 TNM 分期（AJCC 分期第 7 版）为：$cT_{2\sim3}N_+$ 或 $cT_4N_{any}$。根据病变位置和 cTNM 分期（$cT_2/N_1$，$cT_{3\sim4}/N_1$，$cT_4/N_2$），采用交互式网络系统将患者 1 ∶ 1 随机分配到 CSC 组或 SC 组。采用 CT 检查的方式确定病变位置和临床分期，如有需要会结合 PET/CT 和腹腔镜检查来确保患者无远处转移。

## 2.3 治疗方案

CSC 组患者在随机分组后 7d 内开始新辅助化疗，接受 DOS 方案化疗 3 个周期（多西他赛 $50mg/m^2$+ 奥沙利铂 $100mg/m^2$+S-1 $40mg/m^2$，bid，d1 ～ 14，q3w），新辅助化疗结束后 1 ～ 3 周内接受手术治疗，行 D2 手术和术后 S-1 辅助化疗 8 个周期；SC 组患者在随机后 2 个周内进行手术，D2 手术后行 S-1 辅助化疗 8 个周期（40 ～ 60mg，bid po，d1 ～ 28，q6w）。标准术式为 D2 胃切除术。

## 2.4 样本量计算

Ⅲ期临床研究的样本量计算主要取决于以下 4 个变量：（1）检验效能（1-β）；（2）Alpha（假阳性的概率）；（3）预计临床获益大小（例如：OS 的 HR，中位 OS 的延长幅度，3 年或 5 年 OS 率的增加幅度）；（4）入组时间和随访时间。本研究检验效能为 80%，双侧 Alpha=0.05，假设 CSC 组和 SC 组的 3 年 PFS 率分别为 70% 和 60%，对应 HR 为 0.698，预期随访 7.5 年（包含 4.5 年的研究招募时期），两组各需要 244 例患者以及至少 238 例的事件数；考虑 10% 的脱落率，最终两组合计需要 530 例患者。研究者针对干预方案的安全性及有效性设立了一次中期分析，在发生 135 例事件数时进行。由于观察到的 PFS 事件数比预期值要低，独立数据监察委员会（Independent Data Monitoring Committee，IDMC）修改了研究方案，来确保中位随访时间为 3 年时进行最终的分析；最终分析时，校正后的 Alpha=0.049，并且发生了 183 例 PFS 事件。

中期分析时显著性阈值是采用了 O'Brien-Fleming 方法对 Alpha 进行拆分的结果。O'Brien-Fleming 方法在期中分析过程中均采用严格的标准（很低的 P 值）。如果研究继续进行达到计划的样本量，那么最终的分析如同没有期中分析一样。这样的方法不仅保证了 Alpha 水平，也保存了把握度。

## 2.5 统计分析

研究首先在 ITT 人群中进行疗效比较分析，ITT 数据集纳入了所有经过随机化分配的患者。生存曲线的差异采用了 Kaplan-Meier 法展示（Log-rank 检验），多因素分析采用了 Cox 模型计算 HR。其次对疗效分析进行了非预设性的亚组分析，即探索基线亚组因素与治疗策略之间的交互作用，以森林图和 95%CI 展示结果。

该研究从两个方面开展了敏感性分析。第一，针对 ITT 分析人群，排除随机分组后没有接受治疗的患者；第二，针对 PFS 开展了界标分析（landmark analysis），界标时间（landmark time）为随机化后 6 个月，界标时间内发生的事件为发生死亡或进展。界标分析常用于生存分析中，是指在随访期间设立一个时间点（即界标时间），分别对该时间点前后进行生存分析，可以避免因随访时间过长而导致的“领先时间偏倚”。

## 3 研究结果

从 2012 年 1 月 18 日至 2017 年 1 月 2 日，来自韩国 18 家中心共 530 例受试者作为 ITT 人群接受随机分组（CSC 组 266 例，SC 组 264 例）；全分析集（FAS 集）共 484 例受试者（CSC 组 238 例，SC 组 246 例）。两组基线特征相似。SC 组中临床分期为Ⅱ期患者占 18%，CSC 组占 21%。而术后病理分期中，SC 组有 11% 为Ⅰ期，22% 为Ⅱ期，Ⅰ～Ⅱ期共计 33%。CSC 组术后病理分期中，10% 为 0 期，24% 为Ⅰ期，37% 为Ⅱ期。

在 CSC 组，214 例患者（89.9%）完成 3 个周期 DOS 方案新辅助化疗。3 级以上主要不良反应：中性粒细胞减少（12.6%）、粒细胞减少性发热（9.2%）、腹泻（5.0%）。

全人群中，CSC 组和 SC 组 R0 切除率：95% *vs* 84%；FAS 集中两组 R0 切除率：CSC 组 89% *vs* SC 组 84%。两组术后病理学完全缓解（pCR）率：CSC 组 10.4% *vs* SC 组 0（$P<0.001$）。CSC 组和 SC 组完成术后辅助化疗患者的比例分别为 83.8% 和 84.0%。

中位随访时间 38.6 个月，37.8% 的患者发生 PFS 事件，CSC 组和 SC 组的 3 年 PFS 率分别为 66.3% 和 60.2%（HR=0.70，$P$=0.023）。敏感性分析在 ITT 人群和 6 个月界标 PFS 分析中得到相似结果。大多数亚组中 PFS 有类似结果。两组间 OS 差异无统计学意义（HR=0.84，$P$=0.338）。两组间 3 年 OS 率：CSC 组 74.2% *vs* SC 组 73.4%。患者亚组的 OS 结果基本一致（见原文 Figure2）。

对基线信息中以放射学标准确定的 cTNM 分期与术后病理分期进行评估，总体符合率为 48.2%，$cT_2$、$cT_3$、$cT_4$ 的符合率分别为 30.7%、40.7% 和 51.8%。在 SC 组（$N$=246）的患者中，对于 $cT_2$ 和 $cT_3$，pⅠ分期的比例分别为 54.5% 和 23.2%，而 $cT_4$ 的 pⅠ分期比例为 4.5%。在 $cT_4$ 患者中，pⅢ分期和 pⅣ分期的比例分别为 63.8% 和 17.9%[9]（见原文 Figure1）。

在亚组分析中，PFS 的 HR 降低在 $cT_4N_{any}$[$N$=343（70.9%），HR=0.67，95%CI：0.48～0.93，$P$=0.019] 和 $cT_4N_+$［$N$=331（69.0%），HR=0.68，95%CI：0.49～0.94，$P$=0.032］的患者中最为显著。在 $cT_{2\sim3}$（$N$=141）患者中，CSC 组 PFS 的 HR 为 1.42（95%CI：0.66～3.06，$P$=0.370），新辅助化疗对 $cT_{2\sim3}$ 患者的临床益处并不明显。符合 $cT_4N_{any}$ 标准的患者在新辅助化疗的 OS 中 HR 也最低，但差异无统计学意义（HR=0.78，95%CI：0.54～1.14，$P$=0.220）（见原文 Figure3、FigureA3）。

基于上述结果，本研究主要结论如下：PRODIGY 研究证实在 D2 胃切除术基础上增加 DOS 方案新辅助化疗联合术后 S-1 辅助化疗可使肿瘤显著降期，改善 PFS，其安全性可接受。DOS 方案新辅助化疗后行 D2 胃切除术联合术后 S-1 辅助化疗可作为亚洲人群可切除性进展期胃癌的一种治疗选择（表 1）。

表 1 PRODIGY 研究主要数据

| 指标 | CSC（$N$=238） | SC（$N$=246） | HR | $P$ |
|---|---|---|---|---|
| FAS 集 PFS 率（%）* | 66.3（59.6 ～ 72.1） | 60.2（53.6 ～ 66.3） | 0.70（0.51 ～ 0.93） | 0.016 |
| OS 率（%） | 74.2（67.7 ～ 79.6） | 73.4（67.0 ～ 78.7） | 0.84（0.60 ～ 1.19） | 0.338 |
| ITT 人群 R0 切除率（%） | 95 | 84 | NA | NA |
| FAS 集 R0 切除率（%） | 89 | 84 | NA | NA |
| pCR 率（%） | 10.4 | 0 | NA | ＜ 0.0001 |

注：*，主要研究终点

# 4 研究讨论

## 4.1 研究结果充分肯定了新辅助化疗（多西他赛 + 奥沙利铂 +S–1）对进展期胃癌患者的获益

本研究表明，对于进展期胃癌患者，行 D2 胃切除术和辅助 S–1 的基础上增加 DOS 方案新辅助化疗可达到降期效果，同时改善患者 PFS，且安全可控。FOLT4 研究已经证明了 FLOT4 方案作为新辅助治疗的疗效。FLOT4 方案中使用的是多西他赛 + 奥沙利铂 + 氟尿嘧啶 / 亚叶酸钙，本研究中的 DOS 方案，把氟尿嘧啶 / 亚叶酸钙换成了氟尿嘧啶类似物 S–1，虽然在剂量及使用方法上有所差别，但是两个方案本身还是大同小异，并且在术后的辅助治疗中均选择了 S–1 术后辅助 1 年。因此，本研究获得阳性结果也是意料之中。

## 4.2 同时期类似平行研究

### 4.2.1 FLOT4 研究 [6]

该研究时间为 2010 年 8 月至 2015 年 2 月，招募了来自德国 38 家中心共 716 例患者随机分配进入 ECF/ECX 组或者 FOLT 组（360 例 ECF/ECX，356 例 FLOT）。结果显示以紫杉类药物为基础的 FLOT 方案围术期治疗可切除胃或食管胃结合部腺癌患者，与 ECF/ECX 比较具有相似的安全性，且 OS 获得延长。研究发表于 2019 年。

### 4.2.2 JCOG0501 研究 [10]

该研究时间为 2005 年 10 月 17 日至 2013 年 7 月 19 日，招募了来自日本 44 家医院共 316 例受试者，随机进入手术组及 S–1+ 顺铂新辅助化疗组（手术组 158 例，NAC 组 158 例）。JCOG0501 研究证实以 S–1+ 顺铂为主的新辅助化疗不推荐用于 4 型或大肿块 3 型胃癌。不过，该研究两组的 OS 和 PFS 均明显优于既往报道。因此，可切除胃癌标准治疗仍是 D2 胃切除术后辅助化疗。研究发表于 2019 年。

### 4.2.3 RESOLVE 研究 [11]

该研究时间为 2012 年 8 月 15 日至 2017 年 2 月 28 日，招募了来自中国 27 家中心的 1094 例患者，随机分组到 A 组（XELOX 术后辅助治疗组）、B 组（SOX 术后辅助治疗组）和 C 组（SOX 围术期治疗组）。三组分别有 364 例、365 例和 365 例患者。RESOLVE 研究结果证明围术期 SOX 方案化疗较术后 XELOX 方案辅助化疗能够改善 3 年无病生存率（disease free survival rate，DFS），而 D2 胃切除术后 SOX 方案辅助化疗非劣效于术后 XELOX 方案，该研究为 LAGC 围术期的 SOX 方案提供了证据支持。研究发表于 2019 年。

4.2.4 JACCROGC-07 研究 [7]

该研究计划从 2013 年 4 月至 2017 年 12 月招募 1100 例患者。在 2017 年 4 月进行了第 2 次中期分析，分析时共入组了来自日本 138 个研究中心的 915 例患者，发生了 216 例终点事件。根据 IDMC 的建议，该研究于 2017 年 9 月终止。该研究证实在Ⅲ期胃癌患者中，S-1 联合多西他赛辅助治疗优于 S-1 单药。因此，在Ⅲ期胃癌术后患者中，推荐 S-1 联合多西他赛作为标准辅助治疗。研究发表于 2019 年。

4.2.5 RESONANCE 研究 [12]

该研究时间为 2012 年 9 月至 2019 年 7 月，招募了中国 19 家中心 772 例患者，分为 SOX 围术期治疗和 SOX 术后辅助治疗组。该研究证实 SOX 围术期治疗可以增加Ⅱ A ～Ⅲ C 期胃癌患者的 R0 切除率，不良反应可控且对手术无影响。采用 SOX 方案进行围术期化疗有望延长患者的生存时间、DFS 和 OS。

RESONANCE 研究结果提示尽管入组了分期较早的Ⅱ～Ⅲ期胃癌，双药方案 SOX 围术期化疗仍然将 PCR 率提高到 23.6%，高于三药方案的结果，但是 R0 切除率确明显低于 RESOLVE 研究中围术期治疗的 93%。研究发表于 2020 年。

4.2.6 ARTISIT 2 研究 [8]

该研究时间为 2013 年 2 月至 2018 年 1 月，纳入来自韩国 8 所医院的 546 例患者，按 1 ∶ 1 ∶ 1 随机进入 S-1 术后辅助治疗组、SOX 术后辅助组和 SOX 辅助治疗联合放疗组（SOXRT 组）。该研究证实接受 R0 切除、D2 淋巴结清扫胃癌术后淋巴结阳性患者，SOX 组或 SOXRT 组较 S-1 组可延长 DFS，SOXRT 组较 SOX 组没有降低复发率，SOX 方案应作为 D2 胃切除术的标准治疗之一。研究发表于 2020 年。

4.2.7 PETRARCA 研究 [13]

该研究共入组 81 例 HER2 阳性胃癌受试者，单纯 FLOT 方案治疗组 41 例，FLOT 方案联合曲妥珠单抗及帕妥珠单抗组 40 例。结果显示曲妥珠单抗 + 帕妥珠单抗联合围术期 FLOT 方案治疗 HER2 阳性的可切除食管 / 胃癌患者可以明显提高 PCR 和淋巴结转阴率，但出现腹泻和白细胞计数减少的比例也更高。研究发表于 2020 年。

## 4.3 研究人群及偏倚

研究对象的分期分布对结果影响重大。对于癌症患者而言，其分期越晚，新辅助治疗带来的获益越大。本研究亚组分析结果也提示 $T_4$/N+（HR=0.68，95%CI：0.49 ～ 0.94）或者 $N_3$（HR=0.42，95%CI：0.20 ～ 0.88）患者的获益最为显著。然而本研究亚组结果不属于确证性设计，事先并未依据亚组估计足够的样本量，因此本研究没有足够的效力针对亚组得出确证性结论，仅提供探索性结果。

2021 年，*Gastric Cancer* 发表了一项基于影像学依据筛选适合接受新辅助化疗患者的研究 [8]，结果显示术前分期为 $cT_4N_{any}$ 的患者能够更多地从术前新辅助治疗中获益，为围术期治疗精准地筛选合适的患者提供了一定依据。但就研究对象选择而言，本研究纳入了较高比例的早期（Ⅰ期和Ⅱ期）胃癌患者。SC 组Ⅰ期患者占 11%，这些患者本不应该被纳入。这也是本研究使用影像学作为入组标准的局限之处。因早期患者的预后状况较好，降低了 PFS 的数据成熟度，进而降低了本研究的把握度，导致本研究中两组间 PFS 对应 HR 和 FAS 集中的 PFS 收益很小。未来临床研究可选择分期更晚的患者，探究新辅助治疗的获益。

### 4.4 其他研究结局

基于本研究中 OS 患者的数量，目前观察把握度是 17%，尚无足够的把握来观察 OS 的差异。不过 OS 并非本研究的主要结局，该结果出现也在意料之中。未来可基于该研究开展更长时间随访，评价不同干预组之间 OS 的效果差异。

### 4.5 下一步研究设计

第一，单纯的化疗作为围术期的治疗已经得以确认，基于 FLOT4 和本研究，三药化疗作为新辅助治疗的地位已经确认，不过未来的方向不会是继续增加化疗药物作为新辅助化疗方案。虽然增加了药物，但是疗效的提高还是有限的。

第二，分期准确性与其术前确诊手段密切相关。本研究纳入患者的 TNM 分期主要依据 CT 检查结果，如有必要，可采用 PET/CT 和腹腔镜检查来明确是否伴随远处转移。由于以上确诊 TNM 分期手段的不准确性导致纳入对象的术后病理分期较低。综观类似研究，FLOT4 研究[6]通过体格检查、食管胃十二指肠镜检查、超声内镜以及胸腹部和骨盆的 CT 或 MRI 评估临床分期；JCOG0501 研究[9]为了确认合格标准，必须进行腹腔镜检查以确定是否有腹膜转移，并进行腹腔灌洗细胞学检查。RESOLVE 研究[11]分层因素为肿瘤部位、Lauren 分型，临床分期与病理分期的一致性为 60% ～ 70%，$T_1$、$T_2$ 和 $N_0$ 患者占直接接受手术的辅助 CAPOX 组的 10% ～ 11%，占辅助 SOX 组的 16% ～ 19%。在 JCOG1302A 研究[14]中，采用胃内镜检查和增强 CT 扫描确定分期，通过内镜和 CT 联合诊断为 $T_3/T_4$ 的 928 例中的 212 例（22.8%）在病理上是 $T_1/T_2$；对病理Ⅲ期的灵敏度为 87.7%，但对病理Ⅰ期的为 12.3%。在对 1571 例胃癌患者的 Meta 分析[15]中发现，超声内镜对胃癌术前 $T_1$ ～ $T_4$ 期的诊断准确性均较高，其合并灵敏度分别为 84.0%、78.8%、78.3% 和 80.4%，合并特异度分别为 97.0%、90.5%、88.2% 和 95.3%。因此，未来的胃癌新辅助治疗研究纳入标准要考虑结合超声内镜作为 T 分期标准。

第三，基于基因特征进行筛选研究对象。HER2 阳性患者与 HER2 阴性患者需要分别对待。JACOB Ⅲ期研究[16]显示，帕妥珠单抗 + 曲妥珠单抗 + 化疗治疗 HER2 阳性转移性胃癌未并达到主要研究终点，OS 未达到统计学意义上的延长。PETRARCA 研究[13]虽然入组样本量较少，但其 PCR 率、DFS 率和 OS 均体现了两组间的差异。FLOT 在欧美已成为 HER2 阳性可切除食管胃结合部腺癌患者的标准治疗方案，而 FLOT 联合曲妥珠单抗 + 帕妥珠单抗显示了良好的获益趋势，但该联合方案能否取代 FLOT 方案，还需要增加样本量和随访时间来进一步明确该联合方案的疗效。PETRARCA 研究给了我们更多启示，FLOT 联合“妥妥”双靶是非常有前景的术前新辅助治疗方案，值得期待。

第四，免疫一线治疗已经取得了成功。现在已经报道的化疗的新辅助临床研究基本是启动于 10 年前，那时还没有免疫治疗，甚至有的研究启动时抗 HER2 治疗都还不是标准。因此，基于现在已有的研究结果，再设计研究，需要重点考虑免疫治疗的优势人群进行细分入组，比如 HER2 阳性患者、PD-L1 CPS ＞ 10 的患者、高度微卫星不稳定性的患者等。

第五，多药的联合，不仅是在增加化疗药物。化疗联合免疫治疗及抗血管生成治疗逐渐地展示出更好的疗效，特别是短期疗效，未来在新辅助治疗中可能大有可为。朱正纲教授正在牵头进行的新辅助治疗研究，比较 SOX、SOX+ 阿帕替尼、SOX+ 阿帕替尼 + 卡瑞丽珠单抗的治疗效果，期待给我们一个惊艳的结果。

## 参考文献

[1] KANG Y K, YOOK J H, PARK Y K, et al. PRODIGY: a phase Ⅲ study of neoadjuvant docetaxel, oxaliplatin, and S-1 plus surgery and adjuvant S-1 versus surgery and adjuvant S-1 for resectable advanced gastric cancer[J]. J Clin Oncol, 2021, 39(26):2903-2913.

[2] MACDONALD J S, SMALLEY S R, BENEDETTI J, et al. Chemoradiotherapy after surgery compared with surgery alone for adenoearcinoma of the stomach or gastroesophageal junction[J]. N Engl J Med, 2001, 345(10): 725-730.

[3] CUNNINGHAM D, ALLUM W H, STENNING S P, et al. Perioperative chemotherapy versus surgery alone for resectable gastroesophageal cancer[J]. N Engl J Med, 2006, 355(1):11-20.

[4] SAKURAMOTO S, SASAKO M, YAMAGUCHI T, et al. ACTS-GC Group. Adjuvant chemotherapy for gastric cancer with S-1, an oral fluoropyrimidine[J]. N Engl J Med, 2007, 357(18):1810-1820.

[5] BANG Y J, KIM Y W, YANG H K, et al. Adjuvant capecitabine and oxaliplatin for gastric cancer after D2 gastrectomy (CLASSIC): a phase 3 open-label, randomised controlled trial[J]. Lancet, 2012, 379(9813):315-321.

[6] AL-BATRAN S E, HOMANN N, PAULIGK C, et al. Perioperative chemotherapy with fluorouracil plus leucovorin, oxaliplatin, and docetaxel versus fluorouracil or capecitabine plus cisplatin and epirubicin for locally advanced, resectable gastric or gastro-oesophageal junction adenocarcinoma (FLOT4): a randomised, phase 2/3 trial[J]. Lancet, 2019, 393(10184):1948-1957.

[7] YOSHIDA K, KODERA Y, KOCHI M, et al. Addition of docetaxel to oral fluoropyrimidine improves efficacy in patients with stage Ⅲ gastric cancer: interim analysis of JACCRO GC-07, a randomized controlled trial[J]. J Clin Oncol, 2019, 37(15):1296-1304.

[8] PARK S H, LIM D H, SOHN T S, et al. A randomized phase Ⅲ trial comparing adjuvant single-agent S1, S-1 with oxaliplatin, and postoperative chemoradiation with S-1 and oxaliplatin in patients with node-positive gastric cancer after D2 resection: the ARTIST 2 trial[J]. Ann Oncol, 2021, 32(3):368-374.

[9] KIM H D, LEE J S, YOOK J H, et al. Radiological criteria for selecting candidates for neoadjuvant chemotherapy for gastric cancer: an exploratory analysis from the PRODIGY study[J]. Gastric Cancer, 2022, 25(1):170-179.

[10] TERASHIMA M, IWASAKI Y, MIZUSAWA J, et al. Randomized phase Ⅲ trial of gastrectomy with or without neoadjuvant S-1 plus cisplatin for type 4 or large type 3 gastric cancer, the short-term safety and surgical results: Japan Clinical Oncology Group Study (JCOG0501)[J]. Gastric Cancer, 2019, 22(5):1044-1052.

[11] ZHANG X, LIANG H, LI Z, et al. Perioperative or postoperative adjuvant oxaliplatin with S-1 versus adjuvant oxaliplatin with capecitabine in patients with locally advanced gastric or gastro-oesophageal junction adenocarcinoma undergoing D2 gastrectomy (RESOLVE): an open-label, superiority and non-inferiority, phase 3 randomised controlled trial [published correction appears in Lancet Oncol. 2021 Aug;22(8):e347][J]. Lancet Oncol, 2021, 22(8):1081-1092.

[12] WANG XX, LI S, XIE TY, et al. Early results of the randomized, multicenter, controlled evaluation of S-1 and

oxaliplatin as neoadjuvant chemotherapy for Chinese advanced gastric cancer patients (RESONANCE Trial)[J]. J Clin Oncol, 2020, 38(suppl 4): 280.

[13] RALF DH, GEORG MH, THOMAS JE, et al.Perioperative transtuzumab and pertuzumab in combination with FLOT versus FLOT alone for HER2-positive resectable esophagogastric adenocarcinoma: final results of the PETRARCA multicenter randomized phase Ⅱ trial of the AIO[J]. J Clin Oncol, 2020, 38(15_suppl): 4502-4502.

[14] FUKAGAWA T, KATAI H, MIZUSAWA J, et al. A prospective multi-institutional validity study to evaluate the accuracy of clinical diagnosis of pathological stage Ⅲ gastric cancer (JCOG1302A)[J]. Gastric Cancer, 2018, 21:68-73.

[15] 李诺，温艳惠，郭海梅．超声内镜对胃癌术前 TN 分期准确性的 Meta 分析 [J]. 现代肿瘤医学，2012, 20(001):110-114.

LI N，WEN YH，GUO HM. Accuracy of endoscopic ultrasound in the preoperative TN staging for gastric caner: a Meta-analysis[J].Modern Oncology, 2012，20(01) : 110-114.

[16] TABERNERO J, HOFF P M, SHEN L, et al. Pertuzumab plus trastuzumab and chemotherapy for HER2-positive metastatic gastric or gastro-oesophageal junction cancer (JACOB): final analysis of a double-blind, randomised, placebo-controlled phase 3 study[J]. Lancet Oncol, 2018, 19(10):1372-1384.

# 帕博利珠单抗对比化疗治疗微卫星高度不稳定或错配修复缺陷的转移性结直肠癌：KEYNOTE-177研究的解读

方雨露[1]　王　乐[2]　史　钟[3]

1. 浙江省肿瘤医院－温州医科大学联合培养硕士研究生
2. 浙江省肿瘤医院防治科
3. 浙江省肿瘤医院结直肠内科

**解读原文**

Diaz LA Jr, Shiu KK, Kim TW, et al. Pembrolizumab versus chemotherapy for microsatellite instability-high or mismatch repair-deficient metastatic colorectal cancer（KEYNOTE-177）: final analysis of a randomised, open-label, phase 3 study. Lancet Oncol. 2022;23（5）: 659-670. doi: 10.1016/S1470-2045（22）00197-8

**【摘要】**KEYNOTE-177研究是首个探索PD-1抑制剂（帕博利珠单抗）对比传统化疗一线治疗微卫星高度不稳定或错配修复缺陷（microsatellite instability-high /mismatch repair-deficient，MSI-H/dMMR）转移性结直肠癌对总生存期（overall survival，OS）及无进展生存期（progression-free survival，PFS）影响的Ⅲ期随机对照研究。研究设计上，PFS和OS作为双主要研究终点，采用优效性设计，α控制在单侧0.025，其中PFS和OS初始α各分配50%比例。研究结果上，帕博利珠单抗组对比化疗组的OS没有达到显著性差异，但帕博利珠单抗组呈现出了PFS、客观缓解率及安全性方面的优势。尽管OS未达到其统计学预设终点，现有的数据仍支持帕博利珠单抗作为MSI-H/dMMR转移性结直肠癌患者的有效一线治疗方案。

KEYNOTE-177研究是第一项针对微卫星高度不稳定或错配修复缺陷（MSI-H/dMMR）转移性结直肠癌（metastatic colorectal cancer，mCRC）一线免疫治疗的Ⅲ期随机对照研究[1]。结果表明，尽管帕博利珠单抗组对比化疗组的总生存没有达到显著性差异，但帕博利珠单抗组呈现出了无进展生存、客观缓解及安全性方面的优势。基于此项研究，NCCN、CSCO指南将

PD-1 单抗推荐为 MSI-H/dMMR 型 mCRC 患者的一线治疗方案。总的来说，KEYNOTE-177 研究给晚期结直肠癌一线治疗的格局带来革命性的改变，但随之带来的一些疑问也值得思考。

## 1 研究背景与前期研究结果

mCRC 中有 4% ～ 5% 存在 dMMR。dMMR 的肿瘤不能修复某些类别的突变，导致肿瘤具有高突变负荷和 MSI-H。在Ⅳ期结直肠癌中，MSI-H/dMMR 患者总体预后更差，对传统的化疗及靶向治疗不敏感是导致其预后不良的因素之一，亟待开发更多的治疗手段来改善这部分患者的治疗困境[2]。早在 2015 年，KEYNOTE-016 为代表的一系列研究陆续证明，包括结直肠癌在内的 MSI-H/dMMR 实体肿瘤呈现出更高水平的肿瘤新生抗原、肿瘤浸润淋巴细胞以及免疫检查点分子表达，这些特征使其对免疫检查点抑制剂治疗的反应更强[3-4]。因此，免疫治疗可能是 MSI-H/dMMR 晚期肠癌突破治疗瓶颈、改善预后的新曙光。

目前，免疫检查点抑制剂在 MSI-H/dMMR 晚期结直肠癌后线治疗的疗效已得到充分肯定。CheckMate 142 研究是一项多中心、非随机、多队列研究[2, 5]，目的是评估以纳武利尤单抗为基础的治疗方案在 MSI-H/dMMR 型 mCRC 患者中的疗效和安全性。结果显示，无论是纳武利尤单抗单药还是双免疫联合方案，用于后线治疗均带来了很好的客观缓解率（objective response rate，ORR）。纳武利尤单抗单药治疗队列中位随访 21 个月的数据显示，ORR 为 34%。纳武利尤单抗联合伊匹木单抗治疗队列中位随访 25.4 个月的结果显示，ORR 为 58%。在另一项 KEYNOTE-164 研究中[6]，经过二线以上治疗（61 例）和一线以上治疗（63 例）的 MSI-H 型 mCRC 患者接受帕博利珠单抗单药治疗的 ORR 均为 33%，中位无进展生存期（PFS）分别为 2.3 个月和 4.1 个月。在 2021 年 ESMO 年会上更新了 KEYNOTE-164 研究第 2 阶段的长期随访结果，二线以上治疗和一线以上治疗患者的 ORR 分别为 32.8% 和 34.9%，中位总生存期（OS）分别高达 31.4 个月和 47.0 个月，进一步显示出了帕博利珠单抗持久的抗肿瘤活性及显著的生存获益。基于上述研究结果，2017 年 NCCN 指南首次将免疫检查点抑制剂用于 MSI-H/dMMR 型 mCRC 的末线治疗，2018 年新增双免疫联合方案用于 MSI-H/dMMR 型 mCRC 的后线治疗。此外，另有恩利沃单抗、替雷利珠单抗、斯鲁利单抗等多个中国自主研发的 PD-1/PD-L1 单抗在 MSI-H/dMMR 晚期实体瘤中获批适应证。同样，基于这些研究，CSCO 指南目前也推荐免疫检查点抑制剂用于 MSI-H/dMMR 晚期肠癌患者二、三线治疗[7]。

此外，免疫检查点抑制剂在 MSI-H/dMMR 型晚期肠癌一线治疗的研究也在进行。KEYNOTE-177 第二次中期分析结果显示[8]，一线帕博利珠单抗相较于标准化疗显著延长了 MSI-H/dMMR 型 mCRC 患者的 PFS，中位 PFS 从 8.2 个月延长到 16.5 个月（见原文 Figure1）；同时，帕博利珠单抗组的 ORR 较化疗组更高（13.1% *vs* 3.9%）。另外，2020 年 ASCO 会议更新了 CheckMate 142 研究纳武利尤单抗联合伊匹木单抗方案一线治疗队列的研究结果[9]，研究者评估的 ORR 高达 69%，2 年 PFS 达 74%。因此，对于 MSI-H/dMMR 型 mCRC 患者的一线治疗，单独使用 PD-1/PD-L1 抑制剂或联合使用抗 CTLA-4 抑制剂的治疗均能够实现持久疗效。基于以上研究，2021 年 NCCN 结直肠癌指南推荐纳武利尤单抗联合伊匹木单抗或帕博利珠单抗作为 MSI-H/dMMR 晚期肠癌的一线治疗[10]。同时，2021 年 CSCO 结直肠癌诊疗指南也将帕博利珠单抗作为 MSI-H/dMMR 晚期肠癌一线治疗的 I 级推荐[11]。然而，现有针对 MSI-H/dMMR 晚期结直肠癌的研究数据中，尚无研究结果展示出一线免疫治疗对总生存期的影响。KEYNOTE-177 研究首次将 OS 作为主要研究终点，无疑是结直肠癌研究史上里程碑式的研究，对 MSI-H/dMMR 型晚期结直肠癌的治疗具有重大指导意义。

## 2 研究设计

### 2.1 整体设计

KEYNOTE-177 研究是一项旨在评估帕博利珠单抗单药对比标准化疗一线治疗 MSI-H/dMMR 型 mCRC 的Ⅲ期临床研究，采用优效性设计。研究对象纳入标准为：年龄 18 岁以上，确诊为 MSI-H/dMMR 的Ⅳ期结直肠癌，符合 RECIST（版本 1.1）标准的可测量病灶，ECOG 评分为 0 或 1 分，器官功能正常，血液学指标正常。排除标准为：Ⅳ期结直肠癌既往接受过系统治疗，过去 2 年内患有需要系统治疗的活动性自身免疫性疾病，随机分组前至少 7d 确诊免疫缺陷病或接受系统类固醇治疗或其他免疫抑制治疗。

### 2.2 用药方案

符合条件的患者以 4 例为 1 个区组随机分配（1 ： 1）至每 3 周静脉注射帕博利珠单抗 200mg，或研究者选择的化疗方案：静脉注射 mFOLFOX6（奥沙利铂 85mg/m$^2$，d1；亚叶酸钙 400mg/m$^2$，d1；氟尿嘧啶 400mg/m$^2$ 第 1 天推注，然后每天 1200mg/m$^2$ 连续输注 2d，d1 ～ 2）或静脉注射 FOLFIRI（伊立替康 180mg/m$^2$，d1；亚叶酸钙 400mg/m$^2$，d1；氟尿嘧啶 400mg/m$^2$ 在第 1 天推注，然后每天 1200mg/m$^2$ 连续输注 2d，d1 ～ 2），每 2 周 1 次，联合或不联合每 2 周 1 次静脉注射贝伐单抗 5mg/kg，或每周静脉注射西妥昔单抗（首剂 400mg/m$^2$，然后每次 250mg/m$^2$）。接受化疗的患者在疾病进展后，可以交叉到帕博利珠单抗组治疗至最多 35 个周期。

### 2.3 研究终点

本研究选择双主要研究终点：PFS 和 OS。次要终点为 ORR。由于选择优效性研究设计，整体 α 控制在单侧 0.025，对于 OS 和 PFS 初始 α 分别分配 0.0125，两个终点的 α 可以相互传递，一旦其中一个终点取得阳性结果，另一个终点的 α 值就更新为经过传递后的数值，传递权重设置为 0.99（图 1）。

### 2.4 期中分析

研究针对 PFS 预设一次期中分析，针对 OS 预设了两次期中分析，首次分析（PFS 和 OS 期中分析）要求为：约 165 个 PFS 事件发生以及随机化后 6 个月，预计 95 个 OS 事件；第二次分析（PFS 最终分析和 OS 期中分析）：约 209 个 PFS 事件发生或随机化后 24 个月，预计 135 个 OS 事件；最终分析（OS）：190 个 OS 事件发生或上次期中分析 12 个月后。Lan-DeMets O'Brien-Fleming 方法确定 α 界值。

### 2.5 样本量计算

针对两个主要研究终点，分别计算样本量，计划入组 300 例受试者。PFS 样本量计算，把握度（1–β）为 98%，α=0.0125，HR=0.55，标准化疗组中位 PFS 为 10 个月，累积事件数为 209。OS 样本量计算，把握度（1–β）=85%，α=0.0125，HR=0.62，标准化疗组中位 OS 为 24 个月，累积事件数为 190。

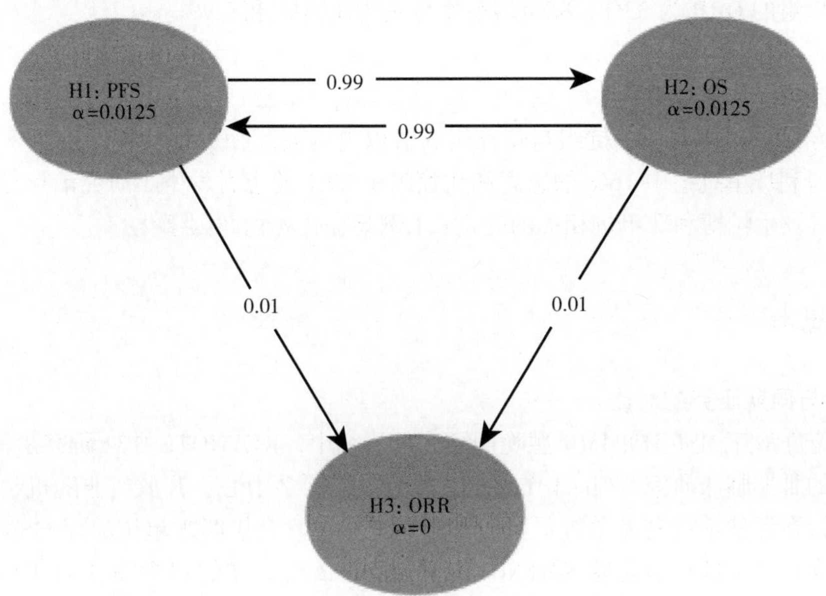


图 1　研究终点间。Ⅰ类错误（α）分解与传递

### 2.6　统计分析

采用 SAS 9.4 软件进行统计分析。研究采用 Log–rank 检验开展帕博利珠单抗治疗组相较于标准化疗组的 PFS 和 OS 优效性检验，采用 Cox 比例风险回归模型估算 HR 值，Kaplan–Meier 法计算 OS 和 PFS，PFS 及 OS 存在统计学显著性差异后才检验 ORR。

## 3　研究结果

### 3.1　患者基线特征

根据纳入排除标准，307 例符合条件的患者被随机分配到帕博利珠单抗（*n*=153）或化疗（*n*=154）组，93 例患者从化疗交叉到抗 PD–1 或抗 PD–L1 治疗（56 例患者接受研究中的帕博利珠单抗，37 例患者接受研究外治疗）。患者中位年龄 63 岁，209 例（68%）为右半结肠肿瘤，125 例（41%）有肝转移，72 例（24%）有 *KRAS* 突变或 *NRAS* 突变，81 例（26%）有 $BRAF^{V600E}$ 突变。总体，两组的人口统计特征和基线特征基本一致。

### 3.2　疗效数据

研究的主要终点为意向性治疗（intention–to–treat，ITT）人群中的 OS 和 PFS，次要终点为 ITT 人群中的 ORR 以及所有接受治疗的患者的安全性和耐受性。结果显示，帕博利珠单抗组未达到中位 OS，化疗组的中位 OS 为 36.7 个月，帕博利珠单抗组的 OS 未达到优效性所需

的单侧 α 边界 0.025（HR=0.74，95%CI：0.53 ～ 1.03，$P$=0.036），OS 在大多数预设的和事后分析亚组中基本一致（见原文 Figure2）。另外，与化疗相比，帕博利珠单抗使患者的中位 PFS 从 8.2 个月延长到 16.5 个月（HR=0.59，95%CI，0.45 ～ 0.79）。帕博利珠单抗组的 ORR 达 45%，化疗组的 ORR 为 33%，完全缓解率分别为 13.1% 和 3.9%。

### 3.3 安全性分析

安全性方面，帕博利珠单抗组与化疗组 3 级以上的治疗相关不良事件发生率分别为 22% 和 66%，帕博利珠单抗组中 16% 的患者和化疗组中 29% 的患者发生了研究治疗导致的严重不良事件。没有发生帕博利珠单抗相关的死亡；1 例肠穿孔死亡归因于化疗。

## 4 讨论与思考

### 4.1 本研究与同期研究的对比

在一线免疫治疗 MSI-H/dMMR 型晚期肠癌的研究中，KEYNOTE-177 研究是首个将 OS 作为主要终点的Ⅲ期临床研究。CheckMate 142 研究是一项多中心、开放、非随机、多个队列的Ⅱ期研究，旨在评估纳武利尤单抗单药或纳武利尤单抗联合伊匹木单抗治疗 MSI-H/dMMR 型 mCRC 的疗效和安全性，也是除 KEYNOTE-177 之外倍受关注的包含 MSI-H/dMMR 型 mCRC 一线免疫治疗的研究。其中，在双免疫联合方案的一线治疗队列中，研究结果显示，虽然仅纳入 45 例患者，主要终点 ORR 高达 69%（95%CI：53% ～ 82%）。KEYNOTE-177 研究中，帕博利珠单抗单药治疗的 ORR 为 45%。相比而言，双免疫联合治疗可能比单免疫治疗在 ORR 上更具优势。虽非头对头比较，但双免疫治疗较免疫单药的疗效优势明显。此外，CheckMate 142 研究的次要终点中位 PFS 和 OS 仍在随访中，最终的结果值得关注。尽管双免疫较单免疫在近期缓解率上可能带来更多获益，但是否伴随着更多的安全事件，是否能转化为 OS 的获益，均有待进一步探讨。目前正在开展的探索单免疫、双免疫、化疗在一线治疗优劣的随机Ⅲ期 CheckMate 8HW 研究，或许能为我们带来答案。

### 4.2 统计学方法解读

#### 4.2.1 双主要研究终点

近年来，免疫治疗药物临床研究常选择两个及以上主要研究终点。对于多个主要终点的研究，通常有两类研究假设，即多个主要终点均要求显著和多个主要终点中至少有一个显著。前者不涉及Ⅰ类错误膨胀，而后者规定只要其中一个终点显著，或两个终点都显著，就可认为该药物整体临床有效，此种情况下会导致Ⅰ类错误膨胀。既往研究选择 PFS 和 OS 双主要研究终点时，通常会分配给 OS 较大权重，而 PFS 权重较小，原因是 OS 相对客观并且精确可测，是随机对照临床试验中衡量抗肿瘤药物临床获益的最可靠终点。然而本研究中分配给 PFS 和 OS 的初始 α 均为 0.0125，原因可能在于：一方面研究者对于 OS 结果把握度不高，理由是初始研究方案中仅考虑 PFS 单终点，后续方案修正时才纳入 OS 作为双终点；另一方面，PFS 作为主要研究终点可用于结果判断及药物审批。此前发布的 PFS 最终分析结果显示，中位随访 32.4 个月后，帕博利珠单抗单药治疗与标准化疗组中位 PFS 分别为 16.5 个月和 8.2 个月（HR=0.60，95%CI：0.45 ～ 0.80，*P*=0.0002）[8]。正因如此，帕博利珠单抗顺利获得美国食品药品监督管理局和欧洲药品管理局批准单药一线治疗 MSI-H/dMMR 结直肠癌的适应证，以及中国国家药品监督管理局批准单药一线治疗 *KRAS*、*NRAS* 和 *BRAF* 基因均为野生型、不可切除或转移性 MSI-H/dMMR 结直肠癌的适应证（因该研究并未入组中国大陆人群，但基于前期数据证实帕博利珠单抗在 MSI-H/dMMR 人群的突出的疗效获益，在没有中国大陆人群数据的情况下选择了亚组中疗效获益最显著的三野生型人群谨慎批准）。

#### 4.2.2 OS 阴性结果的可能原因

KEYNOTE-177 研究中帕博利珠单抗治疗相较于标准化疗的 PFS 统计学检验 *P* 值为 0.0002，具有显著性差异，但 OS 统计学检验 *P* 值为 0.036，高于既定 α 界值 0.025，不具有显著性差异。OS 出现阴性结果有很多原因，这里从两个角度进行事后推测。其中一个原因在于化疗组的交叉治疗，原文在讨论中也已说明。化疗组 154 例患者中 121 例（79%）接受了后续治疗，其中包括 56 例（36%）化疗组患者交叉接受帕博利珠单抗治疗，37 例（24%）接受了其他抗 PD-1/PD-L1 治疗，以及随机分配至化疗组但拒绝治疗的 11 例患者中 6 例（55%）接受了其他抗 PD-1 治疗，对照组高比例交叉治疗无疑会提升本组的 OS，一定程度上削弱了帕博利珠单抗组的获益。研究也开展了敏感性分析评估校正交叉治疗后的真实效果，包括采用逆概率删失加权法（inverse probability of censoring weighted，IPCW）和等级结构保留失效时间模型（rank preserving structural failure time，RPSFT）等，两组间 HR 仍未达到显著性差异。另一方面，研究选择优效性设计，估算 OS 样本量时预设单侧 α=0.0125，HR=0.62，把握度为 85%，累计 190 例 OS 事件，且计划出现 190 例结局事件或第二次分析后 12 个月后开展 OS 的最终分析。最终分析时，307 例患者中只有 140 例 OS 事件数（HR=0.74，95%CI：0.53 ～ 1.03），猜测如果 OS 结局事件数进一步增加至 190 例，如 HR 水平保持不变，其统计检验 *P* 值可进一步减小，可能会出现 OS 的阳性结果。

### 4.3 下一步研究设计

基于现有的研究数据，包括帕博利珠单抗在内的免疫检查点抑制剂的治疗已成为 MSI-H/dMMR 晚期结直肠癌患者一线标准治疗的选择之一，且帕博利珠单抗治疗的成本效益也得到了充分肯定[12]。然而，仍有大约 55% 的患者在接受帕博利珠单药治疗后未达到客观缓解，更有 29.4% 的患者在接受帕博利珠单药治疗后出现原发性疾病进展，这一比例高于化疗 ± 靶向治疗组的 12.3%。对于初始需要快速控制肿瘤或以疾病降期为目的的患者，如出现原发性疾病进展可能导致失去后续治疗的机会。因此，今后的研究需要探索更精准的生物标志物或者建立联合检测分型来指导选择更适合的治疗手段。例如本研究当中的亚组分析也发现，*KRAS*/*NRAS* 或 *BRAF*$^{V600E}$ 突变的患者之间的疗效差异显著，置信区间较宽且跨越 1.0。同时，免疫联合治疗的相关研究正在积极开展，以进一步改善 MSI-H/dMMR 人群的疗效，如 COMMIT、CA209-8HW 和 MK-1308A-008 等研究。

## 5 小结

总体来说，尽管 KEYNOTE-177 研究未达到其预设的总体生存获益的终点，但从该研究中看到了帕博利珠单抗单药一线治疗相比传统化疗 ± 靶向治疗为 MSI-H/dMMR 型 mCRC 患者带来了更长的 PFS、更高的 ORR、更持久的缓解时间以及健康相关的生活质量改善[13]，这些数据支持国内外多个权威指南推荐帕博利珠单抗作为 MSI-H/dMMR 的 mCRC 患者的一线治疗。

## 参考文献


[1] JR DIAZ L A, SHIU K K, KIM T W, et al. Pembrolizumab versus chemotherapy for microsatellite instability-high or mismatch repair-deficient metastatic colorectal cancer (KEYNOTE-177): final analysis of a randomised, open-label, phase 3 study[J]. Lancet Oncol, 2022, 23(5): 659-670.

[2] WENSINK E, BOND M, KUCUKKOSE E, et al. A review of the sensitivity of metastatic colorectal cancer patients with deficient mismatch repair to standard-of-care chemotherapy and monoclonal antibodies, with recommendations for future research [J]. Cancer Treat Rev, 2021, 95: 102174.

[3] LE D T, DURHAM J N, SMITH K N, et al. Mismatch repair deficiency predicts response of solid tumors to PD-1 blockade [J]. Science, 2017, 357(6349): 409-413.

[4] LE D T, URAM J N, WANG H, et al. PD-1 Blockade in tumors with mismatch-repair deficiency [J]. N Engl J Med, 2015, 372(26): 2509-2520.

[5] OVERMAN M J, MCDERMOTT R, LEACH J L, et al. Nivolumab in patients with metastatic DNA mismatch repair-deficient or microsatellite instability-high colorectal cancer (CheckMate 142): an open-label, multicentre, phase 2 study [J]. Lancet Oncol, 2017, 18(9): 1182-1191.

[6] ASAOKA Y, IJICHI H, KOIKE K. PD-1 blockade in tumors with mismatch-repair deficiency [J]. N Engl J Med, 2015, 373(20): 1979.

[7] YUAN Y, WANG X, CHEN G, et al. Updates in version 2019 of CSCO guidelines for colorectal cancer from version 2018[J]. Chin J Cancer Res, 2019, 31(3): 423-425.

[8] ANDRE T, SHIU K K, KIM T W, et al. Pembrolizumab in microsatellite-instability-high advanced colorectal cancer [J]. N Engl J Med, 2020, 383(23): 2207-2218.

[9] LENZ H J, VAN CUTSEM E, LUISA LIMON M, et al. First-line nivolumab plus low-dose ipilimumab for microsatellite instability-high mismatch repair-deficient metastatic colorectal cancer the phase Ⅱ CheckMate 142 study [J]. J Clin Oncol, 2021, 40(2):161-170.

[10] BENSON A B, VENOOK A P, AL-HAWARY M M, et al. Colon cancer, version 2. 2021, NCCN clinical practice guidelines in oncology [J]. J Natl Compr Canc Netw, 2021, 19(3): 329- 359.

[11] DONG C, DING Y, WENG S, et al. Update in version 2021 of CSCO guidelines for colorectal cancer from version 2020[J]. Chin J cancer Res, 2021, 33(3): 302-307.

[12] AGUIAR-IBANEZ R, HARDERN C, VAN HEES F, et al. Cost-effectiveness of pembrolizumab for the first-line treatment of patients with unresectable or metastatic MSI-H/dMMR colorectal cancer in the United States [J]. J Med Econ, 2022, 25(1): 469-480.

[13] ANDRE T, AMONKAR M, NORQUIST J M, et al. Health-related quality of life in patients with microsatellite instability-high or mismatch repair deficient metastatic colorectal cancer treated with first-line pembrolizumab versus chemotherapy (KEYNOTE-177): an open-label, randomised, phase 3 trial [J]. Lancet Oncol, 2021, 22(5): 665-677.

# 帕博利珠单抗治疗晚期胃腺癌、胃食管结合部腺癌患者的疗效与安全性——Keynote-061/062 研究阴性结果解读

李梦雅[1] 周佳薇[2] 仲子航[2] 李 卫[1]

1. 北京协和医学院/中国医学科学院/阜外医院/国家心血管病中心，医学统计部
2. 南京医科大学，公共卫生学院

**解读原文**

1. Shitara K, Özgüroğlu M, Bang YJ, et al. Pembrolizumab versus paclitaxel for previously treated, advanced gastric or gastro-oesophageal junction cancer（KEYNOTE-061）: a randomised, open-label, controlled, phase 3 trial. Lancet. 2018;392（10142）: 123-133. doi: 10.1016/S0140-6736（18）31257-1
2. Shitara K, Van Cutsem E, Bang YJ, et al. Efficacy and Safety of Pembrolizumab or Pembrolizumab Plus Chemotherapy *vs* Chemotherapy Alone for Patients With First-line, Advanced Gastric Cancer: The KEYNOTE-062 Phase 3 Randomized Clinical Trial. JAMA Oncol. 2020;6（10）: 1571-1580. doi: 10.1001/jamaoncol.2020.3370

**摘要：**探索帕博利珠单抗（pembrolizumab）与紫杉醇比较在细胞程序性死亡配体 -1（programmed cell death ligand-1，PD-L1）阳性晚期胃/胃食管结合部腺癌临床疗效和安全性的两项全球多中心、随机对照、Ⅲ期研究（Keynote-061 和 062）均以失败告终，导致 FDA 撤销了 keytruda（可瑞达）在该适应证上的应用。两项研究样本量分别为 592 例和 763 例，主要终点均为总生存期（overall survival，OS）。结果显示：帕博利珠单抗单药对比紫杉醇二线治疗 PD-L1 联合阳性评分（combined positive score，CPS）≥ 1 患者中两组中位总生存期分别为 9.1 个月和 8.3 个月，风险比（hazard ratio，HR）为 0.82（95%CI:0.66 ～ 1.03，$P$=0.0421），中位无进展生存期（progression-free survival，PFS）分别为 1.5 个月和 4.1 个月，风险比为 1.27（95%CI:1.03 ～ 1.57）；一线治疗的患者（CPS1）帕博利珠单抗 OS 非劣效于化疗，HR 为 0.91（99.2%CI:0.69 ～ 1.18），PFS 风险比为 1.66（95%CI:1.37 ～ 2.01）；帕博利珠单抗联合化疗组相比化疗疗效改善没有明显优势，OS 风险比为 0.85（95%CI:0.70 ～ 1.03）；PFS 风险比为 0.84

（95%CI:0.70 ～ 1.02）。但在安全性方面，帕博利珠单抗相对于化疗均表现出较好的安全性。帕博利珠单抗单药在晚期胃 / 胃食管结合部腺癌的研究结果为阴性，其研究策略、方案设计、统计分析、后续布局等均值得进一步讨论和思考。

2022 年 2 月 4 日，美国食品药品监督管理局（FDA）官网显示撤销 keytruda（帕博利珠单抗，pembrolizumab）的一项加速批准适应证：用于晚期细胞程序性死亡配体 -1（PD-L1）表达阳性（CPS ≥ 1，记为 CPS1）、既往接受两种或以上治疗（包括含氟嘧啶和铂化疗）或（如适用）人表皮生长因子受体 2（HER2）靶向治疗后疾病进展的复发性、局部晚期或转移性胃或者胃食管结合部腺癌患者的治疗。随后帕博利珠单抗说明书中也做了相应说明，由于帕博利珠单抗在该适应证上没有满足美国 FDA 关于加速批准新药上市后评价要求，在基于Ⅱ期临床试验 Keynote-059 的客观缓解率（objective response rate，ORR）疗效获批后开展的两项Ⅲ期研究 Keynote-061/062 均以失败告终[1，2]。本文将从研究背景与目的、设计、研究结果和阴性结果讨论四个方面对这两项研究进行解读。

## 1 研究背景与目的

在中国、亚洲乃至全球，胃 / 食管癌都是发病率与死亡率较高的恶性肿瘤，其治疗方法有限，预后较差，仅有 10% ～ 15% 转移患者能获 2 年以上生存[3，4]。近年来多个靶向治疗药物如曲妥珠单抗和雷莫卢单抗获批用于 HER2 阳性胃癌患者的二线治疗，但对延长总生存期十分有限[5]。在晚期胃癌不容乐观的治疗现状下，Keynote-012（Ⅰb 期）研究[6]初步显示帕博利珠单药在 PD-L1 阳性（CPS1）复发或转移的胃 / 胃食管结合部腺癌患者中潜在的抗肿瘤活性和可控的安全性：在 32 例接受免疫治疗后有至少一次肿瘤评估的患者中，17 例（53%）出现肿瘤病灶消退；36 例可评价疗效的患者中，8 例（22%）已确认疾病部分缓解。后续的 Keynote-059[7] 是一项全球多中心、Ⅱ期试验，纳入 259 例晚期不可切除的、复发的胃 / 胃食管结合部腺癌患者接受帕博利珠单药治疗，同样呈现出抗肿瘤活性和可控的安全性，全人群中 ORR 为 11.6%，PD-L1 阳性（CPS1）患者中 ORR 为 15.5%，三线治疗的患者中 ORR 为 22.7%。基于以上研究结果，FDA 加速批准帕博利珠单抗用于复发性局部晚期或转移性胃 / 胃食管结合部腺癌 PD-L1 阳性（CPS1）的患者[8]。另外，在 Keynote-059 队列研究中[9]，帕博利珠单抗联合顺铂和氟尿嘧啶方案被用于初治转移性胃癌患者，25 例患者 ORR 为 60%（95%CI: 38.7% ～ 78.9%），PD-L1 阳性患者（CPS1）ORR 为 73%（95%CI：41.3% ～ 89.0%）。基于前期良好结果，开展了帕博利珠单抗单药对比紫杉醇二线治疗 PD-L1 阳性晚期胃 / 胃食管结合部腺癌的 Keynote-061 研究[1]，以及帕博利珠单抗作为单药、联合化疗以及单独化疗一线治疗 PD-L1 阳性胃 / 胃食管结合部腺癌的 Keynote-062 研究[10]。

## 2 研究设计

### 2.1 Keynote-061 研究设计及对象

Keynote-061 是一项全球多中心、随机对照、开放标签的Ⅲ期临床试验，在欧洲、北美洲、大洋洲、亚洲等地区的 30 个国家 148 个研究中心开展。符合条件的晚期胃 / 胃食管结合部腺癌患者按照 1 ∶ 1 比例随机分配至帕博利珠单抗（静脉给药，每 3 周 1 次，每次 200mg）或紫杉醇（静脉给药，每 4 周的第 1、8、15 天给药 1 次，每次 80mg/m$^2$）二线治疗。

入组标准主要包括：① 18 岁及以上；②经组织学或细胞学证实为局部进展且无法手术或者转移性胃或胃食管结合部腺癌；③基于实体肿瘤疗效评价标准 1.1 版（RECIST v1.1）评估标准，具有至少一个可测量病灶；④含铂 / 氟嘧啶一线治疗进展；⑤美国东部肿瘤协作组（ECOG）体力状态为 0 或 1 分；⑥可用于 PD-L1 分析的肿瘤组织样本；⑦足够的器官功能状态等；⑧ HER2 阴性或 HER2 阳性受试者经曲妥珠单抗治疗进展。排除标准主要包括：①鳞状细胞癌或未分化胃癌；②既往接受过细胞程序性死亡受体 -1（PD-1）、PD-L1、PD-L2 抑制剂；③需要全身治疗的活动性免疫疾病；④存在免疫缺陷或正在接受免疫抑制治疗；⑤对紫杉醇或紫杉醇制剂中使用的任何成分过敏或者禁忌证等。在前 489 例受试者入组以后，独立的数据监查委员会（IDMC）根据早期疗效结果，建议仅纳入 PD-L1 阳性（CPS1）人群。

Keynote-061 试验采用分层区组随机化（1 ∶ 1），区组长度为 4。前 125 例患者按照地区、ECOG 状态评分进行分层；方案修订后，467 例患者按照地区、一线治疗进展时间（是否大于 6 个月）和 PD-L1 表达状态（CPS 是否大于 1）进行分层。改变分层因素是因为一线治疗进展时间和 PD-L1 表达状态是预测二线胃癌治疗疗效的指标，可能影响总生存期。

### 2.2 Keynote-062 研究设计及对象

Keynote-062 研究是一项全球多中心、随机、阳性对照、部分盲态Ⅲ期临床试验，在 29 个国家 200 个研究中心开展。受试者按 1 ∶ 1 ∶ 1 被随机分入治疗组 1（帕博利珠单抗）、治疗组 2（帕博利珠单抗 + 化疗）和治疗组 3（安慰剂 + 化疗），由于治疗组 1 仅采用单药治疗，故无法设盲，仅对治疗组 2 和治疗组 3 设盲。

Keynote-062 纳入排除标准与 Keynote-061 基本一致，但 Keynote-062 为一线治疗研究，要求受试者既往未经治疗且 PD-L1 阳性（CPS1），HER2 阴性人群。

将地区、疾病状态（局部晚期不可切除或转移癌）、氟尿嘧啶治疗（5-FU 或卡培他滨）作为分层因素。

### 2.3 评估与随访

持续治疗 35 个给药周期（约 24 个月），或直到疾病进展、发生无法耐受的毒性反应、医生决定或患者撤回同意。每 6 周进行一次影像学检查，并经独立的中心影像实验室对疗效进行评估（RECIST v1.1）。收集整个治疗过程和治疗后 30 天内的不良事件，90 天内严重不良事件和免疫相关不良事件，并根据美国国家癌症研究所不良事件通用术语标准 4.0 版本进行分级。

### 2.4 终点指标

Keynote-061 主要终点指标为 PD-L1 阳性（CPS1）人群的总生存期（OS）和独立中心影像实验室评估的无进展生存期（PFS）（RECIST v1.1）。次要终点指标为全人群的 PFS 和 OS；PD-L1 阳性（CPS1）人群和全人群的客观缓解率（ORR）和缓解持续时间（duration of response，DOR）；PD-L1 阳性（CPS1）人群和全人群的肿瘤进展时间，均经独立的中心影像实验室和研究者评估。健康相关生活质量（EORTC QLQ-C30、QLQ-STO22 和 EQ-5D）评估和全人群安全性评估。

Keynote-062 主要终点指标为 PD-L1 阳性（CPS1）人群独立的中心影像实验室评估的 PFS（RECIST v1.1）和 OS 以及 PD-L1 阳性（CPS10）的 OS。次要疗效指标为 PD-L1 阳性（CPS1）的受试者经中心影像实验室评估 ORR 和 DOR，帕博利珠单药组使用中心影像实验室评估的 PFS（RECIST v1.1），评估健康相关生活质量和药物的安全性与耐药性。

## 2.5 检验假设

Keynote-061 构建了 4 个假设，包括：两个主要假设，即 PD-L1 阳性（CPS1）受试者中，帕博利珠单抗的 PFS 或 OS 的优势；两个次要假设，即所有受试者中，帕博利珠单抗的 PFS 或 OS 的优势。

Keynote-062 构建了 6 个检验假设，包括：H1，帕博利珠单抗联合化疗的独立的中心影像实验室评估 PFS 疗效优于化疗；H2，PD-L1 阳性（CPS1）受试者中，帕博利珠单抗联合化疗的 OS 疗效优于单纯化疗；H3，PD-L1 阳性（CPS10）受试者中，帕博利珠单抗联合化疗的 OS 疗效优于单纯化疗；H4，PD-L1 阳性（CPS1）受试者中，帕博利珠单药的 OS 疗效非劣于单纯化疗，HR 的非劣效界值为 1.2；H5，PD-L1 阳性（CPS1）受试者中，帕博利珠单药的 OS 疗效优于单纯化疗；H6，PD-L1 阳性（CPS10）受试者中，帕博利珠单药的 OS 疗效优于单纯化疗。

## 2.6 研究方案修订

Keynote-061 主要修订纳入排除标准和随机化分层因素。

Keynote-062 自 2015 年 5 月 5 日制订了原始方案后至 2019 年 1 月 8 日共进行 12 次修订。其中第 3 版明确入组局部晚期腺癌患者仅包括无法切除的患者；第 5 版将入组标准中“首次给药前 10d ECOG 状态为 0 或 1 分”缩短为“前 3d”；第 6 版基于已发表的免疫肿瘤治疗数据，在主要检验假设中删除帕博利珠单药组与化疗组 PFS 疗效的比较，并增加基于 OS 评价帕博利珠单药组非劣于化疗组的假设，次要检验假设中增加帕博利珠单抗 + 化疗组与化疗组 ORR 的比较，删除基于研究者评价的 PFS（RECIST v1.1）和独立的中心影像实验室评估的 PFS（ir-RECIST v1.1）疗效评价的目的，此外研究方案还修改评价达成主要目的标准；第 8 版方案，考虑到潜在的延迟效应对 OS 的影响，更新了期中分析和最终分析的时间，以在最终分析前有足够的随访时长并增加额外的期中分析，且对相关的 α 传递策略进行修改；第 10 版方案中，基于 Keynote-061 研究结果显示 PD-L1 表达水平越高帕博利珠单抗的 OS 疗效越好，故在研究中增加主要假设 H3：在 PD-L1（CPS10）的受试者帕博利珠单抗联合化药与单纯化疗 OS 的比较，主要假设 H6：在 PD-L1（CPS10）受试者中帕博利珠单药与单纯化疗 OS 的比较。

## 2.7 统计分析计划

### 2.7.1 统计分析方法

对于生存数据，OS、PFS 和 DOR 采用 Kaplan-Meier 方法估计中位生存时间及 95% 置信区间（CI），采用分层 Log-rank 检验比较组间差异，分层 Cox 比例风险模型和 Efron 并列值处理法（Efron's tie handling method）分析风险比和 95%CI，对于二分类数据，ORR 采用根据样本量进行分层加权的 Miettinen & Nurminen 方法比较组间差异。

#### 2.7.2 样本量计算

##### 2.7.2.1 Keynote-061 样本量

分别基于 PD-L1 阳性（CPS1）患者 PFS 和 OS 估计样本量，参考 RAINBOW 研究预估对照组（紫杉醇）中位 PFS 和 OS 分别为 3 个月、7.5 个月，两组 HR 分别为 0.5（0.6）、0.67（0.7），入组周期为 14 个月，年化脱落率分别为 5%、2%，Ⅰ类错误水平分别为 0.35%、2.15%，则 360 例受试者可以达到 99%（97%）和 91%（85%）的检验效能，统计分析时预计发生 320 个 PFS 事件和 290 个 OS 事件。

考虑到 PD-L1 阳性人群占比，计划入组 720 例受试者，包括 360 例 PD-L1 阳性（CPS1）受试者和 360 例 PD-L1 阴性受试者。根据 IDMC 的建议，于 2016 年 3 月 20 日后，仅入组 PD-L1 阳性受试者，已入组的受试者均继续研究，于 2016 年 7 月 27 日完成入组。

##### 2.7.2.2 Keynote-062 样本量

计划入组样本量约为 750 例受试者。

（1）针对 PFS［PD-L1 阳性（CPS1）人群］（H1）：该研究在 α=0.10%（单侧）时检测到 HR=0.65（帕博利珠单抗联合化疗 *vs* 化疗）的检验效能约为 91%。

（2）针对 OS［PD-L1 阳性（CPS1）人群］（H2）：该研究在 α=1.25%（单侧）时检测到 HR=0.70（帕博利珠单抗联合化疗 *vs* 化疗）的检验效能约为 91%。

（3）针对 OS［PD-L1 阳性（CPS10）人群］（H3）：该研究在 α=0.75%（单侧）时检测到 HR=0.58（0.60）（帕博利珠单抗联合化疗 *vs* 化疗）的检验效能约为 80%（73%）。

（4）对于单药治疗与化疗 OS［PD-L1 阳性（CPS1）人群］的比较，如果 HR=0.8，在 α=0.40%（单侧）时建立帕博利珠单抗与化疗的非劣效性（H4）检验效能约 89%（非劣效界值 =1.2），在 α=0.40%（单侧）时检测 HR=0.70 的检验效能约 82%（优效检验，H5）。

（5）对于 OS［PD-L1 阳性（CPS1）人群］（H6），在 α=0.75%（单侧）时 HR=0.58（0.63）（帕博利珠单药治疗 *vs* 化疗）的检验效能约为 80%（63%）。

#### 2.7.3 α 分配与回收

Keynote-061 试验中包括两个共同主要终点，PD-L1 阳性（CPS1）人群的 OS 和 PFS，总的Ⅰ类错误为单侧 2.5%，其中单侧 0.35% 分给 PFS，单侧 2.15% 分给 OS，若 PFS 具有统计学意义［先 PD-L1 阳性（CPS1），再全人群］，则将 α 传递给 OS（见原文 protocol Figure2）。

Keynote-062 试验包括 6 个主要假设和 1 个次要假设，涉及 2 个主要终点（PFS，OS）和 1 个次要终点（ORR），计划共进行三次分析，根据随机化后的自然时间和 PD-L1 阳性（CPS1）人群中发生的 OS 事件数共同决定每次分析时间。

采用 Hwang-Shih-DeCani α 消耗函数计算每次期中分析的疗效界值，对于假设 H1、H2、H3、H5、H6，HSD α 消耗函数中取 y=-4，对于 H4，HSD α 消耗函数中取 y=-15。对于 H2，真实的疗效界值和 α 检验水准将由实际期中分析时观察到的事件数来决定；而对于 H1、H3、H4、H5、H6，在消耗函数中用于计算界值的时间取真实和预设的信息时间的最小值。

研究采用 Mauer 和 Bretz 提出的图像方法[11]来实现Ⅰ类错误回收，如果拒绝了某个原假设，则指向该假设的箭头将被移除，同时分配给该原假设的α将被重新分配给其他假设。对于各检验假设最初α分配情况为：H1 为 0.1%，H2 为 1.25%，H3 为 0.75%，H4 为 0.4%，H7 为 0，从而保证总 I 类错误在单侧 2.5%。首先对前 4 个假设同时进行检验，拒绝相应的假设后才会对剩下的假设继续检验。对于 PFS，仅在 PD-L1 阳性（CPS1）人群中以 α=0.001 的检验水准进行疗效检验，如果不拒绝 H1，则消耗当前 α；若拒绝 H1，则可回收当前的 α，按照指定的权重将其分配给 H2 和 H7。对于 OS，在 PD-L1 阳性（CPS1）人群进行疗效检验（H2），若仅其 PFS 未显示出疗效，则以检验水准 0.0125 进行检验，否则将回收相应的 α；而在 PD-L1 阳性（CPS10）人群中以检验水准 0.0075 来进行检验（H3），若不拒绝 H3，则消耗当前 α；若拒绝 H3，则可回收当前的 α，并将其分配给 H6（图 1）。

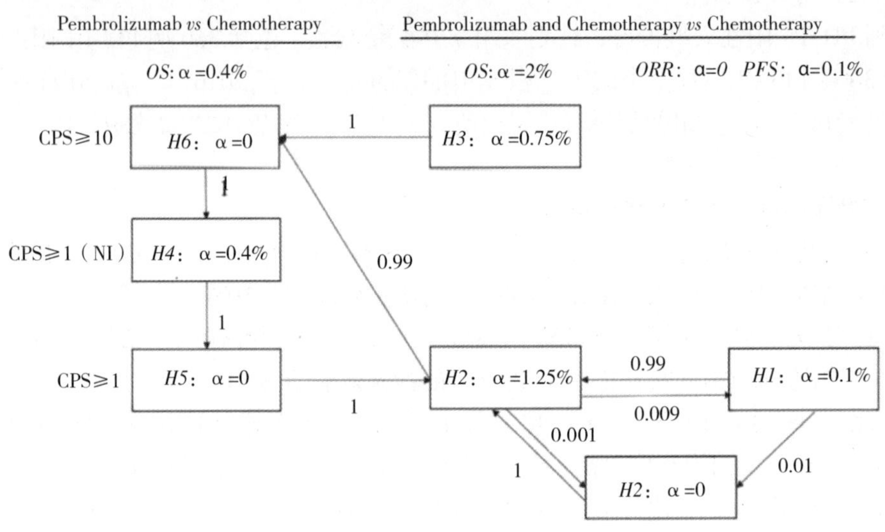


图 1　Keynote-062 的多重性策略

## 3　研究结果

### 3.1　Keynote-061 结果

从 2015 年 6 月 4 日至 2016 年 7 月 26 日，在 30 个国家 148 个中心筛选 983 例患者，入组并随机化 592 例受试者（其中：帕博利珠单抗组 296 例，紫杉醇组 296 例），各组中 PD-L1 阳性（CPS1）患者分别为 196（66.2%）和 199（67.2%）例。

研究结束时，共发生 388 例（65.5%）死亡。PD-L1 阳性（CPS1）人群中发生死亡事件 326 例，帕博利珠单抗治疗组死亡人数 151 例（77%），紫杉醇组死亡人数 175 例（88%），两组中位 OS 分别为 9.1 个月（95%CI：6.2 ～ 10.7）和 8.3 个月（95%CI：7.6 ～ 9.0），两组 HR 为 0.82（95%CI：0.66 ～ 1.03），单侧 $P$=0.0421。PD-L1 阳性（CPS1）的人群中，发生疾病进展或死亡事件 361 例（61.0%），其中帕博利珠单抗组 177 例（90%），紫杉醇组 184 例（94%），中位 PFS 分别为 1.5 个月（95%CI：1.4 ～ 2.0）和 4.1 个月（95%CI：3.1 ～ 4.2），两组 PFS 的 HR 为 1.27（95%CI：1.03 ～ 1.57）。在 PD-L1 阳性（CPS1）＜ 1 人群，PFS 的 HR 为 2.05

（95%CI：1.50 ～ 2.79）（见原文 Figure4）。

### 3.2 Keynote-062 结果

从 2015 年 9 月 18 日至 2017 年 5 月 26 日，在 29 个国家 200 个中心入组 763 例受试者，随机分到帕博利珠单抗单药组 256 例，帕博利珠单抗联合化疗组 257 例，单独化疗组 250 例。截至 2019 年 3 月 26 日，中位随访时间为 29.4 个月（IQR：22.0 ～ 41.3）。

帕博利珠单抗组 *vs* 化疗组：在 PD-L1 阳性（CPS1）患者中，两组 OS 获益相当；在 PD-L1 阳性（CPS10）患者中，帕博利珠单抗组 OS 获益从数值上来看优于化疗组，但限于 α 回收规则，该假设未进行统计学检验。

OS 分析显示（见原文 Figure2），在 PD-L1 阳性（CPS1）患者中，帕博利珠单抗与化疗两组 OS 分别为 10.6 个月和 11.1 个月，HR 为 0.91，99.2%CI 上限为 1.18，小于预先设定的非劣效界值 1.2，帕博利珠单抗与化疗比较非劣效成立。在 PD-L1 阳性（CPS10）患者中，帕博利珠单抗相比化疗能够带来有临床意义的 OS 改善，两组中位 OS 分别为 17.4 个月和 10.8 个月，HR 为 0.69（95%CI：0.49 ～ 0.97）。PFS 分析显示，在 PD-L1 阳性（CPS1）的患者中，帕博利珠单抗组和化疗组的中位 PFS 分别为 2.0 个月和 6.4 个月，HR 为 1.66（95%CI：1.37 ～ 2.01）；在 PD-L1 阳性（CPS10）的患者中，帕博利珠单抗组和化疗组的中位 PFS 分别为 2.9 个月和 6.1 个月，HR 为 1.10（95%CI：0.79 ～ 1.51）。

帕博利珠单抗 + 化疗组 *vs* 化疗组：在 PD-L1 阳性（CPS1）和 PD-L1 阳性（CPS10）患者中，帕博利珠单抗 + 化疗组相比化疗组未显著性改善 OS。

OS 分析显示（见原文 Figure2），在 PD-L1 阳性（CPS1）患者中，两组中位 OS 分别为 12.5 个月和 11.1 个月，HR 为 0.85（95%CI：0.70 ～ 1.03）；在 PD-L1 阳性（CPS10）患者中，两组中位 OS 分别为 12.3 个月和 10.8 个月，HR 为 0.85（95%CI：0.62 ～ 1.17）。PFS 分析显示，在 PD-L1 阳性（CPS1）患者中，两组中位 PFS 分别为 6.9 个月和 6.4 个月，HR 为 0.84（95%CI：0.70 ～ 1.02）；在 PD-L1 阳性（CPS10）患者中，两组中位 PFS 分别为 5.7 个月和 6.1 个月，HR 为 0.73（95%CI：0.53 ～ 1.00）。

Keynote-061 与 Keynote-062 安全性结果显示，帕博利珠单抗单药治疗时，安全性优于化疗，帕博利珠单抗组联合化疗与化疗的安全性相当。

## 4 阴性结果讨论

Keynote-061 结果显示，帕博利珠单抗的安全性明显优于二线治疗药物紫杉醇，但没有显著性改善总生存期，无进展生存期和缓解率同样没有显著性改善。Keynote-062 结果显示，帕博利珠单抗或化疗能够给 PD-L1 阳性（CPS1）胃 / 胃食管结合部腺癌患者带来总生存期获益，帕博利珠单抗疗效非劣于单纯化疗达临床终点；但其联合化疗对比化疗，无论是在 PD-L1 阳性（CPS1）还是 PD-L1 阳性（CPS10）的患者中均未明显改善总生存期和无进展生存期，两组差异并无统计学意义。从以上 2 项帕博利珠单抗研究结果来看，均未达到主要研究目的，为胃癌免疫治疗蒙上一层阴影。我们将从以下几个方面讨论导致阴性结果潜在可能性。

## 4.1 研究人群及偏倚

目前文献中报道的免疫抑制剂治疗人群筛选指标主要包括 PD-L1 表达水平、微卫星不稳定性水平、肿瘤突变负荷等，但尚且缺乏精准的筛选标准[9]。上述 2 项研究均将 PD-L1 CPS 大于 1% 作为主要研究人群，首先该界值可能对疗效造成一定影响，CheckMate-649 研究显示纳武利尤单抗联合化疗对比单纯化疗在 OS 有明显获益，但该研究中 PD-L1 阳性（CPS5）患者比例高达 60%，高于既往研究报道的 40% ～ 50%[12]。Keynote-061 长期随访结果揭示，PD-L1 阳性（CPS5）患者 OS 的 HR 为 0.72（95%CI：0.53 ～ 0.99）；其次对于 CPS 检测质量控制也存在一些质疑，尤其是胃癌的生物标志物评估，有研究者对 Keynote-012 研究中 35 例 PD-L1 阳性（CPS1）的活检标本进行复测，其中 8 例结果为阴性，这种偏差可能由于治疗后 PD-L1 表达出现了动态变化，也可能是检测方法的不稳定性，所以病理学界仍需对 PD-L1 检测方法达到进一步共识。在 Keynote-059/061/062 三项研究中微卫星不稳定性高（MSI-H）的晚期或转移性胃食管结合癌患者中，帕博利珠单药或联合化疗比单独化疗有更显著的疗效[10]。另外在 Keynote-061 研究中，ECOG 评分为 0 分的患者两组 OS 分别为 12.3 个月（95%CI：9.7 ～ 15.9）、9.3 个 月（95%CI：8.3 ～ 10.5），HR 为 0.69（95%CI：0.49 ～ 0.97）； 与 ECOG 评分为 1 分的患者（HR=0.98，95%CI：0.73 ～ 1.32）相比，使用帕博利珠单抗的相对化疗效果更明显[1]。另外从 Keynote-062 事后的亚组分析来看，帕博利珠单抗在亚洲患者中似乎有更高的生存获益，在 PD-L1 阳性（CPS10）患者中突显了地理差异，亚洲患者的获益是北美、欧洲和澳大利亚患者的 2 倍（HR 分别为 0.40 和 0.83），目前正进一步分析影响亚洲和非亚洲患者结局的因素。因此，在进行研究设计时，入排标准的定义至关重要。

## 4.2 方案设计及修订

Keynote-061 研究的局限性：其一是开放性设计，此设计可能造成单纯化疗组比免疫治疗组随机但未接受治疗的患者数更多，并且该组患者在疾病进展后可能继续接受其他药物治疗，从而影响两组 OS 疗效相对差异。目前有针对后续交叉治疗的统计处理方法，包括保秩结构失效时间模型（RPSFTM）、逆概率截尾加权方法（IPCW）、两阶段估计法（TSE）、半竞争风险模型来构建统计量[13, 14]，采用此类统计方法对转组的影响进行校正会提高整体试验的检验效能。

Keynote-061 研究在 21% 患者入组后，方案修订了分层因素，从最初的地理区域和 ECOG 评分两个分层因素，调整为地理区域、一线治疗疾病进展时间（＜ 6 个月 *vs* ≥ 6 个月），以及 PD-L1 表达状态（CPS ≥ 1 *vs* CPS ＜ 1），该调整因为一线治疗进展时间和 PD-L1 表达状态是预测二线胃癌治疗疗效的指标，对长期预后造成影响。因此，在试验过程中进行调整有可能导致结果的偏倚。

Keynote-062 研究根据外部研究及 061 的结果对方案进行了多次修订，包括：①将帕博利珠单抗 *vs* 化疗组的主要研究终点从 PFS 改为 OS，并增加了非劣效假设；②考虑到潜在的延迟效应，适应性地调整期中分析时间，延长整个试验随访周期。多次方案调整为能够获得一个令人满意的结果，但效果差强人意，仅在 PD-L1 阳性（CPS1）的人群中基于 OS 得到了单药非劣于化疗组的结论。如果将入组标准限制在 PD-L1 阳性（CPS10）的人群，Keynote-061 的结果已经初步显示潜在疗效，其 HR 为 0.64（95%CI：0.41 ～ 1.02），而在 Keynote-062 中，该亚组人群的HR为0.69(95%CI：0.49～0.97)，横向比较纳武利尤单抗，其在PD-L1阳性(CPS5)的人群中获得显著性疗效。故认为，基于外部试验来修改方案的同时也可以考虑适当修改入组人群。此外，在分析过程中，潜在延迟效应的处理，不仅限于延长随访时间，还可采用更有效的统计方法，如加权Log-rank检验等以提高检验效能。

## 4.3 α分配、统计分析方法

Keynote-061和Keynote-062均出现了Kaplan-Meier曲线的交叉，以Keynote-061为例：紫杉醇组OS的Kaplan-Meier曲线在随机分组后的前8个月优于帕博利珠单抗组，8个月时两组生存曲线交叉，之后两组生存曲线持续分离，且帕博利珠单抗组优于紫杉醇组。由于免疫诱导抗肿瘤治疗需要诱导时间，但在肿瘤发生缓解或稳定后则可具有长期获益，这与PD-1/PD-L1在其他瘤种研究中观察到的生存曲线交叉类似。考虑到免疫治疗获益存在延迟效应不满足比例风险假设，故需要使用其他统计方法，如加权Log-rank检验、Maxcombo、限制性平均生存时间RMST、及时依协变量等方法来替代传统方法以增加检验效能。对于Keynote-061试验，一项事后加权Log-rank检验通过将更多事件的权重放在生存曲线交叉的时间段，而分配相对较少的权重在早期和后期，基于此最终的$P$值为0.009（单侧）。

Keynote-061和Keynote-062均进行了α分配和回收，以Keynote-062研究为例：该研究涉及多臂多终点，通常认为联合治疗的疗效更好，故该研究设计时将更多的α（0.75%+1.25%+0.1%=2.1%）分配给联合治疗疗效的各个假设（H1，H2，H3）。但结果表明，在PD-L1阳性（CPS1）的人群中，免疫联合化疗比单用免疫药物的中位生存时间反而缩短。有研究者解释其原因可能是持续化疗对患者的免疫功能造成损伤，导致患者生活质量降低，生存时间缩短。因此，我们假设在设计阶段调整α分配和检验顺序，或许能够在单药上做出更令人满意的结果。

## 4.4 分析策略：疗效指标相关性

从帕博利珠单抗早期单臂研究Keynote-012和Keynote-059观察到较为可观的客观缓解率，但扩大到以长期预后为主要终点的Ⅲ期随机对照研究，结果却不容乐观。有研究者探索在实体瘤患者中PD-1/PD-L1免疫治疗的ΔORR（两治疗组ORR之差）与OS或PFS之间的相关性显示，ΔORR与OS（HR）在意向性治疗（intention-to-treat，ITT）人群中相关系数仅为-0.63，PD-L1阳性人群中为-0.53，加权校正的$R^2 < 0.4$，反而ΔORR与PFS（HR）相关性较高，在两个人群均可达到-0.79[15]。在胃/食管癌适应证中，免疫治疗的早期ORR与长期预后终点之间的相关性还不明确，需要进一步研究。因此，应当慎重看待此适应证中早期临床试验结果。

## 4.5 与同期研究对比

奠定免疫治疗在胃癌上的应用基于3个关键研究：ATTRACTION-02、CheckMate-032和Keynote-059研究均呈现了较为乐观的疗效。基于ATTRACTION-02[16] Ⅲ期临床试验结果，纳武利尤单抗组患者的OS显著性优于安慰剂组治疗的患者，HR为0.63（95%CI：0.51～0.78，$P < 0.001$），日本率先批准了纳武利尤单抗用于化疗后进展的、不可切除的晚期或复发性胃

癌治疗。CheckMate-032 研究[17]纳入 150 例经治晚期或复发性胃 / 胃食管结合部 / 食管癌患者分别接受纳武利尤单抗单药（3mg/kg），纳武利尤单抗（1mg/kg）联合伊匹单抗（3mg/kg），以及纳武利尤单抗（3mg/kg）联合伊匹单抗（1mg/kg），ORR 分别为 12%（95%CI：5% ～ 23%）、24%（95%CI：13% ～ 39%）和 8%（95%CI：2% ～ 19%），mOS 分别为 6.2 个月、6.9 个月和 4.8 个月。另外 CheckMate-649 研究是迄今为止在胃 / 食管癌领域开展规模最大的临床研究，共纳入 2032 例患者探索纳武利尤单抗联合化疗、单纯化疗和纳武利尤单抗联合伊匹单抗在 HER2 阴性的晚期胃 / 胃食管结合部 / 食管腺癌中一线治疗的疗效，在 PD-L1 阳性（CPS5）患者中，纳武利尤单抗联合化疗对比单纯化疗 OS 的 HR=0.71（98.4%CI：0.59 ～ 0.86），PFS 的 HR=0.68（94%CI：0.56 ～ 0.81）[18]，PD-L1 阳性（CPS1）患者 OS 和 PFS 风险比分别为 0.80 和 0.77，组间差异逐渐降低。

### 4.6 后续研究布局

对于默沙东的帕博利珠单抗来讲，虽然 Keynote-061、Keynote-062 临床试验暂无法支持其完成胃癌一线、二线疗法的拓展，但是帕博利珠单抗在胃癌适应证上仍有多个关键临床试验值得关注（表 1）[1, 2, 6, 19-24]。考虑到化疗联合免疫治疗有更高的客观缓解率，将这一策略用于胃癌的围术期治疗，尤其是降期转化治疗，可能会更有前景。此外，Keynote-062 中顺铂剂量为 80mg/m$^2$，但是越来越多研究者认为，联合免疫治疗时化疗药物不宜过强，以减少对免疫治疗的负面效应。

**表 1　针对胃癌及相关适应证开展的帕博利珠单抗临床试验**

| 临床试验 | NCT 编号 | 指示 | 治疗方案 | 进程 |
| --- | --- | --- | --- | --- |
| Keynote-012 | NCT01848834 | | 帕博利珠单抗 | |
| Keynote-059 | NCT02335411 | 三线 | 队列 1：帕博利珠单抗<br>队列 2：帕博利珠单抗 + 化疗<br>队列 3：帕博利珠单抗（首次治疗） | 获批 |
| Keynote-061 | NCT02370498 | 二线 | 帕博利珠单抗 *vs* 紫杉醇 | 失败 |
| Keynote-062 | NCT02494583 | 一线 | 帕博利珠单抗 *vs* 帕博利珠单抗 + 化疗 *vs* 安慰剂 + 化疗 | 失败 |
| Keynote-063 | NCT03019588 | 二线 | 帕博利珠单抗 *vs* 紫杉醇 | 2017/02/16—2021/06/29 |
| Keynote-811 | NCT03615326 | HER2 阳性一线 | 帕博利珠单抗 + 曲妥珠单抗 + 化疗 *vs* 安慰剂 + 曲妥珠单抗 + 化疗 | 2018/10/05—至今 |
| Keynote-585 | NCT03221426 | 新辅助 / 辅助治疗 | 帕博利珠单抗 + 化疗（XP 或 FP）*vs* 安慰剂 + 化疗（XP 或 FP） | 2017/10/09—至今 |
| Keynote-859 | NCT03675737 | HER2 阴性一线 | 帕博利珠单抗 + 化疗 *vs* 安慰剂 + 化疗 | 2018/11/08—至今 |

注：XP，卡培他滨联合顺铂；FP，氟尿嘧啶加顺铂

## 5 结论

帕博利珠单抗（或联合化疗）对比化疗一线二线治疗晚期胃 / 胃食管结合部腺癌患者没有显著性改善 OS 和 PFS，虽然呈现阴性结果，但大量研究表明，免疫治疗相对化疗表现出良好的安全性结果。未来或许可以在精准治疗（人群选择）、试验设计、统计分析方法（α 分配、交叉转组、统计模型）、研发策略布局等方面进行更多的思考和尝试，以避免因为研究设计的缺陷影响或延迟有效药物进入临床。

## 参考文献


[1] SHITARA K, ÖZGÜROĞLU M, BANG Y J, et al. Pembrolizumab versus paclitaxel for previously treated, advanced gastric or gastro-oesophageal junction cancer (KEYNOTE-061): a randomised, open-label, controlled, phase 3 trial[J]. Lancet, 2018, 392(10142): 123-133.

[2] SHITARA K, VAN CUTSEM E, BANG Y J, et al. Efficacy and safety of pembrolizumab or pembrolizumab plus chemotherapy *vs* chemotherapy alone for patients with first-line, advanced gastric cancer: the kEYNOTE-062 phase 3 randomized clinical trial[J]. JAMA Oncol, 2020, 6(10):1571-1580.

[3] SIEGEL R L, MILLER K D, JEMAL A. Cancer statistics, 2019[J]. CA Cancer J Clin, 2019, 69(1) :7-34.

[4] ZHOU M, WANG H, ZENG X, et al. Mortality, morbidity, and risk factors in China and its provinces, 1990—2017: a systematic analysis for the Global Burden of Disease Study 2017[J]. Lancet, 2019, 394(10204): 1145-1158.

[5] 张雪，吕忠船．免疫检查点抑制剂在胃癌中的研究进展 [J]. 癌症进展，2021, 19(24) :2500-2504.
ZHANG X, LV Z C. Immune checkpoint inhibitors in gastric cancer: a review[J]. Cancer Progress, 2021, 19(24):2500-2504.

[6] MURO K, CHUNG H C, SHANKARAN V, et al. Pembrolizumab for patients with PD-L1-positive advanced gastric cancer (kEYNOTE-012): a multicentre, open-label, phase Ⅰb trial [J]. Lancet Oncol, 2016, 17(6) :717-726.

[7] BANG Y J, KANG Y K, CATENACCI D V, et al. pembrolizumab alone or in combination with chemotherapy as first-line therapy for patients with advanced gastric or gastroesophageal junction adenocarcinoma: results from the phase Ⅱ nonrandomized kEYNOTE-059 study[J]. Gastric Cancer, 2019, 22(4) :828-837.

[8] 沈奥林，胡世莲，沈国栋．PD-1 /PD-L1 抗体治疗胃肠道癌症的研究进展 [J]. 中国临床保健杂志，2020, 23(6) : 855-859.
SHEN O L, HU S L, SHEN G D. Research progress of PD-1 /PD- L1 antibody in the treatment of gastrointestinal cancer[J]. Chinese Journal of Clinical Health, 2020, 23(6):855-859.

[9] 杨泽，潘雪花，李波，等．PD-1/PD-L1 抑制剂在胃癌中的研究现状 [J]. 中国普外基础与临床杂志，2020, 27(3) : 379-382.
YANG Z, PAN X, LI B, et al. Research status of PD-1/PD-L1 inhibitor in gastric cancer[J]. Chinese Journal of General Gynecology and Clinic, 2020, 27(3):379-382.

[10] CHAO J, FUCHS CS, SHITARA K, et al. Assessment of pembrolizumab therapy for the treatment of microsatellite instability-High gastric or gastroesophageal junction cancer among patients in the Keynote-059, Keynote-061, and Keynote-062 clinical trials[J]. JAMA Oncol, 2021, 7(6):895-902.

[11] MAUREW W, BRETZ F. Multiple testing in group sequential trials using graphical approaches[J]. Statistics Biopharmaceutical Res, 2013, 5(4) :311-320.

[12] 沈绮雯，王乐，朱骥．纳武单抗联合化疗与单纯化疗一线治疗晚期胃腺癌 、胃食管结合部腺癌、食管腺癌患者的疗效对比——CheckMate649 研究的解读 [J]. 肿瘤学杂志，2022, 28(1) :74-80.

[13] SULLIVAN T R, LATIMER N R, GRAY J, et al. Adjusting for treatment switching in oncology trials: a systematic review and recommendations for reporting [J]. Value Health, 2020, 23(3) :388-396.

[14] LI L L, TANG S J, JIANG L W. On an enhanced rank-preserving structural failure time model to handle treatment switch, crossover, and dropout[J]. Stat Med, 2017, 36(10): 1532-1547.

[15] YE J, JI X, DENNIS P A, et al. Relationship between progression-free survival, objective response rate, and overall survival in clinical trials of PD-1/PD-L1 immune check- point blockade: a meta-analysis[J]. Clin Pharmacol Ther, 2020, 108(6): 1274-1288.

[16] KANG Y K, BOKU N, SATOH T, et al. Nivolumab in patients with advanced gastric or gastro-oesophageal junction cancer refractory to, or intolerant of, at least two previous chemotherapy regimens (ONO-4538-12, ATTRACTION-2): a randomised, double-blind, placebo-controlled, phase 3 trial [J]. Lancet, 2017, 390(10111) :2461-2471.

[17] JANJIGIAN Y Y, BENDELL J, CALVO E, et al. CheckMate-032 study: efficacy and safety of nivolumab and nivolumab plus ipilimumab in patients with metastatic esophagogastric cancer[J]. J Clin Oncol, 2018, 36(28) :2836-2844.

[18] JANJIGIAN YY , SHITARA K, MOEHLER M, et al. First-line nivolumab plus chemotherapy versus chemotherapy alone for advanced gastric, gastro-oesophageal junction, and oesophageal adenocarcinoma (CheckMate 649): a randomised, open-label, phase 3 trial[J]. Lancet, 2021, 398(10294): 27-40.

[19] CHUNG H C, KANG Y K, CHEN Z, et al. Pembrolizumab versus paclitaxel for previously treated advanced gastric or gastroesophageal junction cancer (Keynote-063): a randomized, open-label, phase 3 trial in Asian patients [J]. Cancer, 2022, 128(5) :995-1003.

[20] HOGNER A, MOEHLER M. Immunotherapy in gastric cancer[J]. Curr Oncol, 2022, 29(3): 1559-1574.

[21] TABERNERO J, BANG Y J, VAN CUTSEM E, et al. Keynote-859: a phase Ⅲ study of pembrolizumab plus chemotherapy in gastric/gastroesophageal junction adenocarcinoma [J]. Future Oncol, 2021, 17(22) :2847-2855.

[22] JANJIGIAN Y Y, KAWAZOE A, YAÑEZ P, et al. The Keynote-811 trial of dual PD-1 and HER2 blockade in HER2-positive gastric cancer[J]. Nature, 2021, 600(7890) :727-730.

[23] FUCHS C S, DOI T, JANG R W, et al. Safety and efficacy of pembrolizumab monotherapy in patients with previously treated advanced gastric and gastroesophageal junction cancer: phase 2 clinical KEYNOTE-059 trial[J]. JAMA Oncol, 2018, 4(5): e180013.

[24] BANG Y J, VAN CUTSEM E, FUCHS C S, et al. Keynote-585: phase Ⅲ study of perioperative chemotherapy with or without pembrolizumab for gastric cancer[J]. Future Oncol, 2019, 15(9) :943-952.

# 新辅助放化疗联合局部切除对比全直肠系膜切除术治疗 $T_{2\sim3ab}N_0M_0$ 期直肠癌：TAUTEM 研究及短期疗效解读

陈倩萍[1] 谢 丽[2] 朱 骥[3]

1. 浙江省肿瘤医院腹部放疗科
2. 上海交通大学医学院临床研究中心
3. 浙江省肿瘤医院腹部放疗科

**解读原文**

Serra-Aracil X, Pericay C, Badia-Closa J, et al. Short-term outcomes of chemoradiotherapy and local excision versus total mesorectal excision in T2-T3ab,N0,M0 rectal cancer: a multicentre randomised, controlled, phase Ⅲ trial（the TAU-TEM study）. Ann Oncol. 2023;34（1）: 78-90. doi: 10.1016/j.annonc.2022.09.160

【摘要】TAUTEM 研究是一项随机、对照、前瞻性、多中心的Ⅲ期非劣效性研究，该研究旨在比较新辅助放化疗联合经肛门内镜显微手术（chemoradiotherapy and transanal endoscopic microsurgery，CRT-TEM）与全直肠系膜切除术（total mesorectal excision，TME）在 $T_{2\sim3ab}N_0M_0$ 期直肠癌患者中的局部复发与术后并发症发生情况。该项研究的主要研究终点为 2 年局部复发率；次要研究终点为 CRT 的耐受性及其副反应发生率；CRT 后的临床完全缓解率（clinical complete response，cCR）及病理完全缓解率（pathological complete response，pCR）；术后并发症发生率及死亡率、生活质量、患者的 3 年总生存期等。在接受 CRT-TEM 的患者中，新辅助放化疗后副反应发生率为 29.6%（24/81），pCR 率为 44.3%（35/79），器官保留率为 82.7%（67/81）；CRT-TEM 组术后并发症发生率为 20.7%（17/82），而 TME 组术后并发症发生率为 50.6%（41/81）。TAUTEM 研究结果提示新辅助放化疗联合局部切除将为早期浅表直肠癌患者实现器官保留奠定基础。

TAUTEM 研究作为一项随机、对照、多中心的Ⅲ期非劣效性研究，于 2022 年发表在肿瘤学年鉴（*Annals of Oncology*）[1] 上，该研究对比了新辅助放化疗联合经肛门内镜显微手术

（CRT-TEM）与全直肠系膜切除术（TME）在早期浅表直肠癌（$T_{2\sim3ab}N_0M_0$ 期）患者中的局部复发与术后并发症发生情况，旨在探索 CRT 联合局部切除在早期直肠癌器官保留中的作用。本文将从研究背景、研究方案、研究结果及后续思考讨论等四个方面进行深入解读。

## 1 研究背景

目前，$T_{1\sim2}N_0M_0$ 期直肠癌患者的治疗方式差异很大。无不良预后因素的 $T_1N_0M_0$ 期患者，一般采取局部切除；而对于伴有不良预后因素的 $T_1$ 期及 $T_2$ 期患者，淋巴结转移率高达 12% ～ 28%[2]，选用 TME 对此类患者获益更大。虽然 TME 改变了直肠癌手术的方式，将局部复发率降低至 2% ～ 11%，全身复发率降低至 25% ～ 40%[3, 4]；但对于低位直肠癌患者而言，接受 TME 手术将不可避免地在腹部建立一个暂时或永久的造口，该术式不但伴有较高的术后并发症发生率及死亡率（分别为 38% ～ 54% 和 0.9% ～ 1.5%）[5]，还将使 30% ～ 60% 的患者出现泌尿生殖系统功能损害和低位前切除综合征[6]。与之相比，采用 TEM 既实现了肛门保留[7]，还避免了泌尿生殖系统功能损伤，同时术后并发症发生率及死亡率也仅分别为 23% 和 0.3%[8]。此外，对于局部晚期直肠癌患者，术前 CRT 的开展能促进肿瘤分期降级、降低术后局部复发率并显著延长患者生存时间[9]。2010 年，*Lancet Oncology* 上一项研究总结了 14 项临床试验中接受术前 CRT 及 TME 的晚期直肠癌患者的病理完全缓解（pCR）情况及 5 年无病生存期（disease-free survival，DFS）。结果发现 CRT 联合 TME 的疗法使 8% ～ 27% 的晚期直肠癌患者达到 pCR，且该部分患者的 5 年 DFS 为 83.3%[10]。

尽管目前已有多个观察或回顾性研究证实了 $T_2N_0M_0$ 期直肠癌术前 CRT 有利于实现器官保留[11]，但关于这一结论的多中心、前瞻性研究仍较为罕见。TAUTEM 研究作为前瞻性的Ⅲ期非劣效性研究，通过比较早期浅表直肠癌患者接受 CRT-TEM 与接受单独 TME 术后病情复发情况及并发症发生情况，评估 CRT-TEM 在疗效及安全性上是否非劣效于 TME，为 $T_{2\sim3ab}N_0M_0$ 期直肠癌患者的器官保留提供循证医学基础。

## 2 研究方案

### 2.1 入组标准和排除标准

TAUTEM 研究是一项在西班牙 17 个结直肠外科单位开展的随机对照试验。

纳入标准：（1）通过直肠镜检查明确距肛缘距离≤ 10cm 的直肠腺癌；（2）术前通过直肠内超声内镜检查（endoscopic ultrasonography，EUS）分期为 $cT_2N_0$ 期或直肠磁共振成像（magnetic resonance imaging，MRI）分期为 $cT_{2\sim3ab}N_0$ 期患者（两者间，取较高分期为临床诊断）；（3）美国麻醉师协会（American Society of Anesthesiologists，ASA）分类系统为Ⅲ级或以下；（4）根据腹部 - 胸部 CT 结果明确无远处转移。

排除标准：（1）根据腹部 - 胸部 CT 结果明确存在远处转移；（2）同期存在其他结直肠腺癌；（3）术前活检为未分化的直肠腺癌（G Ⅲ级 - 分化不良，高等级或 G Ⅳ级 - 未分化，高等级）；（4）不耐受术前化疗或放疗；（5）未签署知情同意书。

## 2.2　干预及随访

CRT-TEM 组：新辅助放化疗联合经肛门内镜显微手术。CRT：每周放疗 5d，每次 1.8Gy，总剂量 45Gy，外加肿瘤区域的 5.4Gy 增量；放疗期间同步口服卡培他滨，2 次 /d，每次 825mg/m$^2$。CRT 完成后的第 7 周，通过直肠 MRI 评估临床反应，评估标准见 2.4。符合标准的患者于 CRT 后第 8 周进行 TEM 手术。

TME 组：TME 被安排在患者首诊后 1 个月内进行。TME 的具体操作参考 Heald 的描述，根据瘤灶的位置及中心，使用开腹或腹腔镜方法，伴或不伴保护性回肠造口。

## 2.3　随机化和设盲

所有患者按照 1 ∶ 1 随机分配至 TME 或 CRT-TEM 组，使用计算机生成的随机号码列表。盲法和监查由牵头中心和 CRO 公司开展。所有参与医院只能获得自己的患者数据，只有牵头中心了解整个研究数据情况。患者的治疗分组对统计分析人员设盲，直到完成最终分析。

## 2.4　评估和随访

病理：采用 Bouzourene 分类方法评估经 CRT 治疗患者的肿瘤退缩等级（tumor regression grade，TRG）。对于 TEM 术中及术后病理，记录病变的大小（mm）、腺癌的分化程度、T 分期，是否有静脉、淋巴或神经周围浸润及切缘是否阳性。而 TME 术中及术后病理则记录了病变的大小、分化程度，是否存在静脉、淋巴或神经周围浸润、切缘是否阳性以及清扫的淋巴结情况（清扫的总淋巴结及阳性淋巴结数目）。

CRT 不同临床和病理反应的划分：根据实体肿瘤疗效评价标准（response evaluation criteria in solid tumors，RECIST）和 MRI 结果，在 CRT 后第 7 周评估临床反应。完全缓解（complete response，CR）指肿瘤完全消失，部分缓解（partial response，PR）指病灶最大直径缩小＞30%，疾病稳定（disease stabilization，SD）指病灶直径缩小＜ 30% 或直径增加＜ 20%，疾病进展（disease progression，PD）指病灶的最大直径增加＞ 20%。

CRT 不同病理反应的划分：根据 Bouzourene 分类标准以肿瘤消退的程度评估，TRG1 指肿瘤细胞完全退缩，TRG2 指存在个别肿瘤细胞，TRG3 指肿瘤区域＜纤维化区域，TRGR4 指肿瘤区域＞纤维化区域，TRG5 指肿瘤区域进一步进展。其中，TRG1 被认为是病理水平肿瘤完全退缩；TRG2 和 3 被认为是病理水平肿瘤部分退缩。

CRT-TEM 组转为 TME 组的标准：CRT 后无临床缓解（SD 或 PD）、TEM 术后病理分期高于 $ypT_{3ab}$、手术切缘阳性（深度或侧面低于 1mm）或术后病理示预后不良的相关特征。符合这些标准的患者被安排在 4 ～ 6 周内进行完整的 TME 手术。

随访：前 2 年，每 4 个月复查直肠镜 + 活检 +CEA+CA19-9；每年复查总 FCS+ 腹部、盆腔及胸部 CT。

## 2.5　研究终点

主要研究终点：2 年局部复发率，复发定义为残余瘢痕、吻合口或切除的瘤床活检中出现腺癌。

次要研究终点：人口统计学变量、病变特征、CRT 的急 / 慢性不良反应、两种术式术后

30d 的并发症发生率、综合并发症指数（comprehensive complication index，CCI）、吻合口瘘（anastomotic leak，AL）等指标。

### 2.6 样本量和统计学方法

假设对照组（TME）的非复发率为 95%，试验组（CRT-TEM）的非劣效性界值设置为 10%，设定检验水准 α 为单侧 5%，统计学检验效能设置为 80%，每组需要 78 例患者。进一步约估计 10% 可能失访，拟入组样本量为 173 例。

经过调整的意向性治疗（modified intention-to-treat，mITT）分析集中，剔除在开始治疗前已退出或被排除标准排除的患者。符合方案（per-protocol，PP）分析集包括完成 TME 的患者和 CRT-TEM 组中完成 CRT 和 TEM 且不符合排除标准的患者。

定量变量以均值和标准差描述，或根据情况以中位数和四分位数范围描述。分类变量用绝对数和百分比描述。对定量变量的统计分析，如果符合其应用条件，则采用参数 Student's $t$ 检验，否则采用非参数化的 Mann-Whitney $U$ 检验。在分类变量的统计分析中，使用 Pearson 的 $\chi^2$ 检验或 Fisher 精确检验。$P < 0.05$ 为差异具有统计学意义。

## 3 研究结果

### 3.1 参与者基线特征

研究预纳入 364 例患者作为受试者，在随机化分组之前基于排除标准排除 191 例患者。剩下的 173 例随机患者中，87 例被分配到 TME 组，86 例被分配到 CRT-TEM 组，TME 组的 6 例患者和 CRT-TEM 组的 5 例患者在随机化分组后因符合排除标准而被排除，最终每组有 81 例患者被纳入 mITT 分析。

TME 组的 81 例患者都接受了手术。CRT-TME 组中 1 例患者由于不耐受卡培他滨而没有完成 CRT，最后 80 例（98.8%）患者完成了新辅助治疗。CRT 后，总计 6 例患者从 CRT-TEM 组被排除，其中 3 例患者在 CRT 后的 MRI 报告中显示 PD，2 例患者在术中转为 TME（1 例由于癌灶位置在腹膜返折以上，另 1 例因穿孔无法缝合），还有 1 例患者采用了“观察和等待（watch and wait，WW）”策略。其余 74 例接受 TEM 患者中，8 例因术后病理结果而退出，并施以 TME 手术。最后，用于 PP 分析的 CRT-TME 组患者共 66 例。

在 mITT 或 PP 分析中，TME 组和 CRT-TEM 组在性别、年龄、结肠镜检查、EUS、MRI 或最终的临床诊断方面差异均没有统计学意义，两组间入组患者基线特征均衡，具有可比性。

### 3.2 疗效分析

术前研究变量分析：在 mITT 分析中，患者对 CRT 的依从性较高（80/81，98.8%），CRT 后的副反应发生率较低（24/80，29.6%），且 CRT 后的影像学显示肿瘤降期显著（31/80，40.3%）。

术中及术后 30d 研究变量分析：与 TME 组相比，CRT-TEM 组行临时或永久性造口率低（4.9% *vs* 58.0%，$P < 0.001$）；且 CRT-TEM 组的手术时间和手术失血量都显著低于 TME 组（88.6min *vs* 252.5min，$P < 0.001$；22.6ml *vs* 198.3ml，$P < 0.001$）。术后 30d 并发症发生率

显示：CRT-TEM 组的并发症发生率与 CCI 均显著低于 TME 组（20.7% *vs* 50.6%，$P < 0.001$；8.7 *vs* 0，$P < 0.001$）。其中，两组术后并发症发生率的差异主要由手术因素导致（13.4% *vs* 43.2%，$P < 0.001$）。此外，CRT-TEM 组患者住院时间更短，平均为 3.7d（95%CI：2.4 ～ 5.0），而 TME 组为 10.6d（95%CI：9.0 ～ 12.2）（表 1）。

术后研究变量分析：CRT-TME 组经新辅助放化疗后的 PCR 率为 44.3%。此外，TME 组中，17 例患者（21%）出现淋巴结转移，而 CRT-TEM 组因局部切除的疗法限制，未进行淋巴结评估（表 2）。

综上，CRT-TEM 组术前的 CRT 依从性高，不良反应发生率低；术中较 TME 组回肠造口率低，手术时间及失血量少；术后并发症发生率低，住院时间短。

### 3.3 安全性

作为一项非劣效性研究，新辅助放化疗后的不良反应是研究的关注重点。对于 CRT-TEM 组，研究者分析了 CRT 后各等级不良反应的发生率及严重程度。患者经 CRT 后的不良反应主要集中于 1 ～ 3 级，未见 4 ～ 5 级不良反应。其中，常见的不良反应依次为腹泻、放射性皮炎和直肠炎（表 3）。就 CRT 不良反应发生程度而言，CRT-TEM 组未见严重不良反应，其安全性较高。

## 4 讨论与思考

### 4.1 统计部分

#### 4.1.1 选择非劣效试验设计的优势

通常当开展临床试验时，最常见的选择是优效试验，假设新干预措施疗效能够优于对照组。然而，某些情况优效试验可能不完全适用，例如使用安慰剂对照不符合伦理要求，同时随着治疗疗效的不断改善，开发更加优效的干预措施变得越来越难以实现。

非劣效试验以标准治疗作为阳性对照，目标是确证虽然试验组的疗效低于阳性对照的疗效，但差异在临床可接受的范围之内，同时，试验组相比对照组具有其他方面的显著优势，例如不良反应更少、使用更加方便灵活、价格更便宜等。非劣效试验有助于寻找好的替代疗法，即与既定疗法疗效相近的新疗法，此外，非劣效试验方法也可用于评估有效疗法是否足够安全。近年来，非劣效试验已成为评估药物、器械、生物制剂和其他疗法的重要工具。

#### 4.1.2 非劣效性研究终点选择考量要点

TAUTEM 研究中主要研究终点为局部复发，其定义是在残留瘢痕、吻合口或切除的肿瘤瘤床上的活检中存在腺癌。

一般而言，非劣效临床试验选择研究试验终点有几个特别需要考虑的地方，包括以下方面：（1）选择能够在阳性对照与安慰剂比较试验中找到该研究终点的历史数据，以便可以选择合理的非劣效界值；（2）研究终点数据能够被准确和完整地收集，较少出现缺失，因为研究终点数据缺失可能使试验倾向于得出非劣效结论；（3）避免选择测量方法主观性较强的研究终点，如采用量表或评分，因为对所有受试者进行相似评价即可使试验倾向于得出非劣效结论，盲法无法控制此偏倚；（4）避免选择具有不可调和的利益和风险组分的复合终点作为研究终点，例如包含安全性和有效性评价指标的复合终点。

表 1 围术期变量 30d 内的发病率和死亡率（基于改良意向性治疗和符合方案分析）[1]

| 特征 | 改良意向性治疗分析 | | | | 符合方案分析 | | | |
|---|---|---|---|---|---|---|---|---|
| | 总计（$n$=163） | TME（$n$=81） | CRT-TME（$n$=81） | $P$ 值<br>差异（95%CI） | 总计（$n$=147） | TME（$n$=81） | RT-TME（$n$=66） | $P$ 值<br>差异（95%CI） |
| 手术干预 | | | | | | | | |
| 手术类型（$n$，%） | | | | | | | | |
| TEM | 13（7.9） | 0 | 13（16） | | 12（8.1） | 0 | 12（18.1） | |
| TEO | 47（28.8） | | 47（58） | | 40（27.2） | 0 | 40（60.6） | |
| TAMIS | 14（8.6） | | 14（17.3） | | 14（9.5） | 0 | 14（21.1） | |
| LAR① with ileostomy | 51（31.3） | 47（58） | 4（4.9） | | 47（32） | 47（58） | 0 | |
| LAR without ileostomy | 21（12.9） | 18（22.2） | 2（2.5） | | 18（12.2） | 18（22.2） | 0 | |
| Miles | 16（9.8） | 16（19.8） | 0 | | 16（10.9） | 16（19.8） | 0 | |
| 未干预② | 1（0.6） | 0 | 1（1.2） | | 0 | 0 | 0 | |
| 手术方法（$n$，%） | | | | | | | | |
| 腹腔镜检查 | 74（84.1） | 68（84） | 5（83.3） | | | 68（84） | | |
| 开腹手术 | 14 | 13（16） | 1（16.7） | | | 13（16） | | |
| 中位手术时长（IQR）*（min） | 171.1（190） | 252.5（116） | 88.6（46） | ＜0.001 | 171.9(180） | 252.5(116） | 75（35） | ＜0.001 |
| 中位失血量（IQR）*（ml） | 106.7（142.5） | 198.3（125） | 22.6（20） | ＜0.001 | 108.5(135） | 198.3(125） | 11.5（11.3） | ＜0.001 |
| 30 天发病率 | | | | | | | | |
| 总计（$n$，%） | 58（35.6） | 41（50.6） | 17（20.7） | ＜0.001<br>29.63（15.6～43.7） | 49（33.3） | 41（50.6） | 8（12.1） | ＜0.001<br>38.5（25.1～51.9） |

续表

| 特征 | 改良意向性治疗分析 | | | | 符合方案分析 | | | |
|---|---|---|---|---|---|---|---|---|
| | 总计（$n$=163） | TME（$n$=81） | CRT-TME（$n$=81） | $P$ 值<br>差异（95%CI） | 总计（$n$=147） | TME（$n$=81） | RT-TME（$n$=66） | $P$ 值<br>差异（95%CI） |
| Clavien-Dindo 分级（CI-D） | | | | | | | | |
| 级别 Ⅰ | 12（7.4） | 7（8.6） | 5（6.1） | | 9（6.1） | 7（8.6） | 2（3） | |
| 级别 Ⅱ | 28（17.2） | 23（28.4） | 5（6.1） | | 25（17） | 23（28.4） | 2（3） | |
| 级别 Ⅲ a | 6（3.7） | 5（6.2） | 1（1.2） | | 6（4.1） | 5（6.2） | 1（1.5） | |
| 级别 Ⅲ b | 9（5.5） | 4（4.9） | 5（6.1） | | 6（4.1） | 4（4.9） | 2（3） | |
| 级别 Ⅳ a | 1（0.6） | 1（1.2） | 0 | | 1（0.7） | 1（1.2） | 0 | |
| 级别 Ⅳ b | 0 | 0 | 0 | | 0 | 0 | 0 | |
| 级别 Ⅴ | 2（1.2） | 1（1.2） | 1（1.2） | | 2（1.4） | 1（1.2） | 1（1.5） | |
| CI-D ＞ Ⅱ 发病率（$n$，%） | 18（11） | 11（13.6） | 7（8.5） | 0.33<br>5.04（-4.56 ～ 14.65） | 15（10.2） | 11（13.6） | 4（6.1） | 0.17<br>7.5（-1.9 ～ 16.9） |
| CCI[③]，中位值（IQR）* | 0（20.9） | 8.7（20.9） | 0（0） | ＜ 0.001 | 0（20.9） | 8.7（20.9） | 0（0） | ＜ 0.001 |
| SSI[④]（$n$，%） | 16（9.8） | 9（11.1） | 7（8.5） | 0.61<br>2.57（-6.56 ～ 11.71） | 13（8.8） | 9（11.1） | 4（6.1） | 0.39<br>5（-3.9 ～ 14） |
| 切口 SSI（$n$，%） | 7（4.3） | 3（3.7） | 1（1.2） | 1<br>-1.17（-7.39 ～ 5.04） | 6（4.1） | 3（3.7） | 0 | 1<br>-0.84（-7.3 ～ 5.6） |
| 器官 / 腔隙 SSI（$n$，%） | 11（6.7） | 8（9.9） | 6（7.4） | 0.131<br>6.22（-1.45 ～ 13.88） | 9（6.1） | 8（9.9） | 4（6.1） | 0.04<br>8.3（1.2 ～ 15.5） |
| 吻合口瘘（$n$，%） | 8（4.9） | 7（8.6） | 1（1.2） | 0.034<br>7.42（0.86 ～ 13.99） | 7（4.8） | 7（8.6） | 0 | 0.02<br>8.6（2.5 ～ 14.7） |

续表

| 特征 | 改良意向性治疗分析 | | | | 符合方案分析 | | | |
|---|---|---|---|---|---|---|---|---|
| | 总计（$n$=163） | TME（$n$=81） | CRT-TME（$n$=81） | $P$ 值<br>差异（95%CI） | 总计（$n$=147） | TME（$n$=81） | RT-TME（$n$=66） | $P$ 值<br>差异（95%CI） |
| 吻合口瘘治疗（$n$，%） | | | | | | | | |
| 药物相关 | 6（3.7） | 6（7.4） | 0 | 0.01<br>7.41（1.7 ~ 13.11） | 6（4.1） | 6（7.4） | 0 | 0.03<br>7.4（1.7 ~ 13.11） |
| 手术相关 | 2（1.2） | 1（1.2） | 1（1.2） | 1<br>1.23（–1.17 ~ 3.64） | 1（0.7） | 1（1.2） | 0 | 1<br>1.2（–1.1 ~ 3.6） |
| 并发症类型（$n$，%） | | | | | | | | |
| 非传染性 | 15（9.2） | 10（12.3） | 5（6.1） | 0.19<br>6.25（–2.59 ~ 15.09） | 13（8.8） | 10（12.3） | 3（4.5） | 0.14<br>7.8（–0.9 ~ 16.5） |
| 手术相关 | 46（71.8） | 35（43.2） | 11（13.4） | < 0.001<br>29.8（16.73 ~ 42.86） | 40（27.2） | 35（43.2） | 5（7.6） | < 0.001<br>35.6（23.1 ~ 48.1） |
| 药物相关 | 4（2.5） | 2（2.5） | 2（2.4） | 1<br>0.03（–4.72 ~ 4.78） | 4（2.7） | 2（2.5） | 2（3） | 1<br>–0.56（–5.9 ~ 4.7） |
| 死亡率（$n$，%） | 2（1.2） | 1（1.2） | 1（1.2） | 1<br>1.23（–1.17 ~ 3.64） | 1（1.4） | 1（1.2） | 1（1.5） | 1<br>–0.28（–4 ~ 3.5） |
| 中位住院天数（IQR）* | 7.2（7） | 10.6（7） | 3.7（2） | < 0.001 | 7.4（7） | 10.6（7） | 3.4（2） | < 0.001 |
| 再入院（$n$，%） | 15（9.2） | 9（11.1） | 6（7.3） | 0.43<br>3.79（–5.07 ~ 12.66） | 13（8.8） | 9（11.1） | 4（6.1） | 0.39<br>5（–3.9 ~ 14） |

*：IQR，四分位数间距；①：LAR，低位前切除；②：由一个小组评估决定对一名出现完全临床缓解患者不进行手术（观察和等待策略）；③：CCI，综合并发症指数；④：SSI，手术部位感染

表 2　术后病理数据

| 特征 | 总计（n=163） | TME（n=81）（%） | CRT–TEM（n=79）*（%） | P 值 差异（95%CI） |
| --- | --- | --- | --- | --- |
| 分化等级[①]（n，%） | | | | |
| 级别Ⅰ | 62（39.7） | 39（48.1） | 24（30.3） | |
| 级别Ⅱ | 58（37.2） | 39（48.1） | 19（24） | |
| 级别Ⅲ | 2（1.3） | 2（2.5） | 0 | |
| 级别Ⅳ | 2（1.3） | 1（1.2） | 1（1.3） | |
| 退缩分级[②]（n，%） | | | | |
| TRG 1 | | | 35（44.3） | |
| TRG 2 | | | 11（13.9） | |
| TRG 3 | | | 20（25.3） | |
| TRG 4 | | | 5（6.3） | |
| TRG 5 | | | 3（3.8） | |
| 阳性切缘 TME（n，%） | | | | |
| 远处（＜1.5cm） | | 5（6.7） | | |
| 环周（＜1mm） | | 2（3.3） | | |
| 阳性切缘 TEM（n，%） | | | | |
| 深处（＜1mm） | | | 2（2.5） | |
| 侧边（＜1mm） | | | 2（2.5） | |
| T 分期（n，%） | | | | |
| $T_0$ | 34（21.8） | 0 | 35（44.3） | |
| $T_1$ | 26（16.7） | 10（12.3） | 18（22.8） | |
| $T_2$ | 73（46.8） | 53（65.4） | 20（25.3） | |
| $T_{3ab}$ | 15（9.6） | 14（17.3） | 2（2.5） | |
| $T_{3cd}$ | 8（5.1） | 4（4.9） | 4（5） | |
| N 分期（n，%） | | | | |
| $N_0$ | 66（79.5） | 64（79） | 3（3.8） | |
| $N_+$ | 17（20.5） | 17（21） | 1（1.3） | |

续表

| 特征 | 总计<br>( *n*=163 ) | TME<br>( *n*=81 ) ( % ) | CRT-TEM<br>( *n*=79 )* ( % ) | *P* 值<br>差异 ( 95%CI ) |
|---|---|---|---|---|
| 病理缓解（*n*，%） | | | | |
| 完全 | | | 35（44.3） | |
| 部分 | | | 18（22.8） | |
| 稳定 | | | 22（27.8） | |
| 进展 | | | 4（5） | |
| 淋巴结数，中位值（*n*，IQR） | | | | |
| 阳性 | 0.53（0） | 0.53（0） | 0.5（–） | |
| 总和 | 16.1（7） | 16（7） | 18（–） | |
| 浸润情况（*n*，%） | | | | |
| 静脉 | 12（7.6） | 11（13.6） | 1（1.3） | 0.015<br>12.2（4.3 ～ 20.1） |
| 淋巴系统 | 12（7.6） | 9（11.1） | 3（3.8） | 0.146<br>7.1（–0.9 ～ 15.2） |
| 周围神经 | 13（8.3） | 10（12.3） | 4（5） | 0.162<br>7.3（–1.36 ～ 15.9） |
| 预后不良因素③（*n*，%） | 23（14.8） | 17（21） | 7（8.9） | 0.025<br>12.1（1.3 ～ 23） |

*：在 CRT-TEM 组中，排除了一名未完成 CRT 的患者和另一名未接受手术的患者（观察和等待策略）；因此总人数是 79 人，而不是 81 人。

①：级别Ⅰ，高分化；级别Ⅱ，中度分化；级别Ⅲ，较差分化；级别Ⅳ，未分化。

②：Bouzourene 分级为 TGR1，没有残留肿瘤细胞；TGR2，存在个别肿瘤细胞；TGR3，肿瘤区域＜纤维化区域；TGR4，肿瘤区域＞纤维化区；TGR5，肿瘤区域未变化。

③：血管淋巴或神经侵犯和未分化肿瘤的所有类型。

**表 3　由于 CRT 引起的不良事件发生率**

| AE 类型（*n*, %） | 调整意向性治疗分析（*n*=80） | | | |
|---|---|---|---|---|
| | 级别 1 | 级别 2 | 级别 3 | 级别 4 ～ 5 |
| 腹痛 | 1（1.2） | | | |
| 心绞痛 | | | 1（1.2） | |
| 无力 | 2（2.4） | | | |

续表

| AE 类型（*n*, %） | 调整意向性治疗分析（*n*=80） | | | |
|---|---|---|---|---|
| | 级别 1 | 级别 2 | 级别 3 | 级别 4 ～ 5 |
| 便秘 | 1（1.2） | 1（1.2） | | |
| 膀胱炎 | | 1（1.2） | | |
| 腹泻 | 5（6.2） | | 2（3.7） | |
| 味觉障碍 | 1（1.2） | | | |
| 大便失禁 | 1（1.2） | | | |
| 恶心 / 呕吐 | 1（1.2） | 1（1.2） | | |
| 肛周疼痛 | 1（1.2） | | | |
| 直肠炎 | 3（3.7） | 3（3.7） | | |
| 放射性皮炎 | 5（6.2） | 5（6.2） | | |
| 直肠出血 | | 1（1.2） | | |
| 骶髂骨折 | | 1（1.2） | | |
| 骶骨疼痛 | 1（1.2） | | | |
| 阴道炎 | 1（1.2） | 1（1.2） | | |
| 总计 | 23（28.1） | 14（17.3） | 3（3.7） | 0 |

AE：不良事件

#### 4.1.3　样本量估计与非劣效界值确定方法

本研究中，关键的样本量含量参数设置为：（1）检验水准 α= 单侧 0.05；（2）检验水准 =80%（β=0.2）；（3）效应值：对照组非复发率 95%（复发率 5%）；（4）非劣效界值 =10%；（5）随机分配比例 =1 ∶ 1，估计得到每组需要 78 例患者，考虑到 10% 的失访率，进一步扩大至每组 87 例，两组共计 173 例。其中，最关键效应值对照组复发率 5% 来自 ACOSOG Z6041 单臂研究，中位随访 58 个月，总体复发率 10%。

非劣效临床试验样本量估计参数设置中，对样本量估计产生显著影响的参数是非劣效界值。非劣效界值是指试验组与阳性对照相比在临床上可接受的最大疗效损失，不应大于阳性对照相对于安慰剂的临床获益，以确保非劣效试验具有足够的检定灵敏度。一般而言非劣效界值越小，所需样本量越大。需要注意的是，不能因为期望开展规模较小的试验而有意识地选择较宽的非劣效界值。

近年来，常用确定非劣效界值的方法包括：点估计法（point estimate method）、固定界值法（fixed margin method）、综合法（synthesis method）、德尔菲法（Delphic method）等。美国 FDA 推荐使用固定界值法和综合法，该方法主要基于阳性对照与安慰剂、试验干预与阳性对照、可接受的最大疗效损失比例之间的相互关系。也有学者认为，在治疗进展迅速以及把握度不断增加的情况下，仅根据阳性对照相对于安慰剂的疗效基础来选择非劣效界值是不够的，建议基于“最佳”和“次佳”阳性对照之间的疗效差异选择非劣效界值。

#### 4.1.4 非劣效试验数据分析集的选择

意向性治疗（intention-to-treatset，ITT）原则是指基于受试者的治疗意向（即计划的治疗方案）而不是实际给予的治疗进行评价的原则，遵循该原则需要对所有随机化受试者完成随访以获得研究结局，但在实践中很难达到这一理想状态。符合方案集（per-protocol set，PPS）是指由对方案的依从性较好的受试者子集所产生的数据集，依从性是指完成干预、可获得测量值以及无重大方案违背等。

对于非劣效试验，如果ITT人群中出现大量失访、退出、替代治疗或组间交叉等试验质量问题时，试验组不会比阳性对照组显示出更好的疗效，反而可能会缩小组间疗效差异，从而得出非劣效的假阳性结论，因此，ITT人群不是非劣效试验的最佳分析人群。但PP人群在非劣效试验中同样存在困境，由于PP人群排除了不符合入选标准、未被随机化以及违背方案等的受试者，减少了脱落和不依从对试验结果解释的潜在影响，所以该人群在某种程度上被认为是非劣效试验的优选或替代分析人群。但是，PP人群在非劣效试验中的预期保守作用尚未探索清楚，受试者数量减少、基线特征不平衡等因素也可能会引入偏倚。目前共识一般是对非劣效临床试验，ITT人群和PP人群是同等重要的，应同时进行分析，只有两个分析结果均得出非劣效结论，才认为试验的非劣效结论可靠。

#### 4.1.5 非劣效结论解读的注意点

恒定假设（constancy assumption）是非劣效试验的统计推断所需的一个关键假设，要求在当前非劣效试验中阳性对照的疗效要与其历史类似试验中观察到的疗效保持一致。考虑到本研究执行周期长达十余年之久，在未来公布主要研究终点非劣效检验结果时，应谨慎考虑恒定假设是否仍然成立？此外，从复盘的角度看，本研究是否应考虑预先设计期中分析与监测？在非劣效试验中进行期中分析/监测（interim analysis/monitoring）的主要优势是可减少受试者对劣效治疗的暴露。当试验组的疗效劣于阳性对照时，适当的期中分析/监测可以及早发现并停止试验；反之，当试验组的疗效显著优于阳性对照时，通过期中分析/监测发现后也应尽早停止试验。期中分析/监测应纳入试验设计中，制订正式计划，并作为数据监查委员会的审议指南。

### 4.2 临床部分

#### 4.2.1 优化低位直肠癌人群

在GRECCAR2研究[12]中，研究者通过一项Ⅲ期前瞻性、开放性、多中心、随机对照研究，比较了$T_{2\sim3}N_{0\sim1}M_0$期直肠癌患者采取局部切除术对比TME的疗效差异。GRECCAR2研究纳入的直肠癌患者癌灶距肛距离的中位数为4cm，即50%患者为距肛4cm以内的低位直肠癌。而TAUTEM研究中，纳入的直肠癌患者癌灶距肛距离的中位数为6.6cm，即半数以上患者为距肛6.6cm以上的中高位直肠癌。而TME术中行回肠造口对于中高位直肠癌患者是非必需项。此外，研究显示距肛6cm的直肠癌患者中，超过90%能保留括约肌功能以实现直肠功能保留[13]。以上数据反映：TAUTEM研究中纳入患者癌灶的距肛距离可能过高，以低位直肠癌为主更能说明CRT-TEM疗法对于直肠癌患者的器官保留获益。

4.2.2 延长 CRT–TEM 间隔

2016 年，ESMO 大会结直肠癌专场汇报了一项来自英国皇家 MARSDEN 医院的多中心、前瞻性、随机研究，研究者发现对于 237 例局部进展期直肠癌患者（CRM ＜ 1mm、肿瘤邻近括约肌平面、mr$T_{3c}$ 及以上、mrEMVI 阳性），新辅助放化疗后间隔 12 周对比 6 周再行 TME 将获得更高的 T 分期降期率（58% *vs* 43%，*P*=0.019）及 pCR 率（20% *vs* 9%，*P* ＜ 0.05）（2016 ESMO Abstract 4520）。而在本研究中，研究者在 CRT 后 8 周行 TEM 手术。因此，适当延长 CRT 与 TEM 的间隔时间在一定程度上或许能进一步实现早期直肠癌患者的分期降期，提高 pCR 率以增加器官保留率。

4.2.3 补充骨髓抑制分级

近年来，随着研究者们对全程新辅助治疗（total neoadjuvant therapy，TNT）模式或类 TNT（TNT–like）模式越来越深入的探索，短程或长程放疗作为 TNT 的重要组成部分，很大程度上改善了经典模式的疗效，但同步放化疗也将增加骨髓抑制的发生率。CAO/ARO/AIO–12 研究中，66% 的直肠癌患者在 CRT 后出现 1 ～ 2 级以白细胞计数降低为主的骨髓抑制[14]，而 Clinclare 研究中，TME 术前先行放疗同步卡培他滨化疗，也将诱发白细胞计数降低及中性粒细胞绝对数降低[15]。而在 TAUTEM 研究中，研究者未对 CRT 后的骨髓抑制程度进行评估，因此该研究对于 CRT 的安全性评价是不完整的。

4.2.4 纳入巩固化疗疗程

TAUTEM 研究中，虽然术前纳入的直肠癌患者分期为 $T_{2\sim 3ab}N_0M_0$ 期，但 21% 的 TME 组患者术后发现淋巴结转移。基于本研究随机化分组的原则，在 CRT–TEM 组中也存在 20% 淋巴结转移的潜在风险。由于 TEM 仅切除瘤灶而未对周围淋巴结，尤其是肠系膜淋巴结进行清扫，故而 CRT–TEM 组可能较 TME 组存在更高的淋巴结复发率，这亟待 2 ～ 5 年后研究者提供长期疗效数据才能进一步评估。

4.2.5 观察等待践行器官保留

对于直肠癌患者而言，虽然 TME 带来显著获益，但术后往往引起肠道、泌尿、性功能的障碍及生活质量的下降。因此对于进展期直肠癌，当前研究重点在于 TNT 后根据肿瘤缓解情况选择“观察和等待”或 TEM，能否使部分患者实现器官保留，而且对患者的预后无显著影响。OPRA 研究作为第一个以器官功能保全为目标的 TNT 研究，与传统 CRT 模式的历史数据比较，不同 TNT 模式均能显著提高器官保留率（CRT 模式 20%，INCT 模式 43%，CNCT 模式 59%）[16]。而在 TAUTEM 研究中，CRT–TEM 组虽达到 82.7%（67/81）的器官保留率，但其中只有 1 例患者放弃手术而直接采用“观察和等待”。对 TAUTEM 研究局切后的病理结果分析发现：CRT 后，44.3% 的患者达到了 pCR，对于这部分患者，CRT 后能否放弃局部切除而采用巩固化疗，最后行“观察和等待”以实现器官保留将是另一个值得探讨的话题。

## 参考文献


[1] SERRA-ARACIL X, PERICAY C, BADIA-CLOSA J, et al. Short-term outcomes of chemoradiotherapy and local excision *vs* total mesorectal excision in T2-T3ab, N0, M0 rectal cancer. A multicentre randomised, controlled, phase Ⅲ trial (the TAUTEM study) [J]. Ann Oncol, 2022 Oct 8. [Ahead of print]

[2] MELLGREN A, SIRIVONGS P, ROTHENBERGER D A, et al. Is local excision adequate therapy for early rectal cancer?[J]. Dis Colon Rectum, 2000, 43(8) : 1064-1071.

[3] VAN GIJN W, MARIJNEN C A, NAGTEGAAL I D, et al. Preoperative radiotherapy combined with total mesorectal excision for resectable rectal cancer : 12-year follow-up of the mul- ticentre, randomised controlled TME trial [J]. Lancet Oncol, 2011, 12(6):575-582.

[4] FOKAS E, LIERSCH T, FIETKAU R, et al. Tumor regression grading after preoperative chemoradiotherapy for locally advanced rectal carcinoma revisited : updated results of the CAO/ARO/AIO-94 trial[J]. J Clin Oncol, 2014, 32(15) : 1554-1562.

[5] VAN DER PAS M H, HAGLIND E, CUESTA M A, et al. Laparoscopic versus open surgery for rectal cancer (COLOR Ⅱ): short-term outcomes of a randomised, phase 3 trial [J]. Lancet Oncol, 2013, 14(3):210-218.

[6] EMMERTSEN K J, LAURBERG S. Low anterior resection syndrome score : development and validation of a symptom-based scoring system for bowel dysfunction after low anterior resection for rectal cancer[J]. Ann Surg, 2012, 255(5) : 922-928.

[7] SERRA-ARACIL X, MORA-LOPEZ L, ALCANTARA-MORAL M, et al. Transanal endoscopic surgery in rectal cancer [J]. World J Gastroenterol, 2014, 20(33) : 11538-11545.

[8] SERRA-ARACIL X, LABRO-CIURANS M, REBASA P, et al. Morbidity after transanal endoscopic microsurgery : risk factors for postoperative complications and the design of a 1-day surgery program[J]. Surg Endosc, 2019, 33(5) : 1508-1517.

[9] GLIMELIUS B, TIRET E, CERVANTES A, et al. Rectal cancer : ESMO Clinical Practice Guidelines for diagnosis, treatment and follow-up[J]. Ann Oncol, 2013, 24(suppl 6) : vi81-vi88.

[10] MAAS M, NELEMANS P J, VALENTINI V, et al. Long-term outcome in patients with a pathological complete response after chemoradiation for rectal cancer: a pooled analysis of individual patient data [J]. Lancet Oncol,2010,11(9) : 835-844.

[11] HALLAM S, MESSENGER D E, THOMAS M G. A systematic review of local excision after neoadjuvant therapy for rectal cancer : are ypT0 tumors the limit?[J]. Dis Colon Rectum, 2016,59(10):984-997.

[12] RULLIER E, ROUANET P, TUECH J J, et al. Organ preservation for rectal cancer(GRECCAR 2) : a prospective,randomised, open-label,multicentre,phase 3 trial [J]. Lancet, 2017, 390(10093) : 469-479.

[13] ABDELSATTAR Z M,WONG S L,BIRKMEYER N J, et al. Multi-institutional assessment of sphincter preservation for rectal cancer[J]. Ann Surg Oncol, 2014,21(13):4075-4080.

[14] FOKAS E,SCHLENSKA-LANGE A, POLAT B, et al. Chemoradiotherapy plus induction or consolidation chemotherapy as total neoadjuvant therapy for patients with locally advanced rectal cancer : long-term results of the CAO/ARO/AIO-12 randomized clinical trial[J]. JAMA Oncol, 2022, 8(1):e215445.

[15] ZHU J, LIU A, SUN X, et al. Multicenter, randomized, phase Ⅲ trial of neoadjuvant chemoradiation with capecitabine and irinotecan guided by UGT1A1 status in patients with locally advanced rectal cancer [J]. J Clin Oncol, 2020, 38(36):4231-4239.

[16] GARCIA-AGUILAR J, PATIL S, GOLLUB M J, et al. organ preservation in patients with rectal adenocarcinoma treated with total neoadjuvant therapy [J]. J Clin Oncol, 2022, 40(23) : 2546-2556.

# 新辅助 mFOLFIRINOX 联合 / 不联合大分割放疗对临界可切除胰腺癌患者 Ⅱ 期随机对照临床研究：A021501 研究解读

蒋培城[1] 周昌明[2] 韩 宇[3]

1. 浙江省肿瘤医院腹部放疗科
2. 复旦大学附属肿瘤医院肿瘤预防部，复旦大学上海医学院肿瘤学系
3. 哈尔滨医科大学附属肿瘤医院消化肿瘤内科

**解读原文**

Katz MHG, Shi Q, Meyers J, et al. Efficacy of Preoperative mFOLFIRINOX *vs* mFOLFIRINOX Plus Hypofractionated Radiotherapy for Borderline Resectable Adenocarcinoma of the Pancreas: The A021501 Phase 2 Randomized Clinical Trial. JAMA Oncol. 2022;8（9）: 1263-1270. doi: 10.1001/jamaoncol.2022.2319

【摘要】A021501 是一项前瞻性、多中心、随机的Ⅱ期临床试验，旨在评估 mFOLFIRINOX 联合/不联合大分割放疗的新辅助治疗对临界可切除胰腺癌（borderline resectable pancreatic cancer，BRPC）患者的疗效。该研究共纳入了 126 例患者，其中 A 组（mFOLFIRINOX 组）70 例，B 组（mFOLFIRINOX-RT 组）56 例。研究的主要终点是 18 个月的总生存率，次要研究终点包括无事件生存期（event-free survival，EFS）和不良反应发生率。研究结果显示，A 组 18 个月生存率为 66.1%，高于预先设定的历史对照数据（50%），中位生存时间为 29.8 个月，EFS 为 15.0 个月；而 B 组在期中分析后关闭，不满足得出疗效结论的统计学要求，Kaplan-Meier 估计的 18 个月生存率为 47.3%，中位生存时间为 17.1 个月，EFS 为 10.2 个月。此研究结果提示，mFOLFIRINOX 方案的新辅助化疗与 BRPC 患者良好的生存时间相关，但 mFOLFIRINOX 联合大分割放疗的作用仍有待进一步探究。

## 1 研究背景

原发肿瘤侵及较大面积肠系膜血管的胰腺癌患者，在未进行新辅助治疗的情况下行胰腺

切除术，存在较高的疾病复发风险[1]。NCCN 指南建议对临界可切除胰腺癌（BRPC）患者行新辅助化疗和（或）放疗，有利于边缘阴性（R0）切除，根除隐匿性疾病，延长总生存期，减少进展性转移者不必要的手术[2]。

BRPC 最佳新辅助治疗方案尚未达成共识。系统化疗 2 ～ 6 个月，然后在 5 ～ 6 周内进行长程放疗是目前的常规方案[3]。此方案应用初期采用标准化疗药物吉西他滨，但胰腺癌对该方案的有效率低于 10%。因此，术前放疗是实现 R0 切除所必需的[4, 5]。然而，放疗的效果，特别是 FOLFIRINOX 治疗后的放疗效果至今尚无定论[6, 7]。A021501 研究旨在评估 mFOLFIRINOX 联合 / 不联合大分割放疗的新辅助治疗对 BRPC 患者的疗效[8]。

## 2 研究方案

A021501 研究是一项在美国开展的前瞻性、多中心、随机的Ⅱ期临床试验。

### 2.1 入组标准

①影像学诊断为 BRPC；②既往无胰腺癌化疗或放疗史；③无胰腺癌切除术史；④无 CYP3A4 强抑制剂或诱导剂长期服用史；⑤无≥ 2 级神经病变；⑥无已知 Gilbert 综合征或 UGT1A1*28 纯合子突变；⑦在 28d 内无难以控制的胃溃疡；⑧非孕期或哺乳期；⑨ ECOG 评分 0 或 1 分；⑩初始实验室检测指标：中性粒细胞绝对计数≥ 1500/cm$^3$，血小板计数≥ 100 000/mm$^3$，肌酐≤ 1.5 × 正常上限（ULN）或肌酐清除率＞ 45ml/min，总胆红素≤ 2.0mg/dl，AST/ALT ＜ 2.5 × ULN。

### 2.2 治疗计划

#### 2.2.1 术前化疗

两组患者接受 mFOLFIRINOX（奥沙利铂 8mg/m$^2$；伊立替康 180mg/m$^2$；亚叶酸钙 400mg/m$^2$，均静脉注射，氟尿嘧啶 2400mg/m$^2$，46 ～ 48h 内静脉注射）治疗，2 周为 1 个周期，共 4 个周期。随后进行 CT 或 MRI 评估，若无临床或放射学的疾病进展证据，A 组和 B 组再分别进行 4 个或 3 个周期 mFOLFIRINOX 方案治疗。

#### 2.2.2 术前放疗（仅 B 组）

在完成 mFOLFIRINOX 治疗 7 个周期后，A 组不接受放疗，仅 B 组接受放疗。有条件的情况下，推荐立体定向放疗（stereotactic body radiotherapy，SBRT）治疗；在没有实施 SBRT 条件的中心，允许使用影像引导的大分割放疗（hypofractionated image-guided radiation therapy，HIGRT）。SBRT 剂量 33 ～ 40 Gy/5F，HIGRT 剂量 29 Gy/5F。

#### 2.2.3 手术切除

新辅助治疗后，患者通过 CT 或 MRI 重新分期。非晚期、ECOG 评分为 0 或 1 分的患者在 4 ～ 8 周内接受手术。

#### 2.2.4 术后治疗

ECOG 评分为 0 或 1 分、影像学无肿瘤残留或复发证据的患者接受 4 个周期 FOLFOX6（奥沙利铂 85mg/m$^2$，亚叶酸钙 400mg/m$^2$，氟尿嘧啶 400mg/m$^2$ 推注，氟尿嘧啶 2400mg/m$^2$ 静脉注射，时间＞ 46h）治疗，2 周为 1 个周期，于术后 4 ～ 12 周实施。

2.2.5 评估与随访

放射性反应采用 RECIST 1.1 版进行评估。手术标本依据美国病理学家协会（College of American Pathologists，CAP）推荐评估。切除状态分为 R0（无肿瘤残留）、R1（任何边缘的微观肿瘤）或 R2（宏观上不完全切除）。不良事件（adverse events，AEs）采用 CTCAE 4.0 版分级。

治疗结束后，每 4 个月随访，直到注册后 24 个月或疾病进展。此后，在注册后 5 年内，每 6 个月随访。随访内容包括病史、体格检查、实验室检查以及胸腹部 CT 或 MRI。

2.2.6 研究终点

主要研究终点：18 个月生存率，定义为随机 18 个月后仍然存活的患者人数除以每组可评估患者的总数。

次要研究终点：无事件生存期（EFS）、不良反应发生率。

### 2.3 统计学处理

2.3.1 期中分析

两组入组后的前 30 例患者，若某组实现 R0 切除的患者数≤ 11，则该组停止入组。

2.3.2 最终分析

研究者对 2004—2015 年期间发表的关于接受过术前治疗 BRPC 患者的研究进行了文献回顾，分析得到 18 个月生存率作为历史对照。以 18 个月生存率≤ 50%（即中位生存时间为 18 个月）作为无效假设，在此基础上以中位生存时间提高 50%，达到 27 个月（即 18 个月生存率为 63%）为备择假设。

本研究计划纳入每组 62 例患者，考虑到退出研究，最终计划每组各增加 5 例，即每组 67 例，合计 134 例。只有当两个治疗组在试验结束时都被认为是有获益的情况下（即达到了全部的招募人数，且最早纳入 62 例患者中至少 36 例在随机后 18 个月仍存活），才会进行两组之间的生存率比较；否则，该方案被认为是无效的。如果两组都有效，则进一步通过“pick a winner”策略选择一个治疗方案推荐。

在此样本量之下，在单侧 $\alpha=0.07$ 时，有 82% 的效能可以检测出 18 个月生存率在 50% 的基础上提高 13%。所有可评估患者的中位生存时间和 18 个月生存率的估计采用 Kaplan-Meier 方法计算。

## 3 研究结果

2016 年 12 月 1 日开始研究，2018 年 8 月 1 日进行期中分析。A 组入组 54 例，B 组入组 56 例，在每组前 30 例入组患者中，A 组 17 例患者（57%）和 B 组 10 例患者（33%）实现 R0 切除。因此，B 组提前关闭入组。在 2019 年 5 月 31 日研究结束前，A 组继续入组了 16 例患者。最后研究一共入组 126 例患者，随机后，6 例患者因故未接受治疗，最终 120 例可评估基线信息（表 1）。

表 1　所有可评估患者的基线临床病理特征 [n（%）]

| 特征 | A 臂<br>mFOLFIRINOX（$n$=65） | B 臂<br>mFOLFIRINOX－RT（$n$=55） | $P$ 值 |
|---|---|---|---|
| 年龄 [ 中位值（范围）]（岁） | 62（37 ～ 83） | 66（40 ～ 80） | 0.09 |
| 女性 | 32（49.23） | 28（50.91） | 0.85 |
| 种族 | | | 0.39 |
| 美国印第安人 / 阿拉斯加原住民 | 3（4.61） | 0 | |
| 亚裔 | 0 | 1（1.82） | |
| 黑种人 | 3（4.61） | 2（3.64） | |
| 夏威夷原住民 / 太平洋岛民 | 1（1.54） | 0 | |
| 未知 | 4（6.15） | 2（3.64） | |
| 白种人 | 54（83.07） | 50（90.91） | |
| ECOG PS 评分 | 33（50.76） | 32（58.18） | 0.42 |
| 白蛋白水平低于 LLN | 7（10.76） | 11（20.00） | 0.16 |
| CA199[ 中位值（范围）]（U/ml） | 167（1 ～ 13 221） | 260（0 ～ 14 010） | 0.31 |

注：ECOG PS，东部肿瘤协作组功能状态；LLN，正常值下限

## 3.1　术前治疗

A 组和 B 组接受治疗的患者分别为 65 例和 55 例，mFOLFIRINOX 治疗周期的中位数分别为 8（1 ～ 8）和 7（1 ～ 7）。B 组的 40 例患者（73%）接受了 SBRT（35 例）或 HIGRT（5 例）治疗。mFOLFIRINOX 方案实施延迟：A 组 32 例（49%），B 组 33 例（60%）；周期省略：A 组 9 例（14%），B 组 8 例（15%）；剂量减低：A 组 39 例（60%），B 组 41 例（75%）。放疗期间，B 组中 1 例（3%）患者的放疗中断。

mFOLFIRINOX 治疗期间，A 组 37 例（56.92%）和 B 组 35 例（63.64%）发生≥ 3 级治疗相关不良反应（表 2）。最常见的不良反应是腹泻（22 例）、低钾血症（17 例）和中性粒细胞减少症（14 例）。

表 2　可能与新辅助治疗有关的 3 级或以上不良事件 [n（%）]

| 治疗期间的 AEs | A 臂<br>mFOLFIRINOX（$n$=65） | B 臂<br>mFOLFIRINOX-RT（$n$=55） |
|---|---|---|
| Experienced more than 1 grade ≥ 3AEs | 37（56.92） | 35（63.64） |
| 在 mFOLFIRINOX 治疗期间 | 37（56.92） | 35（63.64） |
| 在放疗期间 | NA | 3（5.45） |

续表

| 治疗期间的 AEs | A 臂<br>mFOLFIRINOX（$n$=65） | B 臂<br>mFOLFIRINOX-RT（$n$=55） |
|---|---|---|
| Experienced more than 1 grade ≥ 4AEs | 11（16.92） | 5（9.09） |
| 在 mFOLFIRINOX 治疗期间 | 11（16.92） | 5（9.09） |
| 在放疗期间 | NA | 0 |

注：NA，不适用

## 3.2 胰腺切除术

末次 mFOLFIRINOX 治疗（A 组）或放疗（B 组）与手术之间的中位时间分别为 42（28 ～ 67）d 和 44（26 ～ 62）d。A 组 32 例（49.23%）和 B 组 19 例（34.55%）接受了胰腺切除术，其中，A 组 28 例（87.50%）、B 组 14 例（73.68%）达到 R0 切除，2 例获得病理完全缓解（pathologic complete response，pCR）的患者来自 B 组（表 3）。

手术患者中，A 组 9 例（28%）和 B 组 9 例（47%）出现了≥ 3 级的与治疗相关不良反应。最常见的是体重减轻（7 例）、贫血（4 例）、伤口感染（3 例）和低白蛋白血症（3 例）。

表 3　胰腺切除术患者的手术和组织病理学结果 [$n$（%）]

| 特征 | A 臂<br>mFOLFIRINOX（$n$=32） | B 臂<br>mFOLFIRINOX-RT（$n$=19） |
|---|---|---|
| 胰十二指肠切除 | 30（93.75） | 18（94.73） |
| SMV/PV 切除 | 12（37.5） | 6（31.58） |
| 肝动脉切除 | 1（3.13） | 2（10.53） |
| R0 | 28（87.50） | 14（73.68） |
| No | 15（46.87） | 9（47.36） |
| pCR | 0 | 2（10.53） |

注：SMV/PV，肠系膜上静脉 / 门静脉；No，阴性淋巴结；R0，切除至宏观和显微镜下手术边缘为阴性

## 3.3 术后治疗

A 组 22 例和 B 组 13 例接受了 FOLFOX 术后治疗。A 组和 B 组分别有 6 例（27%）和 1 例（5%）患者在术后出现了≥ 3 级与治疗相关不良反应。最常见的是中性粒细胞减少症 4 例（11%）、体重减轻 3 例（9%）和白细胞减少症 2 例（6%）。

总体上，A 组 20 例（31%）和 B 组 10 例（18%）按照计划完成了所有治疗。

## 3.4 疾病进展、复发及生存率

中位随访时间为 42.9 个月（95%CI：39.7 ～ 43.4）。A 组达到计划的招募人数，在最先

达到随访超过 18 个月的前 62 例可评估患者中，18 个月生存率为 66.1%（41/62），超过无效假设的 50%。因此认为 A 组的方案是有效的。A 组患者的中位生存时间为 29.8 个月（95%CI：21.1 ～ 36.6），Kaplan-Meier 估计的 18 个月生存率为 66.7%（95%CI：56.1% ～ 79.4%），EFS 为 15.0 个月（95%CI：11.2 ～ 21.9）。

由于 B 组在期中分析后关闭，因此不满足得出疗效结论的统计学要求。B 组患者的中位生存时间为 17.1 个月（95%CI：12.8 ～ 24.4），Kaplan-Meier 预估的 18 个月生存率为 47.3%（95%CI：35.8% ～ 62.5%），EFS 为 10.2 个月（95%CI：6.7 ～ 17.3）。

A 组和 B 组中接受胰腺切除术的患者 18 个月生存率分别为 87.5%（95%CI：70.0% ～ 95.1%）和 78.9%（95%CI：53.2% ～ 91.5%）。

## 4 讨论与思考

### 4.1 统计部分

#### 4.1.1 为什么要设置期中分析？

期中分析（interim analysis）是监测临床试验的方法之一，指的是在正式完成临床试验前，按预定计划，对各治疗组之间的疗效和安全性进行分析。该研究也设置了期中分析，目的是在试验两个组的治疗方案疗效与历史对照进行对比，如在期中分析时发现结果差于历史对照时可以及时终止该研究组，以避免更多患者入组到疗效较差的研究组中。在 2004—2015 年期间既往接受新辅助治疗的 15 项研究中，中位 R0 切除率为 53.4%，IQR 下限（即第 25 百分位数）为 30%。因此，该研究在两组各有 30 例患者的外科数据可获得后进行期中分析。如 30 例患者中≤ 11 例患者未能进行 R0 切除（包括所有手术和未手术的患者），则提前终止该研究组的病例入组。A021501 研究结果在前 30 例入组的患者中，也确实显示了 B 组前 30 例患者中未能达到＞ 11 例实现 R0 切除目标，从而提前关闭了 B 组入组，避免了更多的患者接受比标准治疗疗效更差的治疗。

#### 4.1.2 什么情况下会使用 pick a winner 设计？

由于目前两组都并没有现成的数据支持 A 组和 B 组新辅助治疗患者的生存情况或是 R0 切除率，在设计之初，孰优孰劣的比较并无法直接地开展。因此该研究最初的设计与常用的随机对照研究有所不同，并不是直接开展两组之间的优效性设计比较，而是分别提出与历史数据进行比较，在均显示出在历史数据的结果上有一个临床意义的提高之后再进行“pick a winner”的比较。在 pick a winner 的过程中单纯从数值上去比较两组的差异，将数值上更高的一组列为未来优先研究的方向。然而，在 pick a winner 的过程中，对于“更优”的判断也并不是只高一点就判断为“更优”，而是有个界值，通常为 2.5% 或者 5%。如果在主要研究终点上未能选择出更优的“赢家”，则需要对其他预设的指标，如次要研究终点、毒副作用等进行逐一“角逐”，直到可以选择出更优的一组。而作为一个小样本的Ⅱ期临床试验，所得出的结果也仅仅是为下一步Ⅲ期临床试验提供进一步支持。

#### 4.1.3 基线不平所带来的后果差异如何避免和补救？

该研究中 B 组的基线白蛋白水平和年龄与 A 组存在显著性差异，可能部分解释了 B 组生存率显著低于 A 组且低于历史基线的原因。在研究结束后，可以通过倾向性评分的方法（如倾向性评分匹配、加权等）对数据进行处理，除了现有分析集以外，另外开展敏感性分析，用以控制已知的混杂因素。而作为一项随机对照研究，理论上随机化已经可以控制所有已知和未知的混杂。该研究在研究方案中未提及具体的随机化方法。在Ⅱ期随机对照试验中，确实可能会因为样本量较小从而出现个别因素上基线不平的情况。此时，在研究设计时，对可能会对结果产生重大影响的因素进行分层随机，则可有效地平衡两组间重要混杂因素之间的均衡性。

## 4.2 临床部分

对于 BRPC，目前尚无 mFOLFIRINOX 与 mFOLFIRINOX-RT 的头对头随机对照研究，A021501 研究填补了这一区域的空白，其结果肯定了 mFOLFIRINOX 新辅助化疗在 BRPC 中的作用，而新辅助放疗对 BRPC 的治疗效果仍未明确。该研究为以 mFOLFIRINOX 为基础的新辅助治疗在 BRPC 中的应用及后续研究提供了参考依据。

### 4.2.1 研究不足

两组患者基线特征存在差异：B 组患者中位年龄 66 岁，高出 A 组 4 岁；B 组患者白蛋白低于正常低值的比例为 20%，比 A 组高出 11%；B 组的 CA19-9 范围大大高于 A 组，且远高于 PREOPANC-1 等几项高质量临床研究中的 BRPC 患者基线水平 [3, 9]。而关于转移性胰腺癌的 PRODIGE 4/ACCORD 11 研究结果表明，年龄＞ 65 岁及白蛋白＜ 3.5g/dl 是独立的预后不良因素 [10]，CA19-9 水平与胰腺癌的可切除性、新辅助治疗疗效、预后以及肿瘤负担等密切相关 [11]。因此，基线差异对两组结果差异的影响应该纳入考虑。

此外，两组新辅助化疗实施情况不同：虽然两组患者前 7 个周期 mFOLFIRINOX 的完成率相近，但 B 组的方案推迟及剂量减少程度都明显高于 A 组，可能是两组患者基线差异导致对化疗耐受性不同，而化疗的实施差异可能进一步扩大基线对研究结果的影响。

值得注意的是，A021501 研究没有提供患者的血管受侵情况，一项包含 231 例 BRPC 患者的观察性研究发现，BRPC 血管受侵情况影响 BRPC 患者的新辅助放化疗的获益，尤其是局部复发率 [12]。因此，由于基线信息未包含患者血管受侵的具体情况，B 组较低的 18 个月生存率及 R0 切除率不能排除是主动脉受侵率更高所导致的可能。

### 4.2.2 BRPC 新辅助治疗研究比较

A021101 研究是第一个 BRPC 新辅助治疗的多中心的前瞻性研究，在新辅助治疗阶段，患者完成 4 个周期 mFOLFIRINOX 后，再接受卡培他滨为基础的化疗同步长程放疗，最终 68% 患者进行了手术，R0 切除率达到 98%[3]。Murphy 等 [13] 开展的多中心Ⅱ期研究中，患者先接受 8 个周期 mFOLFIRINOX 后重新进行影像学评估，根据血管受侵情况行长程或 SBRT，研究结果显示，65.0% 患者完成了手术，R0 切除率为 96.9%。A021501 研究的手术率及 R0 切除率均低于上述研究，考虑到几项研究方案的差异，新辅助化疗后，同步放化疗效果或许优于单纯化疗；此外，BRPC 患者的血管受侵情况可能对新辅助治疗的疗效有着不可忽视的作用。

另外，A021501 研究中的患者在新辅助治疗期间，16.7%（21/126）出现了疾病进展，仅有 23.8%（30/126）患者完成了全程治疗，治疗完成度远低于其他几项研究。结合患者的基线情况，该研究对象或许不具备很好的代表性。

总之，A021501 研究结果进一步确认了 mFOLFIRINOX 作为 BRPC 新辅助化疗方案的地位，但 mFOLFIRINOX 联合新辅助放疗能否为 BRPC 患者带来更多获益？放疗模式如何选择？新辅助放疗是否需要同步化疗？都需要更多令人信服的临床数据，或许可以期待正在进行 PRODIGE 44 研究的结果。

## 参考文献


[1] VARADHACHARY G R, TAMM E P, ABBRUZZESE J L, et al. Borderline resectable pancreatic cancer: definitions, management, and role of preoperative therapy[J]. Ann Surg Oncol, 2006, 13(8): 1035-1046.

[2] KHORANA A A, MANGU P B, BERLIN J, et al. Potentially curable pancreatic cancer: American Society of Clinical Oncology Clinical Practice Guideline Update[J]. J Clin Oncol, 2017, 35(20):2324-2328.

[3] KATZ M H, SHI Q, AHMAD S A, et al. Preoperative modified FOLFIRINOX treatment followed by capecitabine-based chemoradiation for borderline resectable pancreatic cancer: alliance for clinical trials in oncology trial A021101 [J]. JAMA Surg, 2016,151(8): e161137.

[4] ABRAMS R A, LOWY A M, O/REILLY E M, et al. Combined modality treatment of resectable and borderline resectable pancreas cancer: expert consensus statement[J]. Ann Surg Oncol, 2009,16(7): 1751-1756.

[5] CALLERY M P, CHANG K J, FISHMAN E K, et al. Pretreatment assessment of resectable and borderline resectable pancreatic cancer: expert consensus statement[J]. Ann Surg Oncol, 2009, 16(7): 1727-1733.

[6] KOAY E J, KATZ M, WANG H, et al. Computed tomography-based biomarker outcomes in a prospective trial of preoperative FOLFIRINOX and chemoradiation for borderline resectable pancreatic cancer[J]. JCO Precis Oncol, 2019, 3: P0.1900001.

[7] THANIKACHALAM K, DAMARLA V, SEIXAS T, et al. Neoadjuvant phase Ⅱ trial of chemoradiotherapy in patients with resectable and borderline resectable pancreatic cancer [J]. Am J Clin Oncol, 2020, 43(6): 435-441.

[8] KATZ MHG, SHI Q, MEYERS J, et al. Efficacy of preoperative mFOLFIRINOX *vs* mFOLFIRINOX plus hypofractionated radiotherapy for borderline resectable adenocarcinoma of the pancreas: the A021501 phase 2 randomized clinical trial[J]. JAMA Oncol,2022,8(9): 1263-1270.

[9] VERSTEIJNE E, SUKER M, GROOTHUIS K, et al. Preoperative chemoradiotherapy versus immediate surgery for resectable and borderline resectable pancreatic cancer: results of the Dutch randomized phase Ⅲ PREOPANC trial [J]. J Clin Oncol, 2020, 38(16): 1763-1773.

[10] CONROY T, DESSEIGNE F, YCHOU M, et al. FOLFIRINOX versus gemcitabine for metastatic pancreatic cancer[J]. N Engl J Med, 2011, 364(19): 1817-1825.

[11] LUO G, JIN K, DENG S, et al. Roles of CA199 in pancreatic cancer: biomarker, predictor and promoter[J]. Biochim Biophys Acta Rev Cancer, 2021,1875(2): 188409.

[12] FUJII T, SATOI S, YAMADA S, et al. Clinical benefits of neoadjuvant chemoradiotherapy for adenocarcinoma of the pancreatic head: an observational study using inverse probability of treatment weighting[J]. J Gastroenterol, 2017, 52(1):81-93.

[13] MURPHY J E, WO J Y, RYAN D P, et al. Total neoadjuvant therapy with FOLFIRINOX followed by individualized chemoradiotherapy for borderline resectable pancreatic adenocarcinoma: a phase 2 clinical trial [J]. JAMA Oncol, 2018, 4(7):963-969.

# S-1 辅助治疗对照观察在胆道癌术后患者中的效果对比：JCOG1202/ASCOT 研究解读

韦　青[1]　谢　丽[2]

1. 浙江省肿瘤医院肝胆胰胃内科
2. 上海交通大学医学院临床研究中心

**解读原文**

Nakachi K, Ikeda M, Konishi M, et al. Adjuvant S-1 compared with observation in resected biliary tract cancer（JCOG1202, ASCOT）: a multicentre, open-label, randomised, controlled, phase 3 trial. Lancet. 2023;401（10372）: 195-203. doi: 10.1016/S0140-6736（22）02038-4

**【摘要】**JCOG1202（ASCOT）是一项立足于胆道系统肿瘤术后治疗的Ⅲ期临床研究。研究设计上，该研究是一项日本多中心、优效性、平行设计的随机对照临床试验，纳入人群被随机分配至 S-1 单药组或观察组，预期两组各纳入 220 例，共计 440 例患者。主要研究终点为总生存时间，次要研究终点包括无复发生存时间、治疗完成度、不良事件等。研究结果上，S-1 单药治疗对比观察组，初步分析显示达到了研究的主要终点，观察组的 3 年总生存率为 67.6%（95%CI:61.0% ～ 73.3%），而 S-1 组为 77.1%（70.9% ～ 82.1%）（校正 HR=0.69，95%CI:0.51 ～ 0.94，单侧 $P$=0.0080）。分层分析显示，S-1 较观察组在女性、淋巴结阳性和Ⅲ～ⅣA 期患者中，3 年总生存期（overall survival，OS）和无复发生存期（relapse-free survival，RFS）均有获益。虽然需要长期临床获益才能得出明确结论，但生存率的显著改善表明，辅助 S-1 可被视为亚洲胆道癌术后患者的标准治疗。JCOG1202 研究的结果有亮点，也有少量争议，值得进一步讨论与思考。

JCOG1202（ASCOT）是一项多中心、开放标签、随机、对照、Ⅲ期试验[1]。该试验的目的是评估 S-1 辅助治疗对照观察是否可以提高胆道癌术后患者的总生存期（OS）。在初步分析中，观察组的 3 年总生存率为 67.6%（95%CI：61.0% ～ 73.3%），而 S-1 组为 77.1%（95%CI：70.9% ～ 82.1%）［校正风险比（HR）=0.69，95%CI：0.51 ～ 0.94，单侧 $P$=0.0080］。虽然需要长期临床获益才能得出明确的结论，但生存率的显著改善表明，辅助 S-1 可作为亚洲地区胆道癌术后患者的标准治疗。

## 1 研究背景与目的

胆道系统恶性肿瘤（biliary tract cancer，BTC）包括胆管癌（cholangiocarcinoma，CCA）、胆囊癌（gallbladder，GBC）和壶腹部肿瘤（ampullary tumors）。根据发病部位的不同，胆管癌又分为肝内胆管癌（intrahepatic cholangiocarcinoma，iCCA）和肝外胆管癌（extrahepatic cholangiocarcinoma，eCCA），eCCA 又进一步分为肝门胆管癌（hilar cholangiocarcinoma，hCCA）和远端胆管癌（distal cholangiocarcinoma，dCCA）。胆道系统恶性肿瘤近年发病率不断上升，预后较差，大多数患者诊断时即为晚期，只有约 20% 的患者适合根治性手术[2, 3]。虽然手术切除是唯一可能治愈的治疗方法，但术后复发率也很高，尤其是有淋巴结侵犯或手术切缘阳性者。有 60% ～ 70% 会出现疾病复发[4, 5]。大多数复发为远处转移，以肝转移为主。

鉴于 BTC 复发率高，多年来一直在探索放疗、放化疗和化疗形式的辅助策略。既往，大多数证据依赖于Ⅱ期和回顾性研究，缺乏高质量的证据确定辅助策略的真正益处。2017 年以来，已经报道了 3 项随机Ⅲ期临床试验：所有招募的胆道癌（CCA 和 GBC）手术患者被随机分配到观察组或试验组［接受吉西他滨（BCAT 研究；eCCA 患者），吉西他滨和奥沙利铂（PRODIGE-12/ACCORD-18 研究；CCA 和 GBC 患者）或卡培他滨（BILCAP 研究；CCA 和 GBC 患者）］。虽然基于吉西他滨的化疗未能显示对患者结局（RFS 或 OS）的影响，但 BILCAP 研究显示，虽然在意向性治疗（intention-to-treat，ITT）分析中没有达到 OS 的主要终点，卡培他滨组的中位 OS 为 51.1 个月，而观察组为 36.4 个月（调整后 HR=0.81，95%CI：0.63 ～ 1.04，$P$=0.097），但符合方案集（per-protocol set，PPS）分析认为，卡培他滨可以改善 OS（HR=0.75，95%CI：0.58 ～ 0.97，$P$=0.028）[6]。最近报道了关于 BILCAP 研究的长期随访结果，其结果与最初报道的结果相似。基于 BILCAP 的试验结果，欧洲国家和美国将卡培他滨作为 BTC 标准的术后辅助治疗手段[7]。

基于 BILCAP 试验，国际指南建议在 BTC 切除术后 6 个月内使用卡培他滨辅助治疗，作为切除 CCA 和 GBC 的当前标准治疗。然而，BILCAP 未能在意向性治疗（非敏感性分析）人群（主要终点）中显示出 OS 益处，这一结果以及研究之间的一些不一致受到广泛争议。而且 BILCAP 是在英国进行的研究，欧美人群与亚洲人群的药物代谢存在较大差异。在亚洲普遍使用的 S-1 是一种广谱口服抗癌药，包含替加氟（氟尿嘧啶的前体药物）、吉美嘧啶和氧尿嘧啶钾的混合物。吉美嘧啶可抑制二氢嘧啶脱氢酶活性，维持血液和肿瘤组织中氟尿嘧啶的高浓度，氧尿嘧啶钾可抑制胃肠道中氟尿嘧啶的磷酸化，降低胃肠道毒性。S-1 主体也是与卡培他滨同类的氟尿嘧啶药物，目前在日本患者中用于辅助化疗，可为胰腺癌和胃癌患者提供生存获益[8, 9]。Furuse 等[10]对 40 例晚期胆道癌患者进行了 S-1 的Ⅱ期研究，报告了 S-1 的良好疗效，有效率为 35%，中位 OS 为 9.2 个月。同时也在 33 例手术胆道癌患者中证实了应用 S-1 辅助治疗的可行性，其中，25 例（76%）完成了 24 周的方案治疗[11]。在此背景下，研究者设计了 JCOG1202 研究来进一步补充胆道癌辅助化疗的循证医学证据。

## 2 研究设计

### 2.1 研究对象

JCOG1202（ASCOT）是一项在日本进行的多中心、开放标签、随机的Ⅲ期胆道癌辅助治疗临床试验，有 38 家日本临床肿瘤学组的医院参与。符合条件的患者按 1 ∶ 1 随机分配到观察组或 S–1 组。通过最小化方法进行随机，使用机构、原发肿瘤部位和淋巴结转移作为最小化随机因素。

JCOG1202 招募患者的纳入标准：年龄 20 ～ 80 岁，经组织学确诊的腺癌或腺鳞癌（即肝外胆管癌、胆囊癌、壶腹部癌或肝内胆管癌），病理分期为 $T_{2\sim4}N_0M_0$ 或者 $T_{1\sim4}N_1M_0$（适用于肝外胆管、胆囊或壶腹部癌）或 $T_{1\sim4}N_{0\sim1}M_0$（适用于肝内胆管癌），根据第 7 届国际抗癌联盟（UICC）分类为无局部残留肿瘤（R0）或显微镜下残留肿瘤（R1），无远处转移或中至重度腹水 / 胸腔积液。其他纳入标准：切除后 2 ～ 10 周内 ECOG 状态为 0 或 1 分，以及合适的器官功能状态。

### 2.2 治疗方案

S–1 组病例接受口服剂量的 S–1，2 次 /d，持续 4 周，然后是 2 周的休息期。根据体表面积设定了 3 个 S–1 剂量水平：40mg（$< 1.25m^2$）；50mg（$1.25 \sim 1.50m^2$）；60mg（$> 1.50m^2$），次 /d。治疗最多持续 4 个周期或 24 周。观察组的患者不接受任何抗肿瘤治疗，除非疾病复发。完成患者入组后持续随访 5 年，3 年以内每 3 个月评估 1 次上腹部和盆腔的增强 CT 或 MRI、胸部 CT，以及血清肿瘤标志物水平（CEA/CA19–9），3 ～ 5 年每 6 个月评估 1 次。

### 2.3 结局指标

主要终点指标是所有随机患者的 OS。次要终点是 RFS、不良事件、完成治疗的比例和严重不良事件。OS 是指从入组开始到因任何原因死亡之日，或病例记录为存活状态的最后日期进行删失。

### 2.4 统计分析

所有统计分析由日本临床肿瘤学组数据中心使用 SAS 9.4 版统计软件完成。疗效终点（即 OS 和 RFS）采用意向性分析集对所有参与随机分配的患者进行分析。生存曲线采用 Kaplan–Meier 方法估计，并采用分层 Log–rank 检验。对于 OS 采用分层的 Cox 等比例风险模型估计 HR 值及对应的 95%CI。所有分层分析采用随机分层因素（排除机构）。除 OS 的主要分析外，采用未分层 Log–rank 检验和未分层的 Cox 等比例风险模型进行分析。对疗效终点进行了预先指定的亚组分析。对所有符合条件的患者进行了安全性评估。

## 3 研究结果

2013 年 9 月 9 日至 2018 年 6 月 22 日期间，在日本的 38 个中心有 440 例患者入选并随机分配到观察组（*n*=222）或 S–1 组（*n*=218）（见原文 Figure1）。随机分配后，观察组的 5 例患者和S-1组的6例患者因不符合条件而剔除。最终，429例符合条件的患者入组，观察组217例，S-1组212例。所有随机化患者的基线特征基本一致。观察组手术和随机分组之间的中位时间为53d（IQR 40～63d），S-1组为53d（41～63d）。数据截止日期为2021年6月23日。

所有入组患者的中位随访时间为45.4个月（IQR 32.1～60.1个月）。在440例患者中，179例（41%）死亡[观察组100例（45%），S-1组79例（36%）]。在意向性治疗分析中，S-1组OS长于观察组，其患者3年OS率从67.6%提升到77.1%（HR=0.69，95%CI：0.514～0.94，单侧$P$=0.0080）。观察组的中位OS为6.1年（95%CI：4.2～NE），S-1组尚未可估算（95%CI：5.2～NE）。

440例患者中，有211例（48%）患者疾病复发[观察组115例（52%），S-1组96例（44%）]。与观察组相比，S-1辅助治疗使患者的中位RFS从3.5年（95%CI：2.0～NE）延长到5.3年（95%CI：4.1～6.1）。观察组3年RFS为50.9%（95%CI：44.1%～57.2%），S-1组为62.4%（55.6%～68.4%）（HR=0.80，95%CI：0.61～1.04，双侧$P$=0.088）。

亚组分析支持S-1组对比观察组，在女性、淋巴结阳性和Ⅲ～Ⅳ A期疾病的患者人群中能够有OS和RFS的获益。

在S-1组安全人群的207例患者中，150例（72%）患者完成了治疗方案。40例（19%）患者减量。中位相对剂量强度为96%（IQR 79%～100%），130例（63%）患者的相对剂量强度超过90%。

两组中最常见的首次复发部位都是肝脏，其次是淋巴结，组间无显著性差异（$P<0.05$）。在疾病复发的患者中，观察组115例患者中有102例（89%）、S-1组96例患者中有83例（86%）接受了抗肿瘤治疗。观察组89例（77%）患者和S-1组74例（77%）患者接受了全身化疗，观察组71例（62%）接受吉西他滨加顺铂化疗，S-1组64例（67%）接受吉西他滨加顺铂化疗。

S-1组3级以上不良事件主要表现为中性粒细胞计数下降（13.5%）和胆道感染（7.2%）。两组中都没有发生与治疗有关的死亡。

## 4 讨论

### 4.1 临床解读

#### 4.1.1 JCOG1202研究确立了S-1在亚洲人群胆道癌术后治疗中的地位，完成了对BILCAP研究的补充

JCOG1202是第一个在意向性治疗分析中显示出辅助性化疗能够延长可切除BTC患者OS的Ⅲ期随机试验。该研究中观察到的HR=0.69，绝对值是先前报道的辅助胆道癌随机试验中最好的[6, 12-15]。这项研究的结果补充了BILCAP研究的结果并加强了口服氟尿嘧啶类药物在辅助治疗中的证据。

但是JCOG1202和BILCAP研究也存在很多不一样的地方（表1）：首先，研究所在的地区不同，一个是欧洲，一个是日本。氟尿嘧啶类药物的代谢人种差异非常明显，S-1在欧美进行的研究基本以失败告终，所以JCOG1202的结果不能应用至欧洲人群。其次，BILCAP研究入组时间是ASCOT研究的2倍多，时间跨度较大，年代较早，因此后线治疗药物选择会有很

多不一样的地方，对 OS 也有影响。其次，JCOG1202 罕见入组了壶腹部肿瘤，在亚组分析中，壶腹部肿瘤有从 S–1 中获益的趋势；BILCAP 也被认为是入组患者分期最晚的辅助研究，$N_1$ 和 R1 的占比远高于 JCOG1202。最后，因为药物种类的不同，毒性谱存在较大差异，BILCAP 研究中，3 级手足综合征（20%）与 3 级腹泻（8%）占比较高，而 3 级以上中性粒细胞减少（14%）及胆道感染（7%）在 JCOG1202 中更常见。总体而言 S–1 治疗完成率远高于卡培他滨，也可能与 JCOG1202 研究中 ECOG 0 分的患者占比较大，整体状况较佳有关。

表 1　JCOG1202 研究与 BILCAP 研究的比较

| 指标 | BILCAP 研究 | JCOG1202 研究 |
|---|---|---|
| 研究设计 | 随机，3 期，开放标签 | 随机，3 期，开放标签 |
| 研究臂 | 卡培他滨组 *vs* 观察组 | S–1 组 *vs* 观察组 |
| 国家 | 英国 | 日本 |
| 招募期 | 2006—2017 | 2013—2018 |
| 随机化 | 1 ∶ 1 | 1 ∶ 1 |
| 样本量（ITT 人群） | 447 例<br>223 例（卡培他滨组）*vs* 224 例（观察组） | 440 例<br>218 例（S–1 组）*vs* 222 例（观察组） |
| 样本量（PP 人群） | 430 例<br>210 例（卡培他滨组）*vs* 220 例（观察组） | 429 例<br>207 例（S–1 组）*vs* 217 例（观察组） |
| ECOG 0 | 45% | 87% |
| BTC 亚型 | GBC（18%）<br>hCCA（28%）<br>dCCA（35%）<br>iCCA（19%） | GBC（14.5%）<br>hCCA（19.8%）<br>dCCA（35.9%）<br>iCCA（13.2%）<br>壶腹肿瘤（16.6%） |
| $N_1$ 率 | 54% | 40% |
| R1 率 | 38% | 14.5% |
| 不良事件 | 3 级手足综合征（20%）<br>3 级腹泻（8%）<br>≥ 3 级中性粒细胞计数降低（2%）<br>胆源性脓毒症（1%） | 3 级手足综合征（0）<br>3 级腹泻（3%）<br>≥ 3 级中性粒细胞计数降低（14%）<br>胆道感染（7%） |
| 治疗完成率 | 58% | 72% |
| 主要终点 | OS（ITT，PP）<br>ITT：51 个月 *vs* 36 个月（$P$=0.097）<br>PP：51 个月 *vs* 36 个月（$P$=0.028） | OS（ITT）<br>ITT：<br>3 年 OS：77.1% *vs* 67.6%（$P$=0.008） |

4.1.2 JCOG1202研究与另外3项辅助治疗研究结果差异巨大

迄今为止，包括JCOG1202在内共有4项随机对照研究：ASCOT、BILCAP、BCAT以及PRODIGE-12。但是各研究入组患者$N_1$及R1的比例差异显著。因此，临床研究设计中对手术操作及病理判读平台应有较明确的统一规定。此外，即使是观察组OS也存在明显差异，当然OS受复发后治疗影响较大，但也反映了各国晚期药物治疗选择的不同。最后，对照组RFS的差异更显示了入组人群在各研究间的显著性差异（表2）。

**表2 现有的探索辅助治疗作用的Ⅲ期研究主要特点**

| 研究 | N | BTC亚型 | 国家 | 研究臂 | R1 | $N_1$ | 研究结局 |
|---|---|---|---|---|---|---|---|
| JCOG1202研究 | 440 | GBC（14.5%）<br>hCCA（19.8%）<br>dCCA（35.9%）<br>iCCA（13.2%）<br>壶腹肿瘤（16.6%） | 日本 | S-1组 *vs* 观察组 | 14.5% | 40% | OS（ITT）<br>ITT：<br>3年OS：77.1% *vs* 67.6%（*P*=0.008）<br>RFS：5.3年 *vs* 3.5年 |
| BILCAP研究 | 447 | GBC（18%）<br>hCCA（28%）<br>dCCA（35%）<br>iCCA（19%） | 英国 | 卡培他滨组 *vs* 观察组 | 38% | 54% | OS（ITT）<br>ITT：51个月 *vs* 36个月（*P*=0.097）<br>PP：51个月 *vs* 36个月（*P*=0.028）<br>RFS：24.4个月 *vs* 17.5个月 |
| BCAT研究 | 225 | eCCA | 日本 | 吉西他滨组 *vs* 观察组 | 9% | 36% | OS：62.3个月 *vs* 63.8个月（*P*=0.964）<br>RFS：36个月 *vs* 39.9个月（*P*=0.693） |
| PRODIGE-12研究 | 196 | GBC（19.6%）<br>hCCA（7.7%）<br>dCCA（28.4%）<br>iCCA（44.3%） | 法国 | 吉西他滨+奥沙利铂 *vs* 观察组 | 14% | 35% | 4年RFS<br>39% *vs* 33%（*P*=0.31）<br>RFS 30.4个月 *vs* 18.5个月 |

## 4.2 统计学解读

4.2.1 JCOG1202总体研究设计的特点

本研究是一项日本多中心、优效性、平行设计的随机对照临床试验，在日本的38个中心开展，纳入人群被随机分配至S-1单药组或观察组，预期两组各纳入220例，共计440例患者。主要研究终点为OS，次要研究终点包括RFS、治疗完成度、不良事件等（表3）。随机化采用最小随机化方法，因素包括：中心、原发肿瘤部位、淋巴结转移状态，共计3个因素，分配比例为1∶1。本研究未采用盲法。从分期上看，属于Ⅲ期临床试验，处于确证性研究阶段。确证性试验是一种事先提出假设并对其进行统计检验的试验，以说明试验组对临床是有益的，一般为随机对照的临床试验。一般而言，涉及临床干预措施的有效性和安全性的每一个关键性的问题，均须通过确证性试验予以充分的回答。

表 3　JCOG1202 研究设计概述

| 研究设计特征 | JCOG1202 研究 |
|---|---|
| 分期 | Ⅲ期 |
| 总体研究设计 | 日本，多中心，优效性，平行设计 |
| 随机化 | 随机化方法：最小化法<br>随机化调整因素：中心，原发肿瘤部位，淋巴结转移状态<br>随机化分配：比例 =1 ：1 |
| 设盲 | 无（开放标签） |
| 干预方式描述 | 治疗组：S–1 组<br>对照组：观察组 |
| 主要终点 | 总生存期（时间框度：3 年） |
| 次要终点 | 无复发生存期，不良事件，治疗完成率 |
| 主要分析集 | 意向性治疗集 |
| 样本量估计（$n$） | 治疗组：220 例，对照组：220 例，总计：440 例 |
| 实际招募数（$n$） | 治疗组：222 例，对照组：218 例，总计：440 例 |

4.2.2　样本含量的估计方法与调整

本研究是优效性试验，其关键统计学假设为 S–1 组疗效优于观察组。样本量估计基于关键效应指标，即 OS。预期观察组 3 年总生存率为 47%，S–1 组 3 年总生存率为 57%，对应 HR=0.74，检验水准 α 设置为单侧 0.05，检验效能设置为 80%，经样本含量估计得到需要 285 例死亡事件。在此基础上，预期入组周期为 5 年，随访时间为 3 年，进一步估计得到需要纳入 440 例患者。

然而，本研究最初的样本量估计有变动。在日本临床试验注册网站 UMIN 和本研究已公开发布的研究方案中，可以看到 JCOG1202 研究最初的模样。与最终版本不同的是，最初的样本含量估计其检验效能仅设置为 70%，低于常规验证性临床试验所建议的统计学检验效能水平。同时还将入组周期设置为 4 年，其他参数未变，该条件下经样本量估计得到两组共计需要 218 例事件数，故需要纳入 350 例患者。

在研究过程中，研究者通过盲法监查报告定期审阅死亡事件数和入组情况，发现入组速率高于预期，因此将可获得满足 80% 检验效能的人数，即一般Ⅲ期临床试验建议的 80% 统计学检验效能。因此，2017 年 7 月 20 日，研究方案修订为 80% 检验效能，即 285 例事件数和 440 例患者。

4.2.3　检验水准的单双侧选择考虑

本研究设计中非常特别的一点在于，其样本含量估计时采用了单侧检验水准 α =0.05，同时在最终研究报告时，针对主要研究终点 OS 报告了单侧 $P$ 值，而针对次要研究终点和其他指标采用了公认的双侧检验水准 α =0.05。那么，什么情况下临床研究应该采用单侧检验呢？采用单侧检验有何优势？

一般而言，在临床研究中多数统计学假设都是双侧假设，例如对比试验组与对照组的治疗疗效差异，通常原假设（H0）为试验组的疗效与对照组无差异，而备择假设（H1）为试验组的疗效与对照组有差异，造成这种差异可能是试验组优于对照组，也可能是试验组劣于对照组。而在某些临床研究中，我们可以考虑采用单侧假设，例如非劣效研究中，当备择假设（H1）是试验组非劣效于对照组，或者优效性研究中，备择假设（H1）为试验组优于对照组，这两种情形都可以考虑采用单侧检验。单侧检验相比双侧检验，在样本含量估计时，其他参数相同的情况下，单侧检验计算的样本量小于双侧检验。当然，尽管单侧检验的样本量通常小于双侧检验，但不能因此就倾向于采用单侧检验，从本质上来说，不管是采用单侧还是双侧检验，都需要与研究目的相匹配，同时，一旦事先在研究方案中设定单侧或双侧检验，后期的统计分析中便不能更改。

#### 4.2.4 为何 RFS 未获益，而 OS 显示获益？

JCOG1202 研究最终研究结果显示，OS 成功达到研究终点，HR=0.69（95%CI: 0.51 ～ 0.94），具有统计学意义，而 RFS 未达到统计学意义（HR=0.80，95%CI=0.61 ～ 1.04）。仔细观察 RFS 的 Kaplan–Meier（K–M）生存曲线，可以看到生存曲线前半部分两组分得很开，S–1 组生存情况优于观察组，最关键之处在于第 6 年时两组 K–M 曲线出现了交叉，且交叉之后，S–1 组生存情况劣于观察组，由此可知，RFS 未达到统计学意义很可能是因为 6 年后的曲线交叉导致的。同时，可以看到 K–M 曲线中在 3 年以后有大量的删失，这些删失数据可能会对曲线估计产生影响。一般而言，K–M 曲线在某一特定时间点所提供的信息取决于该时间点处于风险中的受试者数量，如果只有少数病例处于危险之中，那么一个额外的事件将对 K–M 曲线下降的距离产生重大影响，因此在对 K–M 曲线进行统计推断时，数据成熟度的判定非常重要。近年来随着肿瘤领域中生存分析统计方法不断发展，有学者提出一套评价 K–M 曲线数据成熟度的方法，其基本思想是围绕“与再发生一个事件时生存率估计值的下降”给定标准，用于 K–M 曲线数据成熟度的评价。在本研究中，由于 6 年后 K–M 曲线时间点上两组处于风险状态人数非常少，分别为 13 例和 20 例，因此此时的 K–M 曲线可能是不稳定的，期待后续更长时间随访之后，继续观察两组总生存和无复发生存的获益比较。

## 5 小结

虽然 JCOG1202 研究存在很多值得讨论的方面，但其还是奠定了 S–1 在亚洲胆道癌术后治疗中的地位。将来，临床研究设计方面，典型的风险因素如肿瘤部位、肿瘤边缘、淋巴结转移依然是最重要的分层因素，但是机构和国家也应该考虑为分层因素，急须国际、多中心的临床研究提供更多的循证医学证据，并且将来的临床试验对照组可能主要是以卡培他滨或者 S–1 为主。而样本量的计算需要采用真正有临床价值的终点及参数，研究结果的判断则需要更多统计学的考量。

## 参考文献


[1] NAKACHI K, IKEDA M, KONISHI M, et al. Adjuvant S-1 compared with observation in resected biliary tract cancer (JCOG1202, ASCOT): a multicentre, open-label, randomised, controlled, phase 3 trial [J]. Lancet, 2023, 401 (10372) : 195-203.

[2] VALLE J W, BORBATH I, KHAN S A, et al. Biliary cancer : ESMO Clinical Practice Guidelines for diagnosis, treatment and follow-up[J]. Ann Oncol, 2016, 27(Suppl 5):v28-v37.

[3] FORNER A, VIDILI G, RENGO M, et al. Clinical presentation, diagnosis and staging of cholangiocarcinoma[J]. Liver Int, 2019, 39(Suppl 1):98-107.

[4] WANG Y, LI J, XIA Y, et al. Prognostic nomogram for intrahepatic cholangiocarcinoma after partial hepatectomy[J]. J Clin Oncol, 2013, 20(31) : 1188-1195.

[5] WANG S J, LEMIEUX A, KALPATHY-CRAMER J, et al. Nomogram for predicting the benefit of adjuvant chemoradiotherapy for resected gallbladder cancer [J]. J Clin Oncol, 2011, 29(35):4627-4632.

[6] PRIMROSE J N, FOX R P, PALMER D H, et al. Capecitabine compared with observation in resected biliary tract cancer (BILCAP) : a randomised, controlled, multicentre, phase 3 study[J]. Lancet Oncol, 2019, 20(5):663-673.

[7] BRIDGEWATER J, FLETCHER P, PALMER D H, et al. Long-term outcomes and exploratory analyses of the randomized phase Ⅲ BILCAP study [J]. J Clin Oncol, 2022, 40(18) : 2048-2057.

[8] UESAKA K, BOKU N, FUKUTOMI A, et al. Adjuvant chemotherapy of S-1 versus gemcitabine for resected pancreatic cancer : a phase 3, open-label, randomised, non-inferiority trial (JASPAC 01)[J]. Lancet, 2016, 388(10041) : 248-257.

[9] SAKURAMOTO S, SASAKO M, YAMAGUCHI T, et al. Adjuvant chemotherapy for gastric cancer with S-1, an oral fluoropy-rimidine[J]. N Engl J Med, 2007, 357(18) : 1810-1820.

[10] FURUSE J, OKUSAKA T, BOKU N, et al. S-1 monotherapy as first-line treatment in patients with advanced biliary tract cancer: a multicenter phase Ⅱ study[J]. Cancer Chemother Pharmacol, 2008, 62(5):849-855.

[11] NAKACHI K, KONISHI M, IKEDA M, et al. Feasibility study of postoperative adjuvant chemotherapy with S-1 in patients with biliary tract cancer[J]. Int J Clin Oncol, 2018, 23(5) : 894-899.

[12] TAKADA T, AMANO H, YASUDA H, et al. Is postoperative adjuvant chemotherapy useful for gallbladder carcinoma? A phase Ⅲ multicenter prospective randomized controlled trial in patients with resected pancreaticobiliary carcinoma [J]. Cancer, 2002, 95(8) : 1685-1695.

[13] NEOPTOLEMOS J P, MOORE M J, COX T F, et al. Effect of adjuvant chemotherapy with fluorouracil plus folinic acid or gemcitabine *vs* observation on survival in patients with resected periampullary adenocarcinoma : the ESPAC-3 periampullary cancer randomized trial [J]. JAMA, 2012, 308(2) : 147-156.

[14] EBATA T, HIRANO S, KONISHI M, et al. Randomized clinical trial of adjuvant gemcitabine chemotherapy versus observation in resected bile duct cancer [J]. Br J Surg, 2018, 105(3) : 192-202.

[15] EDELINE J, BENABDELGHANI M, BERTAUT A, et al. Gemcitabine and oxaliplatin chemotherapy or surveillance in resected biliary tract cancer (PRODIGE 12-ACCORD 18-UNI CANCER GI) : a randomized phase Ⅲ study [J]. J Clin Oncol, 2019, 37(8):658-667.

# 如何选择初始不可切除的结直肠癌肝转移患者一线全身治疗策略：CAIRO5研究结果解读

蔡奕波[1]　谢　丽[2]

1. 浙江省肿瘤医院结直肠外科
2. 上海交通大学医学院临床研究中心

**解读原文**

Bond MJG，Bolhuis K，Loosveld OJL，et al. First-line systemic treatment strategies in patients with initially unresectable colorectal cancer liver metastases（CAIRO5）：an open-label，multicentre，randomised，controlled，phase 3 study from the Dutch Colorectal Cancer Group. Lancet Oncol. 2023;24（7）：757-771. doi：10.1016/S1470-2045（23）00219-X

**【摘要】** CAIRO5是一项开放标签、多中心、随机、对照Ⅲ期研究，旨在比较对于初始不可切除的结直肠癌肝转移（colorectal cancer liver metastases，CRLM）患者，目前临床常用的一线全身治疗策略的疗效及安全性。该研究在2014年11月13日至2022年1月31日期间在46个荷兰和1个比利时二/三级医疗中心进行。根据原发部位及基因状态进行分层随机分组，右侧原发性肿瘤部位或*RAS*或*BRAF*$^{V600E}$突变肿瘤患者随机分配（1∶1）接受FOLFOX或FOLFIRI联合贝伐单抗（A组）或FOLFOXIRI联合贝伐单抗（B组）。左侧肿瘤和*RAS*和*BRAF*$^{V600E}$野生型肿瘤患者随机分配（1∶1）接受FOLFOX或FOLFIRI联合贝伐单抗（C组）或FOLFOX或FOLFIRI联合帕尼单抗（D组）。主要研究终点是ITT人群的无进展生存期。本研究共纳入530例初始不可切除的CRLM患者，其中A组148例（28%），B组146例（28%），C组118例（22%），D组118例（22%）。C组和D组因研究失败而提前关闭。右侧原发性肿瘤部位或*RAS*或*BRAF*$^{V600E}$突变肿瘤患者中，与FOLFOX或FOLFIRI加贝伐单抗治疗组相比，FOL-FOXIRI联合贝伐单抗治疗组可以延长中位无进展生存期（10.6个月*vs* 9.0个月，*P*=0.032），降低CRLM患者的疾病进展或死亡风险23%。而在左侧肿瘤和*RAS*和*BRAF*$^{V600E}$野生型肿瘤患者中，FOLFOX或FOLFIRI联合贝伐单抗治疗组和FOLFOX或FOLFIRI联合帕尼单抗治疗组之间中位无进展生存期无统计学差异（10.8个月*vs* 10.4个月，*P*=0.46）。在安全性方面，FOLFOXIRI联合贝伐单抗治疗组严重不良事件（≥3级）明显高于FOLFOX或FOLFIRI加贝伐单抗治疗组，其中最常见的是中性粒细胞减少症，同时FOLFOXIRI联合贝伐单抗治疗组报告了 7 例与治疗相关死亡病例，显著性高于其他治疗组。在左侧肿瘤和 *RAS* 和 $BRAF^{V600E}$ 野生型肿瘤患者中，FOLFOX 或 FOLFIRI 中加入帕尼单抗，相较于贝伐单抗，并未显示临床获益，但与更高的严重不良事件（≥ 3 级）发生率相关。CAIRO5 研究结果提示，对于右半结肠或 *RAS* 或 $BRAF^{V600E}$ 突变型初始不可切除 CRLM 患者，FOLFOXIRI 联合贝伐单抗是首选治疗方案。而对于左半结肠 *RAS* 和 $BRAF^{V600E}$ 野生型患者，在 FOLFOX 或 FOLFIRI 的基础上联合帕尼单抗对比贝伐单抗并未能获得更好的临床疗效，且将增加治疗相关的毒性。

## 1 研究背景

对于初始不可切除的结直肠癌肝转移（CRLM）患者，通过全身诱导治疗（化疗或者靶向药物）缩小转移病灶，或有机会接受根治性局部治疗（手术切除、局部消融治疗）。目前，不可切除肝转移病灶的判断标准仍尚未达成共识。从技术层面考虑，如肝转移灶受累过多肝段或侵袭肝血管 / 胆管，则认为该转移灶不可切除。此外，基于既往研究中 CRLM 患者的亚组分析结果难以被合理解释，原因包括尚未明确的不可切除肝转移灶判断标准、缺失的肝切除术后长期生存数据、研究人群 *RAS* 和 $BRAF^{V600E}$ 突变状态及试验设计差异导致的研究异质性等[1]。前期研究结果表明抗表皮生长因子受体（epidermal growth factor receptor，EGFR）治疗仅对 *RAS* 和 $BRAF^{V600E}$ 野生型以及左半结肠肿瘤患者具有更为显著的治疗效果[2]。因此，肿瘤原发部位、*RAS*、$BRAF^{V600E}$ 突变状态是制定 CRLM 一线转化治疗策略的重要考量因素[2, 3]。

数项前瞻性研究结果显示，对于初始不可切除 CRLM 患者进行全身诱导治疗后，11% ～ 57% 患者的肝转移灶可成功转化为可切除病灶[1]。但是上述研究并未能阐明适用于 CRLM 最佳的一线转化治疗方案，而且同样地无法对研究结果做出合理解释。本文解读的 CAIRO5 研究旨在为初始不可切除的 CRLM 患者全面、精准地探索最佳的一线转化治疗策略[4]。

## 2 研究方法

### 2.1 研究设计及患者

CAIRO5 是一项开放标签、多中心、随机Ⅲ期临床研究，同时在荷兰的 46 个二级 / 三级医学中心和比利时 1 个三级医学中心招募患者。本研究在 ClinicalTrials.gov（NCT02162563）和欧洲临床试验数据库（2013-005435-24）中注册。

患者入组标准为：年龄≥ 18 岁；组织病理学证实的结直肠癌；明确的 *RAS* 和 $BRAF^{V600E}$ 突变状态；既往未经治疗且不可切除肝转移；WHO 评分为 0 ～ 1 分；预期寿命超过 12 周；无手术或消融禁忌证；原发灶可切除；骨髓功能正常；肝肾功能正常等。排除标准包括：存在肝外转移灶、严重的合并症或其他阻碍研究治疗安全管理的情况；随机分组前 12 个月内发生重大心血管事件（心肌梗死，严重或不稳定型心绞痛，充血性心力衰竭，脑血管意外）；高血压控制不佳；既往接受过全身治疗或转移灶局部治疗；既往接受过辅助治疗（随机分组前完成超过 6 个月者除外）；既往对研究药物不耐受；孕妇或哺乳期妇女；以及在过去 5 年内患有第二原发恶性肿瘤（任何器官原位癌、基底皮肤细胞癌或第二原发结直肠癌除外）。

所有患者在入组前都提供了书面知情同意书。

### 2.2 随机化分组和盲法

右半结肠或 *RAS* 或 $BRAF^{V600E}$ 突变型 CRLM 患者被随机 1 ∶ 1 分配至 FOLFOX/FOLFIRI 联合贝伐珠单抗组（A 组）或 FOLFOXIRI 联合贝伐珠单抗组（B 组）。左半结肠肿瘤且 *RAS* 和 $BRAF^{V600E}$ 野生型 CRLM 患者被随机 1 ∶ 1 分配至 FOLFOX/FOLFIRI 联合贝伐珠单抗组（C 组）或 FOLFOX/FOLFIRI 联合帕尼单抗组（D 组）。随机化根据结直肠癌肝转移灶的可切除性（潜在可切除 *vs* 永久不可切除）、血清乳酸脱氢酶浓度（正常水平 *vs* 异常水平）、化疗方案的选择（伊立替康 *vs* 奥沙利铂）、$BRAF^{V600E}$ 突变状态（野生型 *vs* 突变型；仅适用于 A 组和 B 组）等因素进行分层。

随机化由荷兰癌症协作组根据 Pocock's 最小化随机技术，通过 ALEA 分配软件集中完成。肝外科医生和放射科医生对于治疗组分配进行设盲。最初，随机化分组仅基于 *RAS* 突变状态。试验开始后数据显示右半结肠或 $BRAF^{V600E}$ 突变肿瘤患者并没有从抗 EGFR 治疗中获益，这些数据导致了研究方案修订（Version 7.0），并通过医学伦理委员会批准。

截至 2017 年 2 月，右侧或 *RAS* 突变或 $BRAF^{V600E}$ 突变患者随机分配至 A 组和 B 组，并未分配至 C 组或 D 组；而左半结肠且 *RAS* 和 $BRAF^{V600E}$ 野生型患者随机分配至 C 组和 D 组。

### 2.3 研究方案

研究方案已在前期发表，除了管理问题外，该方案仅因随机化方案修改一次。

贝伐单抗以 5mg/kg 静脉给药 15 ～ 30min。帕尼单抗以 6mg/kg 静脉给药（首次给药时间超过 60min，如果耐受良好，后续给药时间应超过 30min）。FOLFIRI 方案包括伊立替康（180mg/$m^2$）静脉注射 60min，亚叶酸（400mg/$m^2$）静脉滴注 120min，然后在 4min 内静脉滴注氟尿嘧啶（400mg/$m^2$），随后连续输注氟尿嘧啶 2400mg/$m^2$，持续 46h。FOLFOX 方案由奥沙利铂 85mg/$m^2$ 静脉注射，以及与 FOLFIRI 方案相同的亚叶酸和氟尿嘧啶给药方案组成。FOLFOXIRI 包括伊立替康（165mg/$m^2$）静脉滴注 60min，随后奥沙利铂（85mg/$m^2$）静脉滴注连同亚叶酸（400mg/$m^2$）静脉滴注 120min，随后连续滴注氟尿嘧啶（3200mg/$m^2$） 46h。治疗周期每 14d 重复 1 次，最多 12 个周期，或直到疾病进展或不可接受的治疗毒性或患者拒绝。如果计划进行局部治疗，则至少在手术前 5 周停用贝伐单抗。在此期间，患者允许接受不含贝伐单抗的额外周期化疗。不使用靶向药物（贝伐单抗或帕尼单抗）的辅助治疗建议在局部肝脏治疗后 12 周内继续进行，以完成计划的 12 个周期化疗。对于未接受局部治疗的患者，建议在治疗 12 个周期后，采用氟尿嘧啶和亚叶酸联合靶向药物进行维持治疗。疗效评估基于 RECIST 1.1 标准，每 8 周进行 1 次胸部和腹部 CT 扫描，直到疾病进展或死亡。接受局部治疗的 CRLM 患者按照国家指南进行随访，每 6 个月进行肝脏超声或 CT 扫描，并持续 2 年，然后改每 12 个月进行 1 次，直到手术后 5 年。在每个治疗周期之前，根据不良事件通用术语标准（CTCAE）4.0 版、PS 评分、体检结果和血压评估不良事件。

来自荷兰和比利时的 15 位肝外科医生和 3 位腹部放射科医生组成了中央审查小组（专家小组）。该小组在基线时根据预先确定的标准评估肝转移灶可切除性，并在接受诱导方案治疗后每 2 个月进行一次评估。基线时，不可切除肝转移灶定义为根据肝脏 CT 或 MRI 扫描显示，仅通过单次手术无法到达 R0 切除的结直肠癌肝转移灶。随访期间，肝转移灶的可切除性在诱导治疗后 8 ～ 9 周进行首次评估，随后在局部治疗后 16 ～ 18 周和 24 ～ 27 周后分别进行第二次和第三次评估。肝转移灶的可切除性评估允许通过局部治疗（即手术结合消融、二步肝切除术和门静脉栓塞）达到 R0 切除且能预留足够的肝脏残余体积。从专家小组随机选择 3 位独立肝外科医生评估肝转移灶可切除性，并根据基线时和随访期间的评估标准将肝转移灶分为 3 类：①可切除；②潜在可切除；③永久不可切除。若在随访期间对于某一肝转移灶评估结果为永久不可切除，则不再对该肝转移灶进行重新评估；若评估为可切除，则需要提供局部治疗的详细方案。

### 2.4 研究终点

该研究的主要终点为无进展生存期（progression-free survival，PFS），次要终点为 R0 ～ 1 切除率、次要 PFS、总生存期（overall survival，OS）、客观缓解率（objective response rate，ORR）、毒性反应（CTCAE 4.0 版）、术后并发症（Clavien Dindo 分级系统）、切除病灶的病理完全缓解（pathologic complete response，pCR）率、专家小组评估结果与结局的相关性。

### 2.5 统计学处理

样本量估计参数采用双侧 5% 显著性水平，包括期中分析，统计学检验效能设置为 80%，假设 A 组的中位进展无缓解生存时间为 8.7 个月，C 组为 11.6 个月，主要研究终点指标 PFS（A 组与 B 组、C 组与 D 组）的风险比（hazard ratio，HR）为 0.70，经统计学估计得到 A 组和 B 组需要 257 个事件，C 组和 D 组需要 256 个事件。由数据和安全监测委员会监督计划进行期中分析，在观察到约 50% 无进展生存事件总数时评估疗效。采用 Hwang-Shih-DeCani α- 消耗和 β- 消耗函数确定疗效的无效性边界，控制总体双侧 I 类错误率为 5%[5]。在疗效期中分析中，$P < 0.006$ 认为具有统计学意义。

疗效和安全性分析采用经过调整的意向性治疗（modified intention-to-treat，mITT）分析集，排除了在开始研究治疗前撤回同意或违反重要入组标准（无转移性结直肠癌，或先前因肝转移而行肝手术的患者）。采用 Kaplan-Meier 方法估计各治疗组的无进展生存曲线，采用分层 Log-rank 检验进行组间比较。对于 C 组和 D 组，进行了预定的符合方案分析集分析，排除了右侧或 *BRAF*$^{V600E}$ 基因突变的患者，或两者都有的患者。采用分层 Cox 比例风险模型计算风险比（HR）及对应 95% 置信区间 [6]。次要终点采用 Fisher 精确检验进行比较，总生存分析将在统计团队认为数据成熟时进行分析。不同分组之间安全性分析使用 Fisher 精确检验。统计分析采用 SAS（版本 9.4）和 R（版本 4.0.3）进行。

## 3 研究结果

### 3.1 基线特征及治疗概括

2014 年 11 月 13 日至 2022 年 1 月 31 日共招募 530 例结直肠肝转移患者入组，其中男性 327 例（62%）、女性 203 例（38%），中位年龄 62 岁。530 例入组并被随机分配至 A 组 148 例（28%），B 组 146 例（28%），C 组 118 例（22%），D 组 118 例（22%）（见原文 Figure1）。9 例患

者因研究治疗开始前撤回知情同意被剔除，最终进行修改后意向治疗分析例数为A组147例，B组144例，C组114例，D组116例。所有治疗组中的大多数患者均为结直肠癌同时性肝转移，并且被肝脏专家小组评估为潜在可切除，通过全身诱导治疗可使得肝转移灶退缩从而转化为可切除病灶。所有治疗组中肝转移灶中位数12枚。

在研究方案修订前，共计14例右半结肠肿瘤或*BRAF*$^{V600E}$突变型肿瘤患者被随机分配至C组或D组。直至2022年3月，鉴于治疗无效，研究小组遵循数据及安全监察委员会的建议，停止C组和D组患者招募。

A组、C组和D组患者均接受最初计划的治疗方案，B组中2例患者接受FOLFOX联合贝伐单抗治疗替换了最初计划方案。全身治疗周期（不包括术后和维持治疗）平均数在A组为8个周期（5～11），B组为8个周期（5～10），C组为7个周期（5～10），D组为6个周期（5～9）。A组79例未接受局部治疗的患者中有22例（28%）接受了维持治疗；B组62例患者中有28例（45%）接受了维持治疗；C组36例患者中有18例（50%）接受了维持治疗；D组36例患者中有8例（22%）接受了维持治疗。

### 3.2 主要研究终点PFS分析结果

截至分析时，A组和B组中位随访时间为51.1个月（95%CI：47.7～53.1）；C组和D组中位随访时间为49.9个月（95%CI：44.5～52.5）。A组中位PFS为9.0个月（95%CI：7.7～10.5），B组中位PFS为10.6个月（95%CI：9.9～12.1），两组间差异有统计学意义（HR=0.76，95%CI：0.60～0.98，*P*=0.032）。C组中位PFS为10.8个月（95%CI：9.9～12.6），D组中位PFS为10.4个月（95%CI：9.8～13.0），两组间差异无统计学意义（HR=1.11，95%CI：0.84～1.48，*P*=0.46）（见原文Figure2）。A组共报告了140例（95%）PFS事件，其中，136例疾病进展（progressive disease，PD），4例死亡；B组报告了131例PFS事件（118例PD和13例死亡）；C组报告了99例PFS事件（98例PD和1例死亡）；D组报告了106例PFS事件（100例PD和6例死亡）。在所有治疗组中，接受局部治疗的患者PFS均显著性长于未接受局部治疗的患者（A组：HR=0.55，*P*=0.0005；B组：HR=0.48，*P*＜0.0001；C组：HR=0.52，*P*=0.0023；D组：HR=0.49，*P*=0.0005）。

### 3.3 次要研究终点

各治疗组总体反应率为33%～80%（表1）接受R0切除与R1切除的患者PFS无显著性差异（HR=1.37，*P*=0.083）。预设的亚组分析结果显示，基线可切除性、*RAS*突变或*BRAF*$^{V600E}$突变状态（A组和B组）与PFS之间无显著性交互作用。因样本量过小，故研究者未进行基于不同化疗方案（FOLFOX与FOLFIRI）的亚组分析。在事后探索性分析中，C组的中位缓解深度为33%（IQR：21%～44%），D组为49%（IQR：34%～61%）（*P*＜0.001）。截止分析时，总生存率的数据仍尚未成熟，目前死亡总人数A组和B组为219例（75%），C组和D组为125例（54%）。

表 1　最佳总体疗效

| | 右半结直肠和（或）$RAS/BRAF^{V600E}$ 突变型 | | | 左半结直肠和 $RAS/BRAF^{V600E}$ 野生型 | | |
|---|---|---|---|---|---|---|
| | FOLFOX/FOLFIRI+贝伐珠单抗（A组；$n$=147） | FOLFOXIRI+贝伐珠单抗（B组；$n$=144） | $P$ 值 | FOLFOX/FOLFIRI+贝伐珠单抗（C组；$n$=114） | FOLFOX/FOLFIRI+帕尼单抗（D组；$n$=116） | $P$ 值 |
| 客观缓解 | 49（33%） | 78（54%） | 0.0004 | 60（53%） | 93（80%） | ＜0.0001 |
| 疾病控制 | 119（81%） | 134（93%） | 0.0028 | 105（92%） | 109（94%） | 0.61 |
| 完全缓解 | 0 | 1（1%） | – | 0 | 1（1%） | – |
| 部分缓解 | 49（33%） | 77（53%） | – | 60（53%） | 92（79%） | – |
| 病情稳定 | 70（48%） | 56（39%） | – | 45（39%） | 16（14%） | – |
| 疾病进展 | 27（18%） | 6（4%） | – | 7（6%） | 4（3%） | – |
| 无法评估 | 1（1%） | 4（3%） | – | 2（2%） | 3（3%） | – |

注：客观缓解是指部分或完全缓解；疾病控制是指部分或完全缓解以及病情稳定。

### 3.4　肝转移灶可切除性评估和局部治疗

专家小组就 66%（346/521）肝转移灶的基线可切除性评估达成共识，就 42%（286/689）肝转移灶的随访可切除性评估达成共识。在随访期间，A 组 84 例（57%），B 组 92 例（64%），C 组 83 例（73%），D 组 87 例（75%）被专家小组评估为可切除的结直肠癌肝转移灶。

在接受中位数 7 个周期诱导化疗后，A 组有 69 例（46%）患者接受了局部治疗；在接受中位数 6 个周期诱导化疗后，B 组有 82 例（57%）患者接受了局部治疗（$P$=0.079），A 组有 54 例（37%）接受了根治性局部治疗，而 B 组有 74 例（51%）（$P$=0.013）。接受中位数 6 个周期诱导化疗后，C 组和 D 组中分别有 78 例（68%）和 80 例（69%）患者接受了局部治疗（$P$=1.00）。C 组有 66 例接受根治性局部治疗（58%），而 D 组有 67 例（58%）（$P$=1.00）（表 2）。在 79 例基线被认为是永久性不可切除的 CRLM 患者中，有 7 例（9%）接受了根治性局部治疗（B 组 1 例，C 组 3 例，D 组 3 例）。在接受肝脏优先局部治疗策略的患者中，A 组 23 例 /33 例（70%），B 组 39 例 /51 例（76%），C 组 27 例 /37 例（73%），D 组 31 例 /46 例（67%）被序贯切除了原发病灶。A 组 68 例接受局部治疗患者中有 26 例（38%）进行了辅助化疗，B 组中有 39 例 /82 例（48%），C 组中有 28 例 /78 例（36%），D 组中有 33 例 /80 例（41%）。

表 2　局部治疗细节

| | 右半结直肠和 / 或 *RAS/BRAF*$^{v600E}$ 突变型 | | | 左半结直肠和 *RAS/BRAF*$^{v600E}$ 野生型 | | |
|---|---|---|---|---|---|---|
| | FOLFOX/ FOLFIRI+ 贝伐珠单抗 （A 组；*n*=147） | FOLFOXIRI+ 贝伐珠单抗 （B 组；*n*=144） | *P* 值 | FOLFOX/ FOLFIRI+ 贝伐珠单抗 （C 组；*n*=114） | FOLFOX/ FOLFIRI+ 帕尼单抗 （D 组；*n*=116） | *P* 值 |
| 局部治疗（切除或消融） | 68（46%） | 82（57%） | 0.079 | 78（68%） | 80（69%） | 1.00 |
| 完成局部治疗 * | 54（37%） | 74（51%） | 0.013 | 66（58%） | 67（58%） | 1.00 |
| 接受完整局部治疗的患者详情 | | | | | | |
| 两阶段手术 | 6（11%） | 21（28%） | 0.0027 | 14（21%） | 18（27%） | 0.54 |
| 大范围切除 † | 25（46%） | 39（53%） | 0.59 | 34（52%） | 29（43%） | 0.39 |
| 方式类型 | | | | | | |
| 仅手术切除 | 26（48%） | 38（51%） | – | 31（47%） | 28（42%） | – |
| 仅消融 | 4（7%） | 1（1%） | – | 4（6%） | 3（4%） | – |
| 联合手术切除和消融 | 24（44%） | 35（47%） | – | 31（47%） | 36（54%） | – |

注：*，所有肝转移灶均采用 R0 ～ 1 切除术或消融术或两者均用；†，至少三段切除或（扩大的）半肝切除术。

### 3.5　安全性数据

在不良事件方面，A 组 147 例患者中有 87 例（59%），B 组 144 例患者中有 109 例（76%）发生 3 级及以上不良事件（*P*=0.0027）；C 组 114 例患者中有 61 例（54%），D 组为 80 例 / 116 例（69%）发生 3 级及以上不良事件（*P*=0.021）。

A 组和 B 组最常见 3 ～ 4 级不良事件分别为白细胞减少症［19 例（13%）*vs* 57 例（40%），*P* ＜ 0.001］、高血压［21 例（14%）*vs* 20 例（14%），*P*=1.00］和腹泻［5 例（3%）*vs* 28 例（19%），*P* ＜ 0.001］。C 组和 D 组最常见 3 ～ 4 级不良事件分别为白细胞减少症［29 例（25%）*vs* 24 例（21%），*P*=0.44］、皮肤毒性［1 例（1%）*vs* 29 例（25%），*P* ＜ 0.001］、高血压[20 例（18%）*vs* 8 例（7%），*P*=0.016］和腹泻［5 例（4%）*vs* 18 例（16%），*P*=0.0072］。

A 组中 45 例（31%），B 组中 79 例（55%），C 组中 50 例（44%），D 组中 62 例（53%）患者因治疗相关毒性而减少药物剂量。A 组中 5 例（3%），B 组中 10 例（7%），C 组中 3 例（3%），D 组中 5 例（4%）因治疗相关毒性而停止治疗。A 组术后并发症发生 27 例（40%），B 组为 42 例（51%）（*P*=0.19）；C 组术后并发症为 33 例（42%），D 组为 34 例（43%）（*P*=1.00）。A 组发生严重不良事件 46 例（31%），B 组 75 例（52%），C 组 41 例（36%），D 组 49 例（42%）。本研究报道 4 例（1%）不良事件相关死亡，B 组 2 例（败血症、多器官衰竭），D 组 2 例（心脏骤停、肺栓塞）。B 组在维持治疗期间发生 1 例因肺炎导致死亡，可能与治疗相关。另有 5

例（1%）死亡被认为与肝脏局部治疗相关：门静脉血栓形成（B组）、感染性休克和肝衰竭（B组）、多器官功能衰竭（B组和C组）和腹部败血症（D组）。B组报告1例原发肿瘤切除后与治疗相关的猝死。

## 4 临床解读

CRLM转化治疗，即通过全身药物治疗使转移灶缩小，进而将初始不可切除的病灶转化为可局部治疗的病灶，一直是结直肠癌临床研究领域的热点方向。对于初始不可切除或转移性 *MSI-H/dMMR* 结直肠癌患者，KEYNOTE-177研究结果显示，帕博利珠单抗较标准化疗药物治疗可以显著性提高ORR[7]。因此目前国内外各大指南均较为一致地推荐，免疫检查点抑制剂作为 *MSI-H/dMMR* CRLM一线转化治疗的首选方案。但是对于 *MSS/pMMR* CRLM患者，一线转化治疗的最佳方案仍存在争议。迄今为止，一线转化治疗方案有诸多模式可供选择。CAIRO5研究较为罕见地设计了4个研究臂，按照患者的原发肿瘤位置及基因状态分为两个队列，随后再进行随机对照设计，旨在能全面、精准地探索最佳转化治疗策略。

目前研究证据表明，左右半结直肠癌在生物学特性上存在明显差异，原发于右半的结肠癌 *RAS*、*BRAF* 基因突变率高于左半结肠癌，且患者预后更差[8]。因此，肿瘤原发部位是制定CRLM转化治疗策略的重要考量因素。对于右半结肠或者 *RAS* 和 $BRAF^{V600E}$ 突变型CRLM患者的一线转化治疗，CAIRO5研究结果达到了主要研究终点，显示ITT人群中PFS的阳性结果（HR=0.76，$P$=0.032）。该结果与一系列前期临床研究结果保持一致：FOLFOXIRI（三药方案）联合贝伐珠单抗可以最大化提高ORR，增加转化成功率，改善患者的长期生存期[9]。CALGB 80405研究结果表明在 *RAS* 野生型右半结肠转移性结直肠患者中，联合贝伐珠单抗在改善PFS、OS方面有优势，因此右半结肠转移性结直肠癌转化治疗一线优选贝伐珠单抗[10]。而对于转化治疗是否选择三药方案，则需要考量治疗效果和药物安全性两个层面的价值。三药方案的治疗效果是毋庸置疑的，OLIVIA、STEAM、TRIBE、TRIBE2等研究及本项CAIRO5研究结果均表明FOLFOXIRI可以获得更高的ORR及R0切除率，从而改善总体生存期[11-14]。但增强化疗药物不可避免地带来了更多的严重不良事件，特别是腹泻和中性粒细胞计数减少。CAIRO5研究报道三药方案组3级及以上不良事件发生率高达76%，显著性高于两药方案组（$P$=0.0027）。更值得注意的是，三药方案组发生的13例死亡事件中7例为治疗相关死亡事件。三药方案的安全性问题是否会抵消治疗效果，需要在临床实践中提高警惕。目前，国内开展的临床研究及指南均建议采用修改后的FOLFOXIRI方案，以降低治疗相关毒性，进一步提高三药方案的耐受性及临床价值[15]。

对于左半结肠 *RAS* 和 $BRAF^{V600E}$ 野生型CRLM患者，CAIRO5研究结果并未达到主要研究终点，同时由于试验组（帕尼单抗组）更高的严重不良事件发生率，导致研究提前终止。但是，值得注意的是，帕尼单抗组相较于贝伐珠单抗组显著性提高ORR（80% *vs* 53%，$P < 0.001$）和中位缓解深度率（49% *vs* 33%，$P < 0.001$），但是这种提升并未转化为R0切除率和PFS的优势。对于这种矛盾的结果，可能的临床解释是：①研究者认为CAIRO5入组患者肝转移灶数目相对较多、转移瘤较大，同时累及过多的肝段及肝血管、胆管，导致转化难度较高。肿瘤虽然有效退缩，但仍未能达到局部治疗的标准。因此，ORR率的提升并未能增加CRLM

局部治疗率。而在 CAIRO5 研究亚组分析显示，在所有治疗组中，接受局部治疗的患者 PFS 均显著性长于未接受局部治疗的患者，能否局部治疗肝转移灶将显著性影响患者的预后。C 组和 D 组相近的局部治疗率可能导致两组间 PFS 未能获得统计学差异。② CAIRO5 研究结果披露，在基线评估时肝脏专家组就 66% 患者的肝转移灶可切除性达成一致，而在肝转移灶的随访可切除性评估时仅有 42% 患者能达成共识，基线和随访时仍有近 34% 和 58% 的患者肝转移灶可切除性未达成共识。这可能与不同研究中心的硬件条件、技术水平以及可切除性的理解差异有关。这些主观因素可能影响潜在可切除肝转移灶的认定及可切除性的评估，这也是 CRLM 转化治疗临床研究开展的难点所在。③目前，对于 PFS 作为总生存率的替代结果其实一直受到质疑 [16]。CAIRO5 研究中，虽然帕尼单抗组相较于贝伐珠单抗组 PFS 并未获得阳性结果，这个结果其实与既往研究结果是相一致的。无论是早期 CALGB 80405、FIRE-3 研究 [9, 17]，还是相同使用帕尼单抗的 PEAK、PARADIGM 研究 [18, 19]，*RAS* 野生型转移性左半结肠癌 PFS 结果均未显示统计学差异，但是抗 EGFR 单抗能改善患者 OS。目前，CAIRO5 研究的 OS 数据尚未成熟，期待后续结果的公布，以进一步证实抗 EGFR 单抗对于 *RAS* 野生型转移性左半结肠癌的临床价值。

CAIRO5 研究旨在探究 CRLM 一线转化治疗的最佳治疗策略，但是令人遗憾的是，本研究并未就 *MSI/MMR* 状态做入组限定或者未报道 *MSI/MMR* 状态信息，可能无法体现免疫治疗在 *MSI-H/dMMR* 患者转化治疗中的重要作用。

## 5 统计学解读

### 5.1 CAIRO5 研究随机化方案设计与修订

CAIRO5 研究采用了分层随机化，随机分组依据 CRLM 的可切除性（根据专家组判断的潜在可切除 *vs* 永久不可切除）、乳酸脱氢酶浓度（正常 *vs* 异常）和治疗中心选择方案（伊立替康 *vs* 奥沙利铂）以及 $BRAF^{V600E}$ 基因突变状态（野生型 *vs* 突变型，仅适用于 A 组和 B 组）分层进行。随机分组执行由荷兰综合癌症组织（Netherlands Comprehensive Cancer Organisation）根据 Pocock 最小化技术通过基于网络的随机分配程序（ALEA 软件版本 17.1，FormsVision，Abcoude，荷兰）进行随机分配。

在随机对照临床试验中，如果某些基线特征（例如受试者的病理诊断、年龄、性别、疾病的严重程度、生物标志物等）对效应值评价影响较大，一旦这些因素在组间分布不均衡，将影响试验结果的评价。先按重要基线特征对受试者进行分层，然后在每层内再进行独立的随机分配，即为分层随机。这些基线特征被称为随机分层因素。分层随机分配最大的优势在于能确保由分层因素所构成的各个层内的受试者都是随机分配到各个治疗组，从而保证分层因素在组间的均衡性。然而，CAIRO5 研究并未直接根据上述 4 个因素进行分层随机分配，而是根据右侧肿瘤或 *RAS* 突变或 $BRAF^{V600E}$ 突变的肿瘤患者被随机分配（1 ∶ 1）FOLFOX 或 FOLFIRI 联合贝伐珠单抗（A 组），或者 FOLFOXIRI 联合贝伐珠单抗（B 组），左侧肿瘤且 *RAS* 和 $BRAF^{V600E}$ 野生型的患者被随机分配（1 ∶ 1）FOLFOX 或 FOLFIRI 联合贝伐珠单抗（C 组），或者 FOLFOX 或 FOLFIRI 联合帕尼单抗（D 组）。更让人疑惑的是，CAIRO5 研究中基于网络的随机分配程序中的最小化随机方法，缺乏相应明确的最小化因素，有待于进一步阐明。

同时，CAIRO5 研究的随机分配方案进行过方案修订，最初随机分组仅基于 RAS 突变状态进行。在试验开始后，有研究报道右侧肿瘤或 $BRAF^{V600E}$ 突变的患者无法从抗 EGFR 治疗中获益的数据。基于这些数据，CAIRO5 研究进行了研究方案修订（版本 7.0），并获得了伦理委员会的批准。到 2017 年 2 月，右侧肿瘤或 *RAS* 或 $BRAF^{V600E}$ 突变的患者被随机分配至 A 组和 B 组，而不分配至 C 组或 D 组，而患有左侧肿瘤并且 *RAS* 和 $BRAF^{V600E}$ 野生型的患者被随机分配至 C 组和 D 组。

### 5.2 确证性临床试验中的总体 I 类错误控制

CAIRO5 研究共计有 4 臂，包括（A 组）FOLFOX 或 FOLFIRI 联合贝伐珠单抗、（B 组）FOLFOXIRI 联合贝伐珠单抗、（C 组）FOLFOX 或 FOLFIRI 联合贝伐珠单抗治疗、（D 组）FOLFOX 或 FOLFIRI 联合帕尼单抗治疗。CAIRO5 研究方案的统计分析部分明确指出，本研究将会同时检验两个假设：H1 和 H2。H1 假设是优效性假设，在（K 或 N）*RAS* 或 *BRAF* 突变或右侧原发结肠肿瘤的患者中，假设 FOLFOXIRI+ 贝伐单抗相较于 FOLFOX 或 FOLFIRI+ 贝伐单抗将改善 PFS。H2 也是优效性假设，在（K 或 N）*RAS* 和 *BRAF* 野生型（WT），左侧原发结直肠肿瘤的患者中，假设 FOLFOX 或 FOLFIRI+ 单抗相较于 FOLFOX 或 FOLFIRI+ 贝伐单抗将改善 PFS。

假设有一项确证性临床试验，设定了两次主要疗效指标比较（指标之间互相独立）临床决策规则为两次主要疗效指标的统计分析结果中，任意一个有统计学意义，即可认为该试验阳性。此时，当单次统计学检验水准设置为 α=0.05（双侧），两次检验中至少出现一次假阳性结论的概率为 0.0975，总体 I 类错误显然超过了 0.05 水平，这就是临床试验中的 I 类错误膨胀问题。根据 ICH E9 统计学指导原则，对于确证性临床试验，将总体 I 类错误率控制在合理水平是统计学的基本准则。因此，在制定临床试验方案和统计分析计划时，采用恰当的策略与方法控制总体 I 类错误率是非常重要的。然而对于一项包含两个主要统计学检验的确证性Ⅲ期临床试验，CAIRO5 研究却明确表示未进行总体 I 类错误控制。

## 6 小结

CAIRO5 研究是目前首个全面探索 CRLM 患者一线转化治疗的最佳方案的开放标签的、多中心、随机对照Ⅲ期研究。肿瘤原发部位和基因状态是制定 CRLM 转化治疗策略的重要考量因素。研究结果提示，对于右半结肠或 *RAS* 或 $BRAF^{V600E}$ 突变型 CRLM 患者，FOLFOXIRI+ 贝伐珠单抗可显著性提高 PFS 和局部治疗率，是优先推荐的治疗方案。值得注意的是，FOLFOXIRI 组带来明显增加的治疗毒性及治疗相关死亡事件。对于左半结肠肿瘤且 *RAS* 和 $BRAF^{V600E}$ 野生型 CRLM 患者，两药方案联合帕尼单抗相较于联合贝伐珠单抗未能改善患者的 PFS，且增加了毒副作用。目前该研究的 OS 结果尚未成熟，该研究的长期疗效数据有待进一步随访和公布。

## 参考文献

[1] BOLHUIS K, KOS M, VAN OIJEN MGH, et al. Conversion strategies with chemotherapy plus targeted agents for colorectal cancer liver-only metastases : a systematic review [J]. Eur J Cancer, 2020,141:225-238.

[2] ARNOLD D, LUEZA B, DOUILLARD J Y, et al. Prognostic and predictive value of primary tumour side in patients with RAS wild-type metastatic colorectal cancer treated with chemotherapy and EGFR directed antibodies in six randomized trials [J]. Ann Oncol, 2017, 28(8) : 1713-1729.

[3] ROSSINI D, BOCCACCINO A, CARULLO M, et al. Primary tumour side as a driver for treatment choice in RAS wild-type metastatic colorectal cancer patients : a systematic review and pooled analysis of randomised trials[J]. Eur J Cancer, 2023, 184 : 106-116.

[4] BOND M J G, BOLHUIS K, LOOSVELD O J L, et al. First-line systemic treatment strategies in patients with initially unresectable colorectal cancer liver metastases (CAIRO5) : an open-label,multicentre,randomised,controlled, phase 3 study from the Dutch Colorectal Cancer Group [J]. Lancet Oncol, 2023, 24(7):757-771.

[5] HWANG I K, SHIH W J, DE CANI J S. Group sequential designs using a family of type Ⅰ error probability spending functions [J]. Stat Med, 1990, 9 : 1439-1445.

[6] GRAMBSCH P M, THERNEAU T M. Proportional hazards tests and diagnostics based on weighted residuals [J]. Biometrics,1994,81:515-526.

[7] DIAZ LA J R, SHIU K K, KIM T W, et al. Pembrolizumab versus chemotherapy for microsatellite instability-high or mismatch repair-deficient metastatic colorectal cancer (KEYNOTE-177) : final analysis of a randomised, open-label,phase 3 study [J]. Lancet Oncol,2022,23(5):659-670.

[8] LEE G H, MALIETZIS G, ASKARI A, et al. Is right-sided colon cancer different to left-sided colorectal cancer? a systematic review [J]. Eur J Surg Oncol, 2015, 41(3):300-308.

[9] VENOOK A P, NIEDZWIECKI D, LENZ H J, et al. Effect of first-line chemotherapy combined with cetuximab or bevacizumab on overall survival in patients with KRAS wild-type advanced or metastatic colorectal cancer : a randomized clinical trial [J]. JAMA, 2017, 317:2392-2401.

[10] CREMOLINI C, ANTONIOTTI C, STEIN A, et al. Individual patient data meta-analysis of FOLFOXIRI plus bevacizumab versus doublets plus bevacizumab as initial therapy of unresectable metastatic colorectal cancer [J]. J Clin Oncol, 2020,Aug 20. doi:10.1200/J co.20.01225. [Online ahead of print].

[11] GRUENBERGER T,BRIDGEWATER J, CHAU I, et al. Bevacizumab plus mFOLFOX-6 or FOLFOXIRI in patients with initially unresectable liver metastases from colorectal cancer : the OLIVIA multinational randomised phase Ⅱ trial [J]. Ann Oncol, 2015, 26(4):702-708.

[12] HURWITZ H I, TAN B R, REEVES J A, et al. Phase Ⅱ randomized trial of sequential or concurrent FOLFOXIRI-bevacizumab versus FOLFOX-bevacizumab for metastatic colorectal cancer (STEAM) [J]. Oncologist, 2019, 24(7):921-932.

[13] CREMOLINI C,LOUPAKIS F, ANTONIOTTI C, et al. FOLFOXIRI plus bevacizumab versus FOLFIRI plus bevacizumab as first-line treatment of patients with metastatic colorectal cancer : updated overall survival and molecular subgroup analyses of the open-label,phase 3 TRIBE study [J]. Lancet Oncol, 2015, 16(13) : 1306-1315.

[14] CREMOLINI C, ANTONIOTTI C, ROSSINI D, et al. Upfront FOL-FOXIRI plus bevacizumab and reintroduction after progression versus mFOLFOX6 plus bevacizumab followed by FOLFIRI plus bevacizumab in the treatment of patients with metastatic colorectal cancer(TRIBE2) : a multicentre, open-label,phase 3, randomised, controlled trial [J]. Lancet Oncol, 2020, 21(4):497-507.

[15] HU H,WANG K,HUANG M, et al. Modified FOLFOXIRI with or without cetuximab as conversion therapy in

patients with RAS/BRAF wild-type unresectable liver metastases colorectal cancer : the FOCULM multicenter phase Ⅱ trial [J]. Oncologist, 2021, 26(1):e90-e98.

[16] ECKER B L, LEE J, SAADAT L V, et al. Recurrence-free survival versus overall survival as a primary endpoint for studies of resected colorectal liver metastasis : a retrospective study and meta-analysis[J]. Lancet Oncol, 2022, 23 : 1332-1342.

[17] TEJPAR S, STINTZING S, CIARDIELLO F, et al. Prognostic and predictive relevance of primary tumor location in patients with RAS wild-type metastatic colorectal cancer : retrospective analyses of the CRYSTAL and FIRE-3 trials [J]. JAMA Oncol, 2017, 3(2) : 194-201.

[18] SCHWARTZBERG L S, RIVERA F, KARTHAUS M, et al. PEAK : a randomized, multicenter phase Ⅱ study of panitumumab plus modified fluorouracil, leucovorin, and oxaliplatin (mFOLFOX6) or bevacizumab plus mFOLFOX6 in patients with previously untreated, unresectable, wild-type KRAS exon 2 metastatic colorectal cancer [J]. J Clin Oncol, 2014, 32(21):2240-2247.

[19] WATANABE J, MURO K, SHITARA K, et al. Panitumumab *vs* bevacizumab added to standard first-line chemotherapy and overall survival among patients with RAS wild-type, left-sided metastatic colorectal cancer : a randomized clinical trial [J]. JAMA, 2023, 329(15) : 1271-1282.

# 新辅助/辅助帕博利珠单抗联合化疗在局部进展期胃或胃食管结合部腺癌中的疗效及安全性：KEYNOTE-585 研究的期中分析解读

黄兴茂[1]　褚嘉栋[2]　俞鹏飞[3]

1. 浙江省肿瘤医院－温州医科大学联合培养硕士研究生
2. 浙江省肿瘤医院临床研究部
3. 浙江省肿瘤医院胃外科

**解读原文**

Shitara K, Rha SY, Wyrwicz LS, et al. Neoadjuvant and adjuvant pembrolizumab plus chemotherapy in locally advanced gastric or gastro-oesophageal cancer（KEYNOTE-585）: an interim analysis of the multicentre, double-blind, randomised phase 3 study. Lancet Oncol. 2024;25（2）: 212-224. doi: 10.1016/S1470-2045（23）00541-7

【摘要】对于局部进展期可切除的胃或胃食管结合部腺癌（gastric or gastroesophageal junction adenocarcinoma，GC/GEJC），联合新辅助/辅助化疗和免疫检查点抑制剂的获益尚不清楚。KEYNOTE-585 研究的期中分析结果报告了新辅助/辅助帕博利珠单抗联合化疗在局部进展期可切除 GC/GEJC 患者中的疗效及安全性。研究者在 24 个国家的 143 个中心进行了一项随机双盲、安慰剂对照Ⅲ期临床研究。该研究招募了年龄≥ 18 岁、既往未经治疗且可切除的局部进展期胃或胃食管结合部腺癌患者（≥ $T_3$ 或 $N_+$）。研究分为两个队列，主要队列纳入 804 例，FLOT 队列纳入 203 例。患者入组后按 1 ∶ 1 随机分为试验组和对照组，并基于地区（亚洲 *vs* 非亚洲）、肿瘤分期（Ⅱ *vs* Ⅲ *vs* Ⅳa）、化疗方案（XP/FP *vs* FLOT）进行分层。主要终点设置为病理完全缓解率、无事件生存期、总生存期以及安全性（FLOT 队列）。该研究已在 ClinicalTrial.gov 注册（编号 NCT03221426），目前已完成招募。在 2017 年 10 月 9 日至 2021 年 1 月 25 日期间，1007 例患者 1 ∶ 1 随机纳入帕博利珠单抗＋化疗组（*n*=502）和安慰剂＋化疗组（*n*=505）。主要队列中位随访 47.7 个月后，帕博利珠单抗＋化疗组相比安慰剂＋化疗组病理完全缓解率显著提升 10.9%（$P < 0.0001$）；无事件生存期有所增加但未达到预设统计学显著水平［44.4 个月（95% CI: 33.0 ～ NR）*vs* 25.3 个月（95%CI:

20.6 ～ 33.9）；HR= 0.81，95% CI: 0.67 ～ 0.99，$P$ = 0.0198］；总生存期没有明显获益［60.7 个月 *vs* 58.0 个月（HR=0.90，95%CI: 0.73 ～ 1.12，$P$ = 0.174）］。此外，两组安全性事件方面相似，包括 3 级及以上不良事件（78% *vs* 74%）和治疗相关严重不良事件（26% *vs* 24%）发生率。在未经治疗的局部进展期 GC/GEJC 患者中，新辅助 / 辅助帕博利珠单抗联合化疗可显著提高 pCR 率，但未能显著转化为 EFS/OS 生存获益。

KEYNOTE-585 研究是一项国际多中心、随机、安慰剂对照、双盲、3 期研究，本次成果为该研究第 3 次期中分析结果，于 2023 年 12 月 19 日发表在 *Lancet Oncology* 杂志上。该期中分析结果旨在对比帕博利珠单抗联合化疗对比单纯化疗新辅助 / 辅助治疗局部进展期胃或胃食管结合部腺癌（GC/GEJC）的有效性和安全性[1]。

## 1 研究背景

胃恶性肿瘤是世界上第五大常见恶性肿瘤和第四大常见肿瘤相关死亡原因[2]。由于胃癌发病隐匿，多数患者就诊时往往已处于进展期，根治性手术切除是此类患者的唯一有效治疗手段；然而，术后复发转移仍是导致此类患者治疗失败的主要原因之一[3, 4]。近年来，包括围术期化疗在内的多学科治疗模式虽有效改善了进展期胃癌患者的生存，但其 5 年生存率仍低于 50%[5, 6]。因此，仍须探索更为有效的临床治疗策略以提高此类患者预后。

多项研究表明，PD-1/PD-L1 抑制剂联合化疗作为标准一线治疗可显著提高晚期胃癌患者的预后。KEYNOTE-859 研究的 3 期临床研究[7]表明，相比于安慰剂联合化疗，帕博利珠单抗联合卡培他滨和奥沙利铂可显著改善晚期胃癌患者的中位生存时间（12.9 个月 *vs* 11.5 个月，$P$ ＜ 0.001）。此外，帕博利珠单抗在不同肿瘤类型的围术期治疗中亦显示出令人鼓舞的抗肿瘤活性[8, 9]。然而，进展期胃癌患者能否从 PD-1 抑制剂联合化疗的围术期治疗中获益仍需进一步探索。

KEYNOTE-585 研究报道了基于帕博利珠单抗联合化疗对比单纯化疗的围手术期治疗在进展期 GC/GEJC 中的初步研究结果。

## 2 研究方案

### 2.1 研究对象

KEYNOTE-585 研究由来自 24 个国家的 143 个医疗中心共同参与进行。前期经过筛选符合条件的患者将按照 1 ∶ 1 随机分配至帕博利珠单抗 + 化疗组和安慰剂 + 化疗组。根据地理区域（亚洲 *vs* 非亚洲）、肿瘤分期（Ⅱ *vs* Ⅲ *vs* Ⅳ a）和化疗方案（XP/FP *vs* FLOT）进行分层。

### 2.2 入排标准

主要入组标准：①年龄≥ 18 岁；②未经治疗、可切除的进展期 GC/GEJC（包括 Siewert 2 型或 3 型）；③临床分期为≥ $T_3$ 或 $N_+$、$M_0$；④美国东部肿瘤协作组（Eastern Cooperative Oncology Group，ECOG）功能状态（performance status，PS）评分 0 ～ 1 分；④预期寿命≥ 6 个月；

⑤具有良好的器官功能。

排除标准：①过去2年内存在需要全身治疗的活动性自身免疫性疾病；②存在需要类固醇治疗的非感染性肺炎、免疫缺陷或需要全身治疗的活动性感染。

### 2.3 治疗方案

主要队列：该队列分为帕博利珠单抗联合化疗组和安慰剂联合化疗组；两组患者均给予3个周期术前新辅助治疗和3周期术后辅助治疗，然后予以11周期帕博利珠单抗或安慰剂维持治疗，3周为1个周期；化疗方案主要为顺铂联合卡培他滨或氟尿嘧啶；具体剂量为：帕博利珠单抗或生理盐水200mg，静脉滴注；顺铂80mg/m$^2$，静脉滴注；卡培他滨片1000mg/m$^2$，口服，每日两次，氟尿嘧啶800mg/m$^2$，口服。手术在第3个周期术前新辅助治疗后3～9周内进行，术后辅助治疗在手术后4～10周内进行。

FLOT队列：该队列分为帕博利珠单抗联合FLOT组和安慰剂联合FOLT组；两组患者均给予4个周期术前新辅助治疗和4个周期术后辅助治疗。具体剂量为：帕博利珠单抗或生理盐水200mg，静脉滴注；多西他赛50mg/m$^2$，静脉滴注；奥沙利铂85mg/m$^2$，静脉滴注；氟尿嘧啶2600mg/m$^2$，口服；亚叶酸200mg/m$^2$，口服（图1）。

研究仅允许因毒性而导致的治疗中止或中断，不允许帕博利珠单抗或安慰剂减量治疗。

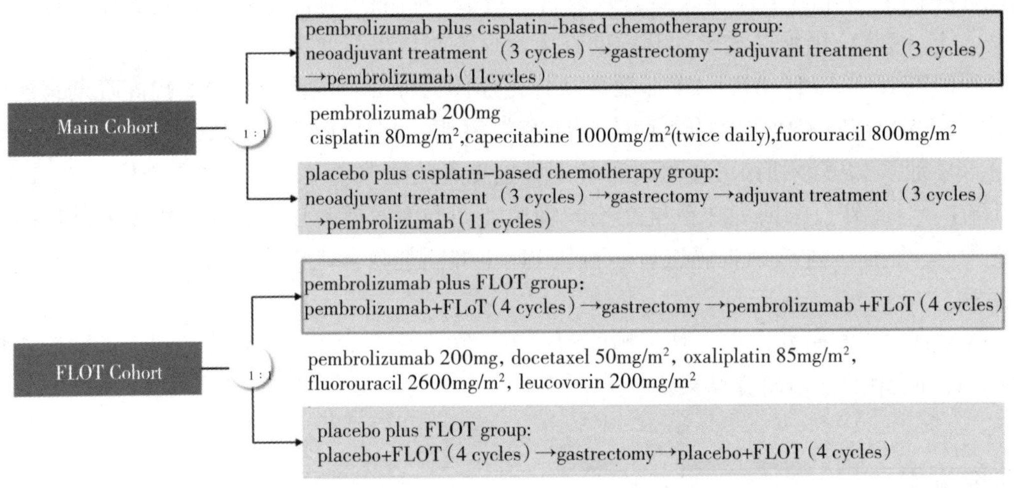


图1 主要队列和FLOT队列的围术期治疗方案

### 2.4 终点指标

KEYNOTE-585研究的主要终点：中心评估的病理完全缓解率（pathological complete response，pCR）、研究者基于RECIST 1.1评估的无事件生存期（event-free survival，EFS）、总生存期（overall survival，OS）、安全性（FLOT队列）。次要终点包括主要队列的无病生存期（disease-free survival，DFS）；主要+FLOT队列的OS、EFS以及安全性。探索性终点包括主要+FLOT队列的pCR、DFS、OS、EFS、不同PD-L1状态患者的pCR、手术切除率及PD-L1和高微卫星不稳定状态。

### 2.5 样本量及统计分析

本研究共入组 1007 例受试者，包括主要队列 804 例和 FLOT 队列 203 例，由于尚未披露具体参数，样本量计算过程并未提及。疗效和安全性评估分别基于意向性治疗人群、符合方案人群进行统计分析；采用分层 Miettinen & Nurminen 方法比较组间 pCR 率的差异；分层 Log-rank 检验两组间的 EFS 及 OS 差异。根据预设的分层因素，在主要队列及主要 +FLOT 队列中进行相应的亚组分析。

## 3 研究结果

2017 年 10 月 9 日至 2021 年 1 月 25 日期间，共有 804 例患者被随机分配到主队列（帕博利珠单抗 + 化疗组 402 例，安慰剂 + 化疗组 402 例），203 例患者被随机分配到 FLOT 队列（帕博利珠单抗 +FLOT 组 100 例，安慰剂 +FLOT 组 103 例）（见原文 Figure1）。

主要队列中，两组患者基线特征均衡可比。帕博利珠单抗 + 化疗组和安慰剂 + 化疗组患者第 1 个周期新辅助治疗完成率分别为 99%（399/402）和 99%（400/402），手术切除率分别为 85%（341/399）和 83%（331/400），R0 切除率分别为 80%（321/402）和 75%（300/402）；术后第 1 个周期辅助治疗完成率均为 75%，全程术后辅助治疗完成率均为 48%。治疗期间，两组中分别有 109 例（27%）和 107 例（27%）患者因疾病进展或不良反应导致治疗中断，分别有 19 例（5%）和 26 例（6%）患者被评估为肿瘤不可切除。

疗效分析显示，在主要队列中帕博利珠单抗 + 化疗组和安慰剂 + 化疗组 pCR 率分别为 12.9%（52/402）和 2.0%（8/402），差异具有统计学意义（$P < 0.001$，$P_{threshold}=0.0125$）；中位 EFS 分别为 44.4 个月和 25.3 个月，两组差异未达到预先设定的显著性标准（$P=0.0198$，$P_{threshold}=0.0178$）；中位 OS 分别为 60.7 个月和 58.0 个月，差异无统计学意义（$P=0.174$）。在主要队列联合 FLOT 队列中，帕博利珠单抗组和安慰剂组的 pCR 率分别为 13.0%（64/492）和 2.4%（12/495），中位 OS 分别为 60.7 个月和未达到。FLOT 队列中，帕博利珠单抗 +FLOT 组和安慰剂 +FLOT 组的中位 EFS 分别为 45.8 个月和 25.7 个月（见原文 Figure2、Figure3）。

安全性方面，主要队列中帕博利珠单抗 + 化疗组和安慰剂 + 化疗组 3 级及以上不良反应发生率分别为 78%（312/399）和 74%（297/400），常见的不良反应是恶心、中性粒细胞计数减少和食欲下降等。治疗相关不良事件（treatment-related adverse events，TRAEs）发生率分别为 95%（379/399）和 96%（385/400）；其中 3 级及以上 TRAEs 分别为 65%（259/399）和 63%（252/400）。两组分别有 4 例和 2 例患者因 TRAEs 导致死亡，分别有 103 例（26%）和 80 例（20%）患者因 TRAEs 导致治疗中断。两组治疗相关严重不良事件（treatment-related serious adverse events，TRSAEs）发生率分别为 26%（102/399）和 24%（97/400）。FLOT 队列中，帕博利珠单抗 +FLOT 组和安慰剂 +FLOT 组 3 级及以上不良反应发生率分别为 91%（90/99）和 81%（83/103）；TRSAEs 发生率分别为 44%（42/99）和 20%（21/103），分别有 32 例和 18 例患者因 TRAEs 导致任意研究药物治疗中断。

# 4 讨论

## 4.1 临床解读

### 4.1.1 围术期免疫联合化疗的疗效问题

自 MAGIC 研究[6]结果发布以来，FNCLCC/FFCD[5]、FLOT4[10]、PRODIGY[11]、RESOLVE[12]等研究相继证明了围术期化疗在进展期胃癌治疗中的重要性；且随着 PD-1 抑制剂在晚期胃癌中的广泛应用，探索围术期免疫联合化疗在进展期胃癌中的适用性已逐渐成为胃癌临床治疗的迫切需求。

KEYNOTE-585 作为首个评估免疫检查点抑制剂联合化疗在局部进展期 GC/GEJC 围术期治疗疗效的 3 期临床研究，结果表明，相比于安慰剂联合化疗，帕博利珠单抗联合化疗可显著提高进展期胃癌患者的病理完全缓解率（主要队列：12.9% *vs* 2.0%，$P < 0.001$；FLOT 队列：13.0% *vs* 2.4%，$P < 0.001$）；然而，无论是在帕博利珠单抗 + 化疗组还是安慰剂 + 化疗组，pCR 率均低于前期相关研究数据。此外，在有限的随访时间内，显著的围术期获益（病理退缩）并未能成功转化为长期生存获益（EFS 或 OS）。

从临床治疗角度分析，影响该研究最终结果的潜在因素可能有以下几方面。①新辅助治疗完成率：我们注意到，该研究主要队列中两组患者的第 1 个周期术前新辅助治疗的完成率均为 99%，但此次期中分析并未报道 3 个周期术前新辅助治疗的完成率；若术前新辅助治疗完成率较低，将导致病理缓解率低于预期数值。②手术切除率和 R0 切除率：根治性切除术是提高胃癌患者预后的有效手段，然而在主要队列中，帕博利珠单抗 + 化疗组和安慰剂 + 化疗组的手术切除率（85% *vs* 83%）和 R0 切除率（80% *vs* 75%）均低于既往研究，这可能是导致两组患者长期生存未能达到统计学差异的原因之一。③术后辅助治疗完成率：目前，术后辅助治疗已是进展期胃癌标准的术后治疗方式，可有效减少术后肿瘤复发转移，而主要队列中两组患者术后辅助治疗完成率均不足 50%，这可能是影响该研究结果的另一潜在因素。

### 4.1.2 围术期免疫联合化疗的安全性问题

安全性是评估临床治疗策略适用性的重要影响因素。KEYNOTE-585 研究中，主要队列中两组患者不良反应发生率差异无统计学意义，常见不良反应包括恶心、中性粒细胞计数减少、食欲下降、腹泻等，与前期研究相比无新发不良反应出现。FLOT 队列中，帕博利珠单抗 +FLOT 组与安慰剂 +FLOT 组 TRSAEs 发生率分别为 44% 和 20%，因不良反应导致的治疗中断分别占 32% 和 17%，两组不良反应发生率有一定差异。上述数据表明，免疫治疗联合基于氟嘧啶类、铂类和紫衫类的三联化疗方案人群耐受性和安全性可能仍需进一步评估；而结合既往研究结果，免疫治疗联合氟嘧啶类和铂类的两联化疗方案显得较为“温和”，或可降低严重不良事件的发生率，使疗效与不良反应达到“平衡”。

### 4.1.3 围术期免疫联合化疗亟待解决的问题

对于 GC/GEJC 围术期的标准治疗方案，目前全球范围内尚未形成共识。在欧洲国家，围术期治疗已广泛应用于进展期胃癌的治疗，且以含氟嘧啶和铂类的两药或三药方案为主；而在亚洲国家，辅助治疗仍是进展期胃癌患者的术后标准治疗模式，但随着 RESOLVE 和 PRODIGY 等研究的发布，“术前新辅助治疗 + 手术 + 术后辅助治疗”的围术期综合治疗模式逐渐引起研究者的重视。随着免疫检查点抑制剂在晚期胃癌治疗中取得的显著疗效，基于免疫检查点抑制剂的围术期治疗已成为进展期胃癌治疗的热门话题；然而，在评估围术期免疫治疗的临床适用性时仍需考虑以下几个问题。①免疫治疗获益人群的筛选：KEYNOTE-585 及前期相关研究表明，围术期免疫联合化疗虽可显著提高进展期胃癌患者的病理缓解率（pCR 和主要病理缓解），但仍有部分患者未能实现肿瘤的明显退缩；因此，精准的人群筛选是提高临床治疗有效率的关键。微卫星不稳定性、PD-L1 联合阳性评分、EB 病毒等指标虽被视为免疫治疗疗效预测的潜在生物标志物，但目前尚无充分循证医学依据证明其预测作用的精准性；此外，除了基于生物标志物进行人群筛选，对于 Borrmann Ⅳ型、大Ⅲ型和胃印戒细胞癌等临床疗效较差的特殊类型胃癌是否应纳入新辅助队列亦需谨慎评估。因此，如何做到人群筛选精准化是当前亟须解决的临床问题之一，亦是实现个体化治疗的前提。②术前评估的准确性：准确的术前肿瘤分期在指导治疗决策和预测预后中起着至关重要的作用。前期研究表明，由于影像学成像对免疫联合化疗引起的肿瘤组织纤维化分辨能力较低，且免疫治疗引起的炎症和水肿一定程度上阻碍了对肿瘤侵袭性的评估，往往导致病理学分期与影像学分期存在实质性差异[13]。另外 KEYNOTE-585 研究主要队列中，手术切除率及 R0 切除率较以往研究偏低，且帕博利珠单抗 + 化疗组和安慰剂 + 化疗组分别有 5% 和 6% 的患者最终被评估为不可切除；笔者推测，该研究可能对肿瘤基线评估以及治疗后肿瘤分期的评估存在一定偏差，导致部分患者未能实现根治性切除。因此，在免疫治疗时代，仍需探索更加精准、有效的方法评估肿瘤对免疫治疗的反应和指导治疗决策。③免疫治疗的模式：在进展期胃癌围术期免疫治疗中，主要以基于免疫联合化疗的治疗模式为主，KEYNOTE-585 研究和 MATTERHORN 研究[14]等均证实了该治疗模式在 pCR 上可带来显著获益。值得注意的是，由亚洲人群为主的 ATTRACTION-5 研究[15]结果表明，相比于单纯化疗，纳武利尤单抗联合化疗的辅助治疗并未显著提高Ⅲ期胃癌患者的 3 年无复发生存率。因此，对于术前新辅助阶段接受化疗联合免疫治疗的进展期胃癌患者，术后免疫治疗如何取舍亦值得深入探索。此外，对于特定人群的双免疫治疗，免疫联合化疗和靶向治疗等围术期治疗模式的临床获益情况也在持续探索中。对不同临床分期和病理类型的患者予以不同模式的个体化治疗或可有效提高治疗疗效。

## 4.2 统计学解读

### 4.2.1 研究终点设置及检验假设

KEYNOTE-585 研究设置了 pCR、EFS、OS 3 个主要终点，充分涵盖帕博利珠单抗联合化疗的近期、中期和远期疗效，也反映出申办方对这一治疗方案的把握度。然而，两个主要终点以上的设置方式本身相对少见而且会显著增加统计设计的复杂性：一方面，这对整个研究在样本量计算以及Ⅰ类错误 alpha 分配提出更严格的要求；另一方面，由于研究中还设置多次期中分析，需要采用统计方法进一步控制Ⅰ类错误 alpha 的累积消耗。因此，每增加一个主要终点，不仅增加统计设计的复杂度，还会增加一定的风险。事实上，在新辅助研究中，pCR 和 EFS 常作为药品监督机构认可的主要终点。对于 OS，尽管是Ⅲ期临床研究的金标准，但在新辅助研究中由于样本量更大、随访时间长、受后期交叉治疗等影响，重要性程度上可能略低于 pCR 和 EFS，往往作为关键次要终点。

在 KEYNOTE-585 研究中，基于双队列设计总共设置了 5 个检验假设，总体Ⅰ类错误 alpha 被严格控制在 0.025（单侧），从整个 alpha 分配传递过程可以看到初始 alpha 按 1 ∶ 49

分配给主要队列的pCR及EFS终点，而OS则需要EFS显著性通过后才能进行正式统计检验（传递比例0.26），随后进一步检验主要+FLOT队列的EFS及OS（见原文FigureS1）。因此，主要队列的EFS显著性检验是这5个检验假设的关键所在，关乎整个临床研究的成败。

4.2.2 EFS未达到统计学显著差异水平分析

尽管帕博利珠单抗联合化疗在主要或者主要+FLOT队列中均显著提高pCR率（10%左右），但EFS终点的结果未达到预设显著性水平。两条生存曲线Log-rank检验的*P*值为0.0198，高于预先设定的显著性阈值0.0178，因此仍为阴性结果，从而不能获批相应的适应证。笔者从事后分析的角度来推测可能导致失败的原因：①三个主要终点设置的必要性。本研究罕见设置3个主要终点，因此对每个研究终点都需要计算样本量并考虑alpha的分配，这可能会对最终结果产生一定影响。②在预估样本量时，对主要终点EFS的期望疗效可能过高，导致实际生存获益的提升幅度低于预期，从而未达到统计学意义。③期中分析的设置。本研究中共设置了3次期中分析并采用Lan-DeMets O'Brien-Fleming法控制Ⅰ类错误alpha，该方法在每次期中分析时都会对alpha有所损耗从而确保总体alpha不超过预设水平。该研究的第3次期中分析也作为EFS终点的最终分析。一般情况下，期中分析的次数设置越多以及分析节点越靠近最终分析时间点，相应的alpha消耗程度也越大，从而可能导致最终EFS分析的检验水准越低。

从EFS的Kaplan-Meier曲线上看，治疗组曲线表现为类似“前陡后平”的形态，中尾部曲线较为平坦，一定程度上反映出免疫治疗的长拖尾效应。这种情况下，除了中位EFS外，两组风险比（hazard ratio，HR）值也需要关注。通常情况下，中位EFS值相对直观，但仅反映生存曲线50%时的点估计，特别当生存曲线形态不太规则（如数据成熟度不够）时，可能不足以反映整条生存曲线的获益。而HR值作为一个相对的指标，可以考虑所有可用的数据，从而反映整条生存曲线的状况。所以，若从两组的中位EFS值来看，可以达到近20个月的绝对差异，从临床角度已然达到比较不错的获益水准。然而，HR值为0.81（95%CI：0.67～0.99），仅降低19%的风险似乎并不是非常突出。

此外，由于EFS统计学检验未能通过，针对OS的假设也就未能正式作出统计检验。从OS的Kaplan-Meier曲线来看，两组生存曲线总体趋势是相对紧密贴合的，两组中位OS差异不明显（60.7个月 *vs* 50.8个月，HR=0.90，95% CI：0.73～11.2）。当然，按照预设计划，本次仅作为OS的中期分析结果，有待OS随访的最终分析。总之，单从KEYNOTE-585的研究结果中提示免疫联合化疗能够获得更高的pCR率，但似乎尚不能说明远期生存获益更好。因此，对于pCR能够作为生存获益的替代终点或者说高pCR率是否能转化为长期生存获益，有待更多临床研究的证实。

4.2.3 亚组分析结果

KEYNOTE-585研究方案事先预设了在主要队列及主要+FLOT队列中的多个亚组，包括地区、肿瘤分期、肿瘤位置、PD-L1表达、年龄、性别、种族、化疗方案。一般情况下，亚组分析可分为3类，包括探索性、支持性以及确证性亚组分析，除探索性亚组分析外，支持性及确证性亚组分析需要事先预设各个亚组，同时确证性亚组分析还需要一定的样本量要求来保证有足够的检验效能。本次研究结果的亚组分析主要为支持性亚组分析。从pCR的亚组结果来看，在各个预设的亚组中均有一致的获益趋势，更加支持pCR率获益的证据力度。从EFS/OS的亚组结果来看，由于主要终点EFS/OS为阴性结果，亚组分析的结果主要为后续研究提供潜在的检验假设思路，从而有助于为探索特定亚组人群中疗效提供一定的提示性证据：在联合阳性评分≥ 1 或 post-hoc 联合阳性评分≥ 10 中，该亚组人群具有一定的获益趋势但不明显。

## 5 小结

KEYNOTE-585 研究作为首个报道生存随访数据的 GC/GEJC 围术期全球 3 期临床研究，在 pCR 率方面帕博利珠单抗联合化疗获得显著获益，且没有增加新的安全性问题。然而，从生存随访数据的结果来看，还缺乏满足统计学差异的长期生存获益证据，对于未经治疗局部进展期可切除 GC/GEJC 患者没有转化为生存获益，有待进一步更长时间的随访或其他研究结果的佐证。

## 参考文献


[1] SHITARA K, RHA S Y, WYRWICZ L S, et al. Neoadjuvant and adjuvant pembrolizumab plus chemotherapy in locally advanced gastric or gastro-oesophageal cancer (KEYNOTE-585): An interim analysis of the multicentre, double-blind, randomised phase 3 study [J]. Lancet Oncol, 2024, 25(2): 212-224.

[2] SUNG H, FERLAY J, SIEGEL RL, et al. Global cancer statistics 2020: Globocan estimates of incidence and mortality worldwide for 36 cancers in 185 countries [J]. CA Cancer J Clin, 2021, 71(3): 209-249.

[3] GUAN W L, HE Y, XU R H. Gastric cancer treatment: Recent progress and future perspectives [J]. J Hematol Oncol, 2023, 16(1): 57.

[4] AJANI J A, D'AMICO T A, BENTREM D J, et al. Gastric cancer, version 2.2022, nccn clinical practice guidelines in oncology [J]. J Natl Compr Canc Netw, 2022, 20(2): 167-192.

[5] YCHOU M, BOIGE V, PIGNON J P, et al. Perioperative chemotherapy compared with surgery alone for resectable gastroesophageal adenocarcinoma: an FNCLCC and FFCD multicenter phase Ⅲ trial [J]. J Clin Oncol, 2011, 29(13): 1715-1721.

[6] CUNNINGHAM D, ALLUM W H, STENNING S P, et al. Perioperative chemotherapy versus surgery alone for resectable gastroesophageal cancer [J]. N Engl J Med, 2006, 355(1): 11-20.

[7] RHA S Y, OH D Y, YAÑEZ P, et al. Pembrolizumab plus chemotherapy versus placebo plus chemotherapy for her2-negative advanced gastric cancer (KEYNOTE-859): A multicentre, randomised, double-blind, phase 3 trial [J]. Lancet Oncol, 2023, 24(11): 1181-1195.

[8] CHOUEIRI T K, TOMCZAK P, PARK S H, et al. Adjuvant pembrolizumab after nephrectomy in renal-cell carcinoma [J]. N Engl J Med, 2021, 385(8): 683-694.

[9] SCHMID P, CORTES J, DENT R, et al. Event-free survival with pembrolizumab in early triple-negative breast cancer [J]. N Engl J Med, 2022, 386(6): 556-567.

[10] AL-BATRAN S E, HOMANN N, PAULIGK C, et al. Perioperative chemotherapy with fluorouracil plus leucovorin, oxaliplatin, and docetaxel versus fluorouracil or capecitabine plus cisplatin and epirubicin for locally advanced, resectable gastric or gastro-oesophageal junction adenocarcinoma (FLOT4): a randomised, phase 2/3 trial [J]. Lancet, 2019, 393(10184): 1948-1957.

[11] KANG Y K, YOOK J H, PARK Y K, et al. PRODIGY: a phase Ⅲ study of neoadjuvant docetaxel, oxaliplatin, and S-1 plus surgery and adjuvant S-1 versus surgery and adjuvant S-1 for resectable advanced gastric cancer [J]. J Clin Oncol, 2021, 39(26): 2903-2913.

[12] ZHANG X, LIANG H, LI Z, et al. Perioperative or postoperative adjuvant oxaliplatin with S-1 versus adjuvant oxaliplatin with capecitabine in patients with locally advanced gastric or gastro-oesophageal junction adenocarcinoma undergoing D2 gastrectomy (RESOLVE): an open-label, superiority and non-inferiority, phase 3 randomised controlled trial [J]. Lancet Oncol, 2021, 22(8): 1081-1092.

[13] ACHILLI P, DE MARTINI P, CERESOLI M, et al. Tumor response evaluation after neoadjuvant chemotherapy in locally advanced gastric adenocarcinoma: a prospective, multi-center cohort study [J]. J Gastrointest Oncol, 2017, 8: 1018-1025.

[14] JANJIGIAN Y Y, AL-BATRAN S E, WAINBERG Z A, et al. Pathological complete response (pCR) to 5-fluorouracil, leucovorin, oxaliplatin and docetaxel (FLOT) with or without durvalumab (D) in resectable gastric and gastroesophageal junction cancer (GC/GEJC): Subgroup analysis by region from the phase 3, randomized, double-blind MATTERHORN study [J]. J Clin Oncol, 2024, 42(3_suppl): LBA246-LBA.

[15] TERASHIMA M, KANG Y K, KIM Y W, et al. ATTRACTION-5: a phase 3 study of nivolumab plus chemotherapy as postoperative adjuvant treatment for pathological stage Ⅲ (pStage Ⅲ) gastric or gastroesophageal junction (G/GEJ) cancer [J]. J Clin Oncol, 2023, 41(16_suppl): 4000.

# 曲氟尿苷－替匹嘧啶联合贝伐珠单抗治疗复发转移性结直肠癌——SUNLIGHT 研究解读

方婉侠[1]　褚嘉栋[2]　冯婷婷[1]

1. 浙江省肿瘤医院结直肠内科

2. 浙江省肿瘤医院临床研究部

**解读原文**

Prager GW, Taieb J, Fakih M, et al. Trifluridine-Tipiracil and Bevacizumab in Refractory Metastatic Colorectal Cancer. N Engl J Med. 2023;388（18）: 1657-1667. doi: 10.1056/NEJMoa2214963

**【摘要】**在既往的 3 期临床研究中，曲氟尿苷－替匹嘧啶（trifluridine–tipiracil，FTD–TPI）延长了转移性结直肠癌（metastatic colorectal cancer，mCRC）患者的总生存期。而既往的单臂研究和随机对照 2 期研究数据提示 FTD–TPI 基础上加用贝伐珠单抗可以进一步提升生存期。本研究将既往接受过不多于两线化疗方案的成年进展期结直肠癌患者随机 1 ∶ 1 分组到 FTD–TPI 联合贝伐珠单抗组（联合组）或 FTD–TPI 单药组。研究的主要终点是总生存期（overall survival，OS），次要终点是无进展生存期（progression–free survival，PFS）和安全性，包括美国东部肿瘤协作组（Eastern Cooperative Oncology Group，ECOG）评分恶化时间。每组各分配到 246 例患者。研究结果显示联合组中位 OS 为 10.8 个月，FTD–TPI 组中位 OS 为 7.5 个月［HR，0.61（95% CI，0.49 ～ 0.77）；$P < 0.001$］。联合组中位 PFS 为 5.6 个月，FTD–TPI 组中位 PFS 为 2.4 个月［HR，0.44（95% CI，0.36 ～ 0.54）；$P < 0.001$］。两组最常见的不良事件是中性粒细胞计数减少、恶心和贫血。没有与治疗相关的死亡报告。联合组 ECOG 评分从 0 或 1 分恶化到 2 分或以上的中位时间为 9.3 个月，FTD–TPI 组为 6.3 个月［HR，0.54（95% CI，0.43 ～ 0.67）］。在难治性 mCRC 患者中，FTD–TPI 联合贝伐珠单抗比 FTD–TPI 单药治疗可获得更长的 OS。因此，与 FTD–TPI 单药相比，FTD–TPI 联合贝伐珠单抗显著改善了患者的预后，毒性可耐受，成为 mCRC 三线的标准治疗。

## 1 研究背景与目的

转移性结直肠癌（mCRC）的一线和二线治疗通常包括以氟尿嘧啶为基础（联合奥沙利铂）的化疗、基于血管内皮生长因子（vascular endothelial growth factor，VEGF）的抗血管治疗（主要是贝伐珠单抗）和以表皮生长因子受体（epidermal growth factor receptor，EGFR）为靶点的靶向治疗（如西妥昔单抗，用于 *RAS* 野生型患者）。接受上述治疗后出现疾病进展的患者被认为是难治性 mCRC；然而，部分难治性 mCRC 患者体力状况良好，仍可接受进一步的三线和四线治疗。难治性 mCRC 的三线和四线治疗方案通常包括奥沙利铂等化疗药物的再引入，*RAS* 野生型患者的抗 EGFR 治疗再挑战，或其他靶向治疗。其中，大部分患者接受瑞戈非尼、呋喹替尼或曲氟尿苷 - 替匹嘧啶（FTD–TPI）治疗。

FTD–TPI 是一种复方口服药，包括细胞毒性核酸类似物曲氟尿苷和胸苷磷酸化酶抑制剂替匹嘧啶，后者可防止曲氟尿苷的酶促分解。Ⅲ期 RECOURSE 研究表明，无论 *RAS* 突变状态如何，FTD–TPI 治疗患者的总生存期（OS）明显长于安慰剂组，并且 FTD–TPI 具有良好的安全性。因此，基于 RECOURSE 研究的结果，FTD–TPI 单药被批准为难治性 mCRC 的第三线治疗。

抗血管生成是 mCRC 后线治疗的有效策略之一，贝伐珠单抗在 mCRC 患者出现疾病进展后的跨线应用仍显示出良好的临床疗效。因此，贝伐珠单抗与 FTD–TPI 联合使用可能会带来更大的临床获益。既往单臂Ⅱ期研究显示，FTD–TPI 联合贝伐珠单抗可以改善 mCRC 患者的 OS 和无进展生存期（PFS），但是否优于 FTD–TPI 单药治疗仍是未知的。SUNLIGHT 研究旨在评估 FTD–TPI 联合贝伐珠单抗相比 FTD–TPI 单药治疗在难治性 mCRC 患者中的疗效和安全性。

## 2 研究设计

### 2.1 研究设计与对象

SUNLIGHT 研究是一项国际多中心的随机对照、开放标签Ⅲ期临床研究。整体研究并不复杂，基于优效性设计，评估在 FTD–TPI 方案基础上联合贝伐珠单抗是否进一步改善 OS 的生存获益。研究对象来自 13 个国家的 87 个研究中心，主要纳入标准为：①组织学证实的 mCRC；②经历二线治疗，即曾接受最多 2 种晚期结直肠癌的化疗方案；③疾病进展或不耐受；④已知 *RAS* 状态；⑤ ECOG 评分 0 ～ 1 分。

### 2.2 随机化方法

为保证重要组间基线特征因素的均衡性，SUNLIGHT 研究采用分层随机方法对纳入的受试者进行 1 ∶ 1 随机分配到 FTD–TPI 联合贝伐珠单抗组（联合组）和 FTD–TPI 单药组，分层因素包括地理位置（北美 *vs* 欧盟 *vs* 其他地区）、首次转移诊断时间（＜ 18 个月 *vs* ≥ 18 个月）和 *RAS* 状态（野生型 *vs* 突变型）。

### 2.3 结局指标

该研究的主要终点为 OS，被定义为从随机化开始到任何原因发生死亡的时间。次要终点包括研究者评估的 PFS、生活质量（QLQ-C30、EQ-5D-5L）、安全性。

### 2.4 样本量确定

基于 RECOURSE 研究的数据，假设对照组 FTD-TPI 标准治疗方案下的中位 OS 预估为 7.1 个月，FTD-TPI 联合贝伐珠单抗预计提升至 10.1 个月（两者风险比 HR 约为 0.7）。Ⅰ类错误 $\alpha$ 控制在单侧 0.025，检验效能设为 $1-\beta=90\%$，预计受试者招募入组时间为 12 月，预计在最后一个受试者入组并随访时间约 9 个月后发生第 331 个 OS 事件。考虑每年 5% 的脱落率，计算得到每组所需样本量为 245 例。

### 2.5 统计分析

基于意向性治疗原则，主要疗效分析在所有接受随机化分配的人群中进行。安全性分析集基于所有至少接受一次试验药物治疗的人群进行评估。对 OS/PFS 进行预设的亚组分析，以评估亚组间的疗效一致性。采用基于逐步筛选的 Cox 比例风险模型对 OS 进行多变量分析。两组间的客观缓解率（objective response rate，ORR）和疾病控制率（disease control rate，DCR）采用双侧 95% Clopper-Pearson 置信区间进行统计描述。使用 Kaplan-Meier 方法分析从随机化到 ECOG 评分从 0/1 分恶化到≥ 2 或死亡的时间，并使用分层 Cox 比例风险模型评估疗效差异。

## 3 研究结果

2020 年 11 月 25 日至 2022 年 2 月 18 日期间，来自 13 个国家 87 个中心的 492 名患者被随机分配至联合组（$n$=246）和 FTD-TPI 单药组（$n$=246）。联合组和 FTD-TPI 单药组的中位治疗持续时间分别为 5.0 个月和 2.1 个月，疾病进展是停止治疗的最常见原因。截止至研究分析时，联合组中 13.0% 的患者和 FTD-TPI 单药组中 1.6% 的患者仍在接受治疗（见原文 Figure1[1]）。

两组患者的基线特征相似。总的来说，57.5% 的患者从诊断首次转移到随机分组的时间超过 18 个月，30.7% 的患者为 *RAS* 野生型。92.1% 的患者曾接受过两线治疗方案，所有患者都曾接受过以氟尿嘧啶为基础的治疗，72.0% 的患者曾接受过抗 VEGF 单抗治疗，93.7% 的 *RAS* 野生型患者曾接受抗 EGFR 单抗治疗（表 1[1]）。

表 1　基线患者的人口统计学和临床特征 *

| 特征 | FTD–TPI 联合贝伐珠单抗（$n$=246） | FTD–TPI（$n$=246） |
|---|---|---|
| 年龄 | | |
| 中位值（范围）— 岁 | 62（20 ～ 84） | 64（24 ～ 90） |
| ＜ 65 岁 — no.（%） | 146（59.3） | 129（52.4） |
| ≥ 65 岁 — no.（%） | 100（40.7） | 117（47.6） |
| 男性 性别— no.（%） | 122（49.6） | 134（54.5） |
| 招募区域—no.（%） | | |
| 北美 | 8（3.3） | 8（3.3） |
| 欧盟 | 158（64.2） | 157（63.8） |
| 其余地区 | 80（32.5） | 81（32.9） |
| 种族或民族— no.（%）† | | |
| 白种人 | 215（87.4） | 220（89.4） |
| 黑种人 | 4（1.6） | 3（1.2） |
| 亚裔 | 0 | 1（0.4） |
| 美国印第安人或阿拉斯加原住民 | 1（0.4） | 0 |
| 其他 | 8（3.3） | 5（2.0） |
| 未知 | 18（7.3） | 17（6.9） |
| 初步诊断— no.（%） | | |
| 结肠癌 | 180（73.2） | 181（73.6） |
| 直肠癌 | 66（26.8） | 65（26.4） |
| 原发肿瘤位置— no.（%） | | |
| 右侧 | 62（25.2） | 77（31.3） |
| 左侧 | 184（74.8） | 169（68.7） |
| 中位患病时间（范围）— 年 | 2.0（0.3 ～ 15.4） | 2.1（0.6 ～ 9.1） |
| 从确诊首次转移到随机化的时间— no.（%）‡ | | |
| ＜ 18 个月 | 104（42.3） | 105（42.7） |
| ≥ 18 个月 | 142（57.7） | 141（57.3） |

续表

| 特征 | FTD-TPI 联合贝伐珠单抗（$n$=246） | FTD-TPI（$n$=246） |
| --- | --- | --- |
| 转移部位数量— no.（%） | | |
| 1 或 2 | 152（61.8） | 141（57.3） |
| ≥ 3 | 94（38.2） | 105（42.7） |
| *RAS* 状态 — no.（%）[‡] | | |
| 突变型 | 171（69.5） | 170（69.1） |
| 野生型 | 75（30.5） | 76（30.9） |
| BRAF 状态 — no.（%） | | |
| 突变型 | 8（3.3） | 11（4.5） |
| 野生型 | 159（64.6） | 156（63.4） |
| 未知或缺失数据 | 79（32.1） | 79（32.1） |
| *MMR* 和 *MSI* 状态 — no.（%） | | |
| *MMR* 缺失和 *MSI-H* | 13（5.3） | 8（3.3） |
| *MMR* 正常和稳定 / 低 *MSI* | 139（56.5） | 145（58.9） |
| 未知或缺失数据 | 94（38.2） | 93（37.8） |
| 先前治疗转移性疾病的线数— no.（%）[§] | | |
| 1 | 11（4.5） | 15（6.1） |
| 2 | 229（93.1） | 224（91.1） |
| ≥ 3 | 6（2.4） | 7（2.8） |
| 曾接受过转移性疾病治疗 | | |
| 氟尿嘧啶— no.（%） | 246（100.0） | 246（100.0） |
| 伊立替康 — no.（%） | 246（100.0） | 245（99.6） |
| 奥沙利铂 — no.（%） | 241（98.0） | 243（98.8） |
| 抗 VEGF 单抗— no.（%） | 178（72.4） | 176（71.5） |
| 抗 EGFR 单抗— no./total no.（%）[¶] | 67/71（94.4） | 66/71（93.0） |
| ECOG 体能状态评分— no.（%）[‖] | | |
| 0 | 119（48.4） | 106（43.1） |
| 1 | 127（51.6） | 139（56.5） |
| 2 | 0 | 1（0.4）[**] |

续表

| 特征 | FTD-TPI 联合贝伐珠单抗（$n$=246） | FTD-TPI（$n$=246） |
|---|---|---|
| 中性粒细胞 - 淋巴细胞比率— no./total no.（%） | | |
| ＜3 | 128/245（52.0） | 115/246（46.7） |
| ≥3 | 117/245（47.6） | 131/246（53.3） |

*：由于四舍五入，百分比总和可能不是 100。EGFR：表皮生长因子受体，MMR：错配修复，MSI：微卫星不稳定性，VEGF：血管内皮生长因子。†：种族或民族信息由患者报告。‡：数据来自用于随机化的交互式网络应答系统。§：数据包括意向性治疗人群中出现方案偏差的患者。¶：患者总数反映电子病例报告表中记录的 *RAS* 野生型患者人数。‖：东部肿瘤协作组（ECOG）体能状态评分从 0 分到 5 分不等，分数越高，残疾 / 障碍程度越严重。**：患者在随机化时的 ECOG 体能状态评分为 1 分，但在第一周期治疗的第 1 天被评估为 2 分。

联合组和 FTD-TPI 单药组的中位随访时间分别为 14.2 个月和 13.6 个月。相对于 FTD-TPI 单药组，联合组中位 OS 延长 3.3 个月（10.8 个月 *vs* 7.5 个月），降低死亡风险 39%（HR=0.61；95%CI，0.49 ～ 0.77；$P$ ＜ 0.001）。联合组和 FTD-TPI 单药组的 6 个月 OS 率分别为 77% 和 61%，12 个月 OS 率分别为 43% 和 30%（见原文 Figure2A[1]）。在 PFS 方面，联合组中位 PFS 较 FTD-TPI 单药组延长 3.2 个月（5.6 个月 *vs* 2.4 个月），降低疾病进展或死亡风险 56%（HR=0.44；95%CI，0.36 ～ 0.54；$P$ ＜ 0.001）。联合组和 FTD-TPI 单药组的 6 个月 PFS 率分别为 43% 和 16%，12 个月 PFS 率分别为 16% 和 1%（见原文 Figure2B[1]）。

联合组与 FTD-TPI 单药组任何级别不良事件发生率均为 98%，其中 3 级及以上不良事件发生率分别为 72.4% 和 69.5%，两组治疗相关不良事件的发生率分别为 2.4% 和 2.0%，没有发生与治疗相关的死亡事件。两组最常见的不良事件是中性粒细胞减少症、恶心和贫血（表 2[1]）。联合组比 FTD-TPI 单药组更常见的事件是高血压（10.2% *vs* 2.0%）、恶心（37.0% *vs* 27.2%）和中性粒细胞减少症（62.2% *vs* 51.2%），包括严重（≥3 级）的中性粒细胞减少症（43.1% *vs* 32.1%）。两组均有 12.6% 的患者因任何原因导致的不良事件而中止了治疗。ECOG 体能状态评分从 0 分或 1 分恶化至 2 分或以上的中位时间，在联合治疗组和 FTD-TPI 单药组分别为 9.3 个月和 6.3 个月（HR=0.54；95%CI：0.43 ～ 0.67）。

**表 2　不良事件 ***　［$n$（%）］

| 事件类型 | FTD-TPI 联合贝伐珠单抗（$n$=246） | | FTD-TPI（$n$=246） | |
|---|---|---|---|---|
| | 任一级别 | 3 或 4 级 | 任一级别 | 3 或 4 级 |
| 中性粒细胞减少 | 153（62.2） | 106（43.1） | 126（51.2） | 79（32.1） |
| 恶心 | 91（37.0） | 4（1.6） | 67（27.2） | 4（1.6） |
| 贫血 | 71（28.9） | 15（6.1） | 78（31.7） | 27（11.0） |
| 哮喘 | 60（24.4） | 10（4.1） | 55（22.4） | 10（4.1） |
| 疲劳 | 53（21.5） | 3（1.2） | 40（16.3） | 9（3.7） |

续表

| 事件类型 | FTD-TPI 联合贝伐珠单抗（*n*=246） | | FTD-TPI（*n*=246） | |
|---|---|---|---|---|
| | 任一级别 | 3 或 4 级 | 任一级别 | 3 或 4 级 |
| 腹泻 | 51（20.7） | 2（0.8） | 46（18.7） | 6（2.4） |
| 食欲减退 | 50（20.3） | 2（0.8） | 38（15.4） | 3（1.2） |
| 呕吐 | 46（18.7） | 2（0.8） | 36（14.6） | 4（1.6） |
| 血小板计数减少 | 42（17.1） | 7（2.8） | 28（11.4） | 3（1.2） |
| 中性粒细胞计数减少 | 34（13.8） | 22（8.9） | 17（6.9） | 13（5.3） |
| 腹痛 | 29（11.8） | 5（2.0） | 27（11.0） | 4（1.6） |
| 便秘 | 27（11.0） | 0 | 28（11.4） | 2（0.8） |
| 口疮 | 27（11.0） | 1（0.4） | 9（3.7） | 0 |
| 高血压 | 25（10.2） | 14（5.7） | 5（2.0） | 3（1.2） |

*：表中所示为接受 FTD-TPI 加贝伐珠单抗治疗组中至少有 10% 的患者在治疗期间发生的任何原因的不良事件；所有接受过至少一剂试验治疗的患者的数据均包括在内。

## 4　临床解读

### 4.1　FTD-TPI 联合贝伐珠单抗优于 FTD-TPI 单药三线治疗难治性 mCRC

本研究将 FTD-TPI 联合贝伐珠单抗与现有的难治性 mCRC 三线标准治疗方案 FTD-TPI 单药的疗效以及安全性进行对比，并且取得了令人鼓舞的阳性结果，是首个证实 FTD-TPI 联合贝伐珠单抗三线治疗难治性 mCRC 较 FTD-TPI 单药有显著获益且安全可耐受的Ⅲ期试验。无论年龄、性别、原发疾病位置、转移部位数量、*RAS* 突变状态、*MMR*/*MSI* 状态如何，FTD-TPI 联合贝伐珠单抗较 FTD-TPI 单药均可显著延长生存时间。

### 4.2　难治性 mCRC 的最佳三线治疗方案尚无定论

临床上，超过 50% 的 mCRC 患者会接受三线治疗，mCRC 三线治疗的主要目的是延长患者的疾病控制时间，维持其生活质量及体能状态，为可能的四线治疗创造机会。目前，瑞戈非尼、呋喹替尼、FTD-TPI 是难治性 mCRC 三线治疗的标准方案。与瑞戈非尼的 CORRECT 研究[2]、FTD-TPI 的 RECOURSE 研究[3]对比，本研究 FTD-TPI 联合贝伐珠单抗取得了最优的中位 OS（6.4 个月 *vs* 7.1 个月 *vs* 10.8 个月）、中位 PFS（1.9 个月 *vs* 2 个月 *vs* 5.6 个月）、ORR（1% *vs* 1.6% *vs* 6.3%）和 DCR（41% *vs* 44% *vs* 76.6%）。此外，本研究显示 FTD-TPI 联合贝伐珠单抗有助于维持 mCRC 患者的生活质量，延长体能状态恶化时间，提示该用药方案在三线治疗数据的优势。但进一步分析本研究背景，从 2020 年该研究启动以后瑞戈非尼以及呋喹替尼等药物已经相继上市，SUNLIGHT 研究中既往接受前线治疗数二线占比最高（90% 以上），其他研究接受治疗的中位线数为四线及以上，不能忽视后线药物对于 OS 的影响。因此，本研究尚不足以说明 FTD-TPI 联合贝伐珠单抗是难治性 mCRC 患者三线治疗的最优方案，仍需要不同三线治方案的头对头比较或真实世界研究去进一步证实。

由于本研究缺少亚洲人群数据，FTD-TPI 联合贝伐珠单抗是否可作为中国人群难治性 mCRC 的最佳三线治疗方案尚待进一步研究证实。

### 4.3 对于难治性 mCRC 三线序贯治疗的思考

mCRC 患者尽可能接受可及的积极治疗可延长其生存期，三线序贯治疗策略对改善难治性 mCRC 患者的预后至关重要。在 FRESCO-2 研究 [4] 中，亚组分析结果显示，既往使用 FTD-TPI 的患者仍可从呋喹替尼的治疗中获益。RECOURSE 研究亚组分析数据提示，FTD-TPI 的 OS 疗效不受前线是否使用瑞戈非尼影响 [3]。一项来自日本的大样本真实世界研究结果发现瑞戈非尼和 FTD-TPI 交换序贯可获得 16 个月以上的中位 OS，在年龄超过 65 岁的患者中，FTD-TPI 序贯瑞戈非尼甚至可使中位 OS 达到 18.6 个月 [5]。然而，一项来自意大利的真实世界数据显示，瑞戈非尼序贯 FTD-TPI 较 FTD-TPI 序贯瑞戈非尼可显著延长 mCRC 患者的 OS 和 PFS[6]。因此，mCRC 三线序贯治疗的最佳策略尚存在争议。

## 5 统计学解读

### 5.1 研究终点及总体设计

在 SUNLIGHT 研究中，尽管采用 OS 作为主要研究终点，但作为次要终点的 PFS 其实也纳入假设检验的考虑之中。为控制总体。Ⅰ类错误 alpha 不超过预设水准，采用 Hierarchical 法进行序贯检验，即只有当 OS 主要分析显示出组间显著的统计学差异时，才能进一步检验 PFS 的显著性。由于主要终点 OS 达到预设目标并且获得显著差异（中位 OS：10.8 个月 *vs* 7.5 个月，$P < 0.001$），因此，可以进一步检验 PFS 的结果：联合组 PFS 相比对照组获益翻倍（5.6 个月 *vs* 2.4 个月），且具有统计学差异（$P < 0.001$）。以 OS 为研究终点，通常也有一些潜在的局限性：①针对部分较长生存期的瘤种，随访时间会相对较长；②受后线治疗或交叉治疗的干扰影响；③受非肿瘤原因死亡的影响。不过，在本研究中，纳入的受试者为晚期 mCRC，本身预后生存状态相对来说不佳，同时，在两组治疗期间也没有报告出现交叉（crossover）治疗等可能影响 OS 获益评估的情况。因此，选择 OS 作为研究终点最为合适的。

此外，整个研究设计中并没有设置期中分析。一般情况下，期中分析的设置往往基于以下三个方面的考量：①出于安全性考虑，若试验组出现较大安全性方面问题而提前终止试验；②基于有效性目的，尽早确认试验组药物的有效性从而加快审查上市流程；③涉及样本量的重估计，由于前期对试验药物疗效预估的依据信息有限，可能存在估计不准确问题。在本研究中，可能考虑到以下原因而没有设置期中分析：一方面，该研究属于晚期结直肠癌中的后线治疗研究，预计入组速度和 OS 累积事件数相对比较快；另一方面，虽然期中分析可以提前分析疗效及安全性，但考虑期中分析本身可能会增加预估样本量且消耗一定的Ⅰ类错误 alpha，增加分析的复杂性。

### 5.2 敏感性分析评估结果稳健性

除了 OS 主要结果外，SUNLIGHT 研究还对 OS 研究终点进行敏感性分析：①在符合方案人群中评估疗效差异；②基于协变量调整的 Cox 比例风险模型评估疗效差异。一般情况下，敏感性分析的目的主要是为了评估主要结果在不同情况下的稳健性以及可能的疗效差距。当敏感性分析的结果与主要结果不一致或疗效估计差距较大时，需要谨慎解释主要结果。在该研究中，OS 的敏感性分析结果分别为 HR=0.59（95%CI：0.47 ～ 0.74）和 HR=0.63（95%CI：0.50 ～ 0.78），与主要结果一致且疗效差距较低（HR=0.61，95%CI：0.49 ～ 0.77），提示 FTD–TPI 联合贝伐珠单抗组的 OS 获益结果具有非常好的稳健性，结论可靠。

### 5.3 如何看待预设的亚组结果

SUNLIGHT 研究在研究方案中预设了针对 OS/PFS 的多个亚组，包括地理区域、诊断转移时间、*RAS* 状态、原发部位、ECOG 评分、性别、年龄、是否先前手术切除、转移灶数量、中性粒细胞 - 淋巴细胞比率、先前转移药物治疗方案、*BRAF* 状态和 *MSI* 状态、既往是否使用贝伐珠单抗、后续是否使用瑞格非尼。结果显示，在所有亚组中，均观察到 FTD–TPI 联合贝伐珠单抗在 OS 和 PFS 方面的获益趋势，进一步支持主要结果获益的证据力度。从亚组间 95%CI 来看，绝大部分 CI 不包括 1 并且从 HR 的点估计来看显示出显著的获益。那么，如何看待这种显著性的获益结果？一般情况下，亚组分析要下确证性结论，往往需要对亚组人群的样本量也进行事先估计以确保亚组人群的检验效能足够。在该研究方案中，其实并未对各个亚组的样本量进行相应的估算。与此同时，各亚组分析间未作多重性矫正，可能存在 I 类错误膨胀。因此，对于各个亚组人群是否有如此显著的获益还需要后续研究来进一步确证。另外，值得关注的是人种的分布情况，SUNLIGHT 研究纳入的人群主要以白种人为主，而亚洲人群几乎没有纳入。这对于 FTD–TPI 联合贝伐珠单抗治疗方案扩展到全人群的适用性上还需进一步探究。

## 6 小结

针对经过二线治疗后进展的难治性 mCRC 患者，FTD–TPI 联合贝伐珠单抗代表了一种新的标准治疗，亚洲人群的疗效与安全性有待进一步探索。此外，肠癌三线序贯治疗的最优策略目前仍存在争议，需要分人群进行最优策略的进一步探索。

## 参考文献

[1] PRAGER G W, TAIEB J, FAKIH M, et al., Trifluridine-tipiracil and bevacizumab in refractory metastatic colorectal cancer[J]. N Engl J Med, 2023, 388(18): 1657-1667.

[2] GROTHEY A, VAN CUTSEM E, SOBRERO A, et al., Regorafenib monotherapy for previously treated metastatic colorectal cancer (CORRECT): an international, multicentre, randomised, placebo-controlled, phase 3

trial[J]. Lancet, 2013, 381(9863): 303-312.

[3] MAYER R J, VAN CUTSEM E, FALCONE A, et al. Randomized trial of TAS-102 for refractory metastatic colorectal cancer[J]. N Engl J Med, 2015, 372(20): 1909-1919.

[4] DASARI A, LONARDI S, GARCIA-CARBONERO R, et al., Fruquintinib versus placebo in patients with refractory metastatic colorectal cancer (FRESCO-2): an international, multicentre, randomised, double-blind, phase 3 study[J]. Lancet, 2023. 402(10395): 41-53.

[5] NAKASHIMA M M, TAKEUCHI, AND K. kawakami, effectiveness and safety of regorafenib vs. trifluridine/tipiracil in unresectable colorectal cancer: a retrospective cohort study[J]. Clin Colorectal Cancer, 2020, 19(4): e208-e225.

[6] SIGNORELLI C, CHILELLI M G, GIANNARELLI D, et al. Retrospective correlation between first drug treatment duration and survival outcomes in sequential treatment with regorafenib and trifluridine/tipiracil in refractory metastatic colorectal cancer: a real-world subgroup analysis[J]. Cancers (Basel), 2023, 15(24).

# 激素受体阳性、人表皮生长因子受体阴性、腋窝淋巴结阴性、Oncotype DX21 基因评分中等风险的早期乳腺癌患者单纯内分泌治疗与化疗联合内分泌治疗的比较——TAILORx 研究解读

莫　森[1]　王靖雯[2]　张　剑[3]

1. 复旦大学附属肿瘤医院肿瘤预防部，复旦大学上海医学院肿瘤学系
2. 复旦大学附属肿瘤医院放疗科，复旦大学上海医学院肿瘤学系
3. 复旦大学附属肿瘤医院肿瘤内科，复旦大学上海医学院肿瘤学系

**解读原文**

Sparano JA, Gray RJ, Makower DF, et al. Adjuvant Chemotherapy Guided by a 21-Gene Expression Assay in Breast Cancer. N Engl J Med. 2018;379（2）: 111-121. doi: 10.1056/NEJMoa1804710

**【摘要】**TAILORx 研究之所以能在 2018 年美国临床肿瘤学会（American Society of Clinical Oncology，ASCO）作为重磅报道，随即发表在《新英格兰医学杂志》上，除了研究入组巨量人群、工作难度大以外，更重要的是给临床实践提供了重要指导。TAILORx 研究其实早在 2015 年《新英格兰医学杂志》上已发表过一部分结果，即≤ 10 分的低风险患者，即使未经化疗，5 年无浸润性疾病生存（invasive disease-free survival，iDFS）率亦可达 93.8%，5 年无远处转移生存（distant recurrence-free survival，DRFS）率为 99.3%，5 年总生存率（overall survival，OS）高达 98%，提示满足入组条件且 0 ～ 10 分患者可以不化疗。本次是对 11 ～ 25 分的中危患者进行再分析，主要终点为 iDFS，单纯内分泌辅助治疗的非劣效性最终达到。

对该研究，有几点需要注意：①如文中所述，NSABP B20 的 18 ～ 31 分界限意味着 10 年的 DRFS 为 10% ～ 20%；TAILORx 研究者选取 11 分为低中危界限，考虑的是 11 分时的 10 年 DRFS 95%CI 上限为 10%，最大限度可保障 0 ～ 10 分的低危性；同样选取 25 分考虑的是其 10 年的 DRFS 可信区间上限为 20%，最大限度保障该分值以下的患者不是经典定义的高风险人群（10 年 DRFS 大于 20%）。因而这种新的分类方法具有较大合理性，中危人群的重新定义也使得大家对 TAILORx 研究的新结果非常关注。②临床病理因素和多基因工具用哪个

来决策是否化疗是近年来一直在探讨的问题。在国内没有可靠认证的 Oncotype DX21 基因检测的情况下，临床病理因素在临床医生实际决策中起到了更为关键的作用，实际上，淋巴结为阴性前提下的临床病理因素低危［主要考虑分级和肿块大小，或 Adjuvant!Online 等美国癌症联合会（American Joint Committee on cancer，AJCC）推荐的网络工具］和 Oncotype DX21 基因低中危（0 ～ 25 分）是高度吻合的，事实上，即使使用另一种基因工具——70 基因的 MammaPrint，临床低危而基因高危也是无化疗获益的。相反，临床高危而基因低危的，化疗在一定程度上可避免。期待国内今后有更多相关数据积累来判断多基因工具应用的合理性。③本研究仍有一些缺陷：非劣效性研究的符合方案集（per-protocol set，PPS）的分析很重要，本文没有提供；基于年龄的分层分析是非预设的，临床医生依据年龄分层决策时可以参考相关结论，但也要充分知情风险 / 获益。

本期分享的是 2018 年 6 月发表在《新英格兰医学杂志》上的 TAILORx 研究[1]，旨在比较激素受体（hormone receptor，HR）阳性（+）、人类表皮生长因子受体 2（human epidermal growth factor receptor 2，HER2）阴性（-）、腋窝淋巴结（axillary lymph node，ALN）阴性（-）、Oncotype DX21 基因复发风险评分（recurrence score，RS）中等的早期浸润性乳腺癌患者接受单纯内分泌治疗是否非劣于化疗联合内分泌治疗，以探讨基于 Oncotype DX21 基因评分个性化指导早期乳腺癌患者辅助治疗决策的应用价值。部分内容参考 2018 年美国临床肿瘤学会（American Society of Clinical Oncology，ASCO）会议中关于本研究的报道。

## 1 背景

乳腺癌是全球女性最常见的恶性肿瘤。在美国，HR+、ALN- 的患者约占乳腺癌总数的 50%，指南建议大部分患者进行辅助化疗以降低复发风险（30%），而个体获益可能仅有 1% ～ 5%，因此大部分患者可能存在过度治疗。

对于 $T_{1\sim3}$、$N_{0\sim1}$、$M_0$ 的早期乳腺癌患者，根据美国国立综合癌症网络（National Comprehensive Cancer Network，NCCN）指南，一般先接受根治性手术和外科腋窝分期。若腋窝淋巴结为阴性，再行放疗。然后考虑激素受体状态等因素，若符合 HR+、HER2-、$T_{1\sim3}$、$N_0$ 及原发肿瘤＞ 0.5cm 等条件，则建议考虑 Oncotype DX21 基因检测。若 RS 显示低风险（＜ 18 分），推荐单纯辅助内分泌治疗；若 RS 显示高风险（≥ 31 分），建议接受辅助内分泌治疗联合化疗；若 RS 显示中等风险（18 ～ 30 分），是否需要接受辅助化疗，指南尚无定论。

TAILORx 研究的目的在于解答该问题。为什么选择 Oncotype DX21 基因评分？先来回顾两项非常重要的研究：探讨 RS 预后价值的 NSABPB14 研究和探讨 RS 预测价值的 B20 研究。

NSABP B14 研究确立了他莫昔芬（tamoxifen，TAM）在 HR+、ALN- 乳腺癌患者中的作用。研究者将标本重新检测，选出 21 个重要基因，根据基因表达水平计算复发评分（图 1），从而将患者分为低、中和高风险 3 层，比例分别为 51%、22% 和 27%，10 年远处转移率分别为 6.8%、14.3% 和 30.5%，多因素分析显示 RS 的预后价值独立于年龄和肿瘤的大小。

NSABP B20 研究也是在 HR+、ALN- 的乳腺癌患者中进行，探索患者术后是否需要辅助化疗。结果显示，所有患者接受辅助化疗后明显获益。事后的 21 基因 RS 分析发现，低风险患者从化疗获益有限，高风险患者可从化疗明显获益；而中等风险患者化疗获益不明确。TAILORx 研究正是针对这些 RS 中等风险患者是否需要辅助化疗进行探讨。

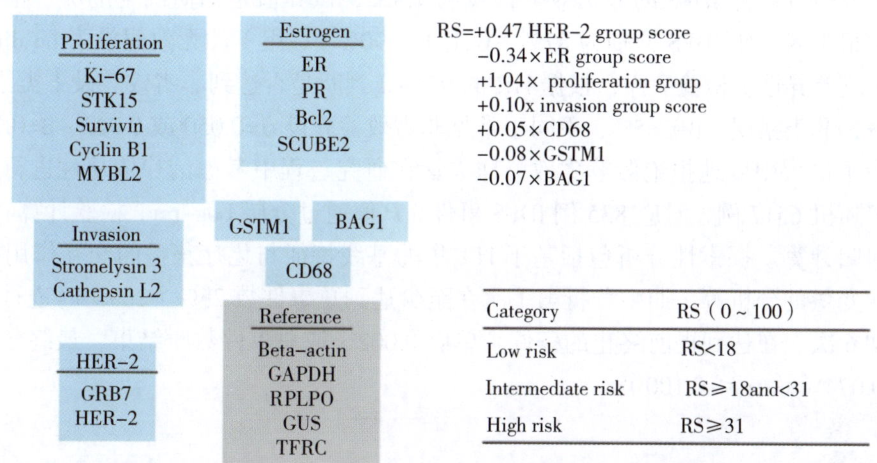


| Category | RS（0～100） |
|---|---|
| Low risk | RS<18 |
| Intermediate risk | RS≥18and<31 |
| High risk | RS≥31 |

图 1　NSABP B14 研究中 21 基因评分的算法和危险程度分类

## 2　研究概况

主要入组标准：NCCN 指南推荐或考虑接受辅助化疗的浸润性乳腺癌患者；年龄 18 ～ 75 岁；ALN-；HR+，HER-2-；肿瘤大小 1.1 ～ 5.0cm（或 0.6 ～ 1.0cm 组织学中高分级）；同意接受化疗或愿意根据 RS 随机接受化疗或不化疗。

2006 年 4 月至 2010 年 10 月，本研究基于 RS 结果，最终入组 10 273 例患者，并分配至 4 个治疗组（见原文 Figure1）：RS ≤ 10 分的患者只接受内分泌治疗（A 组）；RS ≥ 26 分的患者接受化疗联合内分泌治疗（D 组）；RS 为 11 ～ 25 分的中等风险患者随机分配接受单独内分泌治疗（B 组）或化疗联合内分泌治疗（C 组）。

主要研究终点在中等风险人群中为无浸润性疾病生存（iDFS）率，在低风险人群中为无远处转移间期（distant recurrence-free interval，DRFI）。前者的事件包括远处转移、局部复发、对侧乳腺癌、其他浸润性第二原发肿瘤及无复发死亡等情况；后者仅包括远处转移。为何有此区别设置？因为 DRFI 是 21 基因工具开发最初使用的研究终点，所以低风险人群中仍采用该指标进行验证；而无病生存期（disease-free survival，DFS）是目前乳腺癌辅助治疗效果评估的推荐指标，所以作为研究主体部分的中等风险人群采用 iDFS 作为主要终点，以 DRFI、无复发间期（relapse-free interval，RFI，包括远处转移与局部复发）以及总生存（OS）率为次要研究终点。

## 3　非劣效设计要点

本研究采用非劣效设计，统计分析集以意向性治疗（intention-to-treat，ITT）分析集为主，即所有参与随机的对象纳入随机组分析，无论实际接受何种治疗。另设实际接受治疗的 as-treated 集，包括按随机组接受治疗的患者［相当于符合方案集（per-protocol set，PPS）］和 crossover 后实际接受治疗的患者。

针对主要研究终点 iDFS 的非劣效界值设为 1.322，该界值是如何确定的呢？根据既往研究，估计两组患者 5 年 iDFS 分别为 87%（B 组）、90%（C 组）。无效假设为 no difference，与优效性（或差异性）检验一样，根据 HR 的 95%CI 判断是否达到非劣效。设 I 类错误（α）为单侧 10%，Ⅱ类错误（β）=5%，不同于常见非劣效检验设 α=0.050 或 0.025、β=0.1 或 0.2，研究者是为了最大限度地拒绝假非劣效。样本量在研究过程中考虑治疗依从性进行了调整，调整后要求随机 6517 例，对应 835 例 iDFS 事件。*P* 值通过分层 Log-rank 检验计算，HR 值由分层 Cox 回归计算。探索性分析包括基于 ITT 集的基线特征与化疗获益的交互作用检验、RS 作为连续性变量的分析等。期中分析第 1 次在至少达到总事件数 25%（209）时进行，之后每年 1 次，共 6 次。在达到提前终止的条件（单侧 0.002）或总事件数时结束，最终分析检验水准为单侧 0.074（总 α ＜ 0.100）。

## 4　ITT 集与 PP 集的选择

当两组之间存在 crossover 或脱落时，ITT 集结果该如何解读？根据图 2，假设两组实际差异为△，由于各种因素影响，实际观察到的差异可能被缩小到△’。优效性设计中，如果△’被检验出差异有统计学意义，那么实际差异△阳性结论无疑。非劣效设计中，由于组间差异缩小后更有利于支持非劣效，相比实际差异△，缩小的△’被检验出差异无统计学意义或非劣效成立时存在假非劣效（即假阳性）的可能性。因此，优效性研究在 ITT 集更保守，仅看 ITT 集结果即可；而非劣效研究中 ITT 集不如 PP 集保守，仅看 ITT 可能存在假阳性，应当同时看 ITT 集和 PP 集结果，若一致则更可靠，若不一致则需要进一步分析原因，谨慎下结论。

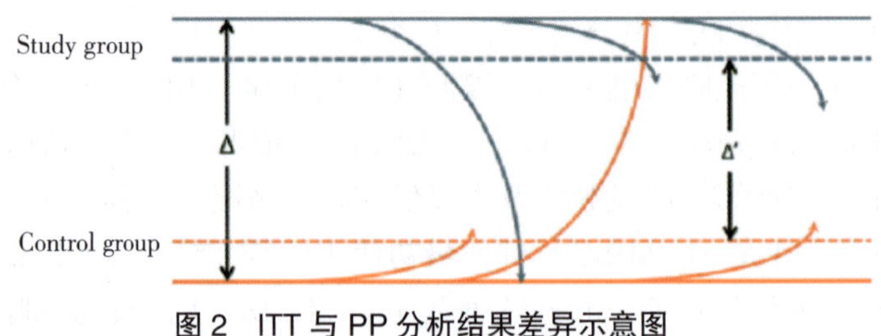


图 2　ITT 与 PP 分析结果差异示意图

ITT 集到 PP 集之间患者脱落原因各异，可分为两类（图 3）。若是无偏脱落，两数据集的分析结果应该一致；若是有偏脱落，且有偏变量对于研究终点有影响，则可能导致 PP 集与 ITT 集结果不一致。

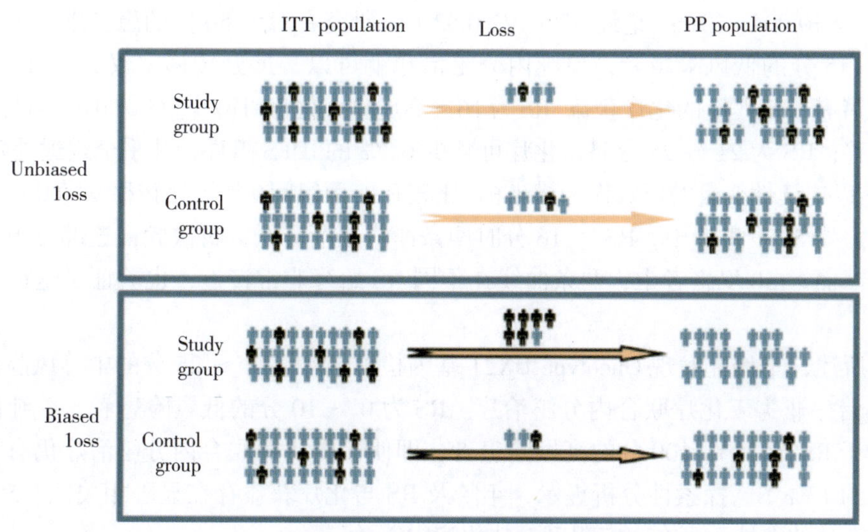


图 3　研究对象有偏脱落与无偏脱落示意图

## 5　研究结果

根据 RS 分组，10 273 例患者中，低风险为 17%，中等风险为 69%，高风险为 14%。各组患者基线特征见表 1，其中 6711 例随机患者在 B、C 两组的年龄、绝经状态等临床基线特征分布均衡，基于 iDFS 和 OS 的中位随访时长分别是 90 个月和 96 个月。所有随机患者中位年龄 55 岁，其中≤ 50 岁的占 33%；肿瘤大小 1 ～ 2cm 的占 63%；组织学分级中等的占 57%；临床风险评估低、高风险分别占 74% 和 26%。

两组接受辅助内分泌治疗的依从性和治疗持续时间相似，绝经后 91% 的患者使用芳香化酶抑制剂（aromatase inhibitors，AI）；绝经前 78% 的患者使用 TAM 或 TAM+AI，13% 的患者接受了卵巢功能抑制。化疗联合组中，56% 采用 TC 方案，36% 采用蒽环类为基础的方案。

ITT 人群在中位随访 7.5 年后的最终分析中，共发生 836 例 iDFS 事件，其中 338 例（40.3%）为局部复发，199 例（23.8%）为远处转移。两组之间 iDFS 差异无统计学意义，HR=1.08（95%CI：0.94 ～ 1.24，$P$=0.26，见原文 Figure2），可信区间上限小于非劣效界值，符合非劣效结论。次要研究终点 DRFI、RFI 及 OS 等结果均支持非劣效。在 as-treated 集中，两组 iDFS 差异无统计学意义，HR=1.14（95%CI：0.99 ～ 1.31，$P$=0.06），可信区间上限临界小于非劣效界值，符合非劣效结论。次要研究终点 DRFI、RFI 及 OS 结果相似。

四组患者的 9 年事件发生情况：A 组远处转移率为 3%；D 组在接受化疗联合内分泌治疗的情况下，远处转移率仍有 13%；B、C 两组合计远处转移率为 5%，且各终点事件发生率的组间差异均≤ 1%。

探索性亚组分析提示，化疗获益与 21 基因 RS 分层、肿瘤大小、组织学分级、绝经状态及临床风险分层等因素不存在显著的交互作用，而与年龄组存在显著的交互作用（iDFS，$P$=0.03；RFI，$P$=0.02），还与年龄组或绝经状态结合 RS 分层时存在显著的交互作用（iDFS-

年龄 -RS，$P$=0.004；iDFS- 绝经 -RS，$P$=0.02）。研究者对≤ 50 岁的患者进一步分析发现：RS 为 0 ～ 15 分的低风险患者，单纯内分泌治疗就可以，远处转移率仅 2%；而 RS 为 16 ～ 25 分的患者有一定程度的化疗获益。RS 为 16 ～ 20 分时，化疗可减少 9% 的 iDFS 事件，包括 1.6% 的远处转移；RS 为 21 ～ 25 分时，化疗可减少 6.3% 的 iDFS 事件，几乎全是远处转移。

若 RS 以连续性变量的形式作为横坐标，比较 B、C 两组间 9 年远处转移率随 RS 变化的差异，结果提示，≤ 50 岁患者中，RS ＞ 16 分时两条曲线逐渐分开，再次验证这部分患者可能从化疗中获益。而＞ 50 岁患者中，两条曲线在不同 RS 始终非常接近，也验证了这部分患者可免除化疗。

综上所述，本研究发现 Oncotype DX21 基因检测 RS 为 11 ～ 25 分的中等风险患者中，单纯内分泌治疗非劣于化疗联合内分泌治疗。RS 为 0 ～ 10 分的低风险患者，单纯内分泌治疗即可；对于 RS 为 26 ～ 100 分的高风险患者，即使接受化疗联合内分泌治疗仍有较高的远处转移率（约 13%）。探索性分析提示，年龄及 RS 与化疗获益存在显著相关性，50 岁以下 RS 为 16 ～ 25 分的女性，可在一定程度上从化疗中获益。

**表 1　研究对象基线特征**

| 特征 | 复发风险评分≤ 10 | 复发风险评分 11 ～ 25 | | 复发风险评分≥ 26 |
|---|---|---|---|---|
| | 内分泌治疗（$n$=1619） | 内分泌治疗（$n$=3399） | Chemoendocrine 治疗（$n$=3312） | Chemoendocrine 治疗（$n$=1389） |
| 中位年龄（范围）/ 岁 | 58（25 ～ 75） | 55（23 ～ 75） | 55（25 ～ 75） | 56（23 ～ 75） |
| 病例数（年龄≤ 50 岁），$n$（%） | 429（26） | 1139（34） | 1077（33） | 409（29） |
| 绝经状况，$n$（%） | | | | |
| 绝经前 | 478（30） | 1212（36） | 1203（36） | 407（29） |
| 绝经后 | 1141（70） | 2187（64） | 2109（64） | 982（71） |
| 肿瘤最大径，d/cm | | | | |
| 中位数（IQR） | 1.5（1.2 ～ 2.0） | 1.5（1.2 ～ 2.0） | 1.5（1.2 ～ 2.0） | 1.7（1.3 ～ 2.3） |
| 均值 | 1.74 ± 0.76 | 1.71 ± 0.81 | 1.71 ± 0.77 | 1.88 ± 0.99 |
| 肿瘤组织学分级，$n$（%） | | | | |
| 低 | 530/1572（34） | 959/3282（29） | 934/3216（29） | 89/1363（7） |
| 中 | 931/1572（59） | 1884/3282（57） | 1837/3216（57） | 590/1363（43） |
| 高 | 111/1572（7） | 439/3282（13） | 445/3 216（14） | 681/1363（50） |
| 雌激素受体表达，$n$（%） | | | | |
| 阴性 | 5（＜ 1） | 6（＜ 1） | 3（＜ 1） | 40（3） |
| 阳性 | 1614（＞ 99） | 3393（＞ 99） | 3309（＞ 99） | 1349（97） |

续表

| 特征 | 复发风险评分≤10 | 复发风险评分 11 ～ 25 | | 复发风险评分≥26 |
|---|---|---|---|---|
| | 内分泌治疗（$n$=1619） | 内分泌治疗（$n$=3399） | Chemoendocrine 治疗（$n$=3312） | Chemoendocrine 治疗（$n$=1389） |
| 孕激素受体表达，$n$（%） | | | | |
| 阴性 | 28/1583（2） | 267/3339（8） | 251/3240（8） | 405/1353（30） |
| 阳性 | 1555/1583（98） | 3072/3339(92） | 2989/3240（92） | 948/1353（70） |
| 临床风险，$n$（%） | | | | |
| 低 | 1227/1572（78） | 2440/3282(74） | 2359/3214（73） | 589/1359（43） |
| 高 | 345/1572（22） | 842/3282（26） | 855/3214（27） | 770/1359（57） |
| 首次手术，$n$（%） | | | | |
| 乳房切除 | 516（32） | 935（28） | 917（28） | 368（26） |
| 乳房保护辅助治疗，$n$（%） | 1103（68） | 2464（72） | 2395（72） | 1021（74） |
| 是 | 8（0.5） | 185（5.4） | 2704（81.6） | 1300（93.6） |
| 否 | 1611（99.5） | 3214（94.6） | 608（18.4） | 89（6.4） |

## 6 讨论与思考

TAILORx 研究结果一出，媒体普遍报道“70% 的早期乳腺癌可避免化疗。”值得注意的是，70% 是基于美国临床实践中 HR+、HER2-、ALN- 的乳腺癌患者分布特征进行的估计，具体包括：＞ 50 岁且 RS 为 11 ～ 25 分（45%）、RS 为 0 ～ 10 分任何年龄（16%）及≤ 50 岁且 RS 为 11 ～ 15 分（8%）。中国临床实践中该比例是否达到 70%？该结论需谨慎。首先，国内 21 基因检测方法与国外存在差别，RS 分布是否一致尚未得到认证。其次，国内患者年龄构成与美国不同，故国内乳腺癌患者参考该研究可免除化疗的比例尚不明确。

该研究虽得出了非劣效结论，但仍有些问题值得思考。

首先，该非劣效研究仅报道 ITT 和 as-treated 集结果，未提供真正的 PP 集结果，不能排除 crossover 对结果的干扰。由于 B、C 组间存在不同程度的 crossover（5.4% *vs* 18.4%），且 C 组拒绝化疗的情况在较低 RS 患者中更多见，因此 as-treated 集中患者基线特征不均衡（表 2）。as-treated 集中 C 组患者相比 B 组患者 RS 高风险比例更高（$P$ ＜ 0.001），≤ 50 岁年轻患者比例更高（$P$=0.003），意味着 C 组患者本身预后较差。假设两组基线平衡，则组间实际预后差异会更大，更倾向于拒绝非劣效。考虑到 as-treated 集结果本身为临界非劣效，则真实的差异有可能突破非劣效界值 1.322，从而拒绝非劣效结论。

其次，本研究 RS 分层未采用 NSABP B14 和 B20 研究中的界值（低风险＜ 18；中等风险 18 ～ 30；高风险≥ 31），而对每层界值调整至更低（低风险＜ 11；中等风险 11 ～ 25；高风险≥ 26），目的是最小化高风险组和随机组出现治疗不足的可能性。实际上，这样做也减小了纳入随机化的中等风险患者的总体风险程度，更有利于得到非劣效结论。因此，该研究结论的推广限于调整后的 RS 中等风险范围。此外，对于 RS 为 11 ～ 17 分的患者，根据 NCCN 指南本就可免于化疗，该研究中仍可能随机分配至接受化疗，这种情况是否存在伦理学问题值得考虑。

关于基因检测的个体化治疗指导，目前除了常用的 21 基因复发风险评分，还有 70 基因复发风险评分（MammaPrint）和 50 基因复发风险评分（PAM50）等，相关研究正在进行中。此外，TAILORx 研究的后续 RxPONDER 研究也在进行中，将探讨 HR 阳性、HER-2 阴性、1 ～ 3 枚淋巴结阳性及 RS ≤ 25 分的乳腺癌患者，在内分泌治疗基础上是否需要联合化疗，其结果值得期待。

表 2　不同分析集两研究组间基线 RS 和年龄分布的比较　[n（%）]

| 条目 | ITT 人群 | | | As-treated 人群 | | |
|---|---|---|---|---|---|---|
| | B 组（n=3399） | C 组（n=3312） | P 值 | B 组（n=3822） | C 组（n=2889） | P 值 |
| RS | | | | | | |
| 11 ～ 15 | 1214（36） | 1159（35） | 0.819 | 1457（38） | 916（32） | ＜ 0.001 |
| 16 ～ 20 | 1368（40） | 1344（41） | | 1534（40） | 1178（41） | |
| 21 ～ 25 | 817（24） | 809（24） | | 831（22） | 795（28） | |
| 年龄 | | | | | | |
| ≤ 50 岁 | 1139（34） | 1077（33） | 0.388 | 1205（32） | 1011（35） | 0.003 |
| ＞ 50 岁 | 2260（66） | 2235（67） | | 2617（68） | 1878（65） | |

## 参考文献

SPARANO J A, GRAY R J, MAKOWER D F, et al. Adjuvant chemotherapy guided by a 21-gene expression assay in breast cancer[J]. N Engl J Med, 2018, 379(2): 111-121.

# 晚期卵巢癌中间型肿瘤细胞减灭术联合腹腔热灌注化疗对比单纯中间型肿瘤细胞减灭术研究解读

贾慧珣[1] 李 俊[2] 史庭燕[3]

1. 上海交通大学医学院附属第一人民医院眼科中心
2. 复旦大学附属妇产科医院妇瘤科，上海市女性生殖内分泌相关疾病重点实验室
3. 复旦大学附属中山医院妇科肿瘤科

**解读原文**

van Driel WJ, Koole SN, Sikorska K, et al. Hyperthermic Intraperitoneal Chemotherapy in Ovarian Cancer. N Engl J Med. 2018;378（3）: 230-240. doi: 10.1056/NEJMoa1708618

**【摘要】背景：**新诊断的晚期上皮性卵巢癌的标准治疗为肿瘤细胞减灭术和静脉化疗。本研究旨在探索中间型肿瘤细胞减灭术（interval debulking surgery，IDS）联合腹腔热灌注化疗（hyperthermic intraperitoneal chemotherapy，HIPEC）是否会改善接受新辅助化疗的Ⅲ期上皮性卵巢癌患者的预后。**方法：**在一项多中心、开放标签的Ⅲ期临床试验中，我们随机将245例患者分配至IDS联合顺铂HIPEC组（100mg/m$^2$）（手术联合HIPEC组）或接受单纯IDS组（手术组）。这些患者都接受了3个疗程的卡铂［5～6mg/（ml·min$^{-1}$）曲线下面积］和紫杉醇（175mg/m$^2$）至少达到疾病稳定状态。手术时，对患者进行评估：如果能达到无肉眼残留病灶（完全瘤体减灭）或残留病灶最大直径小于10mm（满意瘤体减灭）才进行随机分组。术后再接受3个疗程的卡铂和紫杉醇化疗。主要研究终点是无复发生存期（relapse-free survival，RFS），次要终点包括总生存期（overall survival，OS）和不良反应。**结果：**在意向性治疗分析中，123例患者中110例（89%）接受单纯IDS（手术组）的患者及99/122（81%）例接受IDS联合HIPEC（手术联合HIPEC组）的患者出现了疾病复发或死亡（疾病复发或死亡风险比HR=0.66；95%CI：0.50～0.87；$P$=0.003）。手术组的中位RFS为10.7个月，手术联合HIPEC组中位RFS为14.2个月。中位随访时间为4.7年，手术组和手术联合HIPEC组分别有76例（62%）和61例（50%）患者死亡（HR=0.67；95%CI：0.48～0.94；$P$=0.02）。手术组中位OS为33.9个月，手术联合HIPEC组中位OS为45.7个月。两组中发生3级或4级不良事件的患者比例相似（手术组为25%，手术联合HIPEC组27%，$P$=0.76）。**结论：**在Ⅲ期上皮性卵巢癌患者中，IDS术中联合HIPEC比单纯IDS获得了更长的RFS和

OS，且并未增加不良反应。

本期分享的是发表在 *New England Journal of Medicine*（*NEJM*）上的关于晚期卵巢癌腹腔热灌注化疗的文献[1]。卵巢癌是妇科致死率最高的恶性肿瘤，其主要特点是多数患者就诊时已处于侵袭转移的晚期阶段，预后往往也非常差。目前，卵巢癌的治疗原则以手术治疗为主，早期行全面的分期手术，晚期行彻底的肿瘤细胞减灭术。对于经过评估，估测初次手术无法达到满意瘤体减灭效果的患者，则可选择 3 个疗程的新辅助化疗后，再行中间型肿瘤细胞减灭术（interval debulking surgery，IDS）。

## 1 背景

该文章入组的患者均为Ⅲ期卵巢癌患者，术前接受 3 个疗程的新辅助静脉化疗（TC 方案），再行中间型瘤体减灭术（IDS），术后再辅以 3 个疗程的 TC 方案静脉化疗，满意瘤体减灭率达到 98%。

卵巢癌化疗的给药途径有静脉或腹腔给药。目前，多个临床试验证实腹腔联合静脉的给药方式其疗效优于单纯静脉给药，如 GOG114 和 GOG172、OV21 试验等。2006 年发表在 *NEJM* 上的 GOG172 试验证实静脉联合腹腔化疗较单纯静脉化疗，其总生存期（OS）延长了 16 个月。2015 年，*JCO* 的一篇文献，更新分析了 GOG114 和 GOG172 两项随机对照研究：在随访了约 10 年的时间（GOG114 随访 13.8 年；GOG172 随访 9.7 年），证实静脉联合腹腔化疗组较静脉化疗组仍有明显的生存获益，且随着腹腔化疗疗程的增加，生存获益也逐渐增加。2018 年发表在 *Annals Oncology* 杂志上的 OV21 试验证实，腹腔联合静脉化疗较静脉化疗组其 9 个月疾病进展率明显下降。虽然，腹腔化疗能延长患者的 OS，但也有其劣势如不良反应增加、导管相关并发症发生率增加、给药不便等。因此，研究者也在不断地寻找新的方法。例如，在手术结束时给予腹腔化疗既能保留腹腔化疗的优势，又能明显减少其劣势（如导管相关并发症）。腹腔热灌注化疗（hyperthermic intraperitoneal chemotherapy，HIPEC）是指在精准恒温、循环灌注、充盈腹腔的基础上给予腹腔化疗。本篇 *NEJM* 文献所用的方法就是在 IDS 中给予 HIPEC。HIPEC 的优势包括增加化疗药物的局部浓度、增加肿瘤细胞对化疗药物的敏感性、诱导凋亡、抑制肿瘤血管生成以及热效应对肿瘤细胞的直接杀伤作用。其实，腹腔热灌注化疗最初主要是用于腹膜假黏液性瘤、结肠癌等，后来逐渐应用于卵巢癌等妇科肿瘤。

## 2 研究设计

该文献的主要研究目的是在接受新辅助治疗的Ⅲ期卵巢癌患者中，探索 IDS 联合 HIPEC 与单纯 IDS 相比，是否会改善患者的预后。主要研究终点为无复发生存期（relapse-free survival，RFS），在意向性治疗（intention-to-treat，ITT）分析集中，IDS 联合 HIPEC 组为 122 例患者，单纯 IDS 组为 123 例患者；安全性分析中，IDS 联合 HIPEC 组为 118 例患者，单纯性 IDS 组为 122 例患者。

## 3 统计设计

### 3.1 最小化分层随机将受试者以较高的概率分配至能够缩小组间差异的组别，以控制组间均衡分布

临床试验设计的四大原则是“随机、对照、盲法、重复”，研究者尤其需要注意随机分组方法的操作。此试验随机分组的时间点是在术中，当达到完全或满意的细胞减灭后，才随机给予 HIPEC，但是在 8 个中心中，有两个中心的时间点是在术前，术前腹腔镜判断是否能达到完全或满意的细胞减灭。那么问题是，术前判断并不等同于术中实际肿瘤切除的情况，这种随机可能带来研究者和术者的主观偏倚，是否会导致这两个中心事先已经分组的患者完全切除率增高？可能一些本来达不到完全切除条件的患者，也入组而导致暴露在不必要的处理中，这是否涉及伦理学的问题呢？

此研究使用了最小化分层随机，分层因素包括：先前是否接受过手术（是或否）、切除部位涉及脏器数目（0～5 和 6～8）、之前接受手术的医院或中心。

最小化分层随机是指每增加 1 例新的受试者都计算一下各组影响因素分布的不均衡性，然后以不同的概率决定该受试者的组别，以保证影响因素分布的不均衡性达到最小。

最小化法确定新病例的分组时应兼顾以下 3 个方面：①影响因素在各组间的差别；②各治疗组已有病例数；③新病例分配到目标组的概率。

在随机化分组过程中，第 1 例受试者采用完全随机化分组，随后入组的受试者采用最小化法。组间不均衡性的大小一般采用全距或方差来衡量。例如表 1 中已入组的 16 例患者进行随机分组，之后每增加 1 例新的受试者都计算一下各组影响因素分布的不均衡性，然后以不同的概率决定该受试者的组别，注意避免任何入组错误影响后面的入组。

表 1 已入组的 16 例患者的随机结果

| 分层因素 | HIPEC 组 | 对照组 |
|---|---|---|
| 先前手术 | | |
| 是 | 2 | 3 |
| 否 | 6 | 5 |
| 局部淋巴结 | | |
| 0～5 | 3 | 1 |
| 6～8 | 5 | 7 |

### 3.2 样本量

该研究的样本量是比较常规的计算，预期试验组和对照组的主要研究终点中位 RFS 分别是 27 个月和 18 个月，HR=0.67。在招募 3 年随访 2 年的情况下需要 245 例样本，达到事件数是 192 例。并在样本量达到一半时预设了期中分析，此期中分析的目的只是预估数据趋势，并不是基于中期分析结果做提前的优效终止或者劣效终止。正是出于期中分析的这个目的，

所以研究者并没有在期中分析上过多地去消耗检验水准（Alpha=0.002），而是把更多的检验水准留在了最后的一次统计分析当中（图 1）。

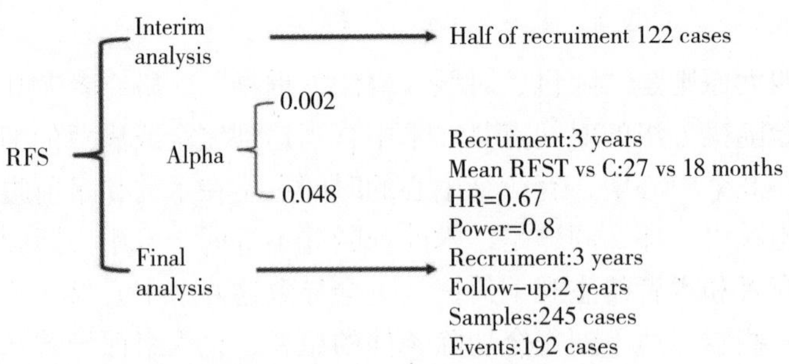


**图 1　样本量计算**

### 3.3　分层分析有利于提高检验效能

ICH E9 中明确规定分层随机虽然已经控制了可能对结局产生影响的因素在组间均衡分布，但仍要求在分析的时候做分层分析或调整。因为即使随机时设置了分层，在样本量较小的研究中也不能保证分层因素在组间完全均匀分布，如果在分析时不矫正，则会使误差项增大。此试验采用 ITT 集进行主要分析，对主要研究终点 RFS 以及次要研究终点 OS 均采用分层分析，最后得到的结果是在Ⅲ期上皮性卵巢癌患者中，手术联合 HIPEC 组比手术组获得了更长的 RFS 和 OS。有分层因素时，建议临床研究者尽可能采用分层分析，能更好地减小误差项，提高检验效能。

## 4　结果

表 2 详细列出了两组患者的基本信息，其基本是一致的。两组患者满意瘤体减灭率均在 98% 以上。

**表 2　两组患者的基线特征及手术相关信息**

| 变量 | 手术组（*n*=123） | 手术 + HIPEC 组（*n*=122） |
|---|---|---|
| 基线特征 | | |
| 中位年龄（IQR），岁 | 63（56 ～ 66） | 61（55 ～ 66） |
| 肿瘤组织学分型，*n*（%） | | |
| 高级别浆液性 | 107（87） | 112（92） |
| 高级别子宫内膜样变 | 1（1） | 1（1） |
| 肉瘤 | 4（3） | 1（1） |
| 黏液性 | 2（2） | 1（1） |

续表

| 变量 | 手术组（$n$=123） | 手术 + HIPEC 组（$n$=122） |
|---|---|---|
| 透明细胞癌 | 5（4） | 0 |
| 低级别浆液性 | 2（2） | 4（3） |
| 低级别子宫内膜样变 | 0 | 2（2） |
| 胃肠肿瘤转移 | 1（1） | 0 |
| 未知 | 1（1） | 1（1） |
| 先前手术，$n$（%） | | |
| 是 | 12（10） | 12（10） |
| 否 | 111（90） | 110（90） |
| 在中间性肿瘤细胞减灭术开始时受影响的区域数，$n$（%） | | |
| 0 ~ 5 | 83（67） | 83（68） |
| 6 ~ 8 | 40（33） | 39（32） |
| 治疗特征 | | |
| 术后的残留病灶，$n$（%） | | |
| R1，没有可见肿瘤，彻底减灭 | 82（67） | 84（69） |
| R2a，癌结节 ≤ 2.5mm | 24（20） | 22（18） |
| R2b，癌结节＞ 2.5mm，和≤ 10mm | 14（11） | 13（11） |
| 癌结节＞ 10.0mm，不彻底减灭 | 1（1） | 0 |
| 未切除 | 1（1） | 2（2） |
| 未手术 | 1（1） | 1（1） |
| 肠切除术，$n$（%） | | |
| 未进行肠切除术 | 93（76） | 93（76） |
| 带回肠或结肠造口的肠切除术 | 13（11） | 21（17） |
| 不带回肠或结肠造口的肠切除术 | 17（14） | 8（7） |
| 中位手术时长（IQR），$t$/min | 192（153 ~ 231） | 338（299 ~ 426） |
| 中位住院时间（IQR），$t$/d | 8（7 ~ 10） | 10（8 ~ 12） |
| 从手术到开始第 1 个周期辅助化疗的中位时间（IQR），$t$/d | 30（25 ~ 41） | 33（28 ~ 41） |
| 术后完成辅助化疗的周期数，$n$（%） | | |

续表

| 变量 | 手术组（n=123） | 手术 + HIPEC 组（n=122） |
| --- | --- | --- |
| 0 | 7（6） | 5（4） |
| 1 | 2（2） | 0 |
| 2 | 3（2） | 2（2） |
| 3 | 111（90） | 115（94） |

中位 RFS（见原文 Figure2）：IDS 联合 HIPEC 组较单纯 IDS 组延长了 3.5 个月；中位 OS（见原文 Figure2）：IDS 联合 HIPEC 组较单纯 IDS 组延长了近 12.0 个月。

各亚组分析也提示 IDS 联合 HIPEC 组较单纯 IDS 有生存获益（见原文 Figure3）。

而在不良反应方面，两组差异无统计学意义（表 3）。

**表 3　安全性分析**　　n（%）

| 不良事件 | 手术组（n=122） | | 手术 + HIPEC 组（n=118） | |
| --- | --- | --- | --- | --- |
| | 任一级别 | 3 或 4 级 | 任一级别 | 3 或 4 级 |
| 感染 | 14（11.5） | 3（2.5） | 21（17.8） | 7（5.9） |
| 腹痛 | 70（57.4） | 7（5.7） | 71（60.2） | 6（5.1） |
| 肠梗阻 | 4（3.3） | 2（1.6） | 9（7.6） | 5（4.2） |
| 疼痛 | 28（23.0） | 2（1.6） | 39（33.1） | 4（3.4） |
| 血栓栓塞事件 | 2（1.6） | 2（1.6） | 7（5.9） | 4（3.4） |
| 肺部疾病 | 8（6.6） | 1（0.8） | 11（9.3） | 3（2.5） |
| 呼吸困难 | 13（10.7） | 0（0） | 8（6.8） | 3（2.5） |
| 电解质紊乱 | 6（4.9） | 1（0.8） | 7（5.9） | 3（2.5） |
| 胃肠吻合口瘘 | 3（2.5） | 2（1.6） | 3（2.5） | 3（2.5） |
| 恶心 | 70（57.4） | 3（2.5） | 74（62.7） | 2（1.7） |
| 疲劳 | 37（30.3） | 0（0） | 44（37.3） | 2（1.7） |
| 心脏病，未作特殊说明 | 6（4.9） | 2（1.6） | 8（6.8） | 2（1.7） |
| 神经病变 | 33（27.0） | 1（0.8） | 37（31.4） | 1（0.8） |
| 呕吐 | 47（38.5） | 1（0.8） | 32（27.1） | 1（0.8） |
| 贫血 | 7（5.7） | 6（4.9） | 5（4.2） | 1（0.8） |
| 肺炎 | 1（0.8） | 1（0.8） | 2（1.7） | 1（0.8） |

续表

| 不良事件 | 手术组（n=122） | | 手术 + HIPEC 组（n=118） | |
|---|---|---|---|---|
| | 任一级别 | 3 或 4 级 | 任一级别 | 3 或 4 级 |
| 术后出血 | 4（3.3） | 1（0.8） | 2（1.7） | 1（0.8） |
| 低血压 | 11（9.0） | 1（0.8） | 1（0.8） | 1（0.8） |
| 败血症 | 2（1.6） | 2（1.6） | 1（0.8） | 1（0.8） |
| 便秘 | 32（26.2） | 1（0.8） | 23（19.5） | 0（0） |
| 脱发 | 19（15.6） | 0（0） | 22（18.6） | 0（0） |
| 腹泻 | 11（9.0） | 0（0） | 16（13.6） | 0（0） |
| 发热 | 10（8.2） | 0（0） | 14（11.9） | 0（0） |
| 头晕 | 15（12.3） | 0（0） | 9（7.6） | 0（0） |
| 胃轻瘫 | 2（1.6） | 2（1.6） | 1（0.8） | 0（0） |
| 肠穿孔 | 2（1.6） | 2（1.6） | 0（0） | 0（0） |

## 5 讨论

首先，该项研究的前期证据非常有限。之前第一项关于 HIPEC 的随机对照研究来源于希腊[2]，但该研究的质量却不高[3]：①研究没有伦理备案和临床注册（一项极具侵袭性操作的前瞻性随机对照研究）。②随机流程模糊不清。③没有按照正式流程（CONSORT）报告结果。④方案无主要研究终点定义，OS 起点是从随机开始，诊断开始，还是手术开始？⑤样本量计算依据（纳入 120 例的依据），结论的得出有多大把握度不得而知。⑥研究的方法学和统计学语焉不详，非常简略。⑦文章结尾总结“patient outcomes in terms of survival and recurrence”，但全文没有任何有关 PFS 的数据。根据第一作者在其他场合报道过此临床试验的 PFS，结果是两组差异无统计学意义（HIPEC 组 *vs* 对照组为 11.5 个月 *vs* 11.8 个月）。问题是，没有差异的 PFS 是如何转化为 OS 巨大获益的？⑧没有展示两组术后系统治疗的数据，不排除两组差异来自后续的治疗。⑨对于一项Ⅲ期临床研究，无安全性（术后合并症和死亡率）相关内容。⑩对铂类耐药和敏感的亚组分析，不仅没有明确统计方法，铂类耐药的患者长期生存率超过 70%，而既往报道这部分患者低于 15%，是否铂类敏感的定义不同？

所以可能本研究才是第一个真正意义上的卵巢癌腹腔热灌注随机对照研究。

本研究无论 PFS 还是 OS 都显示 HIPEC 有显著获益，但腹腔热灌注化疗主要影响因素（铂类化疗药物大剂量使用、腹膜内的给药方式以及高温条件）对研究的影响并不明确。

其次，HIPEC 表面上仅仅是手术时间（对照组 3.2h，HIPEC 组 5.7h）以及住院时间（对照组 8d，HIPEC 组 10d）的延长，在中国更会涉及经济学因素以及医疗资源分配的问题。此外，虽然 HIPEC 疗效好，但是会带来更多的结肠、回肠造口术，造成患者生活质量下降，尚需要卫生经济学进一步评价。

再次，该项试验终点指标无论 RFS（10.7 个月 *vs* 14.2 个月）还是 OS（33.9 个月 *vs* 45.7 个月）均比 *NEJM* 发表的满意肿瘤细胞减灭术后腹腔化疗对比静脉化疗的研究结果差（PFS：18.3 个月 *vs* 23.8 个月；OS：49.7 个月 *vs* 65.6 个月）[4]。尽管不是头对头比较的研究，但提示仍需要更多高级别临床研究证据，明确 HIPEC 是否真正带来患者生存获益；未来 HIPEC 相关临床研究设计应该关注适合的亚组人群，将只进行腹腔化疗就有很好预后的人群排除掉。

最后，这项研究是在肿瘤细胞减灭术背景下评论 HIPEC，疗效很大程度上会受手术医生水平和中心级别的影响，如何推广到其他条件和中心，此项试验并未给出更多有用的信息。

## 参考文献

[1] VAN DRIEL W J, KOOLE S N, SIKORSKA K, et al. Hyperthermic intraperitoneal chemotherapy in ovarian cancer [J]. N Engl J Med, 2018, 378(3): 230-240.

[2] SPILIOTIS J, HALKIA E, LIANOS E, et al. Cytoreductive surgery and HIPEC in recurrent epithelial ovarian cancer: a prospective randomized phase Ⅲ study[J]. Ann Surg Oncol, 2015, 22(5): 1570-1575.

[3] HARTER P, REUSS A, SEHOULI J, et al. Brief report about the role of hyperthermic intraperitoneal chemotherapy in a prospective randomized phase 3 study in recurrent ovarian cancer from spiliotis[J]. Int J Gynecol Cancer, 2017, 27(2): 246-247.

[4] ARMSTRONG D K, BUNDY B, WENZEL L, et al. Intraperitoneal cisplatin and paclitaxel in ovarian cancer[J]. N Engl J Med, 2006, 354(1):34-43.

# 宫颈癌微创和开腹根治性子宫切除术比较的前瞻性、多中心、随机对照临床试验——LACC 研究解读

莫　森[1]　张　敬[2]　任玉兰[3]

1. 复旦大学附属肿瘤医院肿瘤预防部，复旦大学上海医学院肿瘤学系
2. 复旦大学附属肿瘤医院放疗科，复旦大学上海医学院肿瘤学系
3. 复旦大学附属肿瘤医院肿瘤妇科，复旦大学上海医学院肿瘤学系

**解读原文**

Ramirez PT, Frumovitz M, Pareja R, et al. Minimally Invasive versus Abdominal Radical Hysterectomy for Cervical Cancer. N Engl J Med. 2018;379（20）: 1895-1904. doi: 10.1056/NEJMoa1806395

**【摘要】**LACC 研究是针对宫颈癌微创手术的一项大型前瞻性随机对照临床试验，由美国 M.D.Anderson 癌症中心牵头，全球共 33 家医疗机构参与了该试验，其中中国有 3 个中心，包括中山大学附属第一医院、浙江省肿瘤医院及温州医科大学附属第一医院，共同参与了这一国际多中心的临床试验。该研究显示，对于早期的宫颈癌患者（ⅠA1 脉管阳性、ⅠA2 及ⅠB1 期），与开腹根治性子宫切除术相比，接受微创根治性子宫切除术的患者无病生存率（disease-free survival rate，DFS）和总生存率（overall survival rate，OS）均较低，局部区域复发率较高。

宫颈癌传统的手术方式是开腹根治性子宫切除术，至今已有 100 余年的历史。宫颈癌的微创手术从 20 世纪 90 年代开展至今，已有几十年的历史。既往的文献报道认为宫颈癌微创手术的肿瘤学结局与开腹手术无差异，但手术创伤小、恢复快。但本研究结果与既往研究结果完全不同。除了肿瘤学预后开腹组优于微创组之外，研究小组在 2018 国际妇科肿瘤学会（International Gynecologic Cancer Society，IGCS）会议上初步报道，开腹组和微创组的手术并发症和手术 1 周后的生活质量也并无差别。

目前认为微创手术预后较差的可能因素包括举宫器的使用、腔镜下环切阴道及术中 $CO_2$ 气腹的使用等，但具体是何种原因需要进一步的研究证实。

值得注意的是，本研究中，91.9% 的患者都是ⅠB1 期，只有不到 10% 的患者是ⅠA 期。因此，作者在文中强调，本研究的结果不能直接推广到“低危”宫颈癌患者（肿瘤大小＜2cm;

无淋巴脉管浸润；浸润深度＜ 10mm；无淋巴结受累）中。因此，国内有学者认为，目前对于ⅠA 期和肿瘤大小＜ 2cm 的ⅠB1 期患者仍可以考虑行微创手术，但需要告知患者目前已有的研究结果并签署知情同意书。

基于 LACC 的研究结果，目前美国 M.D.Anderson 癌症中心已全面停止对宫颈癌患者提供微创手术。但是我们也不能就此完全否定微创手术在宫颈癌治疗中的价值，应当积极开展前瞻性的随机对照临床研究，进一步探索微创手术的利和弊，以及微创手术带来风险的可能原因。

本期分享的是 2018 年 10 月 31 日发表在 *N Engl J Med* 上的治疗宫颈癌的腹腔镜方法试验（LACC 研究），旨在比较腹腔镜或机器人辅助根治性子宫切除术（微创手术）对比开腹根治性子宫切除术治疗早期宫颈癌的疗效与安全性 [1]。

## 1 背景

对于早期宫颈癌患者，联合盆腔淋巴结清扫术的根治性子宫切除术是标准的治疗方式。美国国家综合癌症网络（National Comprehensive Cancer Network，NCCN）和欧洲妇科肿瘤学会（European Society of Gynecological Oncology，ESGO）指南均表明，开腹手术或腹腔镜手术（使用常规或机器人技术进行的微创手术）均是早期宫颈癌患者根治性子宫切除术可选择的手术方式 [2，3]。

针对早期宫颈癌患者的回顾性 Meta 分析结果显示，与开腹根治性子宫切除术相比，腹腔镜根治性子宫切除术术中出血量较少，住院时间较短，且术后并发症的发生风险较低 [4，5]。但 Meta 分析纳入的研究大部分没有生存数据报道，难以进行生存相关分析。此外，有回顾性研究表明，两种手术方法的复发率和生存率无明显差异 [6，7]。

关于早期宫颈癌患者行腹腔镜或机器人辅助根治性子宫切除术（微创手术）后的生存结局是否与行开腹根治性子宫切除术相似这一问题，目前仅有来自回顾性研究的有限证据。

## 2 研究设计概况

本研究是全球首个前瞻性、Ⅲ期、国际多中心探讨腹腔镜或机器人辅助根治性子宫切除术（微创手术）是否非劣效于开腹根治性子宫切除术的研究。研究对象纳入标准包括：①ⅠA1 脉管阳性、ⅠA2 及ⅠB1 期；②子宫颈鳞状上皮癌、腺癌及腺鳞癌；③ ECOG 评分 0 ～ 1 分。研究对象排除标准包括：①子宫长度＞ 12cm；②腹部或盆腔放疗史，转移；③不能耐受手术或不能耐受手术标准体位。该研究前瞻性地将患者随机分配至接受微创（常规腹腔镜或机器人）或开腹根治性子宫切除术，比较两组患者的 DFS、复发率和 OS，主要研究终点是 4.5 年 DFS。

研究实施计划分为 2 个阶段（见原文 protocol 5.3SCHEMA）。第 1 个阶段纳入 100 例患者进行随机，每组 50 例进行微创手术或开腹手术，随机分层因素包括疾病分期和中心两个因素。第 1 阶段的目的之一是对入组和干预的可行性评估，同时关注生活质量。

在 100 例手术结束后，综合临床、经济可行性及参与中心的意愿，决定第 2 阶段如何进行。提供 2 种选择：选择 1 是继续随机入组，每组 320 例，总共 740 例；选择 2 是终止入组，对前 50 例微创组患者继续随访 4.5 年以上，并收集所有患者的 DFS。终止入组的情况包括：年入组患者数＜ 30 例，或＜ 75% 的患者能保持随访，或微创组出现不可接受的并发症发生率（＞ 8%）。

关于阶段 2 中选择 1 的样本量估计，基于主要研究终点 4.5 年 DFS，考虑微创组为 84%，开腹组 90%，可认为二者疗效相当；同时考虑入组 4.5 年、最后 1 例患者入组后随访 4.5 年，共需要纳入 740 例患者。参考以上条件，我们也可以通过样本量计算软件（PASS）中的非劣效设计模块对样本量进行复核：同样考虑开腹组 4.5 年 DFS 为 90%，采用非劣效界值 7.2%，即绝对值 82.8%，由此估计的样本量与研究计划中提到的数量相当，为 746 例。

## 3 统计分析计划

该研究统计分析计划特别提到了数据成熟度的考虑，主要从三个维度来看：一是中位随访时间，根据反向 Kaplan-Meier 曲线计算；二是 4.5 年时随访数据完整率；三是入组资料的可用性。

针对主要研究终点 DFS，非劣效检验的目标是微创组与开腹组的疗效差异的单侧 97.5%CI 下限不低于 -7.2%；若非劣效终点达到，将进一步进行优效性检验。主要结果以意向性治疗（intention-to-treat，ITT）分析集为主，以符合方案集（per-protocol set，PPS）作为灵敏度分析结果；另外进行调整重要基线变量的多因素分析及基于肿瘤大小（＜ 2cm *vs* ≥ 2cm）的亚组分析等。

研究预先设置了提前终止条件：考虑到微创手术可能存在的严重不良事件增加，预设在微创组入组达 50、100、200 和 300 例 4 个时间点，由试验安全委员会根据手术相关死亡数决定是否提前终止研究，但结果未报道手术相关死亡数。研究预设入组 740 例，实际在入组 631 例时提前终止，主要原因是组间死亡数严重不平衡（肿瘤死亡：2 *vs* 14；总死亡：3 *vs* 19）。

## 4 研究结果

2008 年 6 月—2017 年 6 月，全球共 33 家研究中心参与试验招募患者，共纳入 631 例患者，其中 319 例患者随机分配至微创组，312 例患者随机分配至开腹组。

91.9% 的患者为 I B1 期宫颈癌（表 1）[1]。共有 68 例患者（微创组 30 例，开腹组 38 例）实际未接受相应手术，其中 31 例在手术前退出，27 例手术中止，10 例在术前转组（8 例由开腹手术转为微创手术，2 例由微创手术转为开腹手术）。在按照分组接受微创手术的患者中，84.4% 的患者接受腹腔镜手术，15.6% 的患者接受机器人辅助手术。

表 1　入组患者基线特征

| 特征 | 开放手术组（$N$=312） | 微创手术组（$N$=319） |
| --- | --- | --- |
| 年龄 / 岁 $\bar{x} \pm s$ | 46.0 ± 10.6 | 46.1 ± 11.0 |
| 身体质量指数 $\bar{x} \pm s$ † | 26.2 ± 5.3 | 27.2 ± 5.6 |
| 组织学亚型，$n$（%） | | |
| 鳞状细胞癌 | 210（67.3） | 214（67.1） |
| 腺癌 | 80（25.6） | 87（27.3） |
| 腺鳞癌 | 6（1.9） | 9（2.8） |
| 未报告 | 16（5.1） | 9（2.8） |
| 疾病分期，$n$（%） | | |
| ⅠA1：淋巴血管浸润 | 5（1.6） | 5（1.6） |
| ⅠA2 | 20（6.4） | 21（6.6） |
| ⅠB1 | 287（92.0） | 293（91.8） |
| ECOG 功能状态评分，$n$（%）‡ | | |
| 0 | 289（92.6） | 292（91.5） |
| 1 | 23（7.4） | 27（8.5） |
| 中位住院时间（范围）/d | 5（0 ～ 69）§ | 3（0 ～ 72） |
| 接受的治疗，$n$（%） | | |
| 开放手术 | 274（87.8） | 2（0.6） |
| 微创手术 | 8（2.6） | 289（90.6） |
| 术前患者撤回知情 | 19（6.1） | 12（3.8） |
| 手术中止 | 11（3.5） | 16（5.0） |

†：身体质量指数是体重（以 kg 为单位）除以身高（以 m 为单位）的平方。‡：东部肿瘤协作组（ECOG）表现状态评分从 0 分到 4 分不等，数值越高表示残疾 / 障碍程度越严重。§：被分配到接受开放手术组患者的住院时间为 0，表示患者在手术前退出或手术中止并于当天出院。

患者术后病理方面，组织学亚型、Ⅲ级肿瘤、肿瘤大小≥ 2cm、淋巴血管浸润、宫旁侵犯及淋巴结受累等特征在两组之间差异均无统计学意义。在微创组中，浅表浸润性肿瘤发生率较高（28.5%，开腹组为 21.6%）。

安全性方面，微创组和开腹组的术中并发症发生率分别为 11.4% 和 10.5%，早期术后并发症（术后＜ 6 周）发生率分别为 25.3% 和 25.7%。

术后辅助治疗方面，两组治疗比例相似（表 2）[1]。辅助化疗和放疗的总发生率（微创组为 18.8%，开腹组为 18.1%）和至任何辅助治疗开始时间（微创组中位 41d，范围 31 ～ 57d；开腹组中位 46d，范围 33 ～ 70d）在两组间差异均无统计学意义。

表 2 辅助治疗 n（%）

| 辅助治疗 | 开放手术组（n=312） | 微创手术组（n=319） | P 值 |
|---|---|---|---|
| 化疗或放疗 | 86（27.6） | 92（28.8） | 0.72 |
| 化疗周期≥ 1 | 66（21.2） | 72（22.6） | 0.67 |
| 放疗剂量≥ 1 | 73（23.4） | 81（25.4） | 0.56 |

在中位随访时间 2.5 年（0.0 ～ 6.3 年）后，对于 4.5 年 DFS 终点可获得 59.7% 的生存信息，能够提供 84% 的统计学效能。结果显示，共 34 例患者发生复发（微创组 27 例，开腹组 7 例），大多数发生在阴道穹隆或骨盆（微创组为 41%，开腹组为 43%）。开腹组阴道穹隆复发的比例较高（43%，微创组为 15%），而所有非阴道穹隆的骨盆复发均发生在微创组中。两组复发患者的肿瘤大小分布相似，33 家研究中心中有 14 家出现复发。共记录死亡 22 例，包括微创组 19 例和开腹组 3 例。

主要生存结局见原文 Figure1[1]。ITT 分析显示，微创组和开腹组 4.5 年 DFS 分别为 86.0% 和95.6%（差值 -10.6%; 95%CI: -16.4% ～ -4.7%; P=0.87），95%CI 下限包含非劣效性界值 -7.2%，因此未能证明非劣效。PP 集分析结果相似，微创组和开腹组 4.5 年 DFS 分别为 87.1% 和 97.6%（差值 -10.5%; 95%CI: -16% ～ -5%; P=0.88）。该阴性结果在接受机器人辅助手术的 45 例患者（组间差异 -10.4%; 95%CI: -24.7% ～ 3.9%）和接受腹腔镜手术的 244 例患者（组间差异 -10.6%; 95%CI: -16.4% ～ -4.7%）的亚组分析中也是一致的。

微创组 3 年 DFS 低于开腹组（91.2% *vs* 97.1%；HR=3.74，95%CI：1.63 ～ 8.58）（见原文 Figure1B）[1]，用年龄、体质指数、疾病分期、淋巴血管浸润、淋巴结受累和 ECOG 体能评分校正后，差异仍然存在。

与开腹组相比，微创组的 OS 较低（3 年 OS：93.8% *vs* 99.0%，全因死亡 HR=6.00，95%CI：1.77 ～ 20.30，见原文 Figure2A）[1]；宫颈癌死亡率较高（3 年宫颈癌死亡率：4.4% *vs* 0.6%，HR=6.56，95%CI：1.48 ～ 29.00，见原文 Figure2B）[1]；局部区域复发率较高（3 年无局部区域复发生存率：94.3% *vs* 98.3%，HR=4.26，95%CI：1.44 ～ 12.60，见原文 Figure2C）[1]。

## 5 讨论与思考

本研究发现，对于早期宫颈癌患者（ⅠA1 脉管阳性、ⅠA2 及ⅠB1 期），相比开腹根治性子宫切除术，接受微创根治性子宫切除术的患者 DFS 和 OS 均较低，局部区域复发率较高。

既往文献报道认为微创根治性子宫切除术的肿瘤学结局与开腹手术无差异。本研究结果对既往回顾性研究及 Meta 分析结果提出了质疑。关于本研究结论的颠覆性，研究者也给出相应解释：①以往 Meta 分析纳入的研究随访时间短，缺乏生存相关信息；②回顾性研究多为历史对照比较，开腹组患者接受治疗时间早，且早期根治性子宫切除术适应证较广（ⅠB2 期患者多），术后辅助化疗和（或）放疗建议未明确。

本研究中微创手术结局较差可能受到以下因素影响：微创手术中在阴道顶端及肿瘤局部的挤压和摩擦可能增加肿瘤细胞脱落、种植及播散的概率；术中注入 $CO_2$，可能影响肿瘤细胞生长或蔓延[8]。既往研究报道 $CO_2$ 气腹可以促进肿瘤的生长，可能是微创手术中不能避免的危险因素之一[9]。然而，在 GOGLAP2 和 LACE 两项关于子宫内膜癌的随机对照临床试验中，微创组与开腹组并未提示生存差异，同样作为生殖系统肿瘤，这样的差异难以仅从 $CO_2$ 气腹的角度来解释[10, 11]。另一方面，本研究入组时间长达 9 年，2008—2017 年，腹腔镜手术器械精准度大大提高，病理诊断准确性也有提高，更为重要的是，微创手术者需要较长的学习曲线和实践频率，手术者的技术进步很可能使患者更大程度获益。希望研究者提供进一步根据入组时间早晚进行亚组分析，深入剖析研究的结果。作者也在讨论部分特别说明，该临床试验不是设计用于回答微创手术结局较差的原因；因此，关于微创手术结局的影响因素探讨仍需未来更多研究。

也有学者认为该试验未能证明微创手术的非劣效性，可能是由于开腹组 DFS 较高。历史研究 DFS 低于该研究的，有的纳入了盆腔淋巴结阳性、切缘阳性或盆腔侵犯阳性的患者[12]，还有的并未接受标准术后辅助放疗或化疗[13]。近来有研究报道，接受开放根治性子宫切除术患者的 5 年 DFS 为 93.3% ～ 94.4%，与该试验中 4.5 年 DFS 为 96.5% 相符[6, 7, 14]。另一种理解是，本研究开腹手术组 DFS 与既往文献的差异也可能源于主刀医师微创手术和开腹手术经验与技巧的差异。

同期在 *N Engl J Med* 发表的另一篇回顾性研究，同样探讨了微创手术和开腹手术在早期宫颈癌中的预后差异，研究对象针对早期宫颈癌（ⅠA2、ⅠB1 期），基于 NCDB 和 SEER 两大数据库分别进行了个体倾向性匹配分析和群体分析。

根据 NCDB 数据库进行 2010—2013 年的个体分析，经排除标准后，两组各纳入 1236 和 1225 例。无论是直接分析结果，还是倾向性评分匹配结果，微创组死亡率都高于开腹组，4 年死亡率分别为 9.1% 和 5.3%，中位随访时间 45 个月，较本研究更长。

由于 NCDB 数据库 2010 年之前的资料不全，研究者又根据 SEER 数据库进行了 2000—2010 年的群体分析。又因为 SEER 数据库缺乏 AJCC 或 FIGO 分期，故以 localized、regional 代替。采用 4 年相对生存率作为主要指标，以排除非肿瘤死亡的影响。结果显示，微创手术应用前（2000—2006 年）生存率呈稳定上升趋势；微创手术应用后（2006—2010 年）呈下降趋势，平均每年下降 0.8%（见原文 Figure4）[15]。而微创手术在 2006 年占 1.8%，之后逐年增加，到 2010 年占 31.1%。总体趋势为：随着时间推移，微创手术占比越大，不分手术方式的宫颈癌患者总体生存率越低。

综合前瞻性研究与回顾性研究结果，从统计学角度来看，这项颠覆性结果的可信度到底有多大呢？支持该结果的证据包括：①研究者对 ITT 集和 PP 集都进行了报道，结果一致；总脱落率不高（10.8%），从 ITT 集到 PP 集交叉较少，影响较小。②同期同主题基于 NCDB 和 SEER 两大数据库的大样本回顾性研究结果相似。③也是最重要的，既往文献报道生存率差异无统计学意义，并不能代表二者相似。相反，也有一些证据可能支持微创手术：①本研究时间跨度长达 9 年，结果未根据时间因素调整，可能有潜在偏倚影响。②中位随访时间仅 2.5 年，而 4.5 年数据成熟度不足 60%，这意味着 40% 以上的患者是在近 4.5 年内入组的，间接说明该结果主要基于早期入组患者的生存数据，进一步提示时间因素影响的可能性大。③复发事件集中在 1/3 的中心，手术质量差异是否也存在影响？但鉴于研究已经对中心进行了分层，还规定了手术视频质控方法，因此该影响应该不大。综上，笔者认为支持证据的可信度更高。

当然，我们不能仅仅因为两篇文章就完全否定微创手术在宫颈癌治疗中的价值。每个研究都有一定的局限性，作者在文中强调，本研究的结果不能直接推广到“低危”宫颈癌患者（肿瘤大小＜ 2cm；无淋巴脉管浸润；浸润深度＜ 10mm；无淋巴结受累）中，因为统计学效能不足以评估两种手术方法在该亚组患者中的肿瘤学结局。

LACC 研究结果引发对微创手术的反思，给未来临床实践提供许多启示：要加强对腹腔镜手术的监管和准入，选择合适的患者，由有资质的医师进行手术以提高患者的受益。同时，要重视患者的知情同意权，选择手术方式时需要详细告知该领域研究现状。另外，两项研究均未报道微创手术与开腹手术在生活质量方面的比较，尤其是早期宫颈癌的生育功能保留方面，哪种术式更优仍值得进一步探究。总之，关于微创手术的应用价值，仍需更多研究验证。

## 参考文献


[1] FRUMOVITZ M, PAREJA R, LOPEZ A, et al. Minimally invasive versus abdominal radical hysterectomy for cervical cancer[J]. N Engl J Med, 2018, 379(20):1895-1904.

[2] National Comprehensive Cancer Network. NCCN clinical practice guidelines in oncology: cervical cancer (version I.2018). 2017 (http://oncolife.com.ua/doc/nccn/Cervical_Cancer.pdf).

[3] CONRAD L B, RAMIREZ P T, BURKE W, et al. Role of minimally invasive surgery in gynecologic oncology: an updated survey of members of the Society of Gynecologic Oncology[J]. Int J Gynecol Cancer, 2015, 25(6): 1121-1127.

[4] ZHAO Y, HANG B, XIONG G W, et al. Laparoscopic radical hysterectomy in early stage cervical cancer: a systematic review and meta-analysis[J]. J Laparoendosc Adv Surg Tech A, 2017, 27(11): 1132-1144.

[5] PARK D A, YUN J E, KIM S W, et al. Surgical and clinical safety and effectiveness of robot-assisted laparoscopic hysterectomy compared to conventional laparoscopy and laparotomy for cervical cancer: a systematic review and meta- analysis[J]. Eur J Surg Oncol, 2017, 43(6): 994-1002.

[6] LEE E J, KANG H, KIM D H. A comparative study of laparoscopic radical hysterectomy with radical abdominal hysterectomy for early-stage cervical cancer: a long-term follow-up study[J]. Eur J Obstet Gynecol Reprod Biol, 2011, 156(1): 83-86.

[7] NAM J H, PARK J Y, KIM D Y, et al. Laparoscopic versus open radical hysterectomy in early-stage cervical cancer: long-term survival outcomes in a matched cohort study[J]. Ann Oncol, 2012, 23(4): 903-911.

[8] LIN F, PAN L, LI L, et al. Effects of a simulated $CO_2$ pneumoperitoneum environment on the proliferation, apoptosis, and metastasis of cervical cancer cells *in vitro*[J]. Med Sci Monit, 2014, 20: 2497-2503.

[9] MO X, YANG Y, LAI H, et al. Does carbon dioxide pneumoperitoneum enhance wound metastases following laparoscopic abdominal tumor surgery? A meta-analysis of 20 randomized control studies[J]. Tumour Biol, 2014, 35(8): 7351-7359.

[10] PIEDMONTE M R, SPIRTOS N M, EISENKOP S M, et al. Recurrence and survival after random assignment to laparoscopy versus laparotomy for comprehensive surgical staging of uterine cancer: Gynecologic Oncology Group LAP2 Study[J]. J Clin Oncol, 2012, 30(7): 695-700.

[11] GEBSKI V, DAVIES L C, FORDER P, et al. Effect of total laparoscopic hysterectomy *vs* total abdominal hysterectomy on disease-free survival among women with stage Ⅰ endometrial cancer: a randomized clinical trial[J]. JAMA, 2017, 317(12): 1224-1233.
[12] PETERS W A 3rd, LIU P Y, BARRETT R J 2nd, et al. Concurrent chemotherapy and pelvic radiation therapy compared with pelvic radiation therapy alone as adjuvant therapy after radical surgery in high-risk early-stage cancer of the cervix [J]. J Clin Oncol, 2000, 18(8): 1606-1613.
[13] ROTMAN M, SEDLIS A, PIEDMONTE M R, et al. A phase Ⅲ randomized trial of postoperative pelvic irradiation in stage ⅠB cervical carcinoma with poor prognostic features: follow-up of a gynecologic oncology group study[J]. Int J Radiat Oncol Biol Phys, 2006, 65(1): 169-176.
[14] MALZONI M, TINELLI R, COSENTINO F, et al. Total laparoscopic radical hysterectomy versus abdominal radical hysterectomy with lymphadenectomy in patients with early cervical cancer: our experience[J]. Ann Surg Oncol, 2009, 16(5): 1316-1323.
[15] MELAMED A, MARGUL D J, CHEN L, et al. Survival after minimally invasive radical hysterectomy for early-stage cervical cancer[J]. N Engl J Med, 2018, 379(20): 1905-1914.

# 阿替利珠单抗联合白蛋白结合型紫杉醇治疗晚期三阴性乳腺癌的Ⅲ期临床试验——IMpassion 130 研究解读

莫 淼[1] 杨佳柠[2] 董 超[3]

1. 复旦大学附属肿瘤医院肿瘤预防部，复旦大学上海医学院肿瘤学系
2. 复旦大学附属肿瘤医院放疗科，复旦大学上海医学院肿瘤学系
3. 昆明医科大学第一附属医院肿瘤内科

**解读原文**

Schmid P, Adams S, Rugo HS, et al. Atezolizumab and Nab-Paclitaxel in Advanced Triple-Negative Breast Cancer. N Engl J Med. 2018;379（22）: 2108-2121. doi: 10.1056/NEJMoa1809615

**【摘要】**乳腺癌一直被认为是低免疫原性的“冷肿瘤”，因此免疫疗法在乳腺癌中乏善可陈。三阴性乳腺癌（triple-negative breast cancer，TNBC）是一种特殊亚型，治疗方案有限却又极具侵袭性。越来越多的研究发现，TNBC 肿瘤突变负荷较大，肿瘤浸润免疫细胞的程序性死亡配体 1（programmed death ligand-1，PD-L1）表达量较高，肿瘤微环境中富含肿瘤浸润淋巴细胞（tumor-infiltrating lymphocyte，TIL），故推测其可能是一种对免疫积极应答的“热肿瘤”。IMpassion130 是全球首个在晚期 TNBC 患者中获得阳性结果的Ⅲ期免疫治疗临床试验，结果令人鼓舞。首先，免疫治疗联合化疗与单纯化疗相比，不管在意向性治疗（intention-to-treat）分析集人群还是 PD-L1（+）人群，均显著延长无进展生存期（progression-free survival，PFS）；总生存期（overall survival，OS）期中分析显示，PD-L1（+）人群 OS 延长将近 10 个月。继化疗、多聚（ADP- 核糖）聚合酶［poly（ADP-ribose）polymerase，PARP］抑制剂以后，IMpassion 130 研究开启了免疫治疗的新希望，为 TNBC 患者提供新的治疗选择和获益机会。其次，PD-L1（+）人群 OS 获益更明显，提示 PD-L1 表达检测可能是一种富集将从免疫治疗获益的 TNBC 患者的有效途径。入组患者中 PD-L1（+）比例高达 40.9%，意味着相当比例的 TNBC 患者可能从免疫治疗中获益。如何准确检测肿瘤组织 PD-L1 表达、不同检测方法的一致性、如何利用更多免疫活性标志物富集更有效人群等还需进一步研究。紫杉类药物是针对乳腺癌有效的药物之一，但既往研究提示紫杉醇治疗前需要用糖皮质激素预处理，后者可能影响免疫治疗效果。白蛋白结合型紫杉醇不需要激素预

处理，还具备免疫调节功能，不影响阿替利珠单抗介导的免疫治疗效应，可能成为免疫治疗的最佳拍档。综上，本研究为 TNBC 患者带来了新希望和新选择，有望改变现有晚期 TNBC 的临床治疗标准，未来还需要探索更多生物标志物精准筛选免疫治疗获益的人群，让 TNBC 患者预后越来越好。

本期分享的是 2018 年 10 月 20 日在线发表在《新英格兰医学杂志》（*New England Journal of Medicine*，*NEJM*）的 IMpassion 130 研究结果[1]。这是一项在晚期三阴性乳腺癌（TNBC）患者中开展的Ⅲ期临床研究，探索程序性死亡配体 1（PD-L1）抑制剂阿替利珠单抗（atezolizumab）联合白蛋白结合型紫杉醇的免疫治疗联合化疗方案的疗效。

## 1 研究背景

TNBC 是乳腺癌中的一种特殊亚型，即雌激素受体（estrogen receptor，ER）、孕激素受体（progesterone receptor，PR）、人类表皮生长因子受体 2（human epidermal growth factor receptor 2，HER2）检测均为阴性，具有容易早期复发转移、早期内脏转移的侵袭性病程，预后较差。目前 TNBC 主要治疗手段仍是化疗，且药物选择有限，对于晚期患者预后改善不明显，长期生存情况仍较差。

目前 TNBC 免疫治疗相关的临床试验，针对 PD-L1 高表达患者，免疫单药客观缓解率（objective response rate，ORR）在 20% 左右（表 1）。既往研究发现，肿瘤浸润淋巴细胞（tumor-infiltrating lymphocyte，TIL）可能对免疫治疗效果有一定的预测作用，TNBC 相比其他亚型 TIL 水平较高，因此在 TNBC 患者中探索免疫治疗效果可能具有较好的前景。但 TNBC 相比肺癌和黑色素瘤等肿瘤突变负荷相对较低，因此单药免疫治疗效果不甚理想。那么，免疫治疗联合化疗能否提高反应率？化疗药物对免疫系统的作用复杂，既往认为化疗药物会杀伤免疫细胞，抑制免疫系统，但实际上存在一个可激活免疫系统的适当剂量，此时化疗可作为一个诱导免疫应答的步骤。白蛋白结合型紫杉醇是将紫杉醇与白蛋白结合而成的纳米颗粒制剂，过敏反应发生率较低，免除了传统注射用紫杉醇应用前需用激素预处理的过程，也避免了激素影响免疫治疗效果。

表 1 TNBC 患者免疫疗法临床试验

| 临床试验 | 治疗方式 | 类型 | PD-L1 表达 | 阶段 | 结果 |
|---|---|---|---|---|---|
| Keynote012 | 帕博利珠单抗（10 mg/kg q2w） | TNBC | PD-L1：TC/IC ＞ 1% | 1b | ORR 为 18.5%，DCR 为 44.4%，6 个月 PFS 率为 24.0%，12 个月 OS 率为 43.0% |
| Keynote086 | 帕博利珠单抗（200mg q3w） | TNBC | Queue A（≥ 1 line）：PD-L1+/-<br>Queue B（1 line）：PD- L1+ | 2 | Queue A：ORR 为 5.0%，DCR 为 44.4%，中位 PFS 为 2.0 个月，中位 OS 为 8.9 个月，6 个月 PFS 为 12.0%，6 个月 OS 为 69.0%；<br>Queue B：ORR 为 23.0%，DCR 为 40%，中位 PFS 为 2.1 个月，6 个月 PFS 率为 29.0% |

续表

| 临床试验 | 治疗方式 | 类型 | PD-L1 表达 | 阶段 | 结果 |
|---|---|---|---|---|---|
| Keynote119 | 帕博利珠单抗（200mg q3w）*vs* 化疗 | TNBC | | 3 | 估计完成时间：2018 年 12 月 |
| Keynote355 | 帕博利珠单抗（200 mg q3w）+ 化疗 *vs* 化疗 | TNBC | | 3 | 估计完成时间：2018 年 12 月 |
| TONIC | 诱导（放疗 / 化疗 / 未经治疗）+ 纳武利尤单抗 | TNBC | | 2 | 总的 ORR 为 20.0%；诱导组为 17.0%；放疗组（8Gy ×3）为 8.0%；盐酸多柔比星组为 35.0%；环磷酰胺组为 8.0%；顺铂组为 23.0% |
| JAVELIN | 阿维鲁单抗 | 转移性乳腺癌 | | 1 | 总的 ORR 为 3.0%；TNBC 组为 5.2% |
| NCT01375842 | 阿替利珠单抗 | TNBC | PD-L1：IC 2/3 | 1 | DCR：17.0% |

DCR：疾病控制率

研究团队首先开展了一项 1b 期研究（GP28328），初步探索阿替利珠单抗联合白蛋白结合型紫杉醇治疗转移性 TNBC 的安全性及疗效标志物[2]。共 33 例患者入组，所有患者均发生不良反应，3/4 级不良反应以血液学毒性为主（73%）；免疫相关不良反应发生率为 91%，较常见的是皮疹和肝酶升高。疗效方面，ORR 达到 39.4%，中位 PFS 为 5.5 个月，中位 OS 为 14.7 个月；PD-L1 表达≥ 1% 的患者显示出疗效更好的趋势。

基于上述结果，研究者继续开展Ⅲ期临床试验，聚焦免疫联合化疗，探索 PD-L1 抑制剂阿替利珠单抗联合白蛋白结合型紫杉醇相比白蛋白结合型紫杉醇单药化疗能否改善晚期 TNBC 患者的生存。

## 2 研究方法

### 2.1 设计概况

本研究是一项国际多中心、双盲、安慰剂对照的随机Ⅲ期临床试验。主要评估人群包括 ITT 分析集人群和 PD-L1（+）人群；共同主要研究终点包括研究者评估的 PFS 和 OS；次要研究终点包括缓解持续时间（duration of response，DOR）、ORR 以及安全性。其中次要研究终点按照按实体肿瘤疗效评价标准 1.1（response evaluation criteria in solid tumors 1.1，RECIST1.1）执行，安全性按照常见不良反应术语评定标准 4.0（Common Terminology Criteria for Adverse Events 4.0，CTCAE 4.0）执行。当 PFS 事件数达到预期时封锁数据，同时进行 OS

期中分析。

### 2.2 研究对象

纳入标准包括：① 18 岁以上，组织学上确诊为 TNBC；②局部进展不可切除，或转移性；③组织 PD-L1 表达状态可评估；④既往放 / 化疗洗脱期＞ 12 个月。排除标准包括：①未治疗的中枢神经系统转移；②既往免疫系统疾病史；③既往免疫调节剂、糖皮质激素使用史。

### 2.3 随机化方法

研究采用置换区组随机化，预设 3 个分层因素：有 / 无肝转移；既往是否接受新辅助或辅助紫杉类药物化疗；PD-L1 表达状态，即阳性（≥ 1%）、阴性（＜ 1%）。其中 PD-L1 表达是指肿瘤浸润免疫细胞的表达。

### 2.4 用药方案

试验组采用阿替利珠单抗两周方案（840mg）联合白蛋白结合型紫杉醇单周方案（100mg/m$^2$），4 周为 1 个疗程。对照组将阿替利珠单抗更换为安慰剂，用药频率和用量保持一致。阿替利珠单抗不允许减量，白蛋白结合型紫杉醇剂量可根据毒性反应适当调整。

### 2.5 Ⅰ类错误控制与 α 分配

基于两个主要研究终点和两个评估人群，显著性检验不可避免地涉及 α 分配（图 1）。总Ⅰ类错误控制在 0.05，针对 PFS 和 OS 分别为 0.01 和 0.04。计划 PFS 分析在入组 30 个月左右，预计 67% 发生事件；同时进行 OS 期中分析，预计此时事件发生 50%，计划 80% 时进行第 2 次期中分析，入组 53 个月左右进行最终分析。

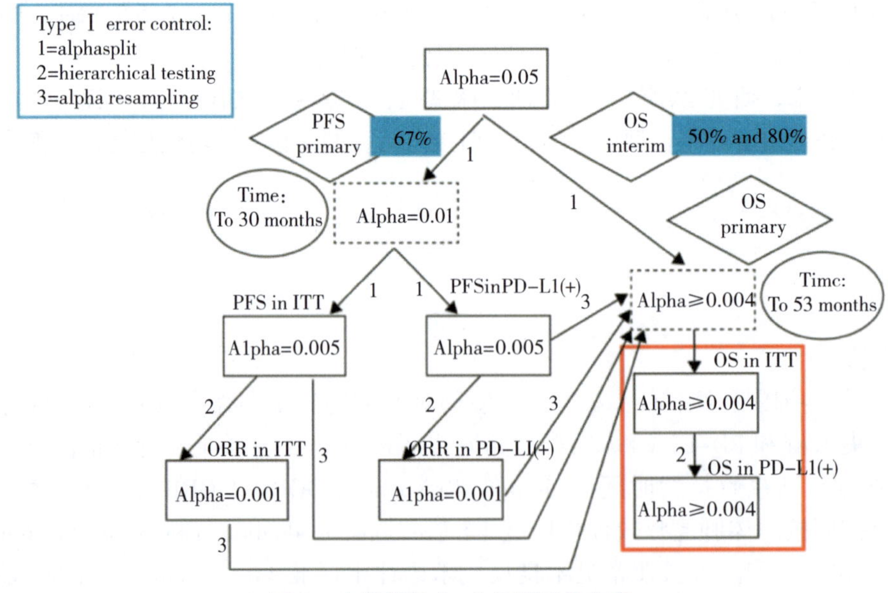


图 1 Ⅰ类错误（α）控制总体方案

针对 PFS，ITT 和 PD–L1（+）人群各按 α=0.005 检验水准。当 ITT 人群 PFS 达到终点时，按层级检验继续评估 ORR（α=0.001）；同理，当 PD–L1（+）人群 PFS 达到终点时，按层级检验继续评估 ORR（α=0.001）。PFS 和 ORR 的 4 次检验任意 1 次差异有统计学意义，相应 α 可回收用于评估 OS。因此，针对 OS 的总 α ≥ 0.04，若全部回收可达 0.05。在特定 α 水准下，针对 OS 在两个人群的分析同样采用层级检验，即先在 ITT 人群分析，若结果阳性则继续在 PD–L1（+）人群分析；若结果阴性则研究终止。以上是本研究整体 α 分配方案。

根据 PFS 结果的不同，OS 评估将出现不同场景（表 2）。若前 4 次检验均达到终点，此时 OS 评估总 α=0.05，两次期中分析和最终分析的 α 分别为 0.004、0.023 和 0.042。若有 1 次 ORR 终点没达到，将有 0.001 的 α 不回收；若 2 次 ORR 都没有达到，则有 0.002 的 α 不回收；若 1 次 PFS 终点没达到，则有 0.005 的 α 不回收；若有 1 次 PFS 终点没达到，同时另 1 次 ORR 没达到，此时不回收的 α 为 0.006；最差的情形是 4 次检验终点全没达到，则 OS 评估总 α 降为 0.04，期中和最终分析均相应调整。

表 2　总生存率的期中分析和最终分析场景

<table>
<tr><th>PFS 和 ORR 检验的不同场景</th><th>Alpha 水平</th><th>分析时间</th><th>距首例入组时间 t/ 月</th><th>信息分数 /%</th><th colspan="2">事件数</th><th colspan="2">HR 停止边界</th><th>P 值停止边界</th></tr>
<tr><td rowspan="6">在 IC1/2/3 和 ITT 中，PFS 和 ORR 均具有显著统计学意义</td><td rowspan="6">0.05</td><td rowspan="2">第 1 次期中</td><td rowspan="2">30</td><td rowspan="2">53</td><td>IC1/2/3</td><td>133</td><td>IC1/2/3</td><td>≤ 0.608</td><td rowspan="2">≤ 0.004</td></tr>
<tr><td>AC</td><td>347</td><td>AC</td><td>≤ 0.735</td></tr>
<tr><td rowspan="2">第 2 次期中</td><td rowspan="2">41</td><td rowspan="2">80</td><td>IC1/2/3</td><td>201</td><td>IC1/2/3</td><td>≤ 0.726</td><td rowspan="2">≤ 0.023</td></tr>
<tr><td>AC</td><td>524</td><td>AC</td><td>≤ 0.820</td></tr>
<tr><td rowspan="2">最终</td><td rowspan="2">56</td><td rowspan="2">100</td><td>IC1/2/3</td><td>251</td><td>IC1/2/3</td><td>≤ 0.774</td><td rowspan="2">≤ 0.042</td></tr>
<tr><td>AC</td><td>655</td><td>AC</td><td>≤ 0.853</td></tr>
<tr><td rowspan="6">在 IC1/2/3 和 ITT 中，PFS 均有显著统计学意义；在 IC1/2/3 或 ITT 中，ORR 有显著统计学意义，非同时均有</td><td rowspan="6">0.049</td><td rowspan="2">第 1 次期中</td><td rowspan="2">30</td><td rowspan="2">53</td><td>IC1/2/3</td><td>134</td><td>IC1/2/3</td><td>≤ 0.608</td><td rowspan="2">≤ 0.004</td></tr>
<tr><td>AC</td><td>349</td><td>AC</td><td>≤ 0.735</td></tr>
<tr><td rowspan="2">第 2 次期中</td><td rowspan="2">41</td><td rowspan="2">80</td><td>IC1/2/3</td><td>202</td><td>IC1/2/3</td><td>≤ 0.725</td><td rowspan="2">≤ 0.022</td></tr>
<tr><td>AC</td><td>526</td><td>AC</td><td>≤ 0.820</td></tr>
<tr><td rowspan="2">最终</td><td rowspan="2">56</td><td rowspan="2">100</td><td>IC1/2/3</td><td>253</td><td>IC1/2/3</td><td>≤ 0.774</td><td rowspan="2">≤ 0.042</td></tr>
<tr><td>AC</td><td>658</td><td>AC</td><td>≤ 0.853</td></tr>
<tr><td rowspan="6">在 IC1/2/3 和 ITT 中，PFS 均有显著统计学意义；在 IC1/2/3 和 ITT 中，ORR 均无显著统计学意义</td><td rowspan="6">0.048</td><td rowspan="2">第 1 次期中</td><td rowspan="2">30</td><td rowspan="2">53</td><td>IC1/2/3</td><td>135</td><td>IC1/2/3</td><td>≤ 0.609</td><td rowspan="2">≤ 0.004</td></tr>
<tr><td>AC</td><td>351</td><td>AC</td><td>≤ 0.735</td></tr>
<tr><td rowspan="2">第 2 次期中</td><td rowspan="2">42</td><td rowspan="2">80</td><td>IC1/2/3</td><td>203</td><td>IC1/2/3</td><td>≤ 0.725</td><td rowspan="2">≤ 0.021</td></tr>
<tr><td>AC</td><td>530</td><td>AC</td><td>≤ 0.820</td></tr>
<tr><td rowspan="2">最终</td><td rowspan="2">57</td><td rowspan="2">100</td><td>IC1/2/3</td><td>254</td><td>IC1/2/3</td><td>≤ 0.774</td><td rowspan="2">≤ 0.041</td></tr>
<tr><td>AC</td><td>662</td><td>AC</td><td>≤ 0.853</td></tr>
</table>

续表

| PFS 和 ORR 检验的不同场景 | Alpha 水平 | 分析时间 | 距首例入组时间 t/ 月 | 信息分数 /% | 事件数 | | HR 停止边界 | | *P* 值停止边界 |
|---|---|---|---|---|---|---|---|---|---|
| 在 IC1/2/3 或 ITT 中，PFS 有显著统计学意义（非同时均有）；ORR 均具有显著统计学意义 | 0.045 | 第 1 次期中 | 30 | 52 | IC1/2/3 | 135 | IC1/2/3 | ≤ 0.602 | ≤ 0.003 |
| | | | | | AC | 350 | AC | ≤ 0.729 | |
| | | 第 2 次期中 | 42 | 80 | IC1/2/3 | 207 | IC1/2/3 | ≤ 0.724 | ≤ 0.020 |
| | | | | | AC | 538 | AC | ≤ 0.819 | |
| | | 最终 | 59 | 100 | IC1/2/3 | 259 | IC1/2/3 | ≤ 0.773 | ≤ 0.038 |
| | | | | | AC | 673 | AC | ≤ 0.852 | |
| 在 IC1/2/3 或 ITT 中，PFS 有显著统计学意义（非同时均有）；ORR 无显著统计学意义 | 0.044 | 第 1 次期中 | 30 | 52 | IC1/2/3 | 136 | IC1/2/3 | ≤ 0.601 | ≤ 0.003 |
| | | | | | AC | 352 | AC | ≤ 0.729 | |
| | | 第 2 次期中 | 43 | 80 | IC1/2/3 | 209 | IC1/2/3 | ≤ 0.725 | ≤ 0.200 |
| | | | | | AC | 542 | AC | ≤ 0.819 | |
| | | 最终 | 59 | 100 | IC1/2/3 | 261 | IC1/2/3 | ≤ 0.773 | ≤ 0.038 |
| | | | | | AC | 677 | AC | ≤ 0.852 | |
| 在 IC1/2/3 或 ITT 中，PFS 均无显著性统计学意义 | 0.04 | 第 1 次期中 | 30 | 50 | IC1/2/3 | 134 | IC1/2/3 | ≤ 0.586 | ≤ 0.002 |
| | | | | | AC | 347 | AC | ≤ 0.718 | |
| | | 第 2 次期中 | 44 | 80 | IC1/2/3 | 214 | IC1/2/3 | ≤ 0.723 | ≤ 0.018 |
| | | | | | AC | 554 | AC | ≤ 0.818 | |
| | | 最终 | 62 | 100 | IC1/2/3 | 268 | IC1/2/3 | ≤ 0.772 | ≤ 0.034 |
| | | | | | AC | 693 | AC | ≤ 0.851 | |

HR：风险比；IC：肿瘤浸润免疫细胞

### 2.6 统计分析计划

该研究统计学分析计划涉及多个分析人群和终点，包括 ITT 人群、PD-L1（+）亚组、ORR 可评估人群、PD-L1（+）且 ORR 可评估人群，以及 DOR 评估、患者报告结局（patient reported outcome，PRO）评估、安全性分析、药代动力学（pharmacokinetics，PK）分析等。

该研究采用常规生存分析方法，并以符合方案集和独立评估委员会评估结果分别进行 PFS 敏感性分析。针对 OS，若后续更换其他免疫治疗也作删失处理来进行敏感性分析。

## 3 结果

自 2015 年 6 月—2017 年 5 月，本研究共入组 902 例患者（见原文 Figure1），试验组与对照组各451例。PFS最终分析时（2018年4月17日），ITT人群中位随访时间试验组为13.0个月，对照组为12.5个月。两组PD-L1（+）患者分别为185例和184例，占总人群40.9%。

在ITT及PD-L1（+）人群中，两组患者基线特征平衡。治疗强度上，阿替利珠单抗治疗中位持续时间为24.1周，安慰剂为22.1周；试验组白蛋白结合型紫杉醇治疗中位持续时间为22.1周，对照组为21.8周，试验组平均累积剂量为1980.0mg/m$^2$，相比对照组的1764.4mg/m$^2$稍有增加。

ITT人群试验组和对照组中位PFS分别为7.2个月和5.5个月（HR=0.80，95%CI：0.69～0.92，$P$=0.0025），PD-L1（+）人群分别为7.5个月和5.0个月（HR=0.62，95%CI：0.49～0.78，$P<0.001$），$P$值均小于预设0.005，故PFS差异在两个分析人群差异均有统计学意义，且在PD-L1（+）患者中差异更明显（见原文Figure2）。关键亚组分析结果显示，PD-L1（+）、转移灶数目≤3、既往未经治疗以及无肝、骨、脑转移等亚组患者试验组PFS均有明显获益。

另一主要研究终点OS期中分析显示，ITT人群试验组和对照组中位OS分别为21.3个月和17.6个月（HR=0.84，95%CI：0.69～1.02，$P$=0.08），$P$值大于预设检验水准，根据层级检验要求，不能继续进行PD-L1（+）人群组间差异检验。探索性分析显示，PD-L1（+）人群两组中位OS分别为25.0个月和15.5个月（HR=0.62，95%CI：0.45～0.86），试验组生存获益近10.0个月（见原文Figure 2）。

ITT人群两组ORR分别为56.0%、45.9%（$P$=0.002），PD-L1（+）人群分别为58.9%、42.6%（$P$=0.002），均未达到预设的0.001水准，数值上试验组高于对照组，且优势在PD-L1（+）人群更明显。

两组不良反应总发生率类似，都在90%以上。其中外周神经毒性（5.5% *vs* 2.7%）、严重不良反应发生率（22.8% *vs* 18.3%）、免疫反应相关毒性（57.3% *vs* 41.8%）以及严重免疫相关不良反应（7.5% *vs* 4.3%）试验组均略高于对照组。

综上，IMpassion130研究显示，TNBC患者应用阿替利珠单抗联合白蛋白结合型紫杉醇与白蛋白结合型紫杉醇单药对比，存在显著获益，PFS显著延长，且在PD-L1（+）人群中获益更明显。OS期中分析表明，免疫治疗联合化疗存在获益趋势，差异尚无统计学意义，有待进一步分析。

## 4 讨论

### 4.1 关于检验次序的思考

该研究针对OS在ITT、PD-L1（+）两个人群的分析采用了Hierarchical检验，先分析ITT人群、后分析PD-L1（+）亚组，结果在数值上显示PD-L1（+）亚组差异更大，但由于ITT分析结果差异未达预设检验水准，根据层级检验原理，不能继续在PD-L1（+）亚组进行统计学显著性检验。在精准医学时代，这样的检验次序值得再思考。

回顾1b期试验结果，PD-L1（+）亚组相比PD-L1（-）亚组疗效已提示存在一定优势（ORR：41.4% *vs* 33.3%；中位PFS：6.9个月 *vs* 5.1个月；中位OS：21.9个月 *vs* 11.4个月）。在层级检验时，一般应将更容易获益的亚组检验次序前置，而将其他亚组或ITT人群检验次序后置，这样将最大限度保证更容易获益的亚组取得阳性结果。而本研究检验次序却是相反的，导致更可能获益的 PD-L1（+）亚组 OS 无法进行进一步统计检验。为避免这类问题，研究者需要在前期阶段积累更多经验来评估如何设计才能将全局获益最大化。若采用 Hierarchical 检验，合理的检验次序至关重要。另一方面，也可考虑不用 Hierarchical 检验，例如参照 PFS 分析进行 α 分配。当然，目前仅为期中分析结果，最终分析仍存在其他可能性。

### 4.2 关于对照选择

在临床实践中，TNBC 治疗需要根据患者自身情况综合考虑采用单药序贯化疗还是双药联合化疗，两种治疗模式各有优缺点，适用于不同患者。联合化疗通常有更好的 ORR 和 PFS，适用于肿瘤负荷较大、症状明显、进展迅速故需要使肿瘤迅速缩小或症状迅速缓解的患者，但毒性也较大，长期生存获益有限；单药序贯化疗可减轻化疗相关毒性，适用于优先考虑生活质量和耐受性的患者。该研究对照采用白蛋白结合型紫杉醇单药化疗，剂量 100mg/m$^2$，该剂量根据 1b 期研究毒性反应进行了下调，但不是实际临床实践中单药化疗的最高剂量。基于这两方面考虑，该研究对照设定可能对组间疗效差异有所放大。

### 4.3 关于 TNBC 亚型

TNBC 实际包含了一大类的乳腺癌患者，可进一步细分亚型，将对治疗选择具有重要提示意义。研究者[3]通过基因表达分析将 TNBC 分为 7 个亚型，分别是：基底样 1 型（basal-like 1，BL1）、基底样 2 型（basal-like 2，BL2）、免疫调节型（immunomodulatory，IM）、间充质样细胞型（mesenchymal cells，M）、间充质样干细胞型（mesenchymal stem cells，MSL）、腔面雄激素受体型（luminal androgen receptor，LAR）和不稳定亚型（unstable，UNS）。不同亚型具有不同的基因表达谱和治疗反应，BL1 和 BL2 型具有 DNA 损伤修复缺陷，对铂类药物和多聚 ADP 核糖聚合酶（PARP）抑制剂敏感；而 M 型、MSL 型和部分 BL2 型存在多种信号通路激活，可选择相应通路的抑制剂治疗，如 PI3K/mTOR 抑制剂、Src 抑制剂和 EGFR 抑制剂等。LAR 型表达雄激素受体（androgen receptor，AR），可以考虑 AR 拮抗剂比卡鲁胺治疗。希望未来更多研究在 TNBC 患者中发现更精准的免疫治疗敏感人群。

目前，TNBC 化疗方案有限，如何改善这一强侵袭性亚型乳腺癌患者预后仍需进一步探索。当前含铂双药化疗 GP 方案（吉西他滨联合顺铂）中位生存可达到 15 个月，期待以 IMpassion 130 研究为代表的更多免疫治疗策略可以助力 TNBC 患者预后再上新台阶。

## 参考文献


[1] SCHMID P, ADAMS S, EMENS L A, et al. Atezolizumab and nab-paclitaxel in advanced triple-negative breast cancer[J]. N Engl J Med, 2018, 379(22): 2108-2121.

[2] ADAMS S, DIAMOND J R, POWDERLY J, et al. Atezolizumab plus nab-paclitaxel in the treatment of metastatic triple- negative breast cancer with 2-year survival follow-up: a phase 1b clinical trial[J]. JAMA Oncol, 2019, 5(3): 334-342.

[3] BURSTEIN M D, TSIMELZON A, BROWN P H, et al. Comprehensive genomic analysis identifies novel subtypes and targets of triple-negative breast cancer[J]. Clin Cancer Res, 2015, 21(7): 1688-1698.

# 瑞博西林联合氟维司群用于激素受体阳性、人表皮生长因子受体 2 阴性晚期乳腺癌的Ⅲ期研究——MONALEESA3 研究解读

莫 森[1] 黄 亮[2] 管晓翔[3]

1. 复旦大学附属肿瘤医院肿瘤预防部，复旦大学上海医学院肿瘤学系
2. 复旦大学附属肿瘤医院乳腺外科，复旦大学上海医学院肿瘤学系
3. 江苏省人民医院肿瘤科

## 解读原文

Slamon DJ, Neven P, Chia S, et al. Phase Ⅲ Randomized Study of Ribociclib and Fulvestrant in Hormone Receptor-Positive, Human Epidermal Growth Factor Receptor 2-Negative Advanced Breast Cancer: MONALEESA-3. J Clin Oncol. 2018;36（24）: 2465-2472. doi: 10.1200/JCO.2018.78.9909

【摘要】MONALEESA3 研究证实选择细胞周期蛋白依赖性激酶 4/6（cyclin-dependent kinase 4/6，CDK4/6）抑制剂瑞博西林联合氟维司群内分泌治疗，可给患者带来优异的临床疗效，因此这项治疗方案将积极推动强强联合内分泌治疗时代的到来，但是其有效性在亚裔人群中，仍需开展更多的临床研究来证实。基于此项研究笔者有以下体会。①氟维司群是目前内分泌联合治疗的首选：MONALEESA3 研究的亚组分析显示，氟维司群单药治疗组达到了 18.3 个月的无进展生存期（progression-free survival，PFS），这一结果印证了此前的 FIRST 和 FALCON 等研究，提示氟维司群是晚期乳腺癌内分泌治疗的最强单药。CDK4/6 抑制剂最初与 AI 联合治疗，后来因为氟维司群在晚期乳腺癌的一线治疗中的良好疗效，研究者开始关注 CDK4/6 抑制剂联合氟维司群的治疗，既往 POLAMA3 和 MONARCH2 两项Ⅲ期研究分别比较了帕博西林和阿贝西利联合氟维司群二线治疗的效果，证实 CDK4/6 抑制剂联合氟维司群均能显著延长 PFS，整体疗效出色。此项 MONALEESA3 研究结果也证明瑞博西林联合氟维司群可成为对激素受体（hormone receptor，HR）（+）/人类表皮生长因子受体 2（human epidermal growth factor receptor 2，HER2）（-）晚期乳腺癌一线治疗的首选。因此更多 CDK4/6 抑制剂将选择氟维司群作为目前联合内分泌治疗的药物。②靶向联合内分泌治

疗成为晚期乳腺癌治疗的新模式：MONALEESA-3 等系列研究的结果显示，CDK4/6 抑制剂联合氟维司群将成为绝经后 HR（+）/HER2（-）晚期乳腺癌患者一线 / 二线治疗的新选择，虽然联合治疗方案的不良反应发生率较单药治疗组高，但安全性仍在可控范围内。目前随着靶向治疗的兴起，如磷脂酰肌醇 3 激酶（phosphatidylinositol 3-kinases，PI3K）抑制剂和哺乳动物雷帕霉素靶蛋白（mammalian target of rapamycin，mTOR）抑制剂等联合内分泌治疗，都将是临床研究积极探索的方向。因此选择疗效最好的内分泌药物联合靶向治疗，进行强强联合，才可能得到最佳的临床疗效。

本期分享的是 2018 年 6 月 3 日在线发表在 *J Clin Oncol* 的 MONALEESA3 研究 [1]。这是一项针对激素受体（HR）（+）/ 人类表皮生长因子受体 2（HER2）（-）晚期乳腺癌患者的Ⅲ期临床研究，探索细胞周期蛋白依赖性激酶 4/6（CDK4/6）抑制剂瑞博西林联合氟维司群相比氟维司群单药的疗效和安全性。

## 1　研究背景

众所周知，乳腺癌是全球女性最高发的癌症。30% ～ 40% 的早期乳腺癌会发展为转移性乳腺癌，5% ～ 10% 初诊即为晚期乳腺癌。晚期乳腺癌通常不可治愈，早期研究数据显示，中位生存期 2 ～ 3 年，仅 25% 能存活 5 年 [2]。因此，晚期乳腺癌的治疗目标是延长生存时间与保证生活质量，既要生命的长度，也要生命的宽度。

既往研究显示，对于 HR（+）/HER2（-）的患者，化疗或内分泌治疗总生存期（overall survival，OS）相似，但内分泌治疗患者生活质量和一线无进展生存期（PFS）优于化疗。因此，美国国立综合癌症网络（National Comprehensive Cancer Network，NCCN）指南与中国晚期乳腺癌诊治专家共识等国内外诊疗规范文件均指出，内分泌治疗是雌激素受体（estrogen receptor，ER）阳性晚期乳腺癌的优选方案，即使内脏转移，除非有内分泌耐药的顾虑或疾病需要快速缓解，否则都应优选内分泌治疗。

乳腺癌内分泌治疗始于 20 世纪 70 年代，三苯氧胺（他莫昔芬）是第一个用于 HR（+）晚期乳腺癌的内分泌药，一线中位 PFS 为 6 ～ 9 个月。到 90 年代，三类芳香化酶抑制剂（aromatase inhibitors，AI）的应用使晚期乳腺癌一线 PFS 延长到 10 ～ 13 个月。2002 年，新的选择性 ER 下调剂氟维司群获批用于晚期乳腺癌的治疗，开启内分泌治疗的新篇章。研究表明，高剂量氟维司群（500mg）可使患者一线 PFS 延长到 16.6 个月，是目前乳腺癌一线内分泌治疗的最强单药。

人类追求理想的疗效永无止境，在单药疗效发挥到极致的情况下，联合靶向药物疗效是否会更好 ?2014 年，依维莫司和依西美坦联合开启了晚期乳腺癌内分泌 + 靶向治疗的新时代。2015 年，CDK4/6 抑制剂帕博西林崭露头角，可联合来曲唑。CDK4/6 抑制剂的作用原理是抑制 D 型细胞周期蛋白 -CDK4/6 复合物，从而抑制细胞周期进展。到 2016 年，证实帕博西林可联合氟维司群。2017 年第 2 种 CDK4/6 抑制剂瑞博西林获批，即本研究的主要研究药物。现已知道，2018 年 3 种 CDK4/6 抑制剂（帕博西林、瑞博西林、玻玛西林）均获批可与 AI 类、氟维司群、他莫昔芬等多种药物联合用于晚期乳腺癌的治疗（图 1）。

在 MONALEESA3 之前，PALOMA、MONALEESA、MONARCH3 个系列研究已证实，对于

绝经前、围绝经期和绝经后 HR（+）/HER2（-）晚期乳腺癌，CDK4/6 抑制剂 + 传统内分泌治疗较单纯内分泌治疗可显著延长 PFS；CDK4/6 抑制剂 + 氟维司群联合用于 HR（+）乳腺癌二线及后线治疗也具有一定疗效。但尚无研究评估 CDK4/6 抑制剂 + 氟维司群用于 HR（+）/HER2（-）晚期乳腺癌一线治疗或既往内分泌治疗＞ 12 个月后复发但仍未接受后续治疗的患者。

MONALEESA3 即旨在评估瑞博西林 + 氟维司群用于绝经后 HR（+）/HER2（-）晚期乳腺癌一线治疗或仅接受≤一线内分泌治疗的晚期患者疗效。

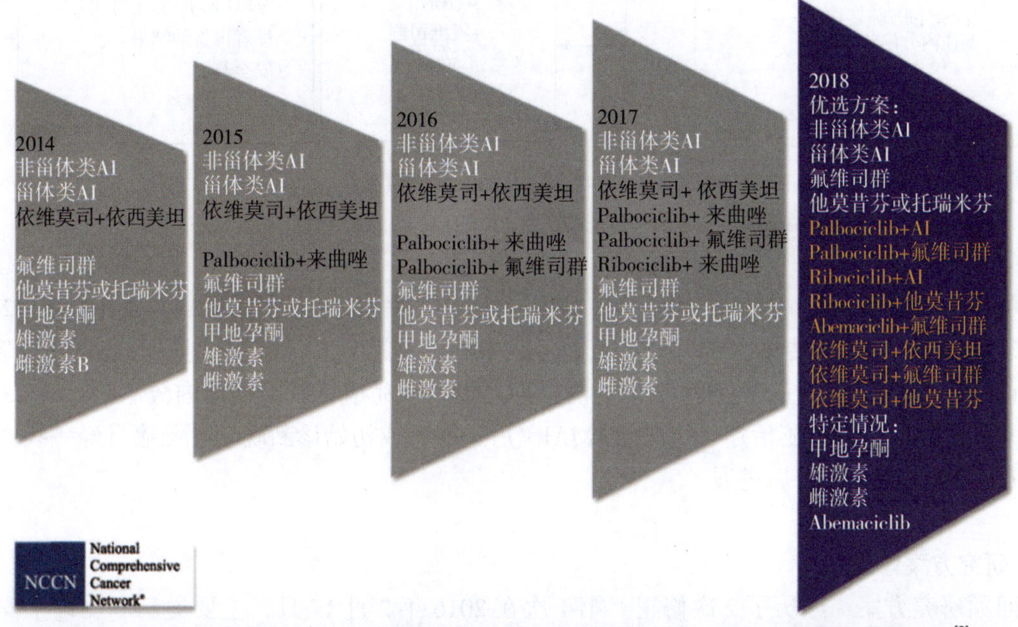


图 1 2014—2018 年 NCCN 指南 HR 阳性晚期乳腺癌基于内分泌治疗的可选方案汇总[3]

## 2 研究方法

### 2.1 设计概况

研究入组绝经后女性或男性、HR（+）/HER2（-）患者，既往无内分泌治疗或仅接受过≤一线内分泌治疗。以 2 ∶ 1 随机分配至试验组瑞博西林（600mg/d 口服，治疗 3 周，停药 1 周）+ 氟维司群（500mg）或对照组安慰剂 + 氟维司群（500mg）。预设分层因素包括是否伴肝 / 肺转移、既往内分泌治疗情况。主要研究终点是当地中心评估的 PFS，次要终点包括 OS 等（图 2）。

### 2.2 研究对象关键入排标准

关键纳入标准：绝经后女性 / 男性；≥ 1 个可评估病变或≥ 1 个主要的溶骨性病变；既往无内分泌治疗或≤一线既往内分泌治疗晚期疾病；ECOG PS ≤ 1。关键排除标准：既往化疗、氟维司群、CDK4/6 抑制剂治疗晚期乳腺癌；炎性乳腺癌；临床显著的心律不齐和（或）控制不佳的心脏病，包括 QTcF ＞ 450ms；由于疾病负荷不适合内分泌治疗。

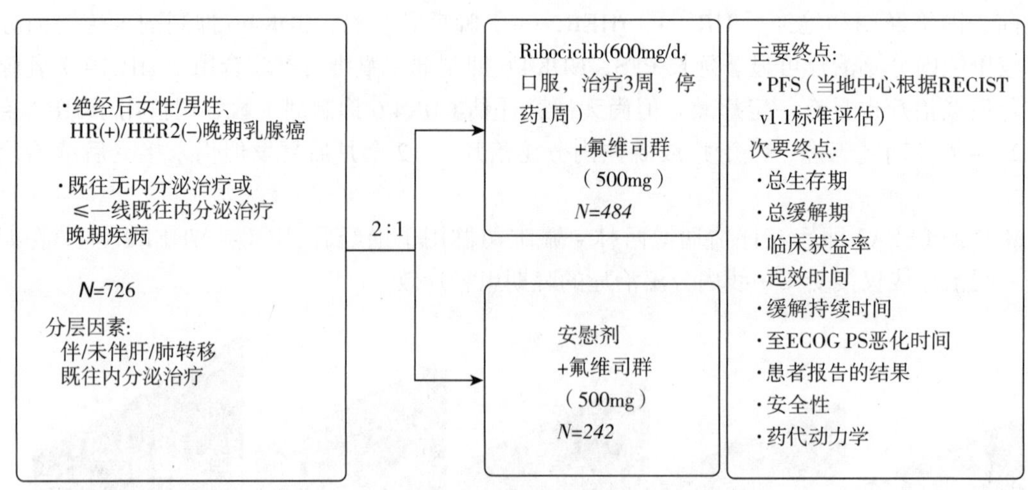


**图 2　患者入组与随机分配情况**

RECIST：实体瘤疗效评价标准；ECOG PS：东部肿瘤协作组功能状态

可见本研究涵盖了一线和二线治疗。其中一线是针对完成（新）辅助内分泌治疗＞ 12 个月后复发或新发晚期 / 转移性疾病（未接受既往内分泌治疗）。二线及早期复发是针对（新）辅助内分泌治疗期间或完成治疗 12 个月内早期复发，或完成（新）辅助内分泌治疗＞ 12 个月后复发且经一线内分泌治疗（抗雌激素 /AI）后进展，或初始诊断晚期乳腺癌且经一线内分泌治疗（抗雌激素 /AI）后进展。

### 2.3　研究方案修正

回顾研究方案，经历了 2 次修正。第 1 次在 2016 年 2 月 17 日，主要更新和明确了安全性监测内容，在所有瑞博西林相关试验中保持一致，同时允许男性乳腺癌患者入组。第 2 次在 2016 年 7 月 28 日，已完成全部入组，主要有 3 处重大改动：①鉴于该药其他研究及同类药物均显示 CDK4/6 抑制剂有效，故删去无效性中期分析（futility interim analysis）；②考虑一线事件发生比二线慢，故删去有效性中期分析（efficacy interim analysis）并增加最终分析时对于一线亚组的 PFS 事件数要求，以保障将来一线亚组检验效能；③基于盲态独立评估委员会（Blinded Independent Review Committee，BIRC）评估的 PFS 改完全评估为抽检评估（抽 40%），不作为次要终点，仅作为主要终点补充。值得注意的是，一般认为 BIRC 评估比研究者评估的 PFS 更客观。

### 2.4　样本量估计

根据文献回顾，对照组中位 PFS 一线预计 18.0 个月，二线预计 6.5 个月，假设 40% 来自一线，60% 来自二线，预计总体疗效为 9.0 个月。假设研究组可降低风险 33%，即 HR=0.67，推测其中位 PFS 为 13.4 个月。在单侧 α=0.025、power=95% 的条件下，预计入组 19 个月，总随访 26 个月，考虑 10% 失访，总样本量需要 660 例，相应事件数 364 例。方案修正后，一线事件数应≥ 125 例，故最终实际纳入样本量更多。

### 2.5 统计分析计划

主要终点当地中心评估的 PFS 与次要终点 OS 采用层次检验，即仅在 PFS 差异有统计学意义时才能进行 OS 检验。基于现有样本量，对 OS 预期 HR=0.71，需要事件数 351 例（预计随机后 56.0 个月观察到）将有 85% 的 power 检验出差异有统计学意义；预设 2 次中期分析，第 1 次在 PFS 分析同时（约 26.0 个月），第 2 次在观察到 75% 的 OS 事件数时（约 39.0 个月）。

## 3 结果

2015 年 6 月—2016 年 6 月共 726 例患者完成了随机分组。截至 2017 年 11 月 3 日，中位随访时长 20.4 个月，全分析集包括试验组 484 例和对照组 242 例患者，分别发生 210 例和 151 例 PFS 事件，最终接受治疗的 483 例和 241 例患者纳入安全性分析集。

患者基线特征如表 1 所示。中位年龄 63 岁，在 CDK4/6 抑制剂系列研究中最大，因为仅入组绝经后女性。种族以高加索人为主，亚裔不到 10%，达不到中国同步审批上市的要求。内脏转移患者约为 60.0%，骨转移患者约为 21.0%；由于单纯骨转移患者 PFS 可达 22 个月以上，因此研究尽量避免过多入组这类患者，否则较难观察到疗效差异。既往内分泌一线治疗、二线 + 早期复发约各占一半。仍接受治疗的患者试验组为 42.1%、对照组为 26.0%。停止治疗的主要原因是疾病进展，对照组为 58.7%，试验组为 39.9%；其次包括不良反应、医师决定等。

全分析集之中，研究者评估的 PFS 显示试验组明显获益，氟维司群单药中位 PFS 为 12.8 个月，联合瑞博西林中位 PFS 达 20.5 个月，平均风险比为 0.593，即与对照组相比，氟维司群联合瑞博西林的疾病进展风险降低了 40.7%，超过了预计的 33.0%。基于盲态 BICR 评估的支持性分析结果相似，对照组中位 PFS 为 10.9 个月，试验组尚未达到，预计在 20.0 个月以上，HR=0.492（95%CI：0.345 ～ 0.703，见原文 Figure2）。

亚组分析显示，既往内分泌治疗一线与二线的患者，联合治疗都优于氟维司群单药（见原文 Figure3、图 3）。除种族以外，其余各个亚组均显示联合治疗显著优于氟维司群单药。种族中高加索人也获益，但亚裔及其他组由于人数过少，风险比可信区间跨 1 且非常宽，故无法推断组间差异，因此亚裔人群有必要重做研究。

一线治疗亚组中，联合治疗尚未观察到中位 PFS，预计超过 24.0 个月，将达到最长一线缓解时间；氟维司群单药中位 PFS 达 18.3 个月，高于 FALCON 研究的 16.6 个月。后者入组初治Ⅳ期患者，从未接受过内分泌治疗，是对内分泌治疗非常敏感的人群；而临床上更多是内分泌治疗后发生复发转移的患者，氟维司群单药疗效究竟如何？本研究间接回答了这个问题，一线纳入既往接受过辅助内分泌治疗后进展的患者，同样达到了 18.3 个月的中位 PFS。因此，即使患者无法用 CDK4/6 抑制剂，氟维司群单药对这种辅助内分泌治疗＞ 12.0 个月以后进展的患者同样具有较好的疗效。

二线 + 早期复发的亚组中，中位 PFS 从对照组的 9.1 个月提高到试验组的 14.6 个月，相比单药 PFS 延长 5.5 个月。同类研究显示，二线治疗 CDK4/6 抑制剂的确会带来生存期的延长，但主要体现在 PFS，而 OS 差异并无统计学意义。

表 1　患者基线特征 [n（%）]

| 特征 | 瑞博西林 + 氟维司群（$n$=484） | 安慰剂 + 氟维司群（$n$=242） |
|---|---|---|
| 女性 | 484（100.0） | 242（100.0） |
| 年龄（岁） | | |
| 中位值 | 63 | 63 |
| 范围 | 31 ～ 89 | 34 ～ 86 |
| 种族 | | |
| 白种人 | 406（83.9） | 213（88.0） |
| 亚裔 | 45（9.3） | 18（7.4） |
| 美洲印第安人 | 5（1.0） | 1（0.4） |
| 黑种人 | 3（0.6） | 2（0.8） |
| 未知 | 15（3.1） | 5（2.1） |
| 其他 | 10（2.1） | 3（1.2） |
| ECOG PS | | |
| 0 | 310（64.0） | 158（65.3） |
| 1 | 173（35.7） | 83（34.3） |
| 缺失 | 1（0.2） | 1（0.4） |
| 进入研究时的疾病分期 | | |
| Ⅱ | 2（0.4） | 0（0.0） |
| Ⅲ | 4（0.8） | 2（0.8） |
| Ⅳ | 478（98.8） | 239（98.8） |
| 缺失 | 0（0.0） | 1（0.4） |
| HR 状态 | | |
| ER（+） | 481（99.4） | 241（99.6） |
| PR（+） | 353（72.9） | 167（69.0） |
| 无病间隔期 * $t$/ 月 | | |
| De novo | 97（20.0） | 42（17.4） |
| Non-de novo | 387（80.0） | 199（82.2） |
| ≤ 12 | 22（4.5） | 9（3.7） |
| ＞ 12 | 365（75.4） | 190（78.5） |

续表

| 特征 | 瑞博西林＋氟维司群（$n$=484） | 安慰剂＋氟维司群（$n$=242） |
|---|---|---|
| 缺失 | 0（0.0） | 1（0.4） |
| 先前接受内分泌治疗情况[#] | | |
| 未接受治疗 | 238（49.2） | 129（53.3） |
| 最多接受一种内分泌治疗 | 236（48.8） | 109（45.0） |
| 曾接受过内分泌治疗 | | |
| （新）辅助 | 289（59.7） | 142（58.7） |
| 进展 | 110（22.7） | 40（16.5） |
| 曾接受过化疗 | | |
| 辅助 | 209（43.2） | 101（41.7） |
| 新辅助 | 65（13.4） | 30（12.4） |
| 转移灶数 | | |
| 0 | 2（0.4） | 0（0.0） |
| 1 | 151（31.2） | 73（30.2） |
| 2 | 156（32.2） | 76（31.4） |
| 3 | 114（23.6） | 48（19.8） |
| 4 | 38（7.9） | 34（14.0） |
| ≥ 5 | 23（4.8） | 10（4.1） |
| 缺失 | 0（0.0） | 1（0.4） |
| 转移部位 | | |
| 骨 | 367（75.8） | 180（74.4） |
| 仅骨 | 103（21.3） | 51（21.1） |
| 内脏 | 293（60.5） | 146（60.3） |
| 肺 | 146（30.2） | 72（29.8） |
| 肝 | 134（27.7） | 63（26.0） |
| 肺或肝 | 242（50.0） | 121（50.0） |
| 中枢神经系统 | 6（1.2） | 2（0.8） |
| 其他[△] | 102（21.1） | 51（21.1） |
| 淋巴结 | 199（41.1） | 115（47.5） |

续表

| 特征 | 瑞博西林＋氟维司群（$n$=484） | 安慰剂＋氟维司群（$n$=242） |
|---|---|---|
| 软组织 | 23（4.8） | 14（5.8） |
| 皮肤 | 20（4.1） | 8（3.3） |
| 乳腺 | 4（0.8） | 1（0.4） |
| 无 | 2（0.4） | 0（0.0） |
| 缺失 | 0（0.0） | 1（0.4） |

PR：孕激素受体；*：De novo 包括那些没有首次复发 / 进展或在确诊后 90d 内出现首次复发 / 进展且先前未接受药物治疗的患者。对于 Non-de novo，无病间隔期定义为从初诊到首次复发 / 进展的时间。#：14 名患者因数据缺失或不符合标准而未被纳入。△：其他内脏部位包括除软组织、乳腺、骨、肺、肝、中枢神经系统、皮肤和淋巴结以外的转移部位。

一线

| PFS（研究者评估） | Ribociclib+氟维司群 H-238 | 安慰剂+氟维司群 |
|---|---|---|
| 事件，$n$（%） | 76（31.9） | 66（51.2） |
| 中位PFS，月（95%CI） | NR | 183 |
| 风险比（95% CI） | 0.577（0.415～0.802） | |

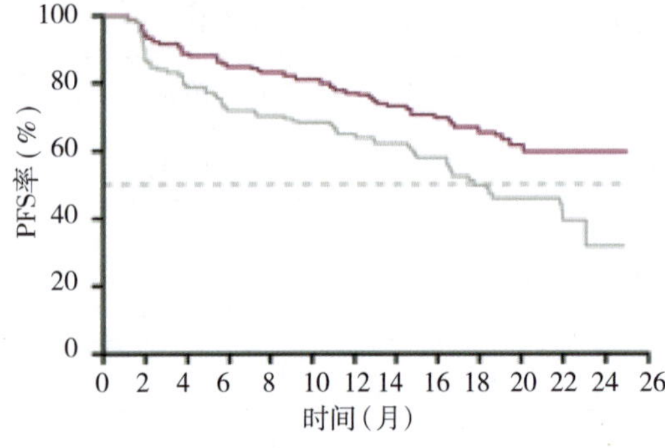


二线+早期复发

| PFS（研究者评估） | Ribociclib+氟维司群 $N$=238 | 安慰剂+氟维司群 $N$=109 |
|---|---|---|
| 事件，$n$（%） | 131（55.5） | 84（77.1） |
| 中位PFS，月（95%CI） | 14.6 | 9.1 |
| 风险比（95% CI） | 0.565（0.428～0.744） | |

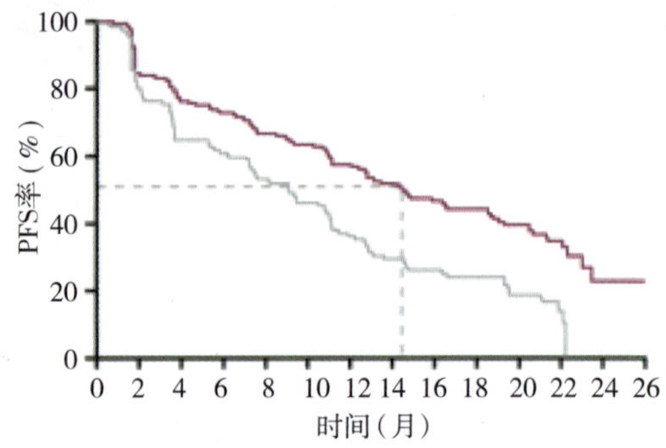


**图 3　不同既往内分泌治疗亚组的 PFS 结果（来自 2018 年 ASCO 会议）**

次要研究终点客观缓解率（objective response rate，ORR）和临床获益率（clinical beneficial rate，CBR）均观察到联合治疗相比单药显著提高，但 OS 数据尚不成熟。

两组药物治疗相对剂量强度相似，试验组发生较多的剂量减少和中断情况。安全性方面，试验组有较多血液系统不良事件发生，患者 1 周内基本可恢复到正常水平。非血液系统不良事件主要包括恶心、疲劳、腹泻、呕吐和关节痛。

总之，与氟维司群单药相比，瑞博西林联合氟维司群时 PFS 显著改善且具有临床意义。安全性可管理，与 CDK4/6 抑制剂既往Ⅲ期研究结果一致。因此，瑞博西林联合氟维司群可成为绝经后 HR（+）/HER2（-）晚期乳腺癌患者一线或二线治疗新选择。这是首项证实 CDK4/6 抑制剂＋氟维司群用于既往未接受内分泌治疗的晚期乳腺癌患者或完成既往（新）辅助内分泌治疗＞ 12 个月后复发患者有效的研究。

## 4 讨论

MONALEESA3 研究设计很精巧，涵盖了一线和二线，但也存在几个遗憾。第 1 个遗憾是亚裔人群纳入太少，导致在中国上市延迟。第 2 个遗憾是仍然不能回答临床关注的原发性内分泌耐药患者是否可从 CDK4/6 抑制剂逆转耐药的问题。原发性内分泌耐药是指根治性手术后内分泌治疗 2 年内发生复发转移，MONALEESA3 研究纳入了这类患者，但比例很低，仍有待后续研究来解答。

CDK4/6 抑制剂联合氟维司群在绝经后 HR(+)晚期乳腺癌二线及以上的应用主要涉及三大研究：PALOMA3、MONARCH2 和 MONALEESA3，其中 MONALEESA3 为亚组结果。PALOMA3 纳入二线及后线治疗患者，MONARCH2 和 MONALEESA3 针对二线患者，联合 CDK4/6 抑制剂可达到 14 ～ 16 个月，风险比下降都在 40% 以上。

CDK4/6 抑制剂在绝经后 HR(+)晚期乳腺癌一线的应用，其中 PALOMA2、MONALEESA2、MONARCH3 都是联合 AI 类，结果也是相似的，单药 PFS 达到 14 ～ 16 个月，联合 CDK4/6 抑制剂后可达 25 个月以上，风险比下降 40% 以上。而本研究联合的是氟维司群，即单用疗效最好的内分泌治疗药物,效果也是相似的,中位PFS目前尚未达到,预计在24个月以上(HR=0.58)。

此外，绝经前患者也有 3 个研究涉及。PALOMA3、MONARCH2 研究都有绝经前或围绝经期亚组，MONALEESA7 专门纳入绝经前患者，三项研究结果都具有临床意义，无论之前是否使用过内分泌治疗，无论一线还是二线，联合 CDK4/6 抑制剂均具有更好的疗效。

综上所述，晚期乳腺癌已进入内分泌 + 靶向治疗时代，可选治疗策略非常多。传统选择是先用 AI 类药物 8 ～ 14 个月的缓解；后续可更换其他 AI 类药物获得 3 ～ 4 个月的延长，或用 AI 类 / 氟维司群 + 靶向药物依维莫司获得 7 ～ 11 个月的延长，或二线氟维司群 +CDK4/6 抑制剂获得最长 11 个月以上延长。第 2 种选择，一线最强单药 500mg 氟维司群获得 16 ～ 22 个月的 PFS，但后续治疗 AI+ 靶向尚无循证医学证据。第 3 种选择是一线 AI+CDK4/6 抑制剂，证据来自 PALOMA2、MONALEESA2、MONARCH3 研究，获得约 24 个月的 PFS；后续治疗氟维司群 + 靶向药物，仅有回顾性研究数据显示可获得约 6.5 个月的延长。第 4 种选择就是本研究提供的一线氟维司群 +CDK4/6 抑制剂，强强联合，预计可获得 26 个月以上的缓解；后续治疗 AI+ 靶向治疗预计可获得 7 ～ 11 个月的延长，但仅为预测数据。

以上策略对于 OS 都没有显著提高，因此，如何将 PFS 延长转换成 OS 获益，是后续临床试验需要重点考虑的问题。

## 参考文献

[1] SLAMON D J, NEVEN P, CHIA S, et al. Phase Ⅲ randomized study of ribociclib and fulvestrant in hormone receptor-positive, human epidermal growth factor receptor 2-negative advanced breast cancer: MONALEESA-3[J]. J Clin Oncol, 2018, 20, 36(24): 2465-2472.

[2] HUOBER J, THURLIMANN B. The role of combination chemotherapy in the treatment of patients with

metastatic breast cancer[J]. Breast Care, 2009, 4: 367-372.

[3] National Comprehensive Cancer Network. NCCN Clinical Practice Guidelines in Oncology: Breast Cancer. V1.2013. [EB/OL] https://www.nccn.org/professionals/physician_gls/default.aspx.

[4] National Comprehensive Cancer Network. NCCN Clinical Practice Guidelines in Oncology: Breast Cancer. V1.2014. [EB/OL] https://www.nccn.org/professionals/physician_gls/default.aspx.

[5] National Comprehensive Cancer Network. NCCN Clinical Practice Guidelines in Oncology: Breast Cancer. V2.2015. [EB/OL] https://www.nccn.org/professionals/physician_gls/default.aspx.

[6] National Comprehensive Cancer Network. NCCN Clinical Practice Guidelines in Oncology: Breast Cancer. V1.2016. [EB/OL] https://www.nccn.org/professionals/physician_gls/default.aspx.

[7] National Comprehensive Cancer Network. NCCN Clinical Practice Guidelines in Oncology: Breast Cancer. V2.2017. [EB/OL] https://www.nccn.org/professionals/physician_gls/default.aspx.

[8] National Comprehensive Cancer Network. NCCN Clinical Practice Guidelines in Oncology: Breast Cancer. V2.2018. [EB/OL] https://www.nccn.org/professionals/physician_gls/default.aspx.

# 尼拉帕利维持治疗在铂敏感复发性卵巢癌中的疗效和安全性研究——ENGOT-OV16/NOVA 研究解读

莫　淼[1]　李　俊[2]　朱笕青[3]

1. 复旦大学附属肿瘤医院肿瘤预防部，复旦大学上海医学院肿瘤学系
2. 复旦大学附属妇产科医院妇瘤科，上海市女性生殖内分泌相关疾病重点实验室
3. 浙江省肿瘤医院妇瘤外科

**解读原文**

Mirza MR, Monk BJ, Herrstedt J, et al. Niraparib Maintenance Therapy in Platinum-Sensitive, Recurrent Ovarian Cancer. N Engl J Med. 2016;375（22）: 2154-2164. doi: 10.1056/NEJMoa1611310

**【摘要】**多聚（ADP-核糖）聚合酶 [poly（ADP-ribose）polymerase，PARP] 抑制剂作为第一个靶向 DNA 损伤修复反应的抗肿瘤药物，具有划时代的意义。PARP 抑制剂主要干扰肿瘤细胞的 DNA 单链修复。对于肿瘤细胞存在同源重组缺陷（homologous recombination deficiency，HRD）的患者，即肿瘤细胞存在 DNA 双链断裂修复缺陷的患者，使用 PARP 抑制剂治疗时，则会导致肿瘤细胞 DNA 单链断裂和双链断裂均无法修复，即“合成致死”效应，从而杀伤肿瘤细胞。

目前，获得美国食品药品监督管理局（Food and Drug Administration，FDA）批准用于铂敏感复发性（platinum-sensitive relapsed，PSR）卵巢癌维持治疗的 PARP 抑制剂包括尼拉帕利、奥拉帕利和卢卡帕利。其中，奥拉帕利的Ⅱ期临床试验 Study19 通过分析发现奥拉帕利用于在乳腺癌易感基因（breast cancer susceptibility gene，*BRCA*）突变患者中获益更大，随后其Ⅲ期临床试验 SOLO2 研究只纳入了胚系 *BRCA*（germline *BRCA*，*gBRCA*）突变患者。根据大样本的流行病学研究结果，*gBRCA* 突变在西方国家高级别浆液性卵巢癌患者人群中仅约占 15%[1]，而在中国人群中，卵巢癌患者 *gBRCA* 突变率为 16.7% ～ 28.5%[2, 3]。剩余超过 70% 的患者能否从 PARP 抑制剂中获益？这是临床上十分关心的问题。

尼拉帕利作为另外一种 PARP 抑制剂，其Ⅲ期临床试验 NOVA 研究采用“稳中求进”的策略，在不限定患者 *BRCA* 突变状态的情况下进行了精心设计。研究根据 *BRCA* 的突变状态及 HRD 状态设置了 3 个队列，分别是 *gBRCA* 突变人群、HRD 阳性（非 *gBRCA*）人群及非

*gBRCA* 突变总人群（包含 HRD 阳性人群）的队列。研究结果显示，*gBRCA* 突变、HRD 阳性（非 *gBRCA*）、非 *gBRCA* 突变总人群患者，均可从尼拉帕利治疗中获益，这些结果均为 1 类证据。同时，探索性分析表明，HRD 阴性患者同样能从尼拉帕利维持治疗中获益。从风险比（HR）的数据可以看出，获益的大小依次为 *gBRCA* 突变人群＞HRD 阳性（非 *gBRCA* 突变）人群＞非 *gBRCA* 突变总人群＞HRD 阴性人群。

最终，尼拉帕利凭借 NOVA 研究成为了第一个获美国 FDA 批准用于所有 PSR 卵巢癌患者维持治疗的 PARP 抑制剂，无须考虑 *BRCA* 突变状态。

本期分享的是 2016 年 10 月发表在《新英格兰医学杂志》（*New England Journal of Medicine*，*NEJM*）的 ENGOT-OV16/NOVA 研究[4]。该研究是由欧洲妇科肿瘤临床试验协作组和来自美国、加拿大、匈牙利的研究者共同完成的一项随机、双盲、安慰剂对照的Ⅲ期临床试验，旨在评估尼拉帕利维持治疗在铂敏感复发性（PSR）卵巢癌患者中的疗效和安全性。

## 1　研究背景

在细胞的生命周期中，各种内源、外源性因素都可能导致细胞 DNA 损伤，尤其是肿瘤细胞在异常增殖分裂的过程中需要进行大量的 DNA 复制，更容易发生 DNA 损伤。理论上，DNA 损伤可以通过 DNA 单链修复途径或 DNA 双链修复途径进行修复。多聚（ADP- 核糖）聚合酶（PARP）是一类主要参与 DNA 单链修复的关键蛋白质，其中 PARP-1 蛋白还参与 DNA 双链修复以及复制叉修复。DNA 双链修复更多的是依赖于非同源末端连接和同源重组修复两种方式。其中非同源末端连接能够迅速地修复双链断裂，但容易出错。同源重组修复是一种高保真、精确的修复方式，参与这条修复通路的基因非常多，如乳腺癌易感基因（*BRCA*）1、*BRCA*2、*RAD*51、*ATM* 等。同源重组修复通路上的部分基因发生胚系突变或者体细胞突变，则有可能导致同源重组缺陷（HRD），同时也是多种肿瘤发病的遗传性危险因素。例如，携带有家族遗传性 *BRCA*1 或 *BRCA*2 突变的人发生恶性肿瘤的风险增高，尤其是乳腺癌和卵巢癌。

卵巢癌是致死性最高的妇科肿瘤。虽然晚期卵巢癌患者对铂类药物和紫杉醇联合化疗的初始反应率很高，但随着时间的推移，治疗的有效性会降低，70% 的患者在 3 年内会复发[1]。尽管铂敏感复发患者可以继续用以铂类药物为基础的化疗方案治疗，但是铂类药物治疗的有效性逐渐下降，而毒性却逐渐升高。再次复发的间隔逐渐缩短，最终耐药而导致死亡。

PARP 抑制剂的出现使得卵巢癌的药物治疗发生了革命性的变化，为患者带来了新的希望。尽管美国 FDA 相继批准了尼拉帕利、奥拉帕利和卢卡帕利用于 PSR 卵巢癌患者的维持治疗，但是奥拉帕利的Ⅲ期临床试验仅证实了对于胚系 *BRCA*（*gBRCA*）突变患者的获益。临床上 *BRCA* 突变患者仅占少数，大部分的非 gBRCA 突变患者能否获益还需要开展大型的Ⅲ期临床试验进一步证实。所憾卢卡帕利的Ⅲ期临床试验入组的 HRD 阳性人群仅包含 HRD-LOH 阳性的人群，而未纳入 HRD-NtAI/HRD-LST/HRD-LOH 综合评分为 HRD 阳性的患者。

ENGOT-OV16/NOVA 研究是新型 PARP 抑制剂尼拉帕利的首个Ⅲ期临床试验，该研究在一项临床试验中同时设计了 3 个确证性试验，分别回答尼拉帕利在 *gBRCA* 突变人群、HRD 阳性（非 *gBRCA*）人群及非 *gBRCA* 总体人群的临床获益情况。早期临床研究[5]证实了尼拉帕利对卵巢癌患者具有疗效，phase 1 爬坡试验提示 300mg/d 是具有较好疗效和较低毒性的安全剂量。因此，NOVA 研究采用该剂量作为试验组维持治疗的标准。

## 2 研究方法

### 2.1 设计概况

研究拟入组既往经过至少两轮含铂类药物标准化疗且在最后一轮化疗后获得完全缓解（complete response，CR）或部分缓解（partial response，PR）的卵巢癌患者，根据是否携带有 *BRCA* 基因胚系突变，先将患者分为 2 个队列，即 *gBRCA* 队列和非 *gBRCA* 队列。符合条件的患者分别按照 2 ∶ 1 的比例随机分配接受尼拉帕利或安慰剂维持治疗，试验组患者接受 300mg/d 的尼拉帕利治疗，对照组患者接受等量安慰剂。每个队列内分别根据倒数第二轮铂类药物化疗后至进展时长（6 ～ 12 个月 *vs* ≥ 12 个月）、倒数第二或最后一轮铂类药物化疗是否同时使用贝伐单抗（是 *vs* 否）、最后一轮铂类药物化疗的最佳疗效（CR *vs* PR）三个因素进行分层随机。研究的主要终点为无进展生存期（progression-free survival，PFS）。

### 2.2 研究方案重大修正

研究方案先后经历 6 次修正，在 2014 年年底的第 4 次修正时，研究者考虑到如果尼拉帕利在非 *gBRCA* 队列总体为阴性结果，是否可以在其中找到一种能反映 DNA 修复状态的生物标志物用于尼拉帕利的疗效预测。于是研究者决定增加测定患者的 HRD 状态，并在非 *gBRCA* 队列中设置 Hierarchical 检验策略预设检验顺序，以确保在不调整 α 的情况下有足够的检验效能同时研究 HRD 阳性亚组和队列总体两个人群：先在 HRD 阳性亚组（包括源于体细胞的 *BRCA* 突变与 HRD 阳性 /*BRCA* 野生型患者）中检验试验组相比对照组的效果；如果该亚组结果差异有统计学意义，则进一步对非 *gBRCA* 队列总体进行同样的统计学分析；否则无法对非 *gBRCA* 队列总体进行统计学分析。

### 2.3 样本量估计

研究预设 2 个独立的队列相当于 2 项独立随机对照试验（randomized controlled trial，RCT），无须拆分 α；其中第 2 个独立队列中又包含了 2 个子队列，因此样本量需要分别进行计算。

在 *gBRCA* 队列中，研究者预计尼拉帕利维持治疗可使患者中位 PFS 从 4.8 个月提升至 9.6 个月，即风险比（hazard ratio，HR）为 0.50。按照单侧 α=0.025 的检验水准、2 ∶ 1 随机比例、24 个月入组等条件，初始预计需要 140 个 PFS 事件数、180 例患者以保证研究把握度达到 95% 以上。后经方案调整，预计需要 98 个 PFS 事件数以保证研究把握度达到 90% 以上即可。

在非 *gBRCA* 队列中，考虑到 HRD 阳性亚组与队列总体的 Hierarchical 设计，需要同时保证 HRD 阳性亚组和队列总体都有足够的样本量，预计符合该特征的患者占队列总体的 40%。非 *gBRCA* 队列总体按照 *gBRCA* 队列同样假设，需要 140 个 PFS 事件数、180 例患者以保证研究把握度达到 95% 以上。在 HRD 阳性亚组中，同样假设也需要 98 个 PFS 事件数以保证亚组内统计检验把握度达到 90% 以上，有鉴于此，非 *gBRCA* 队列拟在 180 例基础上增加 130 例，合计 310 例患者以保证研究期内 HRD 阳性亚组有足够的事件数发生，预计相应入组时间约 20 个月。

### 2.4 统计分析计划

根据调整后的设计，本研究实际上有 3 个研究队列：① *gBRCA* 队列；② HRD 阳性（非 *gBRCA*）队列；③非 *gBRCA* 总人群队列。每个队列分别针对主要研究终点 PFS 和次要研究终点总生存率（overall survival rate，OS）进行分层 Kaplan–Meier 分析和分层等比例风险回归（Cox）分析；其中队列②与③必须按照预设的先后顺序进行统计学分析，只有当队列②主要结果为阳性时，才能针对队列③进行相应统计学分析。此外，研究还预设了根据多个基线因素进行探索性亚组分析的计划。

## 3 结果

自 2013 年 8 月开始，研究最终入组 553 例卵巢癌患者，包括 *gBRCA* 队列 203 例和非 *gBRCA* 队列 350 例（见原文 Figure1）。患者基线特征在两个治疗组间分布基本均衡（表 1），大部分患者诊断时即为Ⅲ～Ⅳ期，*gBRCA* 队列约 1/2 的患者与非 *gBRCA* 队列约 1/3 的患者已接受过三线及以上的化疗。疗效分析在 *gBRCA* 队列发生 103 例、HRD（非 *gBRCA*）阳性队列发生 101 例 PFS 事件时进行，此时非 *gBRCA* 总人群列队共发生 213 例事件。

研究发现，在化疗间歇期使用尼拉帕利维持治疗与安慰剂相比，3 个主要研究队列中均呈现出非常好的疗效（$P < 0.001$，见原文 Figure2）：在 *gBRCA* 突变患者中效果最好，疾病进展风险降低了 73%，中位 PFS 延长了近 4 倍（21.0 个月 *vs* 5.5 个月）；在 HRD 阳性（非 *gBRCA*）患者中效果也较好，疾病进展风险降低 62%，中位 PFS 延长了 3 倍多（12.9 个月 *vs* 3.8 个月）；在非 *gBRCA* 总人群患者中，疾病进展风险降低 55%，中位 PFS 延长了 2 倍多（9.3 个月 *vs* 3.9 个月）。

探索性亚组分析结果显示（见原文 Figure3），三个队列中均不存在明显的亚组效应。除个别人数较少的亚组外，其余所有亚组都呈现出相似的结果：尼拉帕利疗效显著优于安慰剂对照。

所有队列中接受尼拉帕利治疗的患者共 367 例，最常见的 3 ～ 4 级不良反应是血小板计数减少（33.8%）、贫血（25.3%）、中性粒细胞计数减少（19.6%），这些不良反应通过调整用药剂量可得到缓解，且没有发现新的不良反应。

表 1　患者基线特征

| 特征 | Germline *BRCA* 突变 | | No Germline *BRCA* 突变 | |
|---|---|---|---|---|
| | 尼拉帕利（*N*=138） | 安慰剂（*N*=65） | 尼拉帕利（*N*=234） | 安慰剂（*N*=116） |
| 中位年龄（范围），岁 | 57（36 ～ 83） | 58（38 ～ 73） | 63（33 ～ 84） | 61（34 ～ 82） |
| 东部肿瘤协作组功能状态，*n*（%） | | | | |
| 0 | 91（65.9） | 48（73.8） | 160（68.4） | 78（67.2） |
| 1 | 47（34.1） | 17（26.2） | 74（31.6） | 38（32.8） |
| 癌症分期，*n*（%） | | | | |
| Ⅰ或Ⅱ | 23（16.7） | 10（15.4） | 22（9.4） | 5（4.3） |
| Ⅲ | 95（68.8） | 46（70.8） | 173（73.9） | 86（74.1） |
| Ⅳ | 20（14.5） | 9（13.8） | 38（16.2） | 24（20.7） |
| 倒数第二轮含铂治疗后进展时间，*n*（%） | | | | |
| 6 ～＜ 12 个月 | 54（39.1） | 26（40.0） | 90（38.5） | 44（37.9） |
| ≥ 12 个月 | 84（60.9） | 39（60.0） | 144（61.5） | 72（62.1） |
| 最近一次含铂治疗的最佳反应，*n*（%） | | | | |
| 完全 | 71（51.4） | 33（50.8） | 117（50.0） | 60（51.7） |
| 部分 | 67（48.6） | 32（49.2） | 117（50.0） | 56（48.3） |
| 先前使用贝伐珠单抗，*n*（%） | 33（23.9） | 17（26.2） | 62（26.5） | 30（25.9） |
| Germline *BRCA* 突变，*n*（%） | | | | |
| *BRCA1* | 85（61.6） | 43（66.2） | NA | NA |
| *BRCA2* | 51（37.0） | 18（27.7） | NA | NA |
| *BRCA1*，*BRCA2* 重排，或均有 | 9（6.5） | 4（6.2） | NA | NA |
| 先前化疗线数，*n*（%） | | | | |
| 1 | 1（0.7） | 0 | 0 | 0 |
| 2 | 70（50.7） | 30（46.2） | 155（66.2） | 77（66.4） |
| ≥ 3 | 67（48.6） | 35（53.8） | 79（33.8） | 38（32.8） |

# 4 讨论与思考

## 4.1 研究结果充分回答尼拉帕利的获益人群

基于 NOVA 研究结果，尼拉帕利在 2017 年 3 月成为全球首个被 FDA 批准用于治疗 PSR

卵巢癌患者维持治疗的 PARP 抑制剂。2017 年 8 月，FDA 根据奥拉帕利的Ⅱ临床试验 study19 和Ⅲ期临床试验 SOLO2 批准其用于 PSR 患者的维持治疗。此后，卢卡帕利在 2018 年 4 月获得 FDA 批准用于 PSR 患者的维持治疗。

与奥拉帕利、卢卡帕利不同的是，尼拉帕利的Ⅲ期临床试验确证性证明了尼拉帕利不仅针对 *gBRCA* 突变患者，对于非 *gBRCA* 突变的患者同样有效。此外，HRD 阳性（非 *gBRCA*）人群的获益（HR=0.38，95%CI：0.24 ～ 0.59）接近于 *gBRCA* 突变人群的获益（HR=0.27，95%CI：0.17 ～ 0.41）。因此，FDA 批准时不要求患者必须具有 *gBRCA* 突变，只要对铂类药物敏感即可。铂类药物也是作用于 DNA 结构，铂类敏感性一定程度上反映了肿瘤细胞对 DNA 破坏类药物（如 PARP 抑制剂）的潜在敏感性。基于该研究结果，尼拉帕利维持治疗作为 PSR 卵巢癌的治疗策略很快被更新进美国国立综合癌症网络（National Comprehensive Cancer Network，NCCN）指南中。

### 4.2 NOVA 研究设计的巧妙之处

该研究的突破性成果除药物本身的作用以外，还有一个很重要的原因是得益于多个共同主要研究人群的巧妙设计，使得在一项研究中能够同时回答三个研究假设，相比假如按三个独立研究分别开展，既省时省力，又大大节约了患者样本资源。在肿瘤精准诊疗年代，越来越多的临床研究，尤其是申办方发起的研究，希望在一项研究中同时解决多个问题，一方面节约资源，另一方面提高效率。在这类研究中，多重比较的来源一般包括多个主要研究终点指标（比如 PFS、OS）、多个试验方案、多个主要研究人群［例如肿瘤标志物选择性亚组、意向性治疗（intention-to-treat，ITT）分析集］以及多种比较类型（优效、非劣效）等。为了避免多重比较带来的假阳性率增加的问题，必须事先设计合适的策略保证整体研究 α 控制在 0.05 以内，通常包括 α 拆分、回收或本研究采用的 Hierarchical 固定次序检验策略。因此，这类研究结果的解读需要注意结合其本身的设计特定来看，不能单纯以 0.05 作为判断阴性或阳性的标准。

Hierarchical 固定次序检验是临床试验较为常用的一种控制Ⅰ类错误 α 的策略。这种方法是通过事先将可能获益的人群或研究终点进行排序，然后按照排好的顺序逐一用 α 进行显著性检验，当前一个人群或研究终点无统计学意义时，则立即终止对后续人群或研究终点的统计学分析。这种方法的优点是相比于 α 拆分每一步可使用的 α 值大小不变，降低了由于拆分得到的 α' 较小造成假阴性的风险，同时有利于节约样本量。但是，采用这种方法需要对获益人群或研究终点的排序有较好的预判。

### 4.3 尼拉帕利用于卵巢癌一线维持治疗的研究进展

NOVA 研究成功后，人们又开始关注尼拉帕利是否可以用在卵巢癌患者一线维持治疗中。SOLO1 研究提示，PARP 抑制剂奥拉帕利相比于安慰剂在具有 *BRCA* 突变（包括胚系突变和体细胞突变）的卵巢癌患者一线维持治疗中 PFS 有显著获益[6-8]。那么尼拉帕利是否也能用于初治卵巢癌患者一线维持治疗？一项 ENGOT-OV26/PRIMA 研究（NCT02655016）即是评估尼拉帕利在初治的、经过含铂药物化疗后取得 CR 或 PR 的国际妇产科联盟（International Federation of Gynecology and Obstetrics，FIGO）Ⅲ～Ⅳ期高级别浆液性或内膜样卵巢癌、原发性腹膜癌中的疗效和安全性。ENGOT-OV26/PRIMA 研究的入组人群不局限于 *BRCA* 突变患者，故其入组人群较 SOLO1 的入组人群更广（SOLO1 研究限于 *BRCA* 突变患者）。根据英国葛兰素史克公司最新公布的消息，PRIMA 研究已取得阳性结果，无论肿瘤标志物状态如何，PFS 均有获益（具体数据将在 ESMO2019 大会公布）。

此外，如何进一步提高 PARP 抑制剂的疗效也成为了研究的热点。目前，国内外有多项临床试验正在探索 PARP 抑制剂联合抗血管生成抑制剂、PD-1 抗体等用于卵巢癌的治疗和维持治疗，期待更好的研究成果能为卵巢癌患者带来更多福音。

## 参考文献


[1] Integrated genomic analyses of ovarian carcinoma[J]. Nature, 2011, 474(7353): 609-615.

[2] WU X, WU L, KONG B, et al. The first nationwide multicenter prevalence study of germline *BRCA1* and *BRCA2* mutations in Chinese ovarian cancer patients[J]. Int J Gynecol Cancer, 2017, 27(8): 1650-1657.

[3] SHI T, WANG P, XIE C, et al. *BRCA1* and *BRCA2* mutations in ovarian cancer patients from China: ethnic-related mutations in *BRCA1* associated with an increased risk of ovarian cancer [J]. Int J Cancer, 2017, 140(9): 2051-2059.

[4] MIRZA M R, MONK B J, HERRSTEDT J, et al. Niraparib maintenance therapy in platinum-sensitive, recurrent ovarian cancer[J]. N Engl J Med, 2016, 375(22): 2154-2164.

[5] SANDHU S K, SCHELMAN W R, WILDING G, et al. The poly(ADP-ribose) polymerase inhibitor niraparib (MK4827) in BRCA mutation carriers and patients with sporadic cancer: a phase 1 dose-escalation trial[J]. Lancet Oncol, 2013, 14: 882-892.

[6] MOORE K, COLOMBO N, SCAMBIA G, et al. Maintenance olaparib in patients with newly diagnosed advanced ovarian cancer[J]. N Engl J Med, 2018, 379(26): 2495-2505.

[7] COLEMAN R L, OZA A M, LORUSSO D, et al. Rucaparib maintenance treatment for recurrent ovarian carcinoma after response to platinum therapy (ARIEL3): a randomised, double- blind, placebo-controlled, phase 3 trial[J]. Lancet, 2017, 390(10106): 1949-1961.

[8] PUJADE-LAURAINE E, LEDERMANN J A, SELLE F, et al. Olaparib tablets as maintenance therapy in patients with platinum-sensitive, relapsed ovarian cancer and a *BRCA1/2* mutation (SOLO2/ENGOT-Ov21): a double-blind, randomised, placebo-controlled, phase 3 trial[J]. Lancet Oncol, 2017, 18(9): 1274-1284.

# 近距离加速部分乳房照射对比全乳照射在早期乳腺癌患者保乳术后放疗中的疗效差异：GEC-ESTRO APBI 研究 10 年随访结果解读

蓝辉银[1] 莫 森[2]

1. 浙江省肿瘤医院胸部放疗科，浙江省放射肿瘤学重点实验室
2. 复旦大学附属肿瘤医院肿瘤预防部，复旦大学上海医学院肿瘤学系

**解读原文**

Strnad V, Polgár C, Ott OJ, et al. Accelerated Partial breast irradiation using sole interstitial multicatheter brachytherapy compared with whole-breast irradiation with boost for early breast cancer: 10-year results of a GEC-ESTRO randomised, phase 3, non-inferiority trial. Lancet Oncol. 2023;24（3）: 262-272. doi: 10.1016/S1470-2045（23）00018-9

**【摘要】**GEC-ESTRO APBI 是一项探索加速部分乳房照射（accelerated partial breast irradiation，APBI）应用于早期乳腺癌保乳术后辅助放疗中的Ⅲ期临床研究，旨在对比多导管插植近距离照射技术的 APBI 与体外全乳照射（whole breast irradiation，WBI）的疗效和副反应差异。研究设计上，采用国际多中心、非盲、随机对照、非劣效设计。主要研究终点为同侧乳腺局部复发率，次要研究终点为不良反应发生率、美容效果、10 年无病生存率和 10 年总生存率等。研究共纳入 1328 例早期乳腺癌患者，随机分配至外照射 WBI 组或多导管插植近距离照射 APBI 组，两组中位随访时间分别为 10.3 年和 10.18 年，符合分析条件的患者数分别为 551 例和 633 例。WBI 组的 10 年局部复发率为 1.58%（95%CI:0.37% ～ 2.80%），而 APBI 组为 3.51%（95%CI:1.99% ～ 5.03%），两组局部复发差异率为 1.93%（95%CI:−0.018% ～ 3.870%，$P$=0.074）。7.5 年和（或）10 年随访数据表明，两组不良事件大多为 1 ～ 2 级，3 级副反应发生率方面，APBI 组优于 WBI 组（1% *vs* 4%，$P$=0.021）。结果表明，多导管插植近距离照射技术 APBI 与外照射 WBI 相比，疗效类似且晚期副反应较少，可作为早期乳腺癌患者保乳术后辅助放疗的新选择。尽管该研究的 10 年随访结果进一步确认了 APBI 在早期乳腺癌保乳术后辅助放疗中的应用价值，但在非劣效研究设计的解读和临床实践中的推广应用等方面仍值得进一步讨论和思考。

GEC-ESTRO APBI 是一项国际多中心、非盲、随机对照、非劣效设计的Ⅲ期临床试验[1]。该试验的目的是评估比较多导管插植近距离照射技术的加速部分乳房照射（APBI）与体外全乳照射（WBI）在早期乳腺癌患者保乳术后辅助放疗中的局部复发率（local recurrence rate，LRR）和副反应等差异。10 年随访结果分析表明，WBI 组的 10 年 LRR 为 1.58%（95%CI：0.37% ～ 2.80%），APBI 组为 3.51%（95%CI：1.99% ～ 5.03%），两组复发差异率为 1.93%（95%CI：-0.018% ～ 3.870%，$P$=0.074）；治疗相关晚期 3 级副反应发生率，WBI 组为 4%，而 APBI 组为 1%（$P$=0.021）。因此，APBI 与外照射 WBI 相比，疗效相似，晚期副反应较少，可作为早期乳腺癌患者保乳术后辅助放疗的另一种选择。

## 1　研究背景与目的

乳腺癌是全球第一大癌症，根据 2020 年发布的全球癌症统计报告，乳腺癌全球新发病例 226 万，首次超过肺癌成为全球发病率最高的恶性肿瘤[2]。早期乳腺癌保乳术联合辅助放疗与全乳切除的根治术相比，总生存率相似，乳房美容效果好，已成为越来越多早期乳腺癌患者的首选治疗方案。术后辅助放疗的治疗模式多种多样，常规分割 WBI 采用 50Gy/25F（瘤床加量 10Gy/5F）的标准剂量和分割方式是目前临床应用最广泛的模式。近年来，一些Ⅲ期临床试验表明，短程大分割放疗与传统的 50Gy/25F 分割相比，疗效类似且不增加副反应，因而逐渐被越来越多的学者和国内外指南推荐可作为保乳术后辅助放疗的标准治疗方式[3]。更重要的是，研究发现保乳术后患者的同侧乳腺复发 80% 位于手术切口周围，其他象限的复发率与对侧肿瘤相似，只占 15%[4]。基于此，Freedman 等先后提出了加速部分乳房照射 APBI 的概念，即采用加速大分割照射瘤床周围的有限体积，在保证足够有效剂量的前提下，减少瘤床外乳腺、肺、胸壁、对侧乳腺照射范围和剂量，最终产生与 WBI 类似疗效的同时，减轻治疗相关副反应，以改善美容效果[4]。

根据照射技术和实施方式的不同，APBI 可分为两类：①近距离放疗，主要包括多导管组织间插植、Mammosite 单管球囊、术中放疗；②外照射，包括三维适形放疗（3D-CRT）、调强适形放疗（IMRT）、影像引导放疗（IGRT）、质子重离子治疗等[5]。近 20 年来，各国开展了采用不同技术的 APBI 系列Ⅱ / Ⅲ期临床研究[1, 6-13]。陆续发布的证据表明，APBI 对比外照射 WBI 在保乳术后辅助放疗中获类似的疗效，带来更低的治疗副反应和更好的美容效果；但也有部分研究结果显示，采用外照射 APBI 的美容效果劣于 WBI。GEC-STRO APBI 正是系列研究中的其中之一，旨在对比多导管插植近距离照射技术的 APBI 与 WBI 的疗效和副反应差异。该研究的 5 年随访结果已于 2016 年发布[7]，WBI 组 5 年 LRR 为 0.92%，APBI 组则为 1.44%，两组复发率差异仅为 0.52%（95%CI：-0.72% ～ 1.75%，$P$=0.42，非劣效界值为 3%），10 年随访结果则通过更长的随访时间进一步确认了这一结果。

## 2　研究设计

### 2.1　研究对象

GEC-ESTRO APBI 是一项在奥地利、捷克、德国、匈牙利、波兰、西班牙和瑞士等多个欧洲国家16个中心进行的国际多中心、非盲、随机对照、非劣效Ⅲ期临床试验。符合条件的早期乳腺癌患者按1：1随机分配到WBI组或多导管插植近距离照射APBI组。受试者与研究者双侧均未设盲。该研究的纳入标准：年龄＞40岁；病理诊断为早期浸润性乳腺癌，肿瘤大小≤3cm，$pN_0$-pNmi，$M_0$，分期为0、Ⅰ或ⅡA；切缘≥2mm，其中病理为浸润性小叶癌或者导管原位癌（ductal carcinoma in situ，DCIS）的患者切缘≥5mm，且DCIS患者仅限中低危患者（Van Nuys预后指数＜8）；脉管浸润阴性；手术和放疗间隔时间＜12周，其中接受辅助化疗的患者放疗开始时间不晚于末次化疗后4周。该研究的排除标准：年龄≤40岁；原发病灶为多发；Paget病；皮肤浸润；同时或既往恶性肿瘤史；妊娠哺乳患者；体力状况评分不限。

### 2.2 治疗方案

WBI组放疗采用常规外照射，总剂量为50.0～50.4Gy/25～28F（即分割为25～28次，每次分割剂量为1.8～2.0Gy，周一至周五照射，每天1次，共5周完成）。常规给予瘤床电子线加量10.0Gy/5F，电子线加量位于最大剂量点，确保85%等剂量线包绕瘤床。不允许欠量。APBI组放疗采取高剂量率（high-dose-rate，HDR）或者脉冲式剂量率（pulse-dose-rate，PDR）的多导管插植近距离照射技术。总剂量为HDR：30.1Gy/7F或32Gy/8F；PDR：50Gy/（0.6～0.8Gy/h），1 pulse/h，每天24h。CTV需包绕瘤床外2cm，剂量不均匀比V100：V150＜0.35，DVH：100%处方剂量包绕＞90%CTV。

### 2.3 研究终点

主要研究终点是同侧（治疗侧）局部复发率，次要研究终点包括急性严重不良反应和晚期副反应、美容结局、区域复发和远处转移、任何原因引起的死亡、无病生存（disease-free survival，DFS）率、对侧乳腺癌发生率和患者生活质量。

### 2.4 统计分析

基于5年随访结果的确证性分析的科学假设，APBI组局部复发率非劣于WBI组。相比WBI组5年局部复发率，APBI组最多高出3%可以认为是非劣效，相当于7% *vs* 4%。基于单侧$\alpha$=0.05检验水准和80% Power，并考虑10%失访，依据Farrington-Manning方法测算样本量每组需要530例，合计1060例。此次针对5年随访结果的更新是基于中位随访10.35年结果进行的描述性二次分析，研究数据库截止于2019年8月14日。考虑到意向性治疗（intention-to-treat，ITT）分析可能缩小组间差异倾向于等效，这在等效性或非劣效研究中是对抗保守原则的。因此，本研究采用实际治疗分析集（as-treated analysis set，AT），每组均包括符合方案的患者和随机到另一组实际接受交叉治疗的患者。此次更新结果纳入的研究对象仍然是5年主要分析时纳入的全部1184例患者，并针对年龄、是否绝经、淋巴结转移、激素受体、肿瘤大小和分级、组织学类型、是否化疗等变量开展探索性的亚组分析。

局部复发率计算采用累计率法（Fine and Gray检验），DFS、OS分析采用Kaplan-Meier法（Log-rank检验）。对于5年随访主要结果，组间差异采用95%CI呈现，分析差值95%CI上限是否低于3%来判断是否达到非劣效。对于亚组分析，采用双侧检验并以$P<0.05$判定

统计学显著性。在补充材料中，亚组分析还包含单因素 Cox 回归分析风险比（HR）。对于迟发性毒性反应和美容结局的分析主要基于于 7.5 年和 10 年随访结果。所有数据分析基于 R 软件（4.2.2 版）完成。

针对主要结果局部复发率的敏感性分析中，患者删失时间以末次钼靶检查为准以减少偏倚。为了方便与既往以 ITT 分析 Cox 回归结果的其他 APBI 研究进行对比，本研究也提供了 ITT 结果作为敏感性分析。

## 3 研究结果

2004 年 4 月 20 日至 2009 年 7 月 30 日期间共纳入 1328 例女性乳腺癌患者，随机分配到 WBI 组 673 例，APBI 组 655 例。其中符合分析条件的患者 WBI 组和 APBI 组各有 551 例和 633 例。两组患者中位年龄均为 62 岁（四分位距 IQR，WBI 组为 54 ～ 68，APBI 组为 54 ～ 67），大部分患者＞ 50 岁、ER（+）、肿瘤直径≤ 2cm、病理分级Ⅰ～Ⅱ，87% 患者接受了内分泌治疗，而接受术后辅助化疗的患者只占 12% 或 10%。两组间基线特征基本一致。

在本研究的主要分析子集 AT 中，WBI 组中位随访时间为 10.3 年（IQR 为 8.29 ～ 11.20），APBI 组为 10.18 年（IQR 为 8.39 ～ 11.13）。WBI 组的 10 年 LRR 为 1.58%（95%CI：0.37% ～ 2.80%），而 APBI 组为 3.51%（95%CI：1.99% ～ 5.03%），复发差异率为 1.93%（95%CI：-0.018% ～ 3.870%，*P*=0.074）（HR=1.88，95%CI：0.85% ～ 4.10%）。在本研究的敏感性分析子集 ITT 中，WBI 组中位随访时间为 9.62 年（IQR 为 6.77 ～ 10.56），APBI 组为 9.49 年（IQR 为 7.02 ～ 10.45）。WBI 组的 10 年 LRR 为 1.38%（95%CI：0.62% ～ 3.18%），而 APBI 组为 3.28%（1.78% ～ 4.77%），复发差异率为 1.93%（95%CI：-0.594% ～ 3.350%，*P*=0.074）（HR=1.46，95%CI：0.69 ～ 3.09）。由此可见，主要分析子集与敏感性分析子集两者的一致性良好，WBI 与 APBI 的 LRR 差异无统计学意义，差异区间在非劣性界值以内。

在 10 年 DFS 方面，WBI 组为 87.95%（95%CI：85.10% ～ 90.91%），APBI 组为 84.89%（95%CI：81.97% ～ 87.91%），DFS 差异率为 -3.06%（95%CI：-7.22% ～ 1.09%，*P*=0.18）。截止到 2019 年 8 月 14 日，共观察到 130 个死亡事件（WBI 组 66 例，APBI 组 64 例），但乳腺癌相关死亡事件在 WBI 组和 APBI 组分别只占 13% 和 21%，且两组间 10 年 OS 差异率为 0.95%（95%CI：-2.66% ～ 4.56%，*P*=0.50），无统计学差异。

治疗相关副反应方面，7.5 年和（或）10 年随访数据显示，两组不良事件大多为 1 级和 2 级（WBI 组 60%，APBI 组 67%）。两组晚期 3 级副反应发生率相比，WBI 组 4% *vs* APBI 组 1%（*P*=0.021），其中纤维化发生率最常见（2% *vs* 1%，*P*=0.56），未发现 4 级及以上相关不良事件。

乳房美容评分方面，7.5 年和 10 年随访结果显示，患者侧评分 APBI 组明显优于 WBI 组（10 年随访评为“极好”的比例为 45% *vs* 34%）；医护侧评分则只在 7.5 年随访中 APBI 看到优势，10 年随访数据中无明显差异。关于更详细的治疗相关副反应、美容效果和生活质量等方面的数据对比，有待于后续发表。

## 4 讨论

### 4.1 临床解读

#### 4.1.1 APBI 系列研究的对比及指南推荐

个体化精准治疗是目前肿瘤治疗的发展趋势，这种趋势不仅包括基于基因背景的化疗、靶向治疗，也同样适用于手术、放疗等局部治疗，而局部治疗强度的降级理念是其中一个趋势。治疗强度的降级理念不仅包括治疗时间的缩短，也包括治疗体积的尽量减小。乳腺癌 APBI 治疗模式正好契合这一理念，5d 内完成术后放疗，用最短时间的治疗周期取得与既往传统模式类似的疗效，且获得更好的美容效果。但是，治疗降级理念的前提是，严格、精准地筛选适合 APBI 的乳腺癌患者，以保证治疗的安全性。

随着 APBI 系列Ⅲ期临床研究的 5 年甚至 10 年随访结果陆续发布（表 1），各种不同实施技术下的 APBI 治疗模式在早期低危乳腺癌保乳术后辅助放疗中的有效性和安全性逐渐获得认可。基于各临床试验的证据，美国放射肿瘤协会（ASTRO）在 2016 年更新了专家共识[14]，对于“适合”进行 APBI 的选择标准作出了推荐：年龄≥ 50 岁；浸润性导管癌，肿瘤大小≤ 2cm，阴性切缘≥ 2mm，脉管浸润阴性，ER（+）；或筛查发现的 DCIS，低 / 中度核分级，肿瘤大小≤ 2.5cm，阴性切缘≥ 3mm。NCCN 指南（2022 年）也对 *BRCA* 基因突变阴性且符合 2016 版 ASTRO 共识的患者作出了接受 APBI 的推荐。中国临床肿瘤学会（CSCO）指南（2022 年）也建议参照 ASTRO 专家共识或筛选低危早期乳腺癌患者，在保乳术后辅助放疗选择上可考虑采用 APBI 模式 GEC-ESTRO APBI 研究的 5 年、10 年随访结果又给 APBI 在临床应用中的价值添加了新的Ⅰ级证据。不同的是，该研究对于 APBI 患者的筛选标准相对放宽，比如年龄放宽至 40 岁、肿瘤分期、病理类型均略有差异。不同的筛选标准也可能导致相反的临床研究结果，比如，在 ELIOT、TARGIT 两个术中放疗 APBI 临床研究中，观察到 APBI 组局部复发率高于 WBI 组。而不同的分割模式则可能导致治疗相关副反应的不同，比如在 RAPID 研究中，每天 2 次照射，似乎是导致 APBI 出现更高的副反应的原因之一。因此，如何进一步更精准地选择 APBI 的适宜人群，将是未来急需解决的重要科学问题，仍有待于更多的临床试验开展提供更多的证据。此外，关于最低、最有效剂量和分割模式及其他新的技术模式也仍有很大的探索空间，比如 APBI-OPAR、SPBI、NIBB、PAPBI、质子 APBI 等一系列新的临床试验也在进行中，结果有待揭晓，也值得期待。

**表 1　早期乳腺癌关键 APBI 临床试验汇总**

| 研究 | APBI 技术 | 随访期 | 结果（LRR 和 AE, WBI *vs* APBI） | 参考 |
|---|---|---|---|---|
| Budapest 2013 | HDR-BT | 10 年 | LRR 相似（5.9% *vs* 5.1%），APBI 具有更好的美容效果（81% *vs* 63%） | [6] |
| GEC-ESTRO 2016 | HDR-BT<br>PDR-BT | 5 年 | LRR 相似（0.92% *vs* 1.44%），LR 相差 0.52%，APBI 具有更低的 AE | [7] |
| IMPORT LOW 2017 | IMRT | 5 年 | LRR 相似（1.1% *vs* 0.5%），APBI 具有更低的 AE，在美容效果上没有差异 | [8] |

续表

| 研究 | APBI 技术 | 随访期 | 结果（LRR 和 AE, WBI *vs* APBI） | 参考 |
|---|---|---|---|---|
| RAPID 2019 | 3D-RT IMRT | 8 年 | LRR 相似（3.0% *vs* 2.8%），APBI 具有更高的 AE（0.13% *vs* 0.32%，$P < 0.001$） | [10] |
| NSABP B-39 2019 | 3D-RT/IMRT<br>HDR-BT<br>Balloon-BT | 10 年 | LRR 相似（3.9% *vs* 4.6%），LR 相差 0.7%，在 AE 和美容效果上没有差异 | [9] |
| TARGIT 2020 | IORT | 10 年 | LRR 相似（0.95/1.1% *vs* 2.1/4.0%，$P$=0.069），APBI 具有更低的 AE | [12] |
| Florence 2020 | IMRT | 10 年 | LRR 相似（3.7% *vs* 2.5%），APBI 具有更低的 AE 和更好的美容效果 | [11] |
| ELIOT 2021 | IORT | 10 年 | APBI 具有更高的 LRR（8.1% *vs* 1.1%，$P < 0.001$） | [13] |
| GEC-ESTRO 2023 | HDR-BT<br>PDR-BT | 10 年 | LRR 相似（1.58% *vs* 3.51%），LR 相差 1.93%，APBI 具有更低的 AE | [1] |

值得一提的是，对比 APBI 系列Ⅲ期临床研究，我们可以发现 GEC-ESTRO APBI 研究的 10 年 LRR 最低，这是否归因于多导管插植近距离照射技术的优势仍有待讨论和思考。在副反应和美容效果方面，GEC-ESTRO APBI 的 10 年随访数据也获得了比较好的结果。因此，综合考虑疗效、副反应和美容效果等方面，多导管插植近距离照射可作为 APBI 技术的首选技术。

在治疗强度的降级理念中，另一个值得期待的临床问题是，对于低危乳腺癌患者保乳术后，在局部治疗强度的降级基础上，系统性全身治疗是否可以进一步降级？在此背景下，目前一系列“治疗降级”相关的前瞻性临床试验正在开展，包括 PRECISION、DEBRA-NRG BR007、EXPERT-TROG 16.04/ANZ1601/BIG16-02、DBCG radiotherapy NATURAL 和 EUROPA 等。其中，EUROPA 研究是目前唯一正在进行的比较 APBI 联合内分泌和单独 APBI 疗效及安全性的一项临床试验，结果值得期待。

4.1.2　基础乳房的大小与 APBI 技术的实施和应用

关于 APBI 在未来临床实践中的应用及 APBI 技术如何选择的问题，患者基础乳房的大小是另一个需要重要考虑的因素。尤其对于我国，甚至亚洲女性而言，基础乳房较小的情况更为普遍。尽管保乳手术的选择需要考量剩余乳房的占比情况，但越来越多基础乳房较小的女性患者仍有强烈的保乳愿望。

而对于这一部分女性患者，后续如何实施 APBI 则是一个需要重要考虑的问题。基础乳房过小会很大程度上限制多导管插植或单管球囊技术的操作可行性，甚至影响后续放疗计划制订中照射野的设置和剂量分布。而在 APBI 系列临床试验中，未见纳入对象中基础乳房大小的相关数据，这可能与西方女性乳房大小的平均水平较高有关。不同的是，乳房大小的问题将很大程度上限制近距离照射技术 APBI 在亚洲女性中的临床应用和推广。这是否也意味着，一方面，亚洲人群的 APBI 研究需要重点考虑乳房大小的问题，甚至作为筛选 APBI 适宜人群的标准之一？另一方面，未来亚洲人群中 APBI 技术的发展是否更倾向于依赖外照射的实施模式？这些问题值得我们思考。

## 4.2 统计学解读

### 4.2.1 非劣效界值的设定原则

非劣效研究中，设定合理的非劣效界值是研究成功的关键步骤之一，要警惕生物爬行现象的出现 [15]。生物爬行现象是指当连续使用非劣效试验做药物或医疗器械注册申报试验时，上一代非劣效试验的试验药物或器械获批后如果被作为下一代非劣效试验的阳性对照，经过数代试验，阳性对照的疗效可能会逐渐递减至不再优于安慰剂。新的药物或干预措施虽然非劣于现有常用药物，但是可能比安慰剂还差的话，这在临床上显然是不可接受的。因此，当研究者设定可以接受多大程度的疗效损失时，这个程度通常不能超过既往标准治疗相对于安慰剂的获益程度的 50%，且允许疗效损失的前提条件是应该可以得到其他方面的补偿，比如低成本、低毒性或给药方便等。例如，在晚期肝癌一线治疗仑伐替尼对比索拉非尼的非劣效 REFLECT 研究 [16] 中，研究者参考既往索拉非尼对比安慰剂的随机对照试验，将非劣效界值设定为仑伐替尼要保留索拉非尼相比安慰剂至少 60% 的获益；在结直肠癌术后辅助治疗双药 3 个月对比 6 个月的非劣效 IDEA 研究中，研究者参考既往双药 6 个月对比单药 6 个月的随机对照试验，将非劣效界值设定为保留双药 6 个月对比单药 6 个月至少 50% 的获益。在本研究中，预期对照 WBI 组局部复发率 4%，既往无放疗组局部复发率为 10% ～ 25%，本研究设置非劣效界值为局部复发率允许增加 3%，疗效损失同样是控制在 50% 以下。

非劣效界值如果设置不合理，即使最终达到了非劣效阳性结果，也可能无法被同行认可接受。一个典型的案例是针对早期 HER2 阳性乳腺癌患者辅助靶向治疗同期开展的 6 个月对比 12 个月的非劣效 Persephone 和 Phare 研究，主要研究终点均为 DFS，非劣效界值分别设置的 4 年 DFS 绝对差异不超过 3%（相对风险 HR=1.32）、2 年 DFS 绝对差异不超过 2%（相对风险 HR=1.15），最后 Persephone 研究达到非劣效阳性结果，Phare 研究未达到提前终止，而相应临床诊治指南未曾更改，12 个月辅助靶向治疗依然是标准治疗策略。究其原因，在研究设计阶段，Persephone 研究预设的标准对照组疗效是 4 年 DFS 达到 80%，试验组不低于 77%，相对风险比 HR=1.17；随着时间推移，乳腺癌手术技术的进步以及早诊早治能力提升等研究外部因素的影响，实际对照组疗效达到了 89.8%，试验组允许的疗效差异仍然是 3%，即不低于 86.8%，相应风险比增加到 1.32。而在一些加强靶向治疗的研究中，例如双靶联合治疗的 APHINITY 研究提升 4 年 DFS 率仅 1.7%，曲妥珠单抗联合来那替尼的 ExteNET 研究提升 5 年 DFS 率也不过 2.5%，提升程度都小于 Persephone 研究的非劣效界值 3%，这或许是同行领域无法接受这一非劣效结果的重要原因之一。在 Phare 研究中，当初预设标准对照组疗效是 2 年 DFS 达到 85%，试验组不低于 83%，相对风险比 HR=1.15；同样随着时间推移，实际对照组疗效远远优于预设值，达到 93.8%，而试验组允许的疗效差异保持相应风险比 1.15，即只允许下降 0.9%，不低于 92.9%。相比 Persephone 研究，Phare 研究的非劣效界值更严格，且检验水准 α 设置单侧 0.025、以 95%CI 判定结果比 Persephone 研究单侧 0.05、以 90%CI 判定结果也更严格。综上所述，针对这两项类似研究一个成功一个失败的结果，同行未能认可非劣效阳性结果就很好理解了。

本研究预设的主要终点 5 年局部复发率为标准治疗组 4%，试验组不高于 7%（HR=1.78），实际结果标准治疗组仅 0.92%，试验组 1.44%（HR=1.57）。若基于 0.92% 和非劣效界值绝对差值不高于 3%，则相当于调整 HR 为 4.32；若基于 0.92% 和非劣效界值 HR=1.78，则相当于调整绝对差值不能高于 1.6%。研究之前报道的 5 年随访结果是差值 0.52%（95%CI：0.72%～1.75%），95%CI 上限 1.75%，高于 1.6%。但按照研究设计 α 单侧 0.05，相当于双侧 0.1，则非劣效结果只需根据 90%CI 来看，在研究中有报道其 90%CI 上限是 1.5%，低于 1.6%，仍然是达到了非劣效标准。

#### 4.2.2 主要分析集的选择

大多数随机对照试验选择 ITT 作为主要分析集，即随机到哪组就纳入该组分析，无论实际接受何种治疗。另一种选择是符合方案集（per protocol set，PPS），仅纳入完成规定治疗量且没有重大方案违背、主要指标可测量的患者。本研究采用实际治疗分析集，既包括随机接受分配治疗的患者，也包括随机到另一组交叉过来接受治疗的患者。

如果某研究两组间实际疗效差异为△，在研究过程中由于脱落、交叉治疗等因素影响，观察到的差异被缩小到△’，即 ITT 结果。在优效性设计中，如果△’被检验出统计学差异，那么真实△可以肯定更有统计学差异；在非劣效研究中，如果△’被检验出无统计学差异，那么真实△到底如何尚无法直接确定，需要进一步结合 PP 结果来看，而本研究选择的实际治疗分析集则是介于 PP 与 ITT 之间的一种情形。

#### 4.2.3 患者脱落的影响

随机对照研究中，患者脱落可能存在三种形式：①随机的无偏脱落，对结果影响较小。②某一组某些特征人群脱落显著性高于另一组，则属于有偏脱落。如果得到阳性结果很难区分是试验组与对照组本身的差异还是人群基线特征不平衡导致的差异。③某一类特征的人群在试验组与对照组均存在大量脱落，这也属于有偏脱落。其研究结论的目标人群范围可能发生了变化，需要谨慎下研究结论。

本研究中对于交叉治疗患者（约占 5.5%）的基线特征进行了描述，除个别信息（病理组织学类别占比）外均无显著性差异。另外，研究中存在 10.5% 的患者由于撤回知情同意或方案违背而早期脱落，对这部分患者群体的基线均衡性未见评估。研究还报道了 5 年复发率的 PP 集结果，与实际治疗集一样达到了非劣效。

## 5 小结

GEC-ESTRO APBI 是一项关于多导管插植近距离照射技术 APBI 应用于早期低危乳腺癌患者保乳术后辅助放疗的Ⅲ期临床研究，该研究 10 年随访结果显示，APBI 与外照射 WBI 相比，复发率无明显差异，疗效相似，晚期治疗相关副反应较少，美容效果更优，可作为早期乳腺癌患者保乳术后辅助放疗中一种新的标准治疗方案。尽管关于多导管插植近距离照射技术 APBI 应用于我国乳腺癌患者仍面临患者筛选、乳房大小等方面的考量，但从统计学角度来看，这项研究证明了 APBI 相比 WBI 的非劣效性，且安全性方面也具有明显优势，是一项成功的非劣效研究。

## 参考文献


[1] STRNAD V, POLGAR C, OTT O J, et al. Accelerated partial breast irradiation using sole interstitial multicatheter brachytherapy compared with whole-breast irradiation with boost for early breast cancer: 10-year results of a GEC- ESTRO randomised, phase 3, non-inferiority trial[J]. Lancet Oncol, 2023, 24(3):262-272.

[2] SUNG H, FERLAY J, SIEGEL R L, et al. Global cancer statistics 2020: GLOBOCAN estimates of incidence and mortality worldwide for 36 cancers in 185 countries[J]. CA Cancer J Clin, 2021, 71(3):209-249.

[3] OWEN J R, ASHTON A, BLISS J M, et al. Effect of radiotherapy fraction size on tumour control in patients with early-stage breast cancer after local tumour excision: long-term results of a randomised trial[J]. Lancet Oncol, 2006, 7(6):467-471.

[4] HICKEY B E, LEHMAN M, FRANCIS D P, et al. Partial breast irradiation for early breast cancer[J]. Cochrane Database Syst Rev, 2016, 7(7):CD007077.

[5] SANDERS M E, SCROGGINS T, AMPIL F L, et al. Accelerated partial breast irradiation in early-stage breast cancer[J]. J Clin Oncol, 2007, 25(8):996-1002.

[6] POLGAR C, FODOR J, MAJOR T, et al. Breast-conserving therapy with partial or whole breast irradiation: ten-year results of the Budapest randomized trial[J]. Radiother Oncol, 2013, 108(2): 197-202.

[7] STRNAD V, OTT O J, HILDEBRANDT G, et al. 5-year results of accelerated partial breast irradiation using sole interstitial multicatheter brachytherapy versus whole-breast irradiation with boost after breast-conserving surgery for low-risk invasive and in-situ carcinoma of the female breast: a randomised, phase 3, non-inferiority trial[J]. Lancet, 2016, 387 (10015):229-238.

[8] COLES C E, GRIFFIN C L, KIRBY A M, et al. Partial-breast radiotherapy after breast conservation surgery for patients with early breast cancer (UK IMPORT LOW trial): 5-year results from a multicentre, randomised, controlled, phase 3, non-inferiority trial[J]. Lancet, 2017, 390(10099): 1048-1060.

[9] VICINI F A, CECCHINI R S, WHITE J R, et al. Long-term primary results of accelerated partial breast irradiation after breast-conserving surgery for early-stage breast cancer: a randomized, phase 3, equivalence trial[J]. Lancet, 2019, 394(10215):2155-2164.

[10] WHELAN T J, JULIAN J A, BERRANG T S, et al. External beam accelerated partial breast irradiation versus whole breast irradiation after breast conserving surgery in women with ductal carcinoma in situ and node-negative breast cancer (RAPID): a randomised controlled trial [J]. Lancet, 2019, 394(10215):2165-2172.

[11] MEATTINI I, MARRAZZO L, SAIEVA C, et al. Accelerated partial-breast irradiation compared with whole-breast irradiation for early breast cancer: long-term results of the randomized phase Ⅲ APBI-IMRT-Florence trial[J]. J Clin Oncol, 2020, 38(35):4175-4183.

[12] VAIDYA J S, BULSARA M, BAUM M, et al. Long term survival and local control outcomes from single dose targeted intra-operative radiotherapy during lumpectomy(TARGIT-IORT) for early breast cancer: TARGIT-A randomised clinical trial [J]. BMJ, 2020, 370:m2836.

[13] ORECCHIA R, VERONESI U, MAISONNEUVE P, et al. Intraopera tive irradiation for early breast cancer (ELIOT): long-term recurrence and survival outcomes from a single-centre, randomised,phase 3 equivalence trial[J] . Lancet oncol, 2021, 22(5):597-608.

[14] CORREA C, HARRIS E E, LEONARDI M C, et al. Accelerated partial breast irradiation: executive summary for the update of an astro evidence-based consensus statement[J]. Pract Radiat Oncol, 2017, 7(2):73-79.

[15] 曾琳 , 刘小莉 , 赵一鸣 . 非劣效临床试验中生物爬行现象 [J]. 中华儿科杂志 , 2020,58(12): 1028.

ZENG L, LIU X L, ZHAO Y M. Brological crawling in non-inferior clinical trials[J]. Chinese Journal of Pediatrics, 2020, 58(12): 1028.
[16] KUDO M, FINN RS,QIN S, et al. Lenvatinib versus sorafenib in first-line treatment of patients with unresectable hepatocellular carcinoma: a randomised phase 3 non-inferiority trial[J]. Lancet, 2018, 391(10126): 1163-1173.

# 局部晚期复发鼻咽癌调强放疗中超分割与标准分割模式有效性和安全性的比较：一项多中心、随机、开放标签、Ⅲ期临床试验结果解读

全晓薇[1]　李佩静[2]　陈晓钟[2]

1. 上海交通大学医学院临床研究中心
2. 浙江省肿瘤医院头颈放疗科，浙江省放射肿瘤学重点实验室

**解读原文**

You R, Liu YP, Xie YL, et al. Hyperfractionation compared with standard fractionation in intensity-modulated radiotherapy for patients with locally advanced recurrent nasopharyngeal carcinoma: a multicentre, randomised, open-label, phase 3 trial. Lancet. 2023;401（10380）: 917-927. doi: 10.1016/S0140-6736（23）00269-6

**【摘要】**局部晚期复发鼻咽癌的再程放疗往往会引起严重的晚期毒性反应，影响患者的生活质量和生存获益。中国广州开展了一项多中心、随机、开放标签、Ⅲ期临床试验，对比了两种不同的放疗剂量－分割模式应用于局部晚期复发鼻咽癌的有效性与安全性。该研究于2015年7月10日至2019年12月23日共纳入局部晚期复发鼻咽癌患者144例，1∶1随机分配至超分割放疗组（65Gy/54f，1.2Gy/f，2f/d，两次放疗间隔≥6h）和标准分割放疗组（60Gy/27f，2.2Gy/f，1f/d）。主要研究终点为严重晚期毒性反应发生率和总生存期，次要研究终点为局部区域无复发生存期和无远处转移生存期。中位随访时间45（IQR:37.3～53.3）个月，超分割放疗组≥3级晚期毒性反应发生率显著低于标准分割放疗组（34% *vs* 57%，*P*=0.023），超分割放疗组患者的5级晚期毒性反应发生率低于标准分割放疗组，分别为7%（鼻出血）和24%（3%鼻咽部坏死，16%鼻出血和4%颞叶坏死）。超分割放疗组患者的3年总生存率显著优于标准分割放疗组［74.6%（95%CI:64.4%～84.8%）*vs* 55.0%（95%CI:44.3%～66.6%），HR=0.54（95%CI:0.33～0.88），*P*=0.014］。该研究为局部晚期复发鼻咽癌患者再程放疗不同剂量－分割模式的选择提供了可靠的证据。

局部晚期复发鼻咽癌的再程放疗往往会引起严重的晚期毒性反应，影响患者的生活质量

和生存获益。中国广州开展了一项多中心、随机、开放标签、Ⅲ期临床试验[1]，旨在对比两种不同放疗剂量－分割模式治疗局部晚期复发鼻咽癌的安全性和有效性。研究将标准分割放疗（60Gy/27f）作为对照组，超分割放疗（65Gy/54f）作为试验组，1 ∶ 1 随机入组。两组分别纳入 72 例患者，中位随访时间 45 个月，超分割放疗组和标准分割放疗组≥ 3 级放疗相关晚期毒性反应发生率分别为 34% 和 57%（*P*=0.023），3 年总生存率分别为 74.6% 和 55.0%（HR=0.54，95%CI：0.33 ～ 0.88，*P*=0.014）。

## 1　研究背景与目的

鼻咽癌是一种发生于鼻咽黏膜的上皮癌，其发病有明显的地域及种族差异，东南亚是全球鼻咽癌发病率最高的地区，欧美地区发病率较低。随着放疗技术的发展以及综合治疗的应用，鼻咽癌 5 年局部控制率已经达到 80% ～ 85%[2，3]。然而，局部复发仍然是晚期鼻咽癌治疗失败的主要原因。

对于局部早期复发鼻咽癌，如 $rT_1$ 及部分 $rT_{2\sim3}$ 肿瘤可切除的患者，可以选择单纯手术切除的方法[4，5]。然而，对于不可切除的局部晚期鼻咽癌患者，再程放疗是主要的挽救治疗方法[6]。由于鼻咽周围诸多的重要危及器官及肿瘤控制剂量高，使得复发鼻咽癌的治疗边界非常窄。尽管采用先进的放疗技术，局部晚期复发鼻咽癌的挽救治疗仍然具有较大的挑战。既往的研究建议，再程放疗中肿瘤的照射剂量不低于 60Gy，以平衡肿瘤控制和毒性反应发生的风险[7]。照射剂量≥ 60Gy，采用标准分割模式治疗后晚期毒性反应发生率高达 50.0% ～ 73.7%[8，9]，严重影响患者的生活质量。在调强放疗时代，仍有 23.7% ～ 41.4% 复发鼻咽癌患者死于严重的晚期毒性反应，大大降低了患者的生存率[8]。同时保障肿瘤控制率和降低晚期毒性反应，这一需求尚未得到满足。因此，探索更为安全、有效的放疗模式对局部晚期复发鼻咽癌患者具有重要意义。

基于放射生物学原理，超分割放疗在不增加治疗时间的情况下，通过降低每分次的照射剂量，每天照射≥ 2 次，进一步分开早反应组织和晚反应组织的效应差别。在早反应相同或轻度增加的情况下，改善晚期反应组织亚致死性损伤的修复，从而减轻晚期损伤[7]。既往的研究显示，超分割放疗方案可以增加治疗的总剂量，改善肿瘤控制率，提高生存率，而没有明显增加副作用[10，11]。欧洲癌症研究与治疗组织（European Organisation for Research and Treatment of Cancer，EORTC）在口咽癌患者中比较标准分割放疗（70Gy/35f，1f/d，7 周）与 EORTC 22791 超分割放疗（80.5Gy/70f，2f/d，7 周）的疗效和晚期毒性反应[12]。结果显示，超分割放疗组肿瘤局部控制率显著性高于标准分割放疗组，两组患者 5 年无局部疾病生存率分别为 59% 和 40%（*P*=0.02），超分割放疗有提高患者 5 年总生存率的趋势（*P*=0.08），两种治疗方式之间的正常组织晚期毒性反应发生率无显著性差异。RTOG 9003 研究[13，14]在头颈部鳞癌患者中比较 4 种放疗剂量－分割模式的疗效，以标准分割模式（70Gy/35f，1f/d，7 周）作为对照组，超分割（81.6Gy/68f，2f/d，7 周）、加速分割 S 方案（38.4Gy/24f，1f/d，休息 2 周，28.8Gy/18f，1f/d，共 6 周）、加速分割 C 方案（72Gy/42f，1f/d，6 周）作为试验组，与对照组相比，仅超分割组显著改善肿瘤局部控制率（53.3% *vs* 45.7%，*P*=0.045）和 5 年总生存率（HR=0.81，*P*=0.05）。目前，在复发性鼻咽癌患者中，此类分割治疗方案的临床数据非常少。Lee 等[15]报道了一项 20 例患者的回顾性研究，在 $rT_{3\sim4}N_{0\sim1}M_0$ 复发鼻咽癌患者中，超分割放疗（64.8Gy/54f，2f/d，5.5 周）治疗后总生存率与标准分割放疗（60Gy/30f，1f/d，6 周）相似，但超分割放疗模式具有降低放疗后出血发生率的趋势。Karam 等[16]研究也发现超分割放疗（1.1Gy/18f *vs* 1.4Gy/f，2f/d）与标准分割放疗相比，肿瘤控制方面效果相似，而治疗相关毒性发生率相对较少。

中国广州的这项前瞻性、随机对照临床试验将标准分割放疗作为对照组，探索超分割放疗方案是否可以降低晚期毒性反应的发生率，并进一步提高生存率，以期找到更优的治疗局部晚期复发鼻咽癌的放疗剂量 - 分割模式。

## 2 研究设计

### 2.1 研究对象

该研究是一项多中心、随机、开放标签、Ⅲ期临床试验，在中国广州的 3 个中心进行患者招募。

纳入标准：①经组织病理学证实为（未）分化型非角化性局部晚期复发鼻咽癌患者；②复发前接受根治性放疗（＞66Gy），且间隔时间＞12 个月；③复发分期为 $T_{2\sim4}N_{0\sim2}M_0$，Ⅱ～Ⅳa 期（AJCC 7th）；④ KPS ≥ 70；⑤年龄 18 ～ 65 岁；⑥各器官功能正常。

排除标准：①既往或同期恶性肿瘤病史；②复发病灶可切除，如鼻咽、后鼻孔、鼻中隔、咽旁间隙浅表病灶（$T_2$）或蝶窦底壁（$T_3$）；③已有放射损伤，如软组织坏死、脑损伤、颈部纤维化或其他≥ 3 级的放射损伤；④怀孕或哺乳。

### 2.2 治疗方案

两组患者放疗技术均采用调强放射治疗。标准分割放疗组的放疗处方：PTVnx 60Gy，PTVnd 60Gy，PTV 54Gy，共 27f，1 f/d。超分割放疗组放疗处方：PTVnx 65Gy，PTVnd 65Gy，PTV 54Gy，共 54f，2 f/d，两次治疗至少间隔 6h。

### 2.3 结局指标

研究设置两个主要研究终点指标：严重晚期毒性反应的发生率和总生存期（overall survival，OS）。严重晚期毒性反应的发生率定义为放疗结束后 3 个月发生≥ 3 级晚期毒性反应的发生率，OS 定义为从随机分配到因任何原因死亡的时间。次要研究终点指标为局部区域无复发生存期、无远处转移生存期和生活质量。治疗结束后 3 年内每 3 个月随访 1 次，3 年后则每 6 个月随访 1 次。

### 2.4 统计学处理

基于超分割方案主要通过降低严重晚期毒性反应的发生率来提高总生存期的假设，研究采用序贯检验策略控制 I 类错误。首先检验两组间严重晚期毒性反应发生率的差异，若具有统计学意义，进一步分析 OS 的差异，否则不会对 OS 进行假设检验。

根据以往研究，标准分割调强放疗中患者≥ 3 级毒性反应发生率约为 59%，假设超分割放疗严重毒性反应发生率降低到 35%，基于双侧 α=0.05，1–β=0.8，每组需要 64 例受试者。再根据以往研究，标准分割放疗后患者的 3 年 OS 率为 57%，超分割治疗后患者 3 年 OS 率为 77%，预计累积期 3 年，最后入组患者随访 3 年，双侧 α=0.05，1–β=0.8，每组需要 62 例受试者，共观察到 55 个事件发生。结合两个主要终点并考虑 10% 脱落率，研究总共需要 142 例受试者。

该研究采用分层随机，患者被随机分配（1 ∶ 1）到超分割或标准分割放疗组，分层因素为治疗中心、复发肿瘤分期（$T_{2\sim3}$ *vs* $T_4$）和复发淋巴结分期（$N_0$ *vs* $N_{1\sim2}$）。研究人员和患者知晓分组情况，未参与试验临床阶段的统计师和影像工作人员不知晓每例患者的治疗分配。

在意向性治疗人群中进行主要疗效分析，在符合方案人群中进行敏感性分析。采用 Cochran–Mantel–Haenzel 分层卡方检验分析晚期严重毒性反应发生率，采用分层 Log–rank 检验和 Cox 比例风险模型分析 OS，采用竞争风险模型分析无局部复发 / 无远处转移生存期，采用混合效应模型分析生存质量。

## 3　研究结果

该研究在 2015 年 7 月 10 日至 2019 年 12 月 23 日期间，共招募 144 例局部晚期复发鼻咽癌患者，随机分配至超分割放疗组（*n*=72）或标准分割放疗组（*n*=72）。经过 45.0（IQR：37.3 ～ 53.3）个月的中位随访后，2 例患者失访，超分割放疗组和标准分割放疗组各 1 例。共有 75 例患者存活，其中 63 例（84%）至少随访了 36 个月，最后一例入组患者的随访时间为 31.7 个月。患者的基线特征和治疗细节在两组分布均匀。

超分割放疗组 34%（23/68）的患者出现≥ 3 级晚期毒性反应，低于标准分割放疗组的 57%（39/68），差异具有显著性（降低 23%，95%CI：–39% ～ –7%，*P*=0.023），尤其是鼻咽部坏死、鼻出血、颞叶坏死等毒性反应的发生率降低。超分割放疗组（7%，鼻出血）的 5 级晚期毒性反应的发生率低于标准分割放疗组（24%，包括 3% 鼻咽部坏死、16% 鼻出血和 4% 颞叶坏死）。两组患者≥ 3 级急性毒性反应的发生率相似。超分割放疗组（*n*=72）和标准分割放疗组（*n*=72）中分别有 28 例（39%）和 39 例（54%）患者死亡。超分割放疗组患者的 3 年 OS 率显著优于标准分割放疗组 [74.6%（95%CI：64.4% ～ 84.8%）*vs* 55.0%（95%CI：43.4% ～ 66.6%），HR=0.54（95%CI：0.33 ～ 0.88），*P*=0.014]。死亡病例中，超分割和标准分割放疗组分别有 21%（6/28）和 44%（17/39）患者死于放疗相关晚期毒性反应。超分割和标准分割放疗组分别有 49%（35/72）和 46%（33/72）患者出现局部复发，以及 7%（5/72）和 10%（7/72）的患者发生远处转移。两组患者的 3 年局部无复发生存率分别为 53.7%（95%CI：41.3% ～ 66.0%）和 46.8%（95%CI：33.5% ～ 60.1%），HR=1.00（95%CI：0.62 ～ 1.61），Gray 检验 *P*=0.96。两组患者 3 年无远处转移生存率分别为 96.5%（95%CI：91.6% ～ 100%）和 91.1%（95%CI：83.5% ～ 98.7%），HR=0.67（95%CI：0.22 ～ 2.10），Gray 检验 *P*=0.55。亚组分析（见原文 Figure S5）显示，超分割放疗组的生存期优于标准分割放疗组，但差异无统计学意义。

该研究共收集了超分割放疗组 53 例（74%）和标准分割放疗组 55 例（76%）患者在所有有效时间点（治疗开始前、放疗结束时、放疗结束后 3 个月和后续随访访视）的生活质量数据。两组患者的基线特征和治疗前生活质量无显著差异。超分割放疗组患者在总体健康状况、角色功能和社会功能的一般生活质量领域，以及疼痛、经济困难和食欲不振等方面优于标准分割放疗组。

## 4 讨论

### 4.1 临床解读

中国广州的这项研究是第一个评估局部晚期复发鼻咽癌患者超分割放疗与标准分割放疗方案安全性和有效性的随机、Ⅲ期临床试验。

复发鼻咽癌患者，在前一个疗程大剂量根治性放疗以后，平衡肿瘤控制率和晚期毒性反应发生率是局部挽救性放疗面临的巨大挑战。不同放疗剂量－分割模式照射所产生的生物效应剂量（biological effective dose，BED）不同。计算公式为：$BED=nd\times^{[1+d/(\alpha/\beta)]}$（*n*：放疗次数；*d*：单次放疗剂量；$\alpha/\beta$：早反应组织＞晚反应组织）。据此，衍生出标准等效剂量，即 EQD2，相当于常规 2Gy 分次放射的"等效生物剂量"，计算公式为：$EQD2=D(d+\alpha/\beta)/(2+\alpha/\beta)$（*D*：放疗总剂量；*d*：单次放疗剂量）。大部分肿瘤组织为早反应组织，因此，超分割放疗一方面可以在维持肿瘤 BED 相似的情况下，降低正常晚反应组织的 BED，从而降低正常晚反应组织的毒性反应；另一方面可以在维持正常晚反应组织 BED 相似的情况下，增加肿瘤的 BED，从而增加肿瘤的控制率；或者同时调节肿瘤和正常晚反应组织的 BED，以达到预期的效果。因此，理论上超分割放疗可能在保证肿瘤局部控制的情况下，降低周围正常组织的晚期毒性反应发生率。

该研究显示标准分割放疗组中致死性晚期毒性反应的发生率为 44%，与过去研究中再程标准分割调强放疗（EQD2 ≈ 60Gy），31.3% ～ 40.0% 患者死于严重的放疗相关晚期毒性反应的结果相一致[8，17]。再程放疗中，尽量减少放疗相关毒性反应的重要性怎么强调都不过分。超分割放疗组中颞叶坏死、鼻咽大出血和鼻咽黏膜坏死的发生率较低，很大程度上得益于超分割放疗降低了正常组织的 EQD2。剂量测定分析表明，在物理剂量相似的情况下，将该研究中不同分割方案的剂量转换为 EQD2（设晚反应组织的 $\alpha/\beta$=3Gy），超分割放疗组患者的颞叶 EQD2 最大剂量［中位 EQD：左侧 49.5（IQR：1.4 ～ 57.5）Gy，右侧 46.6（IQR：36.7 ～ 56.4）Gy］低于标准分割放疗组［中位 EQD2：左侧 60.0（IQR：36.6 ～ 67.2）Gy，右侧 57.3（IQR：37.5 ～ 68.1）Gy］。同样，超分割放疗组患者的颈内动脉最大剂量（EQD2）也低于标准分割放疗组。该研究超分割放疗组 34% 的晚期毒性反应发生率，与北美研究中报道的发生率相似[16]，证实了超分割在保护正常组织和减少晚期毒性作用方面的生物学优势。相比于标准分割放疗组（44%），超分割放疗组中严重晚期毒性反应相关死亡下降至 21%，这合理解释了 3 年 OS 率从标准分割放疗组的 55.0% 提高至超分割放疗组的 74.6%。此外，与标准分割放疗相比，超分割放疗在大多数领域中可一定程度提高患者的生活质量，尤其在角色功能方面具有临床意义。但两个治疗组间局部无复发生存率和无远处转移生存率无显著差异。事实上，设肿瘤组织的 $\alpha/\beta$=10Gy，那么标准分割放疗组和超分割放疗组肿瘤的 BED 分别为 73.8Gy 和 72.8Gy，两种方案的 BED 基本相似。再程放疗后的局部复发仍然是这些患者治疗失败的主要原因之一。因此，需要进一步研究超分割调强放疗结合全身治疗的最佳策略，以进一步提高局部控制。该研究将为局部晚期复发鼻咽癌患者放疗剂量－分割模式的选择提供更多的证据。

### 4.2 统计学解读

#### 4.2.1 多个主要终点指标多重性校正

此项研究设置了两个主要终点指标：严重晚期毒性反应的发生率和 OS。多个终点指标可能导致多次进行假设检验，有可能造成 I 类错误概率增加，那么将涉及多重性校正[18]。多个终点指标的统计分析是否需要进行 α 的校正，主要有以下三种情况：①多个指标同时具有统计学意义，才认为试验有效，无须校正 α；②只要有一个指标有统计学意义，即认为试验有效，需要校正 α；③按照指标的重要性排序，进行序贯检验，无须校正 α。

常见的多重性校正方法有两种：一种是拆分法，即对 α 进行拆分，可以平分，也可以按照重要性进行分配，但是总和为 0.05；另一种是序贯检验，也称顺序检验，即根据指标的重要性排序，依次进行假设检验，当前一个假设检验拒绝 $H0$ 时，才可以进行下一个假设检验，否则停止后续指标的检验。拆分法适合相互独立的指标，但是每个指标分得的 α 均小于 0.05。序贯检验无须校正 α，但是检验顺序非常重要，要求研究者能够分辨并确认各个指标之间的重要性。

#### 4.2.2 竞争风险模型

此项研究在分析次要终点指标无局部复发生存期和无远处转移生存期时采用了竞争风险模型。结果显示，超分割放疗组的 3 年局部区域无复发生存率为 53.7%（95%CI：41.3% ～ 66.0%），标准分割放疗组为 46.8%（95%CI：33.5% ～ 60.1%）（局部区域复发的 subdistribution HR=1.00（95%CI：0.62 ～ 1.61，Gray 检验 $P$=0.96）。超分割放疗组 3 年无远处转移生存率为 96.5%（95%CI：91.6% ～ 100%），标准分割放疗组为 91.1%（95%CI：83.5% ～ 98.7%）（远处转移的亚分布 HR=0.67，95%CI：0.22 ～ 2.10，Gray 检验 $P$=0.55）。

竞争风险是指在观察队列中，某种已知事件可能会影响另一种事件发生的概率或者完全阻碍其发生，该已知事件称为竞争事件。本研究中将局部复发和远处转移之前的死亡定义为竞争事件。竞争风险模型适用于多个终点的生存数据。传统的生存分析只关心一个终点指标，失访、未发生终点事件、终点事件发生前死亡等事件均按照删失处理，删失与结局事件应该是独立的。如果用传统生存分析方法分析竞争事件会高估其累积风险概率[19]。

单因素竞争风险模型采用累积发生函数（cumulative incidences function，CIF）方法估计关心的结局事件发生率，绘制的生存曲线为 Nelson-Aalen 累积风险概率曲线，采用 Gray 检验分析两组之间的差异。多因素竞争风险模型通常采用 Fine-Gray 检验估计预后影响因素及效应值。

#### 4.2.3 亚组分析结果讨论

此项研究根据基线特征进行了事先制定的亚组分析，除了复发潜伏间隔 ≥ 3 年、KPS 评分 70 ～ 80 分和女性患者亚组之外，在其他亚组中，超分割的生存期优于标准分割。但是，相应森林图结果显示，多个亚组分析结果 HR 的 95%CI 包含 1，意味着根据目前的结果尚不能得出两组生存期在该亚组患者中具有统计学差异的结论。造成此现象最可能的原因是亚组分析的样本量不足，当样本量不足时，区间估计的精度下降，95%CI 跨度增加，则可能导致 95%CI 横跨 1。

若使用亚组分析结果证明疗效，需要满足以下几点：①亚组因素必须事先明确定义；②

样本量计算时需要考虑各亚组分析的检验效能；③根据亚组因素进行分层随机化；④考虑多重比较的Ⅰ类错误校正；⑤事先制订适当的统计分析计划。

## 5 小结

中国广州的前瞻性研究表明，与标准分割调强放疗相比，超分割调强放疗降低了严重晚期毒性反应的发生率，尤其是致死性毒性反应，从而提高了局部晚期复发性鼻咽癌患者的总生存率，为临床实践提供了更多的治疗选择。

## 参考文献


[1] YOU R, LIU Y P, XIE Y L, et al. Hyperfractionation compared with standard fractionation in intensity-modulated radiotherapy for patients with locally advanced recurrent nasopharyngeal carcinoma : a multicentre, randomised, open-label, phase 3 trial[J]. Lancet, 2023, 401(10380):917-927.

[2] LEE A W M, NG W T, CHAN L L K, et al. Evolution of treatment for nasopharyngeal cancer -success and setback in the intensity-modulated radiotherapy era[J]. Radiother Oncol, 2014, 110(3):377-384.

[3] PENG G, WANG T, YANG K Y, et al. A prospective, randomized study comparing outcomes and toxicities of intensity-modulated radiotherapy vs. conventional two-dimensional radiotherapy for the treatment of nasopharyngeal carcinoma[J]. Radiother Oncol, 2012, 104(3):286-293.

[4] YOU R, ZOU X, HUA Y J, et al. Salvage endoscopic nasopharyngectomy is superior to intensity-modulated radiation therapy for local recurrence of selected T1-T3 nasopharyngeal carcinoma-a case-matched comparison[J]. Radiother Oncol, 2015, 115(3):399-406.

[5] ZOU X, HAN F, MA W J, et al. Salvage endoscopic nasopharyngectomy and intensity-modulated radiotherapy versus conventional radiotherapy in treating locally recurrent nasopharyngeal carcinoma [J] . Head Neck, 2015, 37 (8) : 1108-1115.

[6] LEE A W M, FEE W E, NG W T, et al. Nasopharyngeal carcinoma : salvage of local recurrence [J]. Oral Oncol, 2012, 48 (9):768-774.

[7] NG W T, SOONG Y L, AHN Y C, et al. International recommendations on reirradiation by intensity modulated radiation therapy for locally recurrent nasopharyngeal carcinoma [J]. IntJ Radiat Oncol Biol Phys, 2021, 110(3):682-695.

[8] TIAN Y M, ZHAO C, GUO Y, et al. Effect of total dose and fraction size on survival of patients with locally recurrent nasopharyngeal carcinoma treated with intensity-modulated radiotherapy : a phase 2, single-center, randomized controlled trial[J]. Cancer, 2014, 120(22):3502-3509.

[9] CHAN O S H, SZE H C K, LEE M C H, et al. Reirradiation with intensity-modulated radiotherapy for locally recurrent T3 to T4 nasopharyngeal carcinoma[J]. Head Neck, 2017, 39 (3):533-540.

[10] LACAS B, BOURHIS J, OVERGAARD J, et al. Role of radiotherapy fractionation in head and neck cancers (MARCH) : an updated meta-analysis[J] . Lancet Oncol, 2017, 18(9) : 1221-1237.

[11] BOURHIS J, OVERGAARD J, AUDRY H, et al. Hyperfractionated or accelerated radiotherapy in head and neck cancer : a meta-analysis[J]. Lancet, 2006, 368(9538):843-854.

[12] HORIOT J C, LE FUR R, N, GUYEN T, et al. Hyperfractionation versus conventional fractionation in oropharyngeal carcinoma : final analysis of a randomized trial of the EORTC Cooperative Group of Radiotherapy[J]. Radiother Oncol, 1992, 25(4):231-241.

[13] FU K K, PAJAK T F, TROTTI A, et al. A radiation therapy oncology group (RTOG) phase Ⅲ randomised study to compare hyperfractionation and two variants of accelerated fractionation to standard fractionation radiotherapy for head and neck squamous cell carcinomas : first report of RTOG 9003 [J]. Int J Radiat Oncol Biol Phys, 2000, 48(1):7-16.

[14] BEITLER J J, ZHANG Q, FU K K, et al. Final results of local-regional control and late toxicity of RTOG 9003 : a randomized trial of altered fractionation radiation for locally advanced head and neck cancer [J]. Int J Radiat Oncol Biol Phys, 2014, 89(1) : 13-20.

[15] LEE V H F, KWONG D L W, LEUNG T W, et al. Hyperfractionation compared to standard fractionation in intensity-modulated radiation therapy for patients with locally advanced recurrent nasopharyngeal carcinoma [J]. Eur Arch Otorhinolaryngol, 2017, 274(2) : 1067-1078.

[16] KARAM I, HUANG S H, MCNIVEN A, et al. Outcomes after reirradiation for recurrent nasopharyngeal carcinoma : North American experience [J] . Head Neck, 2016, 38 (Suppl 1) :E1102-E1109.

[17] NG W T, NGAN R K C, KWONG D L W, et al. Prospective, multicenter, phase 2 trial of induction chemotherapy followed by bio-chemoradiotherapy for locally advanced recurrent nasopharyngeal carcinoma[J]. Int J Radiat Oncol Biol Phys, 2018, 100(3):630-638.

[18] VICKERSTAFF V, AMBLER G, KING M, et al. Are multiple primary outcomes analysed appropriately in randomised controlled trials? A review[J]. Contemp Clin Trials, 2015, 45 (Pt A):8-12.

[19] AUSTIN P C, FINE J P. Practical recommendations for reporting fine-gray model analyses for competing risk data[J]. Stat Med, 2017, 36(27):4391-4400.

# 不同分子亚型弥漫大 B 细胞淋巴瘤对硼替佐米联合 R-CHOP（RB-CHOP）方案的疗效存在差异：REMoDL-B 研究 5 年随访结果解读

李　聪[1]　周昌明[2]

1. 浙江省肿瘤医院淋巴瘤内科
2. 复旦大学附属肿瘤医院肿瘤预防部，复旦大学上海医学院肿瘤学系

**解读原文**

Davies AJ, Barrans S, Stanton L, et al. Differential Efficacy From the Addition of Bortezomib to R-CHOP in Diffuse Large B-Cell Lymphoma According to the Molecular Subgroup in the REMoDL-B Study With a 5-Year Follow-Up. J Clin Oncol. 2023;41（15）: 2718-2723. doi: 10.1200/JCO.23.00033

**【摘要】** REMoDL-B 研究是一项开放标签、多中心、Ⅲ期适应性试验，在英国和瑞士的 107 家中心开展。研究对比了硼替佐米联合 R-CHOP（RB-CHOP）方案与传统 R-CHOP 方案一线治疗弥漫大 B 细胞淋巴瘤（diffuse large B-cell lymphoma，DLBCL）患者的疗效与安全性，同时进行了分子分型与基因检测，以进一步探索高危人群的治疗获益情况。2019 年 5 月研究首先公布了随访 30 个月的研究结果：R-CHOP 和 RB-CHOP 组的 PFS 和 OS 差异均无明显统计学意义 [hazard ratio（HR）=0.86，95%CI:0.65 ～ 1.13]。研究后续对患者肿瘤组织进行了基因表达谱检测，并根据基因状态进行了再分类。共 801 例患者通过 GEP 检测被分入活化 B 细胞组（activated B-cell，ABC）、生发中心 B 细胞组（germinal center B-cell，GCB）和分子学高级别组（molecular high-grade，MHG）。2023 年，研究公布了中位随访至 64 个月的最新结果，在所有成功分类的患者中，RB-CHOP 组在无进展生存期（progression-free survival，PFS）和总生存期（overall survival，OS）方面均没有总体获益（5 年 PFS：HR=0.81，$P$=0.085；5 年 OS：HR=0.86，$P$=0.320），但 ABC 亚型患者的 PFS 和 OS 均有显著改善，MHG 亚型患者的 PFS 也有获益。ABC 亚型中，R-CHOP 组和 RB-CHOP 组的 60 个月 PFS 分别为 54.4% 和 69.4%（HR=0.65，95%CI:0.43 ～ 0.98，$P$=0.041），60 个月 OS 分别为 67.4% 和 80.4%（HR=0.58，95%CI:0.35 ～ 0.95，$P$=0.032）；MHG 亚型中，R-CHOP

组和 RB-CHOP 组 60 个月 PFS 分别为 29.3% 和 54.9%（HR=0.46，95%CI:0.26 ～ 0.84，*P*=0.011），60 个月 OS 分别为 47.5% 和 60.0%（HR=0.62，95%CI:0.32 ～ 1.20，*P*=0.160）。GCB 亚组患者中，PFS 和 OS 都没有显著改善。REMoDL-B 研究提示，通过分子生物学检测进一步指导高危人群的筛选，并针对性给予 R-CHOP+X 的治疗模式在 DLBCL 患者一线治疗中具有一定的意义。

## 1　研究背景与目的

弥漫大 B 细胞淋巴瘤（DLBCL）是最常见的侵袭性淋巴瘤亚型，在染色体核型、基因表型、临床转归等方面都存在较大的异质性[1-4]。近 20 年来，R-CHOP 方案（利妥昔单抗、环磷酰胺、多柔比星、长春新碱、泼尼松）一直是 DLBCL 患者的标准一线化疗方案，目前有多项临床试验探索 R-CHOP+X 的治疗模式是否能够超越 R-CHOP 的疗效，但都以失败告终[5-7]。硼替佐米是一种蛋白酶体抑制剂，通过在细胞核内部阻止负责蛋白质降解的酶体的正常功能，从而抑制 NF-κB 通路活性，导致癌变细胞死亡、减缓癌细胞生长[8]。临床前研究显示，硼替佐米对 DLBCL 细胞株有一定抗肿瘤作用，尤其是非 GCB 亚型。已经有研究初步证实了硼替佐米与其他细胞毒药物联合方案应用于复发难治性 DLBCL 患者具有一定疗效。因此，Ⅲ期、随机对照试验 REMoDL-B 研究应运而生，旨在比较 R-CHOP 方案和硼替佐米联合 R-CHOP 方案（RB-CHOP）在初诊 DLBCL 患者中的疗效差异。REMoDL-B 研究随访 30 个月的首次分析结果显示，R-CHOP 与 RB-CHOP 组的 PFS 和 OS 均没有明显统计学差异[9]。研究者后续对入组患者肿瘤组织进行了基因表达谱检测，将患者进一步区分为活化 B 细胞（ABC）、生发中心 B 细胞（GCB）和分子学高级别（MHG）组，根据不同分子亚型，研究进行了进一步生存分析，并报道了随访 5 年的数据结果[10]。

## 2　研究设计

REMoDL-B 试验是一项开放标签、随机Ⅲ期适应性研究，在英国和瑞士的 107 家中心开展。

### 2.1　研究对象

主要的分层因素包括 ABC、GCB 和 MHG 以及国际预后指数（international progrostic index，IPI）评分。主要入选标准如下：年龄≥ 18 岁；ECOG 评分≤ 2 分；Ⅰ期伴大包块或Ⅱ～Ⅳ期；有可测量病灶；足够的心肺肝肾功能可以耐受足剂量化疗；可以提供足够的肿瘤组织进行基因表达谱等检测。

### 2.2　治疗方案

所有符合入选标准且不符合排除标准的患者先接受 R-CHOP 方案化疗 1 个周期（R-CHOP 方案剂量如下：利妥昔单抗 375mg/m$^2$，环磷酰胺 750mg/m$^2$，多柔比星 50mg/m$^2$，长春新碱 1.4mg/m$^2$，泼尼松 100mg，d1 ～ 5，每 21 天为 1 个周期），同时进行基因检测和细胞起源分析。随后患者被 1 ∶ 1 随机分入 R-CHOP 或 RB-CHOP 组（硼替佐米 1.3mg/m$^2$ 静注或 1.6mg/m$^2$ 皮下），分别给予 5 个周期化疗。分层因素包括 IPI 评分和细胞起源。采用 FISH 方法对肿瘤组织的 *MYC*、*BCL2* 和 *BCL6* 基因重排进行检测，并采用包含 70 个基因的基因表达谱对肿瘤组织进行检测和分析。在研究进行的过程中，根据基因检测结果回顾性对患者进行再分类。

### 2.3 研究终点

主要研究终点是无进展生存期（PFS），次要研究终点包括不同细胞起源亚组 30 个月 PFS、总生存期（OS）、无事件生存期（event-free survival，EFS）、缓解持续时间、完全缓解（complete response，CR）、生活质量、末次治疗后 30d 内神经毒性和安全性等。

### 2.4 统计分析

#### 2.4.1 期中分析和提前终止

该研究采用了新型的适应性设计，利用 2 次期中分析，用以探索 GCB 型患者使用 RB-CHOP 方案的安全性和有效性。第一次期中分析计划于 55 例 GCB 型患者随机进入 RB-CHOP 组时进行，如果 12 个月 PFS 率低于 70%，则本研究停止 GCB 亚组的入组；第二次期中分析计划于 73 例 GCB 型患者随机进入 RB-CHOP 组并随访 1 年以上时进行，如果 12 个月 PFS 率低于 85%，则研究停止入组。若在期中分析过程中关闭了 GCB 组，则该研究将转化为仅有 ABC 型患者的Ⅱ期临床试验。

#### 2.4.2 样本量计算与调整

根据既往研究，ABC 型患者 30 个月 PFS 率从 40% 提升至 60% 被认为是有意义的临床改善，基于双侧 $\alpha=0.05$ 检验水准和 90%Power，需要 260 例 ABC 型患者进入随机化，并发生 123 个事件数。项目设计之初预计 ABC 型患者占所有患者比例为 40%，初步计划纳入患者 650 例。而根据多次期中分析显示，4.5% 的患者在随机化之前出组，能够确认的 ABC 型患者仅占患者总数的 24.1%，另有 17.5% 的患者 RNA 提取失败，15.5% 的患者无法被分类等实际问题，综合期中分析结果，最终将样本量调整至 1132 例。

#### 2.4.3 统计方法

各组的至事件发生时间（time-to-event）分析采用 Kaplan-Meier 法和 Cox 回归模型。Cox 法分析治疗效应 HR 的 95% 置信区间（95%CI），双侧 $P < 0.05$ 判定有统计学意义。研究没有进行多因素分析调整。

## 3 研究结果

自 2011 年 6 月至 2015 年 6 月，共 1129 例患者登记入组，其中 1077 例患者接受了基因表达谱检测，共有 801 例患者被成功分入 ABC、GCB 和 MHG 组。407 例患者随机进入 R-CHOP 组，394 例患者随机入 RB-CHOP 组，两组患者的基线特征基本均衡。中位随访 64 个月，全部患者在两个治疗组间的 PFS 和 OS 均没有明显差异（5 年 PFS：HR=0.81，$P$=0.085；5 年 OS：HR=0.86，$P$=0.320）。在 MHG 和 ABC 亚型患者中，RB-CHOP 组的 PFS 明显提高（见原文 Figure 1）。ABC 亚组中，R-CHOP 组的 60 个月 PFS 率为 54.4%（95%CI：45.1 ～ 62.8），RB-CHOP 组达 69.4%（95%CI：60.2 ～ 76.9）（HR=0.65，95%CI：0.43 ～ 0.98，$P$=0.041）；

MHG 亚组中，R–CHOP 组的 60 个月 PFS 率为 29.3%（95%CI：16.4 ～ 43.5），RB–CHOP 组为 54.9%（95%CI：38.3 ～ 68.7）（HR=0.46，95%CI：0.26 ～ 0.84，*P*=0.011）。ABC 亚组同样有 OS 的获益，R–CHOP 组的 60 个月 OS 率为 67.4%（95%CI：58.2 ～ 75.0），RB–CHOP 组为 80.4%（95%CI：72.0 ～ 86.5）（HR=0.58，95%CI：0.35 ～ 0.95，*P*=0.032）；MHG 亚组的 OS 则没有显著获益，R–CHOP 组 60 个月 OS 率为 47.5%（95%CI：31.5 ～ 61.9），RB–CHOP 组为 60.0%（95%CI：43.2 ～ 73.3）（HR=0.62，95%CI：0.32 ～ 1.20，*P*=0.160）。在 GCB 亚组中，两种治疗方案的 PFS 率和 OS 都没有取得统计学差异，R–CHOP 组的 60 个月 PFS 率为 74.5%（95%CI：68.5 ～ 79.6），RB–CHOP 组为 73.3%（95%CI：66.8 ～ 78.7）（HR=1.05，95%CI：0.74 ～ 1.5，*P*=0.770）；R–CHOP 组的 60 个月 OS 率为 85.0%（95%CI：79.8 ～ 89.0），RB–CHOP 组为 82.4%（95%CI：76.5 ～ 86.9）（HR=1.27，95%CI：0.81 ～ 1.98，*P*=0.300）。

根据分子高危因素进行的亚组分析显示（见原文 Figure 2），*MYC* 及 *BCL2* 的 mRNA 高表达患者在 RB–CHOP 组中 PFS 得到延长（HR=0.61，95%CI：0.39 ～ 0.96）。

在不良反应方面，RB–CHOP 方案的耐受性良好，血液学毒性并未增加，87.1% 的患者完成既定 6 个周期的 RB–CHOP 方案化疗。但 RB–CHOP 组神经毒性有所增加，3 级及以上的神经毒性发生率从 2.2% 增加到 3.8%。严重不良事件发生率在 R–CHOP 组为 42.5%，包括 5 例治疗相关死亡，在 RB–CHOP 组为 50.7%，包括 4 例治疗相关死亡。R–CHOP 组中有 2.3% 患者发生第二肿瘤，RB–CHOP 组为 1.4%。

## 4 统计学解读

2019 年 5 月 *Lancet Oncology* 发表的 REMoDL–B 研究结果为阴性结果（随访 30 个月，HR=0.86，95%CI：0.65 ～ 1.13）。而 2023 年该研究报告的中位随访时间达到 64 个月，远高于 2019 年报告的 29.7 个月，数据更加成熟，使得研究获得了足够的 Power 显示出了 RB–CHOP 在 ABC 组和 MHG 组给患者带来的生存获益。同时为了防止不满足等比例风险假设所带来的影响，除了常规 Cox 回归的结果以外，该研究还采用了限制性平均生存时间（restricted mean survival times，RMST）进行了敏感性分析。

该研究的设计采用了适应性的设计，并根据前期的试验结果进行了适应性样本量重新估计（sample size re–estimation），利用累积的试验数据重新计算样本量，适应性设计改善了初始样本量计算基于历史或参考数据，各种因素信息不够充分而导致的样本量估算不够准确的问题。该研究样本量最初为 940 例，利用累积的试验数据，重新估计后将样本量设为了 1132 例，保证了试验最终结果拥有足够的 Power。

适应性设计可以在试验进行过程中进行剂量调整、样本重新估计、中间分析和样本分配等方面进行灵活的调整。这种设计方法可以根据不同的情况和目标，根据已有数据的信息进行决策，并在试验中动态地调整研究方案。进一步优化研究设计，起到缩短试验间隔、选择更优化的总样本量、提高试验效率等目的。但是与此同时，适应性设计也应保证不破坏试验的正确性和完整性，并且适应性设计并不是随意开展期中分析和随意重新设计；是否采用适应性设计应在研究设计和统计分析计划中就事先考虑并事先规定。采用了期中分析的方法，适应性设计还应该考虑Ⅰ类错误溢出的可能性，应有控制Ⅰ类错误水平的方法。

但是该研究在研究设计上仍存在两个缺点：①本研究未进行多重检验的调整，从而导致研究结果假阳性的概率增加；② 2023 报告的结果中，MHG 亚型组并非预设的分组，而且尽管 RB-CHOP 在该组显示出了患者 PFS 上的获益，但是似乎 PFS 的获益并未转化为 OS 的获益。该结果的证据等级并不算高，仅可作为探索性结果，有待进一步预设的前瞻性研究进行确证性地验证。

## 5 临床解读

一线采用 R-CHOP 方案可以治愈约 2/3 的 DLBCL 患者，仍有约 30% 的患者会经历疾病复发或难治。因此，如何在 R-CHOP 基础上最大程度改善 DLBCL 患者的预后一直是淋巴瘤领域研究的热点内容。迄今为止尝试最多的模式是 R-CHOP+X，但既往多项探索性研究，如 PHOENIX、ROBUST 等都以失败告终。2022 年Ⅲ期 POLARIX 研究在 *New England Journal of Medicine* 发表，成为初治 DLBCL 领域的一大亮点：中位随访时间 28.2 个月，对比 R-CHOP 标准治疗组，Pola-RCHP 组患者的 PFS 显著获益（HR=0.73，95%CI：0.57 ～ 0.95，$P$=0.02），疾病进展或死亡相对风险降低 27%，研究达到了主要终点[11]。

REMoDL-B 研究对比了 R-CHOP 与硼替佐米联合 R-CHOP 方案一线治疗 DLBCL 患者的疗效与安全性。在随访 30 个月的首次分析报告中，R-CHOP 组与 RB-CHOP 组的 PFS 和 OS 都没有取得明显统计学差异，意味着该研究当时没有取得阳性结果。但这项研究同时进行了基因表达谱检测与分析，并根据检测结果对患者进行了分子基因状态再分类。结果发现不同分子分型患者对 RB-CHOP 方案的疗效存在差异：ABC 和 MHG 亚型的患者 PFS 得到显著改善，ABC 亚型的患者 OS 也有获益，但 GCB 亚型患者的生存率没有得到提高。

对于两次报道的结果差异，从临床角度，可能有以下几个原因。第一，NF-κB 通路在不同亚型 DLBCL 患者中可能扮演着不同的作用，在 ABC 亚型 DLBCL 中，超过 80% 的病例显示基因突变导致 NF-κB 活化异常，参与其中的包括 BCR 受体（*CARD11*，*CD79A*，*CD79B*）、Toll 样受体（*MYD88*）信号通路的调节因子和负调节因子（*TNFAIP3*）基因突变等。另外，致癌 BCR 信号超复合物（MYD88-TLR9-BCR）也可激活 NF-κB 通路[12]。而在 GCB 亚型 DLBCL 中，仅有一小部分显示 NF-κB 通路活化。因此，目前临床上硼替佐米更多地应用于非 GCB 亚型 DLBCL 患者中。第二，并非所有 DLBCL 患者都需要接受比 R-CHOP 方案强度更大的治疗，疾病复发或耐药通常存在于具有高危因素的患者中。正如此项研究通过回顾性分子基因学检测对 DLBCL 患者进行危险因素的区分，发现高危患者能从 RB-CHOP 方案中获益，进一步证实了 DLBCL 精细分层治疗是未来一线方案优化性探索的可行方向。

但是，如何更精准地进行危险因素分层，仍然面临很多困难。目前临床上对高危亚型的评估主要通过临床病理特征，如 IPI 评分、肿瘤细胞起源（cell of origin，COO）、双打击或双蛋白表达等因素，随着多组学平台的完善和各种遗传学方法的应用，对 DLBCL 进行分子分型的方法也越来越多。2018 年，Staudt 团队对 574 例 DLBCL 活检组织进行多平台分析，将 DLBCL 分为 4 种亚型：MCD（MYD88+CD79B）、BN2（BCL6+NOTCH2）、N1（NOTCH1）和 EZB（EZH2+BCL2）[13]。同一年 Shipp 团队对 304 例 DLBCL 患者进行 WESeq，进行全面的遗传分析，并将患者区分为 5 种具有不同基因突变特征的亚型（C1 ～ C5）[14]。Staudt 团队后期又提出改良的七分法，新增了 A53 和 ST2 两个亚型。但是，这些分子分型方法仅能覆盖约 60% 病例，分析的平台与数据库的不统一可能造成检测结果解读的不一致，使得临床的普及性和实践性存在一定困难。

这些新分类方法的优势在于结合了多种基因表达状态检测方法，从不同维度描述了 DLBCL 的发病机制，能更好地解释肿瘤的生物学异质性，已经成为指导一线化疗方案优化选择的强有力依据。如上海交通大学医学院附属瑞金医院进行的一项随机Ⅱ期研究采用一种简化的方法，通过 18 个基因突变、BCL2 易位和 BCL6 融合，按 6 种基因亚型（*MCD*、*BN2*、*N1*、*EZB*、*TP53* 和 *NOS*）将患者分类，*MCD* 和 *BN2* 患者加用 BTK 抑制剂伊布替尼，*N1* 和 *NOS* 患者加用免疫调节剂来那度胺，*EZB* 患者加用组蛋白去乙酰化酶抑制剂西达本胺，*TP53* 患者加用静脉注射去甲基化药物地西他滨，目前结果提示在各组患者中 R-CHOP+X 的有效率都比 R-CHOP 方案有明显提高 [15]。

REMoDEL-B 研究结果的意义在于，再一次提示将患者精确分层，根据不同危险因素给予分层治疗可能是优化 DLBCL 一线治疗的有效方法。

## 6　小结

REMoDL-B 研究是一项探索硼替佐米联合 R-CHOP（RB-CHOP）方案与传统 R-CHOP 方案一线治疗 DLBCL 患者的Ⅲ期随机对照研究。虽然随访 30 个月的首次分析没有发现 RB-CHOP 方案可以带来 PFS 或 OS 的获益，但事后进行的分子分型与基因状态再分类分析则取得了阳性结果：ABC 和 MHG 亚型患者的 PFS 得到显著改善，ABC 亚型患者的 OS 也有获益，但 GCB 亚型患者的生存没有得到提高。尽管该研究还存在分子分型方法复杂，难以推广，某些分型患者人数较少等不足，但研究再一次证实，通过分子标志物进一步指导高危人群的筛选，并针对性给予 R-CHOP+X 的治疗模式在 DLBCL 患者一线治疗中具有一定的意义。

## 参考文献


[1] ALIZADEH A A, EISEN M B, DAVIS R E, et al. Distinct types of diffuse large B-cell lymphoma identified by gene expression profiling[J]. Nature, 2000, 403(6769):503-511.

[2] CHAPUY B, STEWART C, DUNFORD A J, et al. Molecular subtypes of diffuse large B cell lymphoma are associated with distinct pathogenic mechanisms and outcomes [J]. Nat Med, 2018, 24(5):679-690.

[3] MORIN R D, ARTHUR S E, HODSON D J.Molecular profiling in diffuse large B-cell lymphoma : why so many types of subtypes?[J]. Br J Haematol,2022,196(4):814-829.

[4] SCHMITZ R,WRIGHT G W, HUANG D W, et al. Genetics and pathogenesis of diffuse large B-cell lymphoma[J].N Engl J Med, 2018, 378(15) : 1396-1407.

[5] OFFNER F, SAMOILOVA O, OSMANOV E, et al. Frontline rituximab,cyclophosphamide, doxorubicin, and prednisone with bortezomib (VR-CAP) or vincristine (R-CHOP) for non-GCB DLBCL[J]. Blood, 2015, 126(16) : 1893-1901.

[6] NOWAKOWSKI G S,CHIAPPELLA A,GASCOYNE R D, et al. Robust : a phase Ⅲ study of lenalidomide

plus R-CHOP versus placebo plus R-CHOP in previously untreated patients with ABC-type diffuse large B-cell lymphoma [J]. J Clin Oncol, 2021, 39(12) : 1317-1328.

[7] YOUNES A, SEHN L H, JOHNSON P, et al.Randomized phase Ⅲ trial of ibrutinib and rituximab plus cyclophos-phamide, doxorubicin, vincristine, and prednisone in non-germinal center B-cell diffuse large B-cell lymphoma[J]. J Clin Oncol, 2019, 37(15) : 1285-1295.

[8] DUNLEAVY K,PITTALUGA S, CZUCZMAN M S, et al. Differential efficacy of bortezomib plus chemotherapy within molecular subtypes of diffuse large B-cell lymphoma [J]. Blood, 2009, 113(24) : 6069-6076.

[9] DAVIES A, CUMMIN T E, BARRANS S, et al. Gene-expression profiling of bortezomib added to standard chemoim-munotherapy for diffuse large B-cell lymphoma (REMoDL-B) : an open-label, randomised, phase 3 trial [J]. Lancet Oncol, 2019, 20(5):649-662.

[10] DAVIES A J, BARRANS S, STANTON L, et al. Differential efficacy from the addition of bortezomib to R-CHOP in diffuse large B-cell lymphoma according to the molecular sub-group in the REMoDL-B study with a 5-year follow-up[J]. J Clin Oncol, 2023, 41(15):2718-2723.

[11] TILLY H, MORSCHHAUSER F, SEHN L H, et al. Polatuzumab vedotin in previously untreated diffuse large B-cell lymphoma[J]. N Engl J Med, 2022, 386(4):351-363.

[12] KENNEDY R, KLEIN U. Aberrant activation of NF-κB signalling in aggressive lymphoid malignancies [J]. Cells, 2018,7(11) : 189.

[13] SCHMITZ R, WRIGHT G W, HUANG D W, et al.Genetics and pathogenesis of diffuse large B-cell lymphoma[J]. N Engl J Med, 2018, 378(15) : 1396-1407.

[14] CHAPUY B, STEWART C, DUNFORD A J, et al. Molecular subtypes of diffuse large B cell lymphoma are associated with distinct pathogenic mechanisms and outcomes [J]. Nat Med, 2018, 24(5):679-690.

[15] ZHANG M, XU P,WANG L, et al. Genetic subtype guided rituximab-based immunochemotherapy improves outcome in newly diagnosed diffuse large B cell lymphoma : first report of a randomized phase 2 study [J]. Hematol Oncol, 2021, 39(S2):56-57.

# T-VEC 联合依匹木单抗治疗晚期恶性黑色素瘤的多中心随机Ⅱ期临床试验的 5 年随访结果解读

纪 青[1] 莫 淼[2]

1. 浙江省肿瘤医院头颈及罕见肿瘤内科，浙江省头颈肿瘤转化医学研究重点实验室
2. 复旦大学附属肿瘤医院肿瘤预防部，复旦大学上海医学院肿瘤学系

**解读原文**

Chesney JA, Puzanov I, Collichio FA, et al. Talimogene laherparepvec in combination with ipilimumab versus ipilimumab alone for advanced melanoma: 5-year final analysis of a multicenter, randomized, open-label, phase II trial. J Immunother Cancer. 2023;11（5）: e006270. doi: 10.1136/jitc-2022-006270

**【摘要】**溶瘤病毒联合免疫检查点抑制剂方案一直是恶性黑色素瘤治疗的研究热点。一项多中心、开放标签的随机Ⅰb/Ⅱ期临床试验（NCT01740297）对比了溶瘤病毒（talimogene laherparepvec，T-VEC）联合依匹木单抗对比依匹木单抗单药在不可切除的ⅢB～Ⅳ M1c 期恶性黑色素瘤患者中的疗效和安全性。该研究的Ⅱ期于 2013 年 8 月至 2021 年 3 月在美国、法国和德国的 33 个中心进行，筛选入组 198 例患者，以 1：1 的比例随机接受 T-VEC 联合依匹木单抗或依匹木单抗单药治疗。主要研究终点是根据免疫相关应答标准评估的客观缓解率（objective response rate，ORR），关键次要终点包括持久反应率（durable response rate，DRR）、缓解持续时间（duration of response，DOR）、无进展生存期（progression-free survival，PFS）、总生存期（overall survival，OS）和安全性。与依匹木单抗单药相比，联合用药组显著性改善了患者的 ORR（35.7% *vs* 16.0%；OR=2.9，95%CI:1.5～5.7，*P*=0.003）。两组的 DRR 分别为 33.7% 和 13.0%（*P*=0.001）。在达到客观缓解的患者中，联合用药组的中位 DOR 为 69.2 个月（95%CI:38.5～NA），单药组尚未达到。联合用药组的中位 PFS 为 13.5 个月，单药组为 6.4 个月（HR=0.78，95%CI:0.55～1.09，*P*=0.14）。联合用药组的 5 年 OS 率为 54.7%，单药组为 48.4%。5 年随访中未发现新的安全性事件。这是首个达到主要研究终点的溶瘤病毒联合免疫检查点抑制剂的随机对照研究。5 年随访数据提示 T-VEC 联合依匹木单抗能安全有效地改善晚期恶性黑色素瘤患者的治疗有效率，但从长期生存角度，联合用药并未给患者带来具有统计学差异的生存获益。

## 1 研究背景

溶瘤病毒（T-VEC）是一类能选择性地感染并杀死肿瘤细胞而不损伤正常细胞的天然或重组病毒[1]。它是一种基于Ⅰ型单纯疱疹病毒，经基因重组技术先后删除ICP34.5、ICP47及插入GM-CSF构成的溶瘤病毒，于2015年经美国FDA批准用于恶性黑色素瘤治疗[2]。一方面，由于单纯疱疹病毒的溶瘤特性，T-VEC在注射部位特异性“溶瘤”杀死肿瘤细胞并释放肿瘤新抗原；另一方面，病毒载体在肿瘤部位表达产生高浓度GM-CSF，增强机体抗肿瘤免疫功能，发挥“旁杀效应”，对远端的转移瘤产生抑制效果[2]。基于上述作用机制，溶瘤病毒被认为可以改善肿瘤局部免疫微环境，使肿瘤由“冷”转“热”，从而增益免疫检查点抑制剂的疗效[3]。因此，T-VEC联合PD-1抑制剂或CTLA-4抑制剂的临床试验陆续开展，以评估这一联合方案在晚期恶性黑色素瘤患者中的安全性和疗效。

本文解读的NCT01740297研究是一项多中心、开放标签Ⅰb/Ⅱ期临床试验，对比了T-VEC联合依匹木单抗vs依匹木单抗单药在不可切除的ⅢB～Ⅳ M1c期恶性黑色素瘤患者中的疗效和安全性。2023年公开了该研究Ⅱ期临床试验的5年随访结果（见原文supplemental Figure 1）[4]。

## 2 研究设计

研究设计采用的是Ⅰb/Ⅱ期无缝设计，Ⅰb期是多中心、开放标签的单臂研究，主要目的是探索新疗法的安全性；Ⅱ期是多中心、开放标签的随机对照试验，目的是进一步确认新疗法的安全性和探索疗效。该研究在美国、法国和德国的33家中心开展。

2013年2月至7月期间，Ⅰb期研究入组19例恶性黑色素瘤患者，未发生1例剂量限制毒性（DLT），认为安全性良好。于是从2013年8月起开始Ⅱ期试验的招募入组。符合条件的患者按照1∶1随机分配至T-VEC+依匹木单抗组或依匹木单抗组，即联合治疗组和单药组。

### 2.1 研究对象

入选标准：年龄≥18岁，患有病理组织学证实的不适合手术切除的ⅢB、ⅢC、Ⅳ M1a、Ⅳ M1b或Ⅳ M1c期恶性黑色素瘤；具有可测量和可注射的病灶；ECOG评分为0～1分；足够的血液学、肾、肝和凝血功能；未接受过治疗或仅接受过一线全身性抗癌治疗（*BRAF*野生型）或二线全身性抗癌治疗（*BRAF*突变型，其中一种必须是BRAF抑制剂）。

排除标准：患有原发性葡萄膜或黏膜黑色素瘤、免疫缺陷状态的黑色素瘤病史、临床活动性脑转移、需要抗疱疹药物全身治疗的活动性疱疹病变、显著临床免疫抑制证据、炎性肠病和（或）其他症状性自身免疫性疾病病史或者既往用过T-VEC和（或）其他溶瘤免疫治疗的患者。患者如果既往使用过依匹木单抗，如获得部分缓解（partial response，PR）、完全缓解（complete response，CR）或疾病稳定（stable disease，SD）≥6个月，允许入组。如果既往使用过PD-1单抗或CTLA-4抗体且不是因为治疗相关不良事件（adverse events，AEs）导致停药，允许入组。

### 2.2 治疗方案

联合治疗组患者在第1周第1天接受瘤内注射T-VEC，剂量为106PFU/ml（总注射容量

≤ 4.0ml），接着从第 4 周第 1 天起，每 2 周接受 1 次瘤内注射 T-VEC，剂量为 108PFU/ml（总注射容量≤ 4.0ml）。从第 6 周第 1 天开始，每 3 周接受 1 次依匹木单抗静脉治疗，剂量为 3 mg/kg，最多接受 4 次输注。

单药组患者从第 1 周第 1 天开始，每 3 周接受 1 次依匹木单抗静脉治疗，剂量为 3mg/kg，最多接受 4 次输注。T-VEC 治疗持续至 CR、所有可注射病灶消失、改良免疫相关应答标准（immune-related response criteria，irRC）确认的疾病进展（progressive disease，PD）或患者无法耐受。依匹木单抗治疗至满 4 次或 irRC 确认 PD 或毒性无法耐受。

### 2.3 研究终点

主要研究终点是研究者根据 irRC 评估的客观反应率（ORR）。次要研究终点包括最佳总体缓解率、疾病控制率（DCR）、持久反应率（durable response rate，DRR）、应答出现时间（time to response，TTR）、缓解持续时间（DOR）、无进展生存期（PFS）、总生存期（OS）和安全性。

### 2.4 统计学分析

基于 I 类错误 α 为双侧 5% 的检验水准，假设意向性治疗（intention-to-treat，ITT）分析集联合治疗组 ORR 相比单药组可以从 15% 提升到 36%，研究计划入组 200 例患者可提供 90% 的把握度来证明该差异，其中考虑失访比例约 15%。疗效分析基于 ITT 集进行，安全性分析基于安全集，仅纳入至少用过一次药的患者。统计学分析采用常规的方法，针对主要结果 ORR 进行两个治疗组间的比较，连续性变量采用均值和标准差、中位值、四分位区间等进行描述，频数和率的指标采用卡方检验或连续性卡方检验分析，对于生存指标采用 Kaplan-Meier 分析和未校正的 Log-rank 检验，相对风险比（hazard ratio，HR）及其 95%CI 采用未分层 Cox 等比例风险模型进行估计。所有次要研究结果中展示的 *P* 值均为描述性结果。

## 3 研究结果

2013 年 8 月至 2021 年 3 月共筛选入组 198 例患者，经随机化分组后，98 例患者接受 T-VEC 联合依匹木单抗治疗，100 例患者接受依匹木单抗单药治疗。两组患者的基线特征基本平衡。

联合治疗组和单药组的实际中位随访时间分别为 49.4 个月和 35.8 个月。联合治疗组的 ORR 为 35.7%（95%CI：26.3% ～ 46.0%），显著性高于单药组的 16.0%（95%CI：9.4% ～ 24.7%）（*P*=0.003），其中联合治疗组和单药组分别有 20 例（20.4%）和 6 例（6.0%）CR，15 例（15.3%）和 10 例（10.0%）PR。联合治疗组的 DCR（56.1% *vs* 40.0%，*P*=0.033）和 DRR（33.7% *vs* 13.0%，*P*=0.001）也均显著性高于单药组（表 1）。联合治疗组中，35 例病情缓解患者的中位 TTR 为 5.2 个月（95%CI：2.7 ～ 5.4），中位 DOR 为 69.2 个月（95%CI：38.5 ～ NE）。单药组中，16 例病情缓解患者的中位 TTR 为 2.8 个月（95%CI：2.7 ～ 5.1），中位 DOR 尚未达到 [4]。

表 1　治疗反应

| 变量 | 主要分析 | | 最终分析 | | 统计结果 |
|---|---|---|---|---|---|
| | T-VEC 联合伊匹木单抗（$n$=98） | 伊匹木单抗（$n$=100） | T-VEC 联合伊匹木单抗（$n$=98） | 伊匹木单抗（$n$=100） | |
| 客观反应率（CR/PR）<br>95%CI △ | 38（39.0） | 18（18.0） | 35（35.7）<br>（26.3 ～ 46.0） | 16（16.0）<br>（9.4 ～ 24.7） | 19.7（6.8 ～ 31.9）*<br>0.003#<br>2.9（1.5 ～ 5.7）§ |
| 最佳总体疗效 | | | | | |
| CR | 13（13.0） | 7（7.0） | 20（20.4） | 6（6.0） | |
| PR | 25（26.0） | 11（11.0） | 15（15.3） | 10（10.0） | |
| SD | 19（19.0） | 24（24.0） | 20（20.4） | 24（24.0） | |
| PD | 31（32.0） | 33（33.0） | 30（30.6） | 35（35.0） | |
| 不可评估 | 4（4.0） | 17（17.0） | 7（7.1） | 16（16.0） | |
| 未进行 | 6（6.0） | 8（8.0） | 6（6.1） | 9（9.0） | |
| 疾病控制 | | | | | |
| 疾病控制率（CR/PR/SD）<br>95%CI △ | 57（58.0） | 42（42.0） | 55（56.1）<br>（45.7 ～ 66.1） | 40（40.0）<br>（30.3 ～ 50.3） | 16.1（1.5 ～ 29.9）*<br>0.033#<br>1.9（1.1 ～ 3.4）§ |
| 持续反应 | | | | | |
| 持续反应率<br>95%CI △ | | | 33（33.7）<br>（24.4 ～ 43.9） | 13（13.0）<br>（7.1 ～ 21.2） | 20.7（8.2 ～ 32.4）*<br>0.001#<br>3.4（1.7 ～ 7.0）§ |
| 无进展生存期，月 | | | | | |

续表

| 变量 | 主要分析 | | 最终分析 | | 统计结果 |
|---|---|---|---|---|---|
| | T-VEC 联合伊匹木单抗（*n*=98） | 伊匹木单抗（*n*=100） | T-VEC 联合伊匹木单抗（*n*=98） | 伊匹木单抗（*n*=100） | |
| 中位值，95%CI | 8.2（4.2～21.5） | 6.4（3.2～16.5） | 13.5（5.2～25.0） | 6.4（3.8～17.1） | |
| OS | | | | | |
| 死亡 | | | 45（45.9） | 52（52.0） | |
| 中位值※（95%CI），月 | | | 84.9（41.0～NE） | 50.1（32.0～NE） | |
| 估计的 12 个月 OS※，%（95%CI） | | | 83.3（74.2～89.4） | 79.9（70.4～86.7） | 3.4（−7.6～14.4）* |
| 估计的 24 个月 OS※，%（95%CI） | | | 72.7（62.5～80.5） | 69.3（58.9～77.5） | 3.4（−9.5～16.3）* |
| 估计的 36 个月 OS※，%（95%CI） | | | 62.9（52.3～71.7） | 55.2（44.5～64.6） | 7.7（−6.4～21.8）* |
| 估计的 48 个月 OS※，%（95%CI） | | | 57.2（46.5～66.5） | 50.7（40.1～60.3） | 6.5（−7.8～20.8）* |
| 估计的 60 个月 OS※，%（95%CI） | | | 54.7（43.9～64.2） | 48.4（37.9～58.1） | 6.3（−8.1～20.7）* |

注：除非另有说明，否则数据均以患者人数（%）表示。

根据调整的 irRC，确认的 CR/PR/PD 是指基于相隔≥ 4 周的两次连续 CR/PR/PD 中的起始 CR/PR/PD。未经确认的 PD 不被视为确认的 PD，但除外一种情况：如果最后一次肿瘤评估是首次 PD，且患者因临床急剧恶化而结束放射学随访。

持续反应率定义为基于调整的 irRC，计算反应持续时间≥ 6 个月的患者发生率；1 个月 =365.25/12 天。无进展生存期是指从随机化到首次确诊疾病进展或死亡的时间（根据调整的 irRC）。

OS 定义为从随机化到任何原因发生死亡的时间。

*：率差（95%CI）（T-VEC 联合伊匹木单抗 - 伊匹木单抗）。△：Clopper-Pearson 方法用于计算精确二分类终点的 CIs。采用连续性校正的 Wilson 评分法计算二分类率两臂间差异的近似 CI。#：经连续性校正的 $\chi^2$ 检验得出的 $P$ 值。§：从未分层 Logistics 回归模型估计的未调整 OR（95%CI）。※：采用 KM 方法计算。CR：完全缓解；irRC：免疫相关反应标准；KM：Kaplan-Meier；NE：不可评估；OS：总生存期；PD：疾病进展；PR：部分缓解；SD：疾病稳定；T-VEC：溶瘤病毒。

然而，从长期生存角度，联合治疗组并未展现出显著性的统计学优势。根据 5 年随访数据[4]，联合治疗组的中位 PFS 为 13.5 个月（95%CI：5.2 ～ 25.0），单药组为 6.4 个月（95%CI：3.8 ～ 17.1）（HR=0.78，95%CI：0.55 ～ 1.09，*P*=0.14）（见原文 Figure1A）。亚组分析显示（见原文 Figure1B），在美国入组的患者、年龄≥ 65 岁的患者和基线乳酸脱氢酶（lactate dehydrogenase，LDH）≤正常值上限（upper limit of normal，ULN）的患者接受联合治疗的 PFS 长于单药治疗。美国入组患者接受联合治疗或单药治疗的中位 PFS 分别为 13.9 个月和 6.4 个月（HR=0.70，95%CI：0.49 ～ 1.00），年龄≥ 65 岁患者分别为 13.9 个月和 4.2 个月（HR=0.56，95%CI：0.35 ～ 0.90），LDH ≤ ULN 的患者分别为 19.1 个月和 7.3 个月（HR=0.65，95%CI：0.43 ～ 0.97）。同样，联合治疗组患者的 OS 较单药组也无显著性差异（见原文 Figure2A）。联合治疗组的中位 OS 为 84.9 个月（95%CI：41.0 ～ NE），单药组的中位 OS 为 50.1 个月（95%CI：32.0 ～ NE）（HR=0.83，95%CI：0.56 ～ 1.24，*P*=0.37）。联合治疗组和单药组的 1 ～ 5 年 OS 率分别为 83.3% 和 79.9%、72.7% 和 69.3%、62.9% 和 55.2%、57.2% 和 50.7%、54.7% 和 48.4%。OS 分层分析只提示在年龄≥ 65 岁的患者中可能存在获益（见原文 Figure2B），其中联合用药组的中位 OS 为 56.7 个月，单药组的中位 OS 为 32.0 个月（HR=0.59，95%CI：0.35 ～ 1.00）。

在不良反应方面，联合治疗组中有 6 例（6.3%）患者因 AEs 停用 T-VEC，有 13 例（13.7%）患者因 AEs 停用依匹木单抗。单药组中有 17 例（17.9%）患者由于不良反应停用依匹木单抗。联合治疗组有 10 例（10.5%）患者发生了与 T-VEC 相关的 AEs，14 例（14.7%）患者发生了与依匹木单抗相关的 AEs。单药组有 19 例（20.0%）患者发生了与依匹木单抗相关的 AEs。其中，联合治疗组有 5 例（5.3%）患者（自身免疫性肝炎、恶性黑色素瘤、恶性肿瘤进展、中枢神经系统转移和心肌梗死）和单药组中有 1 例（1.1%）患者（恶性黑色素瘤）报告了致死性 AEs。

后续治疗方面，联合治疗组和单药组分别有 47 例（48.0%）和 65 例（65.0%）患者接受了后续治疗，主要为 PD-1 抑制剂治疗。联合治疗组和单药组至首次后续抗癌治疗的中位时间分别为 27.7 个月（95%CI：15.9 ～ NE）和 8.3 个月（95%CI：4.8 ～ 14.3）。

## 4　临床解读

溶瘤病毒与免疫检查点抑制剂联合使用一直是恶性黑色素瘤治疗中最受关注的联合策略。从两项 T-VEC 联合 PD-1/CTLA-4 抑制剂的Ⅰ期临床试验结果来看，T-VEC 联合免疫检查点抑制剂可以协同发挥免疫调节优势，有效提高抗恶性黑色素瘤疗效。T-VEC 联合 PD-1 抑制剂帕博利珠单抗的 ORR 高达 62%[5]，T-VEC 联合 CTLA-4 抑制剂依匹木单抗的 ORR 也高达 50%[6]。然而，2022 年公布的 T-VEC 联合 PD-1 抑制剂帕博利珠单抗治疗晚期恶性黑色素瘤（MASTERKEY 265）的Ⅲ期临床试验结果却不尽如人意，与对照组（安慰剂 + 帕博利珠单抗）相比，T-VEC+ 帕博利珠单抗无论是从治疗反应率还是从生存获益方面，均未展现出显著优势[7]。MASTERKEY 265 未达到预期临床研究终点。本文解读的 NCT01740297 是一项评价 T-VEC 联合依匹木单抗治疗晚期恶性黑色素瘤的Ⅱ期临床实验，也是第一个达到预期研究终点的关于溶瘤病毒联合免疫检查点抑制剂的临床实验。T-VEC 联合依匹木单抗较依匹木单抗单药可以为晚期恶性黑色素瘤患者带来显著且持久改善的 ORR。这两项临床试验都是关于 T-VEC 联合免疫检查点抑制剂在晚期恶性黑色素瘤中的疗效评价，1项达到预期研究终点，1项宣告失败，这或许与不同免疫检查点抑制剂的作用机制不同有关。然而，分别作为Ⅱ期和Ⅲ期临床试验，这两项临床试验的开展规模和主要研究终点均不相同，难以直接对比两个治疗方案优劣，但根据目前公开的临床证据，T-VEC 联合依匹木单抗仍是相对更有优势的治疗选择，基于此研究结果，CSCO 指南将依匹木单抗 + 溶瘤病毒瘤内注射作为晚期无脑转移恶性黑色素瘤治疗的Ⅲ级推荐。

值得注意的是，尽管该研究达到了预期研究终点，但与 MASTERKEY 265 相似，T-VEC 联合依匹木单抗仍未能给患者带来显著的 PFS 或 OS 获益。溶瘤病毒联合免疫检查点抑制剂这一曾在Ⅰ期实验中给大家带来惊喜的治疗方案，是否在恶性黑色素瘤治疗中就止步于此？2023 年 ASCO 报道了 NIVEC 的初步结果，这是一项 T-VEC 联合纳武利尤单抗新辅助治疗晚期恶性黑色素瘤的Ⅱ期临床试验，研究共入组 24 例患者，病理缓解率为 74%，主要病理缓解率可达 65%，1 年无事件生存率为 75%，T-VEC 联合纳武利尤单抗在新辅助治疗中展现出了不俗的疗效[8]。事实上，北京肿瘤医院团队在 2021 年 ASCO 上也报道过溶瘤病毒 OrienX010 联合国产PD-1抑制剂特瑞普利单抗新辅助治疗晚期肢端恶性黑色素瘤的Ⅰb期临床试验结果，其中病理缓解率可达 81%，包括 14% 的病理完全缓解率[9]。由此可见，溶瘤病毒联合免疫检查点抑制剂用于恶性黑色素瘤的新辅助治疗或许是一个很好的选择。

另外，如上所述，在肢端恶性黑色素瘤这类 PD-1 抑制剂不敏感的亚型中，溶瘤病毒的加入带来了非常亮眼的病理缓解率，结合溶瘤病毒能将肿瘤由“冷”转“热”的特点，或许溶瘤病毒联合免疫检查点抑制剂的治疗策略在肢端、黏膜等免疫抑制的恶性黑色素瘤中更能发挥优势。2023 年 ASCO 报道了另一项 OrienX010 临床试验的最新结果，这是一项 OrienX010 联合特瑞普利单抗治疗恶性黑色素瘤肝转移的Ⅰb 期临床试验。试验共入组 30 例患者，其中 60% 为黏膜恶性黑色素瘤，ORR 为 20.7%，DCR 为 48.3%，中位 PFS 和 OS 分别为 14.0 个月和 19.7 个月[10]。可见溶瘤病毒联合免疫检查点抑制剂在以黏膜黑色素瘤为主的人群中也能带来较为明显的疗效和生存获益。而在 MASTERKEY 265 研究中，60% 以上患者均为 PD-L1 阳性，对帕博利珠单抗就具有较好的治疗反应，或许这也是再加入溶瘤病毒后无法拉开组间差距的原因。

## 5 统计学解读

本研究的主要终点指标为研究者基于 irRC 评估的 ORR。评估标准主要是针对研究方案包含了免疫治疗。由于免疫治疗与常规治疗发挥作用的机制和原理不同，评估 ORR 时对于肿瘤负荷、靶病灶与新病灶的测定、部分缓解（PR）与疾病进展（PD）的定义均有所区别，但对于完全缓解（CR）和疾病稳定（SD）的定义仍然是一致的。

有研究者[11]针对 Keynote-001 研究中的晚期黑色素瘤不同类型患者的生存结果进行了二次分析（见原文 Figure4），根据 RECIST 与 irRC 两种评估标准分别对患者进行评估，根据两种评估标准的最佳反应率将患者分为三组：Non-PD per RECIST & irRC、PD per RECIST & Non-PD per irRC、PD per RECIST & irRC，观察三组之间 OS 率的差异，发现 OS 率存在显著差异。Keynote-001 研究中全部 655 例晚期黑色素瘤患者，其中生存大于 3 个月的 592 例患者纳入分析，其中，Non-PD per RECIST & irRC 组 331 例（56%）具有最好的 OS 结果；其次是 PD per RECIST & Non-PD per irRC 组 177 例（30%）；最差的是 PD per RECIST & irRC 组 84 例（14%），三组患者的两年 OS 率分别为 77.6%、37.5% 和 17.3%，提示了两种评估标准对于晚期黑色素瘤患者的预后均存在预测作用。该研究的主要终点 ORR 取得了阳性结果，同时也报告了探索性的亚组分析结果（见原文 Figure5），提示大部分亚组呈现出和全人群类似的获益规律，即联合治疗组更好，只有基线 LDH ＞ ULN 的亚组除外[12]。值得注意的是，对于探索性的亚组结果，一般主要关注各个亚组之间的获益趋势是否与 ITT 人群一致，也就是相对差异指标（HR 或 OR 值）的点估计而不是可信区间上、下限，强调一致性而非差异性。如果希望解答亚组之间是否存在显著差异，仍需进一步进行亚组因素与研究的治疗因素之间的交互作用检验。探索性的亚组结果可以为后续研究提供更多思路和方向，但不改变其探索性而非确证性的本质。

值得警惕的是，如果一项随机对照试验主要终点是阴性的，则切忌过度解读其探索性的亚组结果。以 MASTERKEY265 研究为例，采用 PFS 和 OS 双终点设计，分别拆分了双侧 0.005 和 0.045 的检验水准 α，结果均未达到预设的显著性差异水准。作为一项阴性的Ⅲ期研究结果，论文中仍然写到 PFS 在某三个亚组中使用 T-VEC+ 免疫联合治疗相比单用免疫治疗更好，这样的描述性语言不具有任何统计学效力，读者一定要注意识别这类文字陷阱，切不可把主要终点为阴性的研究的探索性亚组结果当成阳性结果对待。如需确证性地回答 ITT 人群中某个亚组是否确定有效的问题，必须在 ITT 人群中针对该亚组因素预设分层随机，并针对亚组单独计算样本量，保证将来有足够的统计学检验效能，并预设合适的 α 策略控制保证研究总体Ⅰ类错误＜ 0.05，最后还需要对亚组因素与治疗因素之间做交互作用检验来确定该亚组因素是否在不同亚组间存在显著差异。

## 6 小结

本文解读的 NCT01740297 是首个达到了主要研究终点的溶瘤病毒联合免疫检查点抑制剂的随机对照临床试验，根据 2023 年公开的 5 年随访数据，T-VEC 联合依匹木单抗可以安全有效地改善晚期黑色素瘤患者的治疗有效率，但从长期生存角度，联合用药并未给患者带来显著的生存获益。溶瘤病毒联合免疫检查点抑制剂在黑色素瘤中的应用方向与治疗优势人群仍需要进一步探索。

## 参考文献


[1] GUJAR S, BELL J, DIALLO J S. SnapShot: cancer immunotherapy with oncolytic viruses[J]. Cell, 2019, 176(5): 1240.e1.

[2] RAMAN S S, HECHT J R, CHAN E. Talimogene laherparepvec: review of its mechanism of action and clinical efficacy and safety[J]. Immunotherapy, 2019, 11(8): 705-723.

[3] GALON J, BRUNI D. Approaches to treat immune hot, altered and cold tumours with combination

immunotherapies[J]. Nat Rev Drug Discov, 2019, 18(3): 197-218.

[4] CHESNEY J A, PUZANOV I, COLLICHIO F A, et al. Talimogene laherparepvec in combination with ipilimumab versus ipilimumab alone for advanced melanoma: 5-year final analysis of a multicenter, randomized, open-label, phase Ⅱ trial[J]. J Immunother Cancer, 2023, 11(5): e006270.

[5] RIBAS A, DUMMER R, PUZANOV I, et al. Oncolytic virotherapy promotes Intratumoral T cell infiltration and improves anti-PD-1 immunotherapy[J]. Cell, 2017, 170(6): 1109-1119.e10.

[6] PUZANOV I, MILHEM M M, MINOR D, et al. Talimogene laherparepvec in combination with ipilimumab in previously untreated, unresectable stage Ⅲ B- Ⅳ melanoma[J]. J Clin Oncol, 2016, 34(22): 2619-2626.

[7] CHESNEY J A, RIBAS A, LONG G V, et al. Randomized, double-blind, placebo-controlled, global phase Ⅲ trial of talimogene laherparepvec combined with pembrolizumab for advanced melanoma[J]. J Clin Oncol, 2023, 41(3): 528-540.

[8] ZIJLKER L P, VAN HOUDT W J, STAHLIE E H A, et al. Neoadjuvant T-VEC + nivolumab combination therapy for resectable early metastatic (stage Ⅲ B/C/D- Ⅳ M1a) melanoma with injectable disease: NIVEC trial[J]. J Clin Oncol, 2023, 41(16_suppl): 9546.

[9] WANG X, CUI C, SI L, et al. A phase Ⅰ b clinical trial of neoadjuvant OrienX010, an oncolytic virus, in combination with toripalimab in patients with resectable stage Ⅲ b to stage Ⅳ M1a acral melanoma[J]. J Clin Oncol, 2021, 39(15_suppl): 9570.

[10] CUI C, LIAN B, YANG Y, et al. Analysis of overall survival (OS) and progression-free survival (PFS) in the phase Ⅰ b clinical trial of anti-PD-1 ab (toripalimab) plus intrahepatic injection of OrienX010 in stage Ⅳ melanoma with liver metastases[J]. J Clin Oncol, 2023, 41(16_suppl): 9564.

[11] HODI F S, HWU W J, KEFFORD R, et al. Evaluation of immune-related response criteria and RECIST v1.1 in patients with advanced melanoma treated with pembrolizumab[J]. J Clin Oncol, 2016, 34(13): 1510-1517.

[12] CHESNEY J, PUZANOV I, COLLICHIO F, et al. Randomized, open-label phase Ⅱ study evaluating the efficacy and safety of talimogene laherparepvec in combination with ipilimumab versus ipilimumab alone in patients with advanced, unresectable melanoma[J]. J Clin Oncol, 2018, 36(17): 1658-1667.

# 他拉唑帕尼联合恩扎鲁胺一线治疗转移性去势抵抗性前列腺癌患者（TALAPRO-2）：一项随机、安慰剂对照、Ⅲ期临床试验结果解读

徐一鹏[1]　王　鹤[2]　谢　丽[3]

1. 浙江省肿瘤医院泌尿外科
2. 浙江省肿瘤医院泌尿外科，浙江中医药大学第二临床医学院硕士研究生
3. 上海交通大学医学院临床研究中心

**解读原文**

Agarwal N, Azad AA, Carles J, et al. Talazoparib plus Enzalutamide in Men with first-line metastatic castration-resistant prostate cancer（TALAPRO-2）: a randomised, placebo-controlled, phase 3 trial. Lancet. 2023;402（10398）: 291-303. doi: 10.1016/S0140-6736（23）01055-3

**【摘要】**TALAPRO-2是一项国际多中心、随机、双盲、安慰剂对照的Ⅲ期研究，在北美、欧洲、以色列、南美、南非和亚太地区的26个国家（地区）的223家医院、癌症中心和医疗中心开展。研究对比了他拉唑帕尼加恩扎鲁胺方案（治疗组）与安慰剂加恩扎鲁胺方案（对照组）一线治疗转移性去势抵抗性前列腺癌（metastatic castration-resistant prostate cancer，mCRPC）患者的疗效、安全性和患者报告结局（patient-reported outcome，PRO）。并结合患者的*HRR*基因突变状态等因素进行了亚组分析。2019年1月7日至2020年9月17日期间，研究一共纳入了805例患者。2023年最新公布的数据中，TALAPRO-2研究公布了主要终点[经盲法独立中心审查评估的影像学无进展生存期（radiographic progression free survival，rPFS）]全人群获益的结果：治疗组患者未达到中位rPFS（95%CI:27.5个月～未达到），对照组的rPFS为21.9个月（95%CI:16.6～25.1）（HR=0.63，95%CI:0.51～0.78，$P<0.001$）。在预先设定的亚组中也得到了一致的获益。但该研究目前的总生存期数据尚未成熟（成熟度为31%）。在不良反应方面，治疗组常见的治疗后不良事件是贫血、中性粒细胞计数减少和疲乏，其中，常见的3～4级不良反应是贫血（46%），在剂量减少后得以改善。治疗组患者没有发生治疗相关的死亡，但对照剂组有2例患者（＜1%）出现了治疗相关性的死亡。对于mCRPC患者，相比较于恩扎鲁胺单药的标准治疗方案，他拉唑帕尼联合恩扎鲁胺治疗组的rPFS出现了具有

临床意义和统计学差异的改善。最终总生存期数据和额外的长期安全性随访将进一步阐明联合治疗在伴有和不伴有肿瘤 *HRR* 基因改变的患者中的临床获益。

## 1　研究背景与目的

转移性去势抵抗性前列腺癌（mCRPC）是一种致命性的疾病，仍然需要探索新的治疗策略。恩扎鲁胺是一种新型内分泌治疗（novel hormone therapy，NHT）药物，可竞争性抑制雄激素与雄激素受体结合，目前已经成为 mCRPC 的标准治疗方案[1]。有研究显示[2-6]：同源重组修复（homologous recombination repair，HRR）基因突变存在于大约 1/4 的晚期前列腺癌患者中，此类患者多对 PARP 抑制剂治疗相对敏感。他拉唑帕尼是一种强效的 PARP 抑制剂，一方面，他拉唑帕尼能够通过 PARP 抑制剂的“合成致死”效应发挥细胞杀伤作用[6]；另一方面，他拉唑帕尼还能够捕获 PARP 酶，在其与 DNA 结合形成复合物时，对其捕获能够增加复制叉的不稳定性并引起转录抑制，从而导致细胞死亡[7]。Ⅱ期 TALAPRO-1 试验结果显示：在先前已经接受过多方案治疗的 *HRR* 缺陷的 mCRPC 患者中，他拉唑帕尼单药治疗显示出了持久的抗肿瘤活性，且该疗法安全、可管理[8]。NHT 类药物和 PARP 抑制剂治疗前列腺癌存在独立的作用机制，近年来的研究显示：其联合用药可能会增加治疗获益。首先，NHT 类药物对雄激素受体（androgen receptor，AR）的阻断可导致 HRR 组分的下调，并且可以同时上调 PARP 酶的活性，在诱导 *HRR* 缺陷表型的同时，增强 DNA 损伤的检测及修复，从而提高 PARP 抑制剂的效果[9-14]；其次，PARP 抑制剂也可以扩大患者对 NHT 类药物的获益。PARP 酶是 AR 转录的关键组分，能够促进 AR 募集到细胞核、增强 AR 活性。因此，抑制 PARP 酶可以间接抑制 AR 功能[13-15]，此外，有研究显示[15, 16]：10% ～ 50% 的前列腺癌患者存在 *BRCA2* 和 *RB1* 基因的共缺失，从而导致了 NHT 类药物的耐药。PARP 抑制剂能够通过“合成致死”效应和增加肿瘤控制来减弱 *BRCA2* 和 *RB1* 共缺失 mCRPC 细胞的生长。因此，PARP 抑制剂还可以减弱前列腺癌细胞对 NHT 类药物的耐药[15]。因此，近年来多项 NHT 类药物联合 PARP 抑制剂的临床研究应运而生。本文介绍的 TALAPRO-2 研究便是其中的一项典型研究，该研究旨在评估他拉唑帕尼联合恩扎鲁胺对比恩扎鲁胺联合安慰剂在 mCRPC 一线治疗中的疗效、安全性和患者报告结局[17]。

## 2　研究设计

TALAPRO-2 是一项国际多中心、随机、双盲、安慰剂对照的Ⅲ期研究，在北美、欧洲、以色列、南美、南非和亚太地区的 26 个国家（地区）的 223 家医院、癌症中心和医疗中心开展。

### 2.1　研究对象

入选标准：成年男性［年龄≥ 18 岁（日本≥ 20 岁）］；正在接受雄激素剥夺治疗；患有无症状或轻度症状 mCRPC；东部肿瘤协作组（ECOG）体力状态评分为 0 或 1 分；在进入研究时疾病进展（仅 PSA 进展或存在影像学的进展）；有足够的骨髓功能（包括血红蛋白≥ 9g/dl）；既往未接受过延长 CRPC 或 mCRPC 生命的全身治疗（在激素敏感阶段接受过多

西他赛、阿比特龙或 Orteronel 治疗的患者不在排除范围）。

### 2.2 研究设计及治疗方案

TALAPRO-2 研究同时关注了全人群和 *HRR* 突变人群，该研究设置了两个研究队列。

队列 1：纳入了 19 例 mCRPC 患者，旨在探索他拉唑帕尼的起始剂量。根据与恩扎鲁胺的药物相互作用效应和药代动力学，确定他拉唑帕尼联合 160mg/d 恩扎鲁胺的起始剂量为 0.5mg/d 与 1.0mg/d 的治疗相似。因此，研究最终确定他拉唑帕尼的起始剂量为 0.5mg，每天 1 次。

队列 2：入组了 805 例患者，其中治疗组 402 例，对照组 403 例。治疗组患者接受他拉唑帕尼 0.5mg（2 粒 0.25mg 胶囊），每天 1 次，口服 + 恩扎鲁胺 160mg（4 粒 40mg 胶囊），每天 1 次，口服，恩扎鲁胺与他拉唑帕尼同时给药。安慰剂组患者接受安慰剂（2 粒胶囊）每天 1 次，口服 + 恩扎鲁胺（与他拉唑帕尼组所接受的剂量相匹配）每天 1 次，口服。

### 2.3 研究终点

该研究的主要研究终点为经盲态独立中心评估（blinded independent central review，BICR）确认的影像学无进展生存期（rPFS），次要终点为总生存期（overall survival，OS）、研究者评估的 rPFS、客观缓解率和软组织缓解持续时间、PSA 缓解 ≥ 50% 的患者比例、至 PSA 进展的时间、至开始细胞毒性药物化疗的时间、至开始后续抗肿瘤治疗的时间、至首次症状性骨骼事件的时间、至前列腺癌首次后续抗肿瘤治疗时疾病进展或死亡的时间（研究者评估）、至使用阿片类药物治疗前列腺癌疼痛的时间（单独报告）、安全性（不良事件的发生率，特征为类型、严重程度、时间、严重性和与研究治疗的关系）、药代动力学（单独报告）和患者报告的结局（单独报告）。

### 2.4 统计学处理

该研究总Ⅰ类错误单侧 0.025 平分给全人群和 *HRR* 突变人群，分别在 0.0125 的显著性水平进行单侧分层 Log-rank 检验，任一人群中 rPFS 有统计学意义即可认为该人群试验组 rPFS 获益。研究的关键次要终点 OS 仅在本人群 rPFS 有统计学意义的前提下作统计学检验，检验水平同 rPFS。基于以上统计学考量，TALAPRO-2 Ⅲ期研究样本量估计兼顾了两个人群（全人群和 HRR 突变人群）以及两个终点（rPFS 和 OS），估计策略如下：

（1）对于全人群中 rPFS 的主要比较，在 0.0125 的显著性水平进行单侧分层 Log-rank 检验，并利用 Lan-DeMets β 消耗函数确定无效界值，进行 1 次无效期中分析，基于 BICR 评估的 333 个 rPFS 事件将提供 85% 的 power 以检测出 HR 为 0.696 的结果。据估计，需要 750 例（实际入组 805 例）未选定突变状态的 mCRPC 患者以期观察到 333 个事件（实际观察到 342 个事件）。

（2）对于全人群 OS 的比较，在 rPFS 组间比较有统计学意义之后，仍在 0.0125 的显著性水平进行单侧分层 Log-rank 检验，并利用 Lan-DeMets O'Brien-Fleming α 消耗函数确定有效界值，进行 1 次有效期中分析，据估计，438 个 OS 事件将提供 78% 的 power 以检测出 HR 为 0.75 的结果。

（3）全人群和 *HRR* 突变人群的样本量估计策略相类似，考虑到大约 15% 的前列腺癌患者携带 *DDR* 缺陷，全人群完成入组后，将只纳入 *HRR* 突变患者，直至与全人群中 *HRR* 突变患者组成不少于380例（实际入组399例）。

## 3 研究结果

2019年1月7日至2020年9月17日期间，805例接受持续雄激素剥夺治疗的患者被纳入并随机分配（402例至治疗组，403例至对照组）。治疗组398例患者和对照组401例患者至少接受了一次治疗剂量。本文公布的数据截止日期为2022年8月16日。

### 3.1 主要研究终点：rPFS

治疗组rPFS的中位随访时间为24.9个月（IQR：21.9～30.2），对照组为24.6个月（IQR：14.4～30.2）。治疗组的放射学进展（BICR）或死亡的风险比对照组低37%（HR=0.63，95%CI：0.51～0.78，$P<0.001$）。治疗组未达到中位rPFS（95%CI：27.5个月～未达到），对照组的中位rPFS为21.9个月（95%CI：16.6～25.1）。在携带*HRR*突变的mCRPC患者中，中位rPFS在治疗组和对照组分别为27.9个月和16.4个月，治疗组患者的疾病进展或死亡风险降低了54%（HR=0.46，95%CI：0.30～0.70，$P$=0.0003）。而在未携带*HRR*突变的mCRPC患者中，中位rPFS在治疗组和对照组分别为未达到和22.4个月，治疗组患者的疾病进展或死亡风险降低了30%（HR=0.70，95%CI：0.54～0.89，$P$=0.0039）（见原文Figure2）。

### 3.2 次要研究终点

研究的关键次要研究终点OS分析虽然显示出了治疗组存在获益趋势（95%CI：0.69～1.14，$P$=0.35），但其数据仍不成熟（成熟度为31%）。此外，治疗组相比对照组可以显著延长至PSA进展的时间（HR=0.72，95%CI：0.58～0.89，$P$=0.0020）、至开始细胞毒性药物化疗的时间（HR=0.49，95%CI：0.38～0.65，$P<0.001$）和首次后续抗肿瘤治疗至进展或死亡的时间（HR=0.77，95%CI：0.61～0.98，$P$=0.036）。

在不良反应方面，治疗组的血液学不良事件等级和频率均高于对照组。71.9%（治疗组）和40.6%（对照组）的患者发生了3～4级的“治疗期间出现的不良事件”（treatment emergent adverse event，TEAE）。治疗组常见的TEAE是贫血、中性粒细胞计数减少和疲乏，其中，治疗组最常见的≥3级TEAE是贫血（46%）、中性粒细胞计数减少和血小板计数减少，对照组最常见的≥3级TEAE为高血压、贫血和疲乏。

治疗组患者没有发生治疗相关的死亡，对照组有2例患者（＜1%）出现了治疗相关性死亡。

## 4 统计学解读

### 4.1 rPFS的测量与估计

rPFS作为疗效评价将基于影像学评估证据，结果相对客观，可以通过独立影像和研究者评价结果互相印证。该终点包括了任何原因导致的死亡和处于疾病稳定状态的评估，不受后续治疗影响，可以基于相对更少的样本量尽早进行评估，节约研发时间。然而，临床试验中会存在多种导致无法观测到影像学进展或死亡事件的删失事件，比如，早期脱落、撤回试验知情同意书、由于不良反应事件或公共卫生事件导致的试验提前中止等，都会干扰 rPFS 概率分布的准确估测。处理删失事件的方式不同也会导致 rPFS 估测值的不同。

在 TALAPRO-2 研究中，影像学进展包括了根据 RECIST 1.1 标准和 PCWG-3 标准，对原发病灶、区域淋巴结侵犯、软组织转移和骨转移病灶进展情况的评价。rPFS 的删失包括了 4 种情况：①没有影像学进展并且没有死亡，在最后一次充分肿瘤评估日期或数据截止日期时；②在影像学进展或死亡之前开始新的抗肿瘤治疗，新的抗肿瘤治疗之前一次充分肿瘤评估日期；③没有基线或基线后的肿瘤评估，将在随机分组日期删失；④在影像学进展或死亡之前错过了 2 次或更多次计划内的肿瘤评估，并且在错过的肿瘤评估之前最后一次足够的肿瘤评估显示没有疾病进展证据，删失于最后一次充分肿瘤评估日期。

### 4.2 前列腺癌患者自报结局指标

患者报告结局（PRO）生活质量改善或维持是相对独立于肿瘤控制的临床获益。参与临床试验的患者采用不同的量表报告生活质量方面的信息，体现了以患者为中心的临床试验设计理念。

一般而言，PRO 调查工具包括针对一般肿瘤患者的量表，例如 EORTC-QLQ-C30、FACT-G 等，而 EQ-5D 适用范围更广，并不针对特定疾病。同时，在前列腺癌中，专门针对前列腺癌的量表例如 FACT-P、Expanded Prostate Cancer Index Composite（EPIC）、EORTC-QLQ-PR25（前列腺癌特异性模块）等。针对癌症相关疼痛症状，Brief Pain Inventory（BPI）和 Brief Pain Inventory（shortform）（BPI-SF）可用于肿瘤相关疼痛的评价，FACT-P 量表中也有疼痛相关的问题，此外还包括疼痛 VAS 和（或）NRS 等。

### 4.3 重要生物标志物的亚组分析

他拉唑帕尼是一种强效的 PARP 抑制剂，因此对潜在的疗效生物标志物是否主导研究结果受到广泛关注，例如 *BRCA* 突变。同类药物奥拉帕利在 PROpel 研究报道了较为详细的生物标志物亚组分析结果，尽管 PROpel 研究得到全人群 rPFS 阳性结果，达到了主要研究终点，中位 rPFS 提升 8 个月（25 个月 *vs* 17 个月，HR=0.66，95%CI：0.54 ～ 0.81，$P < 0.001$），FDA 审评过程中认为 rPFS 是具有临床意义的重点，但仍需要考虑到 OS 的获益，该研究 OS 获益无统计学意义，但有获益趋势（42 个月 *vs* 35 个月，HR=0.81，95%CI：0.67 ～ 1.00，$P$=0.054）。

FDA 更大的关注在于生物标志物的情况，以及联用带来更多的不良事件潜在风险如何。亚组分析结果显示，PROpel 研究中 *BRCA* 突变亚组获益非常显著，然而非 *BRCA* 突变亚组没有明显 OS 获益。对于一个新疗法判断其临床价值，一般主要考虑治疗背景和人群。在这个背景下，大人群时许多患者可能受到决定的影响，需要谨慎考虑，当面对的治疗场景处于疾病早期，多种治疗选择时，也需要审慎衡量获益风险；同时倘若治疗暴露时间长，又可能增加毒性，例如骨髓抑制、胃肠道毒性、静脉血栓栓塞 / 肺栓塞，此时就要更加仔细衡量患者接受新疗法的获益是否能超过风险，从而体现新疗法的临床价值。

## 5 临床解读

近年来，PARP 抑制剂联合 NHA 治疗前列腺癌的研究正在如火如荼地开展，仅 2022 年的 ASCOGU 便公布了两项 PARP 抑制剂联合阿比特龙治疗 mCRPC 的Ⅲ期研究结果：PROpel 研究和 MAGNITUDE 研究。其中，PROpel 研究（奥拉帕利联合阿比特龙）得到全人群 rPFS 阳性结果，但 MAGNITUDE 研究（尼拉帕利联合阿比特龙）仅在 HRR 突变人群得到阳性结果[18]。TALAPRO-2 的研究结果于今年发表，研究达到了主要研究终点，并显示出了全人群 rPFS 的阳性结果。相对于恩扎鲁胺单药治疗，他拉唑帕尼的加入可以显著延长 mCRPC 患者的 rPFS。而且 *HRR* 突变患者的 rPFS 的亚组分析显示：无论患者既往是否使用过多西他赛、阿比特龙，且无论患者的 *BRCA* 突变状态如何，mCRPC 患者均可从他拉唑帕尼联合治疗组中获益。在特定的基因亚组中也观察到他拉唑帕尼联合恩扎鲁胺治疗的获益趋势。该结果标明：除了在比较公认的 *BRCA1/2* 突变的患者获益外，其他 *HRR* 突变患者也可以从他拉唑帕尼联合恩扎鲁胺治疗中获益。更有意思的是：他拉唑帕尼联合恩扎鲁胺组患者的完全缓解率高达 38.4%（对照组 18.5%），其客观缓解率也高达 67.1%（对照组 40.0%）[19, 20]。基于以上研究结果，他拉唑帕尼联合 NHA 的新辅助治疗也更加令人期待。但遗憾的是：TALAPRO-2 研究的 OS 数据仍不成熟，仍然需要长期的随访来进一步验证他拉唑帕尼联合恩扎鲁胺对 mCRPC 患者的获益。

OS 是判定临床试验疗效的金标准，延长患者的 OS 可以给患者带来最直接的获益[21]。多数临床研究以 OS 为主要研究终点[22]。但近年来 PROpel、MAGNITUDE 以及 TALAPRO-2 研究均选取了 rPFS 为主要研究终点，其主要是与前列腺癌的疾病特征相关。相比较于预后差的实体瘤，前列腺癌的疾病进展相对缓慢，如果临床研究将 OS 作为此类临床试验的唯一主要终点，就有可能会延缓患者得到有效治疗的时间[23]，而且还会对临床试验的样本量以及研发时间带来很大挑战。国家药品监督管理局药品评审中心发布的《晚期前列腺癌临床试验终点技术指导原则》中指出：对于不同的疾病阶段的前列腺癌患者，可以选择合理的替代指标，以提高研发效率。但该原则也指出：仍需关注临床获益的稳健程度以及转化为 OS 获益的趋势。因此，采用 rPFS 评价药物疗效的同时，依然需要关注两组间的差异是否具有临床价值，以及治疗能否真正地延长患者的 OS[23]。延长患者生存，提高生活质量仍是晚期前列腺癌药物研发的核心目标。

TALAPRO-2 研究在随机化分组时兼顾了 *HRR* 基因的突变状态以及既往是否使用过 NHT 或多西他赛治疗，并将其纳入了主要终点的评估中，其分析结果可以为研究提供支持性的证据。在次要终点的设置方面，TALAPRO-2 研究更加注重对 PFS2 的统计，为未来的临床决策提供了更多的数据支持。研究还将患者报告结局作为了次要终点，也充分体现出了“以患者为中心”的治疗理念。

目前，他拉唑帕尼联合恩扎鲁胺治疗 mCRPC 的适应证已经被 FDA 优先审评。根据相关研究显示出的良好研究结果，此疗法应该可以尽快获得审批，相信在不远的将来，他拉唑帕尼联合恩扎鲁胺将在 mcRPc 患者的治疗中会发挥更大的价值。

## 6 小结

TALAPRO-2 是一项探索他拉唑帕尼加恩扎鲁胺与安慰剂联合恩扎鲁胺一线治疗 mCRPC 患者的国际多中心、随机、双盲、安慰剂对照的Ⅲ期研究。虽然目前患者 OS 的数据仍不成熟，但基于 rPFC、至 PSA 进展时间等主要、次要研究终点数据，他拉唑帕尼加恩扎鲁胺可使患者获得临床受益。无论 mCRPC 患者的 *HRR* 基因缺失与否，他拉唑帕尼的加入均可显著改善恩扎鲁胺单药治疗的疗效。但值得注意的是：他拉唑帕尼的加入也会增加患者血液学不良事件的等级以及频率，需要通过剂量调整以及支持性措施对患者进行管理。

## 参考文献


[1] TRAN C, OUK S, CLEGG N J, et al. Development of a second-generation antiandrogen for treatment of advanced prostate cancer[J]. Science, 2009, 324(5928):787-790.

[2] CHUNG J H, DEWAL N, SOKOL E, et al. Prospective comprehensive genomic profiling of primary and metastatic prostate tumors[J]. JCO Precis Oncol, 2019, 3:PO.18.00283.

[3] SHEN Y, REHMAN FL, FENG Y, et al. BMN 673, a novel and highly potent PARP1/2 inhibitor for the treatment of human cancers with DNA repair deficiency[J]. Clin Cancer Res, 2013, 19(18):5003-5015.

[4] FARMER H, MCCABE N, LORD CJ, et al. Targeting the DNA repair defect in BRCA mutant cells as a therapeutic strategy[J]. Nature, 2005, 434(7035):917-921.

[5] BRYANT H E, SCHULTZ N, THOMAS H D, et al. Specific killing of BRCA2-deficient tumours with inhibitors of poly(ADP-ribose) polymerase[J]. Nature, 2005, 434(7035):913-917.

[6] LORD C J, ASHWORTH A. PARP inhibitors : synthetic lethality in the clinic[J]. Science, 2017, 355(6330) : 1152-1158.

[7] MURAI J, HUANG S Y, RENAUD A, et al. Stereospecific PARP trapping by BMN 673 and comparison with olaparib and rucaparib[J]. Mol Cancer Ther, 2014, 13(2):433-443.

[8] DE BONO J S, MEHRA N, SCAGLIOTTI G V, et al. Talazoparib monotherapy in metastatic castration-resistant prostate cancer with DNA repair alterations (TALAPRO-1) :an open-label, phase 2 trial [J]. Lancet Oncol, 2021, 22(9) : 1250-1264.

[9] ASIM M, TARISH F, ZECCHINI H I, et al. Synthetic lethality between androgen receptor signalling and the PARP pathway in prostate cancer[J]. Nat Commun, 2017, 8(1):374.

[10] CERRATO A, MORRA F, CELETTI A. Use of poly ADP-ribose polymerase[PARP] inhibitors in cancer cells bearing DDR defects : the rationale for their inclusion in the clinic[J]. J Exp Clin Cancer Res, 2016, 35(1) : 179.

[11] JAVLE M, CURTIN N J. Curtin, the potential for poly (ADP-ribose) polymerase inhibitors in cancer therapy[J]. Ther Adv Med Oncol, 2011, 3(6):257-267.

[12] POLKINGHORN W R, PARKER J S, LEE M X, et al. Androgen receptor signaling regulates DNA repair in prostate cancers [J]. Cancer Discov, 2013, 3(11) : 1245-1253.

[13] SCHIEWER M J, GOODWIN J F, HAN S, et al. Dual roles of PARP-1 promote cancer growth and progression[J]. Cancer Discov, 2012, 2(12) : 1134-1149.

[14] GUI B, GUI F, TAKAI T, et al. Selective targeting of PARP-2 inhibits androgen receptor signaling and prostate cancer growth through disruption of FOXA1 function[J]. Proc Natl Acad Sci U S A, 2019, 116(29) : 14573-14582.

[15] GUI B, GUI F, TAKAI T, et al. Significance of BRCA2 and RB1 Co-loss in aggressive prostate cancer

progression[J]. Clin Cancer Res, 2020, 26(8):2047-2064.

[16] CALAGUA C, FICIAL M, JANSEN C S, et al. A subset of localized prostate cancer displays an immunogenic phenotype associated with losses of key tumor suppressor genes [J]. Clin Cancer Res, 2021, 27(17):4836-4847.

[17] AGARWAL N, AZAD A A, CARLES J, et al. Talazoparib plus enzalutamide in men with first-line metastatic castration-resistant prostate cancer(TALAPRO-2): a randomised, placebo-controlled, phase3trial[J]. Lancet, 2023, 402(10398):291-303.

[18] AGARWAL N, AZAD A, SHORE N D, et al. Talazoparib plus enzalutamide in metastatic castration-resistant prostate cancer: TALAPRO-2 phase Ⅲ study design[J]. Future Oncol, 2022, 18(4):425-436.

[19] CHI K N, RATHKOPF D, SMITH M R, et al. Niraparib and abiraterone acetate for metastatic castration-resistant prostate cancer[J]. J Clin Oncol, 2023, 41(18):3339-3351.

[20] DE BONO J, MATEO J, FIZAZI K, et al. Olaparib for metastatic castration-resistant prostate cancer[J]. N Engl J Med, 2020, 382(22):2091-2102.

[21] HUANG H, TANG Y, YU Y, et al. The reliability and integrity of overall survival data based on follow-up records only and potential solutions to the challenges[J]. Lancet Reg Health West Pac, 2023, 31: 100624.

[22] FREIDLIN B, KORDE L A, KORN E L. Timing and reporting of secondary overall survival end points for phase Ⅲ trials in advanced/metastatic disease[J]. J Clin Oncol, 2023, 41(29): 4616-4620.

[23] SCHER H I, MORRIS M J, STADLER W M, et al. Trial design and objectives for castration-resistant prostate cancer : updated recommendations from the prostate cancer clinical trials working group 3[J]. J Clin Oncol, 2016, 34(12):1402-1418.

# MRI 引导的体部立体定向放疗对比 CT 引导的体部立体定向放疗治疗前列腺癌：MIRAGE 随机临床研究解读

沈金闻[1]　莫　森[2]

1. 浙江省肿瘤医院腹部放疗科，浙江省放射肿瘤学重点实验室
2. 复旦大学附属肿瘤医院肿瘤预防部，复旦大学上海医学院肿瘤学系

**解读原文**

Kishan AU, Ma TM, Lamb JM, et al. Magnetic Resonance Imaging-Guided *vs* Computed Tomography-Guided Stereotactic Body Radiotherapy for Prostate Cancer: The MIRAGE Randomized Clinical Trial. JAMA Oncol. 2023;9（3）: 365-373. doi: 10.1001/jamaoncol.2022.6558

**【摘要】**MIRAGE 是一项前瞻性、随机对照、单中心Ⅲ期优效性研究，该研究旨在确定磁共振成像（magnetic resonance imaging，MRI）引导下的计划靶区外扩边界缩减能否显著降低前列腺癌体部立体定向放疗（stereotactic body radiotherapy，SBRT）患者中度毒性反应发生率，次要研究终点包括急性2度及以上胃肠道毒性反应以及患者报告生活质量评分的动态变化。因期中分析显示主要研究终点已提前达到预设统计检验水准，故研究提前中止招募，最终纳入 156 例患者（CT 引导组 77 例，MRI 引导组 79 例）。分析结果显示，MRI 引导组的急性 2 度及以上泌尿生殖毒性反应发生率显著低于 CT 引导组（24.4% *vs* 43.4%，*P*=0.01）。此外，急性 2 度及以上胃肠道毒性反应发生率以及部分患者报告生活质量结局指标也显示 MRI 引导组优于 CT 引导组。因此，MRI 引导相比较于 CT 引导的前列腺 SBRT，能显著降低患者中度急性毒性反应和提高患者报告生活质量，但能否持续获益仍需长期随访结果来确认。

MIRAGE 研究是一项前瞻性、随机对照、单中心Ⅲ期优效性研究[1]，旨在确定 MRI 引导下的计划靶区（planning target volume，PTV）外扩边界缩减能否显著降低前列腺癌患者立体定向放疗（SBRT）中度毒性反应发生率。该研究的初步结果发表在 2023 年的 *JAMA Oncology* 上，是目前国际上发表的第一项头对头比较 MRI 引导 SBRT 和 CT 引导 SBRT 的Ⅲ期临床研究。

## 1　研究背景

越来越多的临床研究数据显示[2, 3]，SBRT（一种单次大剂量的精准放疗技术，通常分割次数≤ 5 次）是治愈局限期前列腺癌的一种可选择的治疗手段。传统上，SBRT 通过 CT 引导技术进行位置验证，虽然通常情况下治疗耐受性尚可，但近期及远期的尿道、胃肠道及性功能等方面的毒性反应仍给患者带来了一定的身体及精神负担。

MRI 引导的直线加速器已在市场上投入使用。MRI 引导相比较于 CT 引导，具有以下优势[4]：① MRI 引导直线加速器能直接追踪前列腺运动，而不需要借助侵入性操作放置的标志物来指代前列腺。机载 MRI 扫描获得的图像软组织对比优异，也能改善放疗前配准的精确度。②因为前列腺靶区勾画更多借助定位 MRI 扫描图像，如果验证图像也为 MRI 图像，则 MRI–MRI 直接融合配准可以避免 CT 与 MRI 图像配准所产生的误差。总之，MRI 引导的上述优势为放疗医师减少 PTV 外扩边界提供了必要的保证。PTV 的高剂量区域通常与膀胱、直肠和其他邻近结构有部分重叠，从而导致患者的放疗后毒性反应。

截至目前，MRI 引导的理论优势尚未在随机临床试验中进行过严格的验证。鉴于 MRI 引导的放射治疗所需医疗资源的增加，必须确保它能为患者带来切实的益处。因此，研究者进行了 CT 引导的 SBRT 和 MRI 引导的 SBRT 治疗局限期前列腺癌的Ⅲ期随机临床试验（MIRAGE），该研究旨在证明 MRI 引导下前列腺癌 SBRT，通过积极降低 PTV 外扩边界，可减少放疗后的急性毒性反应。

## 2　研究设计

### 2.1　研究对象

本研究入组标准：①组织学确诊的临床局限性前列腺癌；②除前列腺和（或）精囊腺外没有其他部位的肿瘤证据（即没有可疑的盆腔淋巴结或盆腔外转移性疾病）；③根据风险分组，按照 NCCN 的建议进行分期检查；④年龄≥ 18 岁；⑤理解书面知情同意书并愿意签署的能力。

排除标准：①病理为前列腺神经内分泌癌或小细胞癌；②有任何远处转移证据；③先前接受过前列腺的全腺体冷冻外科、高强度聚集超声或近距离放射治疗；④先前接受过盆腔放射治疗；⑤克罗恩病、溃疡性结肠炎或共济失调毛细血管扩张症病史；⑥有 MRI 检查禁忌的患者。

### 2.2　随机方法

使用计算机生成的随机列表，将符合条件的患者随机分配（1 ∶ 1）接受 CT 引导的 SBRT 组或 MRI 引导的 SBRT 组。根据国际前列腺症状评分（International Prostate Symptom Score，IPSS）的基线值（≤ 15 或＞ 15）和由诊断 MRI 确定的前列腺体积（≤ 50ml 或＞ 50ml）进行分层随机。无论患者还是主治医生对于分配情况都是非盲的。

## 2.3 治疗方法

### 2.3.1 放射治疗

MRI 引导 SBRT 采用的是 MRIdian LINAC（ViewRay 公司），而 CT 引导 SBRT 则使采用 True-Beam（瓦里安医疗系统公司）或 Novalis Tx（Brainlab AG 和瓦里安医疗公司）。所有患者均接受了 CT 模拟定位扫描。对于接受 CT 引导 SBRT 的患者，在扫描当天经会阴植入前列腺标志物；对于接受 MRI 引导 SBRT 的患者，无须植入标志物，而是使用具有稳态进动序列的快速成像技术进行自由呼吸下的 0.35T MRI 模拟扫描。对于两组患者，模拟定位过程和每次治疗前都需要充盈膀胱和排空直肠。对于所有患者，使用融合的 1.5 ～ 3T 诊断 MRI 来辅助靶区勾画。

所有患者的临床靶区（clinical tumor volume，CTV）均定义为前列腺和精囊腺近端 1cm。将 CTV 等中心外扩 4mm（CT 引导组）或等中心外扩 2mm（MRI 引导组）以形成 PTV。CT 引导组中 4mm 的外扩是基于先前对外扩边界的分析，该外扩边界是在 CT 引导的 SBRT 背景下考虑运动和摆位不确定性所必需的。PTV 的处方剂量为 40Gy，分 5 次照射，95% 的 PTV 在遵守危及器官限量的情况下接受了该剂量照射。预防性淋巴引流区照射（25Gy/5f）、对前列腺内大体病灶同时进行推量照射（42Gy/5f）以及对高级功能成像中怀疑是转移性盆腔淋巴结进行推量照射（35Gy/5f）是允许的，上述治疗策略均根据研究者判断进行；也允许研究者使用或不使用非甾体抗雄激素或第二代内分泌治疗药物进行雄激素剥夺治疗。

CT 引导下的 SBRT 采用容积调强放疗技术（volumetric modulated arc therapy，VMAT），而 MRI 引导下的 SBRT 则采用静态（step-and-shoot）调强放疗技术。采用隔日照射。对于 CT 引导的 SBRT，在每次照射之前进行锥形束 CT（cone beam CT，CBCT）扫描以评估解剖特征，然后进行平面成像以与植入标志物进行位置配准；因治疗总时间小于 4min，所以治疗开始后不再进行分次内位置验证。而对于 MRI 引导的 SBRT，前列腺在每次照射前与稳态进动 MRI 的快速成像进行对齐。在 SBRT 过程中，在矢状位上获得 4 帧 / 秒的动态 MRI 二维影像。如果矢状位的二维影像中超过 10% 的前列腺移动到前列腺外 3mm 的门控边界之外，将自动中止射线出束。

### 2.3.2 内分泌治疗

内分泌治疗（hormonal therapy，HT）由主治医生自行决定。根据 NCCN 指南，对于预后不良的中风险前列腺癌患者，建议 HT 持续时间为 4 ～ 6 个月；对于高危患者，建议持续时间为 12 ～ 36 个月。HT 通常采用联合治疗，由促黄体生成激素释放激素激动剂（如亮丙瑞林）或促性腺激素释放激素拮抗剂（如地加瑞克）和口服抗雄激素（如比卡鲁胺）组成。在联合治疗中，抗雄激素通常给药 1 ～ 6 个月。对于高危患者，医生也可酌情给予新型 HT 药物。

## 2.4 研究终点

主要研究终点是急性泌尿生殖系统（genitourinary，GU）2 度及以上毒性反应的发生率，根据 CTCAE v4.03 量表进行评分。评估时间点为从 SBRT 开始到 SBRT 后 90d 内。次要终点包括急性 CTCAE v4.03 胃肠道（gastrointestinal，GI）2 度及以上的毒性反应发生率，以及 IPSS 和扩展性前列腺癌症综合指数 -26（Expanded Prostate Cancer Index Composite-26，EPIC-26）

的变化。EPIC-26 各个模块的临床相关下降定义为放疗后尿失禁、尿刺激或梗阻、肠道和性功能这四个功能模块的评分较放疗前基线评分下降分别大于 18、14、12 和 24 分。IPSS 增加 15 分或以上被认为具有临床相关性。患者需要在放疗前（基线）和放疗后的 1 个月以及 3 个月时，填写 IPSS 和 EPIC-26 问卷，作为患者报告毒性反应的结果。

### 2.5 统计分析

基于既往研究，该研究最初假设 MRI 引导的 SBRT 治疗后急性毒性反应将从 29% 减少到 15%（降幅 14%）。由此估计，基于单侧 $P$=0.025 显著性水平的两样本 Z 检验，300 例患者（每组 150 例）的总样本量可提供 83.7% 的检验效能识别 14% 的绝对风险下降值。

研究预设期中分析在 100 例患者完成 SBRT 达到≥ 90d 时进行。期中分析的 α 控制采用 Pocock α 消耗函数，在期中分析和最终分析之间对 α 进行划分，期中分析设 α=0.03，最终分析设 α=0.019。如果≥ 3 级 GU 或 GI ＞ 20%，则中止入组，并仔细审查结果；如果≥ 3 级 GU 或 GI ＞ 30%，则终止研究；研究过程严格随访，保证无失访（因其他原因死亡的情况除外）。

主要研究终点将采用频率和百分比进行描述，并基于精确二项分布比例计算 95% 置信区间。采用 $\chi^2$ 检验确定 CT 和 MRI 引导下 2 度及以上的 GU 毒性反应的发生率是否存在显著差异；而对于 2 度及以上的 GI 毒性反应，考虑到事件发生率较低，采用 Fisher 精确检验。以类似方法对两个终点进行 IPSS（≤ 15 *vs* ＞ 15）和腺体体积（≤ 50ml *vs* ＞ 50ml）的亚组分析，并计划进行交互检验，双侧 $P$ ＜ 0.025 被认为差异有统计学意义。

作为事后探索性分析，采用 Logistic 回归建立主要终点的多因素预测模型，候选变量使用单因素分析的统计学显著性指标与临床专业经验相结合的方法选择，计算调整比值比与受试者工作特征（receiver operating characteristic，ROC）曲线下面积。采用惩罚回归方法 LASSO 模型进一步识别预测主要终点的变量子集。

使用 Mann-Whitney 检验比较患者报告结果的纵向变化（1 个月和 3 个月）的差异。使用 $\chi^2$ 检验比较 1 个月和 3 个月时患者报告结果评分与临床相关的评分降低（对 IPSS 而言为评分增加）的患者比例。用于主要终点分析的数据均为完整案例，未进行缺失数据插补。所有统计分析均使用 SAS 9.4 版进行，数据分析时间为 2021 年 1 月 15 日至 2022 年 5 月 15 日。

## 3 研究结果

### 3.1 患者基线特征及治疗相关数据

2020 年 5 月至 2021 年 10 月，178 例患者接受了随机分组，其中 CT 引导组 88 例，MRI 引导组 90 例。两组各有 11 例患者实际接受 SBRT 以外的治疗，因此研究主要终点分析仅纳入 156 例随机接受了 SBRT 治疗的患者，CT 引导组 77 例，MRI 引导组 79 例，中位年龄均为 71 岁（见原文 Figure1）。

在对前 100 例患者（CT 引导组 51 例，MRI 引导组 49 例）的主要研究终点进行评估后，2021 年 10 月 1 日进行了预设的期中分析。与接受 CT 引导 SBRT 的患者相比，接受 MRI 引导 SBRT 的患者急性 2 度及以上 GU 毒性反应发生率显著降低（47.1% *vs* 22.4%，$P$=0.01）。因此，通过检验效能重估计，仅需要 154 例患者即可保持 89% 的检验效能。截至当时已有 156 例患者接受了治疗，因此试验即刻终止招募。

总的来说，在入组 156 例患者中，29 例（19%）患者属于预后良好的中危患者，69 例（44%）患者放置了直肠水凝胶垫片，37 例（24%）患者接受了淋巴引流区照射，41 例（26%）患者同时接受了对大体病灶的整合推量照射，106 例（68%）患者接受了内分泌治疗。在上述参数方面，两组间差异无统计学意义。MRI 引导组的验证后中位出束时间为 1133s，而 CT 引导组的中位出束时间为 232s。两组 CTV 差异无统计学意义。

### 3.2 医师报告的毒性反应

2 例患者（CT 引导组 1 例，MRI 引导组 1 例）在 SBRT 后 90d 内死于新冠肺炎相关并发症，因此最终纳入 154 例可分析患者（CT 引导组 76 例，MRI 引导组 78 例）进行了完整的病例分析。MRI 引导组的急性 2 度及以上 GU 毒性反应的发生率，相比较于 CT 引导组显著降低（24.4% *vs* 43.4%，$P$=0.01）。敏感性分析则包括了在放疗后 90d 内死亡的 2 例患者，尽管他们的毒性反应不同，但统计结果没有变化。

在一项事后探索性的多变量分析中，包括所有候选变量（如引导方式、年龄、基线 IPSS、前列腺体积、直肠水凝胶垫片的使用、盆腔淋巴引流区放疗和对大体病灶整合推量照射），MRI 引导仍然与 2 度或更大 GU 毒性反应风险降低存在 60% 相关（OR=0.4，$P$=0.02）。MRI 引导与 CT 引导相比，急性 2 度及以上 GI 毒性反应的发生率也显著降低（0 *vs* 10.5%，$P$=0.003）（表 1）。由于 2 度及以上 GI 毒性作用的绝对事件率小于 10，因此未进行多变量分析。

**表 1　SBRT 治疗后≤ 3 个月内出现的急性最高级别治疗相关毒性反应的发生率 a [1]**

| 不良事件 | CT 引导 SBRT（*n*=76） | | | | MRI 引导 SBRT（*n*=78） | | | | *P* 值 b |
|---|---|---|---|---|---|---|---|---|---|
| | 级别 1 | 级别 2 | 级别 3 | 级别≥ 2 | 级别 1 | 级别 2 | 级别 3 | 级别≥ 2 | |
| 泌尿生殖系统 | | | | | | | | | |
| 任一 c | 34（44.7） | 32(42.1） | 1(1.3） | 33（43.4） | 39（50.0） | 19（24.4） | 0 | 19（24.4） | 0.006 |
| 膀胱炎 | 2（2.6） | 2（2.6） | 0 | 2（2.6） | 0 | 0 | 0 | 0 | 0.12 |
| 血尿 | 1（1.3） | 1（1.3） | 0 | 1（1.3） | 2（2.6） | 1（1.3） | 0 | 1（1.3） | 0.50 |
| 尿频 | 32（42.1） | 24(31.6） | 0 | 24（31.6） | 28（35.9） | 12（15.4） | 0 | 12（15.4） | 0.01 |
| 尿失禁 | 9（11.8） | 3（3.9） | 0 | 3（3.9） | 4（5.1） | 2（2.6） | 0 | 2（2.6） | 0.34 |
| 尿潴留 | 10（13.2） | 20(26.3） | 1(1.3） | 21（27.6） | 7（9.0） | 9（11.5） | 0 | 9（11.5） | 0.006 |
| 尿路感染 | 0 | 0 | 0 | 0 | 0 | 0 | 0 | 0 | 0.50 |
| 尿急 | 20（26.3） | 9（11.8） | 0 | 9(11.8） | 19（24.4） | 5（6.4） | 0 | 5（6.4） | 0.14 |
| 尿痛 | 9（11.8） | 5（6.6） | 0 | 5（6.6） | 1（1.3） | 5（6.4） | 0 | 5（6.4） | 0.50 |

续表

| 不良事件 | CT 引导 SBRT（*n*=76） | | | | MRI 引导 SBRT（*n*=78） | | | | *P* 值[b] |
|---|---|---|---|---|---|---|---|---|---|
| | 级别 1 | 级别 2 | 级别 3 | 级别≥ 2 | 级别 1 | 级别 2 | 级别 3 | 级别≥ 2 | |
| 胃肠系统 | | | | | | | | | |
| 任一[c] | 34（44.7） | 8（10.5） | 0 | 8（10.5） | 23（29.5） | 0 | 0 | 0 | 0.001 |
| 结肠炎 | 1（1.3） | 2（2.6） | 0 | 2（2.6） | 0 | 0 | 0 | 0 | 0.12 |
| 便秘 | 3（3.9） | 0 | 0 | 0 | 3（3.8） | 0 | 0 | 0 | 0.50 |
| 腹泻 | 22（28.9） | 5（6.6） | 0 | 5（6.4） | 15（19.2） | 0 | 0 | 0 | 0.01 |
| 恶心 | 0 | 0 | 0 | 0 | 0 | 0 | 0 | 0 | 0.50 |
| 直肠炎 | 15（19.7） | 5（6.6） | 0 | 5（6.4） | 9（11.5） | 0 | 0 | 0 | 0.01 |
| GI 出血 | 4（5.3） | 3（3.9） | 0 | 3（3.8） | 1（1.3） | 0 | 0 | 0 | 0.06 |
| 直肠疼痛 | 2（2.6） | 2（2.6） | 0 | 2（2.6） | 1（1.3） | 0 | 0 | 0 | 0.12 |
| 性功能 | | | | | | | | | |
| 任一[c] | 2（2.6） | 0 | 0 | 0 | 0 | 0 | 0 | 0 | 0.50 |
| 勃起功能障碍 | 2（2.6） | 0 | 0 | 0 | 0 | 0 | 0 | 0 | 0.50 |

a：毒性反应根据《不良事件通用术语标准》4.03 版本进行分级。

b：比较 CT 引导和 MRI 引导 SBRT 两组发生 2 级或以上毒性反应的 *P* 值是采用 $\chi^2$ 或 Fisher 精确检验获得的。单侧 P 值的显著性阈值为 0.025。

c：任何泌尿生殖系统、胃肠道或性毒性反应均表示所有患者在该领域中发生的最高级别不良事件。患者可能经历不止一类不良事件。

### 3.3 患者报告的毒性反应

SBRT 后 1 个月，CT 引导组的 EPIC-26 尿失禁模块得分的下降幅度较 MRI 引导组更大（11.3 *vs* 6.2，*P*=0.01），但在 3 个月时两组间不再有显著性差异，尿路刺激 / 梗阻模块评分以及总尿路模块评分没有显著性差异。在放疗后 1 个月或 3 个月时，尿失禁模块以及尿路刺激 / 梗阻模块中发生临床相关变化的患者百分比，两组差异未达到统计学意义。放疗后 1 个月时，CT 引导组的 IPSS 评分增加＞ 15 分的患者比例较 MRI 引导组显著增高（19.4% *vs* 6.8%，*P*=0.01），但在放疗后 3 个月时两组间差异无统计学意义（1.4% *vs* 4.1%，*P*=0.30）。IPSS 总分和 IPSS 生活质量分量表的变化幅度，两组间差异无统计学意义。与 CT 引导组相比，MRI 引导组在放疗后 1 个月时的 EPIC-26 肠道模块评分的下降幅度也显著较小（4.1% *vs* 18.2%，*P* ＜ 0.001），但在放疗后 3 个月时两组差异无统计学意义。接受 CT 引导的患者中，有更大比例的 EPIC-26 肠道模块评分出现临床相关（≥ 12 分）的下降（50.0% *vs* 25.0%，*P*=0.001）（见原文 Figure3）。

## 4 临床解读

### 4.1 前列腺癌 SBRT 的毒性反应发生率与研究终点的选择

随着临床数据的不断积累，局限期前列腺癌 SBRT 已成为一项标准治疗选择。根据现有的多项临床研究结果，前列腺癌 SBRT 治疗后的 5 年无生化复发率因风险状况而异：95.0% ～ 100.0%（低风险）、90.7% ～ 100.0%（预后良好的中风险）和 81.0% ～ 93.1%（预后不良的中风险）[5]。上述中低危患者的疗效数据不劣于目前主流的中等剂量分割放疗。然而高危，特别是极高危患者的 SBRT 数据尚待积累。因此，NCCN 指南也推荐高危患者的 SBRT 尽量纳入临床研究中。

在疗效获得肯定的同时，治疗相关的毒性反应也愈来愈受到重视。根据放射生物学理论，大分割放疗对晚反应组织的损伤较常规分割更为明显。因此临床医生 首先关注的是 3 度及以上晚期毒性反应发生率。一项大样本量的 SBRT 治疗长期随访结果显示，3 级及以上 GU 和 GI 毒性的 7 年累积发生率分别为 2.4% 和 0.4%[6]，和目前主流的中等分割剂量研究的晚期毒性反应数据基本一致甚至更低。因此，本研究并未将 3 度及以上晚期毒性反应发生率作为研究主要终点，一是较低终点事件发生率的研究需要更大的样本量，二是以晚期毒性反应作为终点事件则需要更长的随访时间。本研究选择了 2 度及以上急性毒性反应作为研究终点。

然而既往研究数据中严重毒性反应发生率往往较为稳定，但中度毒性反应发生率则差异较大。据报道，接受 SBRT 的局限期前列腺癌患者的急性 2 度及以上 GU 毒性发生率范围为 4% ～ 26%，急性 2 度及以上 GI 毒性发生率范围为 1.0% ～ 8.1%[5]。在本研究中，也出现了 CT 引导组的急性中度 GU 毒性实际发生率与预估发生率偏离较大的情况（预估 29.0%，实际 43.4%），进而导致期中分析大幅修改样本量使得研究提前结束招募。虽然研究者认为本研究采用放疗剂量较其他研究更高是导致 CT 引导组急性毒性反应加重的原因，但仍不排除诸如临床医师主观判断、对症支持治疗力度、患者文化背景等其他主客观原因。

另一点需要注意的是，本研究的毒性反应评估包含了医师评估和患者自评两个维度。虽然医师评估的急性 2 度及以上 GU/GI 毒性反应发生率，MRI 引导组与 CT 引导组相比差异有极显著统计学意义，但患者自报的毒性反应及生活质量评分的差异则没有那么明显，同时差异主要体现在放疗后 1 个月。至放疗后 3 个月时，所有患者自报指标在两组间差异无统计学意义。这种医师报告和患者报告毒性反应的不一致性也值得临床医师在研究结果解读中予以重视。

### 4.2 前列腺癌 SBRT 的 CTV-PTV 外扩边界的确定

本研究中 MRI 引导 SBRT 之所以能有效降低急性毒性反应，起决定性作用的是 CTV-PTV 外扩边界从 4mm 降低至 2mm。伴随 PTV 外扩边界的下调，PTV 体积也明显降低，中位 PTV 体积从 102.1ml 下降至 70.5ml，使得诸如膀胱、直肠等重要危及器官的高量受照体积明显下降。

PTV 外扩边界的设定会随着放疗技术的进步而不断调整。目前基于前列腺标志物植入以及分次间图像引导技术，PTV 外扩边界设为 4mm 是基于多项研究数据的验证 [7-9]，目前已成为行业内共识 [9]。同时最新研究也表明，当采用实时图像监测 + 门控技术以及限制前列腺运动的直肠内球囊等技术手段，即使是 CT 引导的 SBRT，PTV 外扩边界也可缩小至 2mm[10]。

目前 MRI 引导下的 PTV 外扩边界的设定尚待进一步的长期疗效数据支持。一些 MRI 引导的前列腺 SBRT 将 PTV 外扩边界设为 3mm[11]。值得注意的是，本研究中实时影像中的前列腺偏出 CTV 靶区外 3mm 范围的面积（本研究的实时影像是二维图像，只显示矢状位）超过 10%，加速器才停止出束，即本研究门控边界设为 3mm，大于 PTV 外扩边界 2mm。这种门控边界大于 PTV 外扩边界，从而导致前列腺脱靶体积不可精确评估的情况也值得重视。

近期发表的一项 meta 分析结论 [12] 和本研究结论一致，MRI 引导前列腺 SBRT 相较于 CT 引导能显著降低急性 2 度及以上的 GU 和 GI 毒性反应。但该 meta 分析指出急性毒性反应的下降似乎并非由于 MRI 引导下 PTV 外扩边界缩小导致（MRI 引导组和 CT 引导组的外扩边界差异无统计学意义），而自适应计划的运用是急性毒性反应降低的可能原因。

## 5　统计学解读

在肿瘤临床研究中，常见的主要研究终点可分为直接获益终点与替代终点两大类。前者包括生命的延长即总生存期（OS）和生活质量的提高；后者是当研究者不方便收集或测量患者直接获益终点时，通过某些替代指标来预测患者的直接获益，包括无病生存期、无进展生存期、客观缓解率等。而本研究选择了不良反应（安全性）作为主要终点，其默认的前提假设是生存获益疗效是相当的。

本研究按照惯例设定意向性治疗分析集（intent-to-treat，ITT）为主要分析人群，但该 ITT 集相比原始意义的 ITT 有所不同，剔除了实际未选择 SBRT 治疗的 22 人，两组各 11 人，且这些患者更换了其他的治疗方式在两组分布相似。鉴于剔除的人数一样且原因相似，可以认为该剔除操作对原始的疗效与安全性结果影响均较小，可近似 ITT 分析。

本研究除了以医生评估的安全性结果作为主要研究终点，还纳入了患者报告结局（patient reported outcome，PRO）作为次要终点。近年来，PRO 在肿瘤临床研究中越来越多见，有时甚至可以作为主要研究终点，例如在 2023 年 ASCO GU 大会上报道的 PACE-A 研究就是这样一个案例。这项研究首次提供了比较 SBRT 和外科手术的随机对照数据，并提供了 PRO 数据以帮助临床决策。与手术相比，接受 SBRT 的患者具有更好的尿失禁和性功能评分；临床医生报告的胃肠道毒性较低，但随访 2 年时，SBRT 组患者的胃肠道不良事件更多。

在前列腺癌放疗研究领域，除了安全性与 PRO，还存在以疗效为主要终点的研究，这样的研究多采用非劣效设计，比如 2023 ASCO GU 大会上更新报道长期随访结果的 CHHiP 研究。这项研究的主要终点是生化失败或临床失败，5 年随访结果已表明中等分割模式 60Gy/20f 并不亚于常规分割模式 74Gy/37f。然而，在治疗数年后仍有复发风险的患者群体中，仍须评估长期疗效和副作用。中位随访 12 年的结果表明，60Gy/20f 组患者的肿瘤学结局仍不逊于 74Gy/37f 组，所有治疗组的晚期合并症发生率均很低，该结果支持了适度中等分割模式放疗的长期安全性。非劣效研究与优效性研究最直观的区别在于，优效性研究一般直接观察 $P$ 值是否有统计学意义来确定结果研究结果为阴性或阳性；而非劣效研究主要取决于 95% 置信区间上限，如果两组比较的 HR 的 95% 置信区间上限落在预设非劣 HR 界值（margin）的左边，则认为达到了非劣效，否则为未达到；更有甚者，如果两组比较的 HR 的 95% 置信区间下限落在预设非劣 HR 界值（margin）的右边，则明确为非预期的劣效结果；相反，如果两组比较的 HR 的 95% 置信区间上限落在 HR=1 的左边，即 95% 置信区间与 1 不重叠，则可以推断为不仅达到了非劣效，同时还达到了优效结果。但值得注意的是，如果一项优效研究未达到预期结果，反过来推断非劣效则是不合理的，因为相似条件下非劣效设计比优效设计需要更大的样本量才能提高足够的检验效能。

综上所述，本研究采用毒性反应作为主要研究终点，严格随访避免脱落，研究执行质量较高。通过预设期中分析，防止过高毒性反应带来伦理问题，通过前期数据重新估计样本量，缩减了样本，大大提高了研究效率。PRO 对于放疗毒性反应的评估非常重要，越来越受到广大研究者重视。当疗效提升达到瓶颈，且预期毒性反应和生活质量更优时，可以考虑针对疗效开展非劣效设计。

## 6 小结

MIRAGE 研究是目前国际上第一项头对头比较 MRI 引导 SBRT 和 CT 引导 SBRT 治疗局限期前列腺癌的Ⅲ期随机对照研究。该研究的短期随访数据显示，MRI 引导 SBRT 可通过 PTV 外扩边界的减少，来降低中度急性 GU 和 GI 毒性反应。但我们仍需关注该研究长期随访的远期毒性反应数据以及疗效数据。

## 参考文献

[1] KISHAN A U, MA T M, LAMB J M, et al. Magnetic resonance imaging-guided *vs* computed tomography-guided stereotactic body radiotherapy for prostate cancer: the MIRAGE randomized clinical trial[J]. JAMA Oncol, 2023, 9(3):365-373.

[2] BRAND D H, TREE A C, OSTLER P, et al. PACE Trial Investigators. Intensity-modulated fractionated radiotherapy versus stereotactic body radiotherapy for prostate cancer (PACE-B): acute toxicity findings from an international, randomised, open-label, phase 3, non-inferiority trial[J]. Lancet Oncol, 2019, 20(11): 1531-1543.

[3] WIDMARK A, GUNNLAUGSSON A, BECKMAN L, et al. Ultra-hypofractionated versus conventionally fractionated radiotherapy for prostate cancer: 5-year outcomes of the HYPORT-PC randomised, non-inferiority, phase 3 trial [J]. Lancet, 2019, 394(10196):385-395.

[4] HALL W A, PAULSON E, LI X A, et al. Magnetic resonance linear accelerator technology and adaptive radiation therapy: an overview for clinicians [J]. CA Cancer J Clin, 2022, 72(1):34-56.

[5] PARIKH N R, KISHAN A U. Stereotactic body radiotherapy for prostate cancer [J]. Am J Mens Health, 2020, 14 (3): 1557988320927241.

[6] KISHAN A U, DANG A, KATZ , et al. Long-term outcomes of stereotactic body radiotherapy for low-risk and intermediate-risk prostate cancer[J]. JAMA Netw Open, 2019, 2(2): e188006.

[7] LEVIN-EPSTEIN R, QIAO-GUAN G, JUAREZ J E, et al. Clinical assessment of prostate displacement and planning target volume margins for stereotactic body radiotherapy of prostate cancer[J]. Front Oncol, 2020, 10:539.

[8] MCNEICE J M, SANILKUMAR N, ALEXANDER S E, et al. Prostate stereotactic body radiotherapy: quantifying intra-fraction motion and calculating margins using the new BIR geometric uncertainties in daily online IGRT recommendations[J]. Br J Radiol, 2023, 96(1146): 20220852.

[9] MA T M, LADBURY C, TRAN M, et al. Stereotactic body radiation therapy: a radiosurgery society guide to

the treatment of localized prostate cancer illustrated by challenging cases[J]. Pract Radiat Oncol, 2024, 14(2): e117-e131.

[10] GODDARD L, JEONG K, TANG J, et al. Reducing PTV margins for prostate SBRT with motion compensation and gating techniques[J]. J Appl Clin Med Phys, 2023, 24(4): e13861.

[11] BRUYNZEEL A M E, TETAR S U, OEI S S, et al. A prospective single-arm phase 2 study of stereotactic magnetic resonance guided adaptive radiation therapy for prostate cancer: early toxicity results [J]. Int J Radiat Oncol Biol Phys, 2019, 105(5): 1086-1094.

[12] LEEMAN J E, SHIN K Y, CHEN Y H, et al. Acute toxicity comparison of magnetic resonance-guided adaptive versus fiducial or computed tomography-guided non-adaptive prostate stereotactic body radiotherapy: a systematic review and meta-analysis[J]. Cancer, 2023, 129(19):3044-3052.

# HR+/HER2- 转移性乳腺癌多线治疗后的新选择——戈沙妥珠单抗：TROPiCS-02 研究结果解读

夏想厚[1] 莫 淼[2]

1. 浙江省肿瘤医院乳腺外科
2. 复旦大学附属肿瘤医院肿瘤预防部，复旦大学上海医学院肿瘤学系

**解读原文**

Rugo HS, Bardia A, Marmé F, et al. Overall survival with sacituzumab govitecan in hormone receptor-positive and human epidermal growth factor receptor 2-negative metastatic breast cancer（TROPiCS-02）: a randomised, open-label, multicentre, phase 3 trial. Lancet. 2023;402（10411）: 1423-1433. doi: 10.1016/S0140-6736（23）01245-X

**【摘要】**内分泌治疗耐药且经多线治疗的激素受体阳性和人表皮生长因子受体 2 阴性（hormone receptor-positive/human epidermal growth factor receptor 2-negative，HR+/HER2-）转移性乳腺癌面临的全身治疗药物选择非常有限。TROPiCS-02 研究旨在探讨戈沙妥珠单抗对比医生选择的化疗用于内分泌治疗耐药的 HR+/HER2- 转移性乳腺癌患者的生存获益。2019 年 5 月至 2021 年 4 月期间，TROPiCS-02 研究共入组了北美和欧洲 91 个肿瘤中心的 543 例 HR+/HER2- 转移性乳腺癌患者。入组患者按 1 ∶ 1 随机接受戈沙妥珠单抗治疗或医生选择的化疗（艾瑞布林、长春瑞滨、卡培他滨或者吉西他滨）。患者入组标准：晚期转移性 HR+/HER2- 乳腺癌；入组前至少接受过内分泌治疗、紫杉类化疗和一种 CDK4/6 抑制剂，晚期转移性病例至少接受二线至四线化疗。主要研究终点是无进展生存期，次要研究终点包括总生存期、客观缓解率、患者报告结局和安全性等。截至 2022 年 7 月，中位随访 12.5 个月，相比较医生选择的化疗组：戈沙妥珠单抗治疗组无进展生存期显著获益（5.5 个月 *vs* 4.0 个月），进展或死亡风险减少 34%（HR=0.66，95%CI：0.53 ～ 0.83，*P*=0.0003）；显著的总生存期获益（14.4 个月 *vs* 11.2 个月，HR=0.79，95%CI：0.65 ～ 0.96，*P*=0.020）；显著的客观缓解率获益（21% *vs* 14%，OR=1.63，95%CI：1.03 ～ 2.56，*P*=0.035）；显著延长全球健康状况和生活质量恶化时间（4.3 个月 *vs* 3.0 个月，HR=0.75，95%CI：0.61 ～ 0.92，*P*=0.0059）。药物毒副反应安全评估结果与之前研究报道相似。总之，戈沙妥珠单抗在治疗已经接受过治疗的内分泌抵抗性 HR+/HER2- 转移性乳腺癌患者中，显示出显著的无进展生

存期和总生存期获益、更高的客观缓解率以及更好的健康状况和生活质量保持，药物毒副反应安全可管理。

## 1 研究背景

激素受体阳性和人表皮生长因子受体2阴性（HR+/HER2-）乳腺癌约占乳腺癌的70%[1-2]。内分泌治疗联合CDK4/6抑制剂已成为晚期HR+/HER2-乳腺癌首选的一线和二线治疗方案[3-4]。然而，对于CDK4/6抑制剂和内分泌治疗耐药的患者，治疗选择非常有限，主要依赖于化疗，而化疗的生存效益有限且耐受性差[5, 6]。因此，多线化疗耐药进展的晚期HR+/HER2-乳腺癌患者，亟需更有效的治疗药物。

滋养细胞表面抗原2（trophoblastic surface antigen 2，Trop-2）是一种跨膜糖蛋白，由位于染色体1p32区域的*TACSTD2*基因编码[7]。Trop-2过度表达与肿瘤的恶化和预后不良密切相关[8]。在乳腺癌中，Trop-2高表达比例约为78%，特别是在三阴性乳腺癌中，这一比例甚至可高达95%[8]。戈沙妥珠单抗（sacituzumab govitecan，SG），一种创新的针对Trop-2的抗体药物缀合物，已被批准用于接受过至少两种系统治疗（至少一种针对转移病变）的不可切除的局部晚期或远处转移的三阴性乳腺癌成人患者[9]。在IMMU-132-01 Ⅰ/Ⅱ期篮式试验中，SG不仅在三阴性乳腺癌患者中展现出显著的临床效果，也在HR+/HER2-晚期乳腺癌的患者群体中显示出积极的临床反应[10]。在IMMU-132-01篮式试验研究的HR+/HER2-晚期乳腺癌队列中，54例患者（至少接受过一种内分泌治疗和一种化疗）的临床结果显示：客观缓解率达31.5%，临床获益率达44.4%，中位持续缓解时间8.7个月，中位无进展生存期5.5个月，中位总生存期12个月[11]。

TROPiCS-02研究是一个针对HR+/HER2-转移性乳腺癌患者的全球性、多中心、开放、标签、随机的Ⅲ期临床研究，旨在深入探讨SG在经历过内分泌治疗、CDK4/6抑制剂（CDK4/6i）和二线至四线化疗等多线治疗后疾病进展的HR+/HER2-晚期乳腺癌患者中的疗效与安全性。本文解读TROPiCS-02研究主要研究终点无进展生存期[12]和次要研究终点总生存期[13]研究文献。

## 2 研究方法

### 2.1 研究设计及患者

TROPiCS-02研究的目标人群是多线治疗耐药后进展的晚期HR+/HER2-转移性乳腺癌患者，旨在评估SG对比医生选择的化疗（treatment of physicians choice，TPC）的疗效（图1）。患者入组标准：符合条件的患者必须有HR+/HER2-转移性乳腺癌的确切证据，对至少二线至四线化疗产生耐药。化疗方案应包括至少1种紫杉醇、1种内分泌治疗和1种CDK4/6抑制剂。入组研究者必须具有足够的骨髓、肾和肝功能，并且是非哺乳或妊娠期。主要排除标准：包括以前使用过拓扑异构酶Ⅰ抑制剂、重要的心血管疾病、需要抗生素治疗的严重活动性感染，以及任何使个体不适合接受SG或因任何原因不适合的状况。

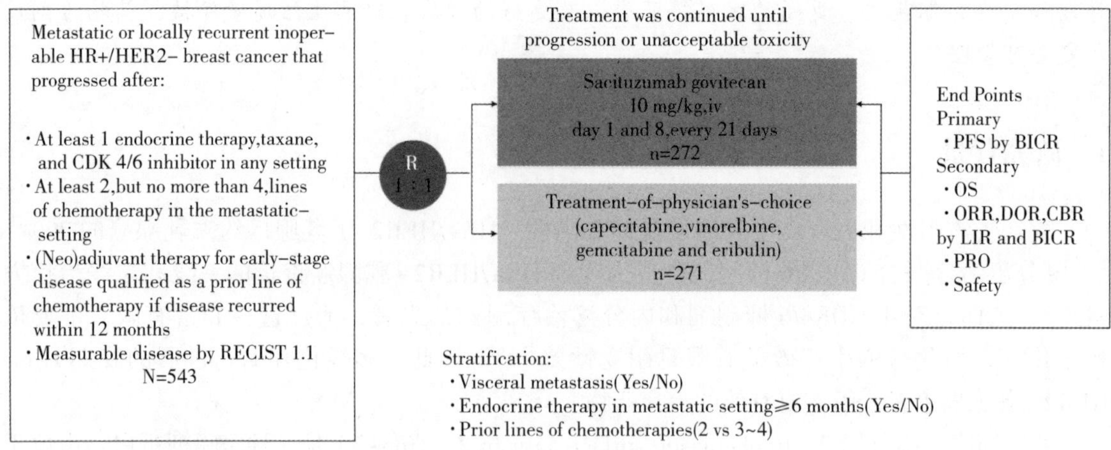


图 1 TROPiCS−02 研究设计

注：PFS，无进展生存期；BICR，盲态独立中心评估；OS，总生存期；ORR，客观缓解率；DOR，缓解持续时间；CBR，临床获益率；LIR，当地研究者审查；PRO，患者报告结局

## 2.2 随机化分组及盲法

2019 年 5 月至 2021 年 4 月期间，TROPiCS−02 研究共入组了北美和欧洲 91 个肿瘤中心的 543 例 HR+/HER2− 转移性乳腺癌患者。入组患者按 1 ∶ 1 随机接受 SG 治疗或 TPC（艾瑞布林、长春瑞滨、卡培他滨或者吉西他滨）。随机分层因素包括内脏是否转移、转移性疾病接受内分泌治疗≥ 6 个月、既往化疗线数（2 *vs* 3/4）。患者接受治疗直至疾病进展、不可耐受的毒性、撤回知情同意或基于研究者决定。作为一项开放、标签研究，研究人员和受试者对于处理组均非盲。

## 2.3 研究终点

根据实体肿瘤疗效评价标准（response evaluation criteria in solid tumors，RECIST）1.1 版[12]，主要研究终点为盲法独立评审委员会评定的无进展生存期（progression−free survival，PFS），次要研究终点为总生存期（overall survival，OS）、客观缓解率（objective response rate，ORR）、缓解持续时间、临床获益率、患者报告结局以及安全性等。

## 2.4 治疗方案

入组 543 例患者按 1 ∶ 1 随机分配接受 SG 治疗（SG 组）或 TPC（TPC 组），其中 SG 组 272 例，TPC 组为 271 例。具体治疗方案：SG 组第 1 天和第 8 天接受 SG 10mg/kg 静脉输液，每 21 天为 1 个周期；TPC 组化疗包括艾立布林、卡培他滨、吉西他滨或长春瑞滨，直至病情进展或出现不可接受的毒性。

## 2.5 统计学设计

研究基于主要终点与关键次要终点设定目标样本量为 520 例。针对主要研究终点 PFS，研究假定：相比较 TPC 组，SG 组中位 PFS 可以从 3.7 个月提升至 5.3 个月（HR=0.70），按照双侧α=0.05检验水准,需要至少累积350例事件数可达到92% Power检验出两组的统计学差异。针对关键次要终点 OS，研究假定：相比较 TPC 组，SG 组中位 OS 可以从 12 个月提升至 16.5 个月（HR=0.73），按照双侧 α=0.05 检验水准，需要至少累积 438 例事件数可达到 87% Power 检验出两组的统计学差异。

本研究针对不同终点设计了序贯多重检验策略（见原文 Figure S1），即首先对 PFS 进行检验，若具有统计学显著性则进一步对 OS 进行正式检验；若 OS 阳性则再进一步依次对 ORR、生活质量等进行检验。其中任意一步未达到统计学显著性，则检验终止，后续终点仅作为描述性结果。该策略的优点是在同一个研究中同时解答多个临床问题并保证有足够的统计学效能，有效控制研究样本量，提高研究效率。针对 OS 的检验又采用 α 拆分原理，分为两次期中分析和一次最终分析。基于 Pocock 方法进行拆分，任意一次达到阳性即可宣布 OS 取得阳性结果。3 次 OS 分析的检验水准分别为 0.0363、0.0207 以及 0.0196，对应最低事件数要求分别为 272、350 和 438 例。

## 3 研究结果

### 3.1 研究人群基线特征和治疗概况

TROPiCS-02 研究入组患者性别分布：主要为女性（两个治疗组均为 99%）。入组患者的平均年龄 56 岁，中位年龄区间（IQR）为 49 ~ 65 岁。从初始转移性诊断到研究随机分配的中位时间为 47.8 个月（IQR：31.2 ~ 67.7）。入组前患者平均接受过三线以上化疗；大多数入组患者（86%）在转移性疾病治疗中接受过 6 个月以上的内分泌治疗；SG 组有 31% 患者和 TPC 组有 37% 患者在一线内分泌治疗中联合使用 CDK4/6 抑制剂。在二线或更晚治疗中，这一比例分别为 67% 和 62%。85% 患者检测了 Trop-2 免疫组化表达水平。约 95% 可评估样本显示 Trop-2 表达。其中，42% 患者 Trop-2 免疫组化 H 评分＜ 100，58% 患者 Trop-2 表达 H 评分≥ 100。不同 Trop-2 表达水平患者的人口统计特征普遍相似，与整体研究患者一致（表 1）。

表 1 患者的基线特征及治疗史 [n（%）]

| 特征 | 戈沙妥珠单抗（n=272） | 化疗（n=271） | 总计（n=543） |
|---|---|---|---|
| 女性 | 270（99） | 268（99） | 538（99） |
| 中位年龄（范围），岁 | 57（29 ~ 86） | 55（27 ~ 78） | 56（27 ~ 86） |
| 种族或民族 | | | |
| 白种人 | 184（68） | 178（66） | 362（67） |
| 黑种人 | 8（3） | 13（5） | 21（4） |
| 亚裔 | 11（4） | 5（2） | 16（3） |
| 其他[a] | 0 | 5（2） | 5（1） |
| 未指明[b] | 69（25） | 70（26） | 139（26） |

续表

| 特征 | 戈沙妥珠单抗（$n$=272） | 化疗（$n$=271） | 总计（$n$=543） |
| --- | --- | --- | --- |
| ECOG PS | | | |
| 0 | 116（43） | 126（46） | 242（45） |
| 1 | 156（57） | 145（54） | 301（55） |
| 基线时有内脏转移 | 259（95） | 258（95） | 517（95） |
| 肝转移[c] | 229（84） | 237（87） | 466（86） |
| De novo MBC | 78（29） | 60（22） | 138（25 |
| 从初诊转移到随机化分配的中位时间（范围），月 | 48.5（1.2～243.8） | 46.6（3.0～248.8） | 47.8（1.2～248.8） |
| 在（新）辅助治疗中进行过化疗 | 173（64） | 184（68） | 357（66） |
| 在转移阶段是否接受过6个月的内分泌治疗 | | | |
| 是 | 235（86） | 234（86） | 469（86） |
| 否 | 37（14） | 37（14） | 74（14） |
| 先前CDK4/6i使用，月 | | | |
| ≤12 | 161（59） | 166（61） | 327（60） |
| 12 | 106（39） | 102（38） | 208（38） |
| 未知 | 5（2） | 3（1） | 8（1） |
| 先前转移性化疗方案数的中位值[d] | 3（0～8） | 3（1～5） | 3（0～8） |
| 0 | 1（1） | 0 | 1（1） |
| 1 | 8（3） | 2（1） | 10（2） |
| 2 | 104（38） | 118（43） | 222（41） |
| ≥3 | 159（58） | 151（56） | 310（57） |
| 先前化疗方案数的中位值（范围） | 4（1～9） | 4（2～7） | 4（1～9） |
| 先前抗癌方案数的中位值（范围） | 7（3～17） | 7（3～16） | 7（3～17） |
| 先前抗癌治疗方案设置 | | | |
| 新辅助 | 67（25） | 62（23） | 129（24） |
| 辅助 | 186（68） | 206（76） | 392（72） |
| 进展/转移 | 272（100） | 271（100） | 543（100） |
| 其他/未知 | 12（4） | 9（3） | 21（4） |

续表

| 特征 | 戈沙妥珠单抗(n=272) | 化疗(n=271) | 总计(n=543) |
|---|---|---|---|
| 先前最常用的抗癌治疗 | | | |
| 哌柏西利 | 238（88） | 228（84） | 466（86） |
| 卡培他滨 | 226（83） | 234（86） | 460（85） |
| 氟维司群 | 235（86） | 223（82） | 458（84） |
| 环磷酰胺 | 204（75） | 209（77） | 413（76） |
| 先前最常用的抗癌治疗 | | | |
| 紫杉醇 | 210（77） | 196（72） | 406（75） |
| 来曲唑 | 185（68） | 210（77） | 395（73） |
| 他莫昔芬 | 160（59） | 165（61） | 325（60） |
| 盐酸多柔比星 | 149（55） | 134（49） | 283（52） |
| 依西美坦 | 142（52） | 134（49） | 276（51） |
| 依维莫司 | 117（43） | 115（42） | 232（43） |
| 多西他赛 | 106（39） | 120（44） | 226（42） |
| 艾日布林 | 97（36） | 97（36） | 194（36） |
| 阿那曲唑 | 87（32） | 69（25） | 156（29） |
| 盐酸表柔比星 | 78（29） | 94（35） | 172（32） |
| 氟尿嘧啶 | 66（24） | 77（28） | 143（26） |
| 在转移阶段先前最常用的抗癌治疗类型[e] | | | |
| 内分泌治疗 | 268（99） | 269（99） | 537（99） |
| CDK4/6i | 267（98） | 270（99） | 537（99） |
| 靶向药剂 | 181（67） | 172（63） | 353（65） |
| 免疫治疗 | 21（8） | 15（6） | 36（7） |
| 化疗 | 271（99） | 271（100） | 542（99） |
| 在转移阶段先前最常用的化疗药物 | | | |
| 卡培他滨 | 221（81） | 232（86） | 453（83） |
| 紫杉醇 | 174（64） | 147（54） | 321（59） |
| 艾日布林[e] | 95（35） | 88（33） | 183（34） |

续表

| 特征 | 戈沙妥珠单抗（$n$=272） | 化疗（$n$=271） | 总计（$n$=543） |
|---|---|---|---|
| ER 表达[f] | | | |
| ＜1% | 2（1） | 5（2） | 7（1） |
| 1%～10% | 12（4） | 15（6） | 27（5） |
| ＞10% | 258（95） | 246（91） | 504（93） |
| 未知 | 0 | 5（2） | 5（1） |
| PR 表达 | | | |
| ＜1% | 103（38） | 101（37） | 204（38） |
| 1%～10% | 45（17） | 44（16） | 89（16） |
| ＞10% | 124（46） | 120（44） | 244（45） |
| 未知 | 0 | 6（2） | 6（1） |

注：CDK4/6i，细胞周期蛋白依赖性激酶 4/6 抑制剂；ECOG PS，东部肿瘤协作组功能状态；ER，雌激素受体；MBC，转移性乳腺癌；PR，孕激素受体

a：包括美国印第安人或阿拉斯加原住民、夏威夷原住民或其他太平洋岛屿原驻民。

b：未报告提示地方监管机构不允许收集种族或族裔信息。

c：根据 RECIST1.1 标准，经当地研究者评审存在基线目标 / 非目标肝脏病变。

d：部分患者在筛选时错报了既往治疗次数。有 9 例患者的转移性化疗方案数少于或多于规定的纳入标准，纳入到意向性治疗人群中。

e：抗癌疗法是指在任何情况下用于治疗乳腺癌的任何疗法，包括内分泌疗法和依维莫司。艾日布林包括首选药物名称艾日布林和甲磺酸艾日布林。多柔比星包括首选药物名称多柔比星、pegylatsdhiral 盐酸多柔比星、脂质体多柔比星、盐酸多柔比星、脂质体盐酸多柔比星和 pegylated liposanxatlutbicin。

f：根据方案，包括局部复发或转移部位、少数未发生方案偏离病例在内的激素受体状态会进行记录。

### 3.2 主要研究终点 PFS

截至 2022 年 7 月，中位随访 12.5 个月。在意向治疗人群中，SG 组与 TPC 组相比较，主要研究终点盲法独立评审委员会评定的 PFS 为 5.5 个月 *vs* 4.0 个月，进展或死亡风险减少 34%（HR=0.66，95%CI：0.53～0.83，$P$=0.003）。6 个月、9 个月、12 个月 PFS 率分别为 46.1% 和 30.3%、32.5% 和 17.3%、21.3% 和 7.1%（见原文 Figure2A）。

### 3.3 次要研究终点

OS：在入组 543 例患者中（SG 组 272 例，TPC 组 271 例），SG 组总生存期显著优于 TPC 组（中位 OS：14.4 个月 *vs* 11.2 个月；HR=0.79，95%CI：0.65～0.96，$P$=0.020）。中位 OS 提高了 3.2 个月（见原文 Figure2）。

ORR：SG 组 ORR 显著高于 TPC 组（21% *vs* 14%；OR=1.63，95%CI：1.03～2.56，$P$=

0.035）。SG 组的中位缓解持续时间为 8.1 个月，而 TPC 组为 5.6 个月。

全球健康状况和生活质量恶化时间：SG 组中位恶化时间为 4.3 个月，而 TPC 组为 3.0 个月（HR=0.75，95%CI：0.61 ～ 0.92，*P*=0.0059）。

疲劳恶化时间：SG 组中位恶化时间为 2.2 个月，而 TPC 组为 1.4 个月（HR=0.73，95% CI：0.60 ～ 0.89，*P*=0.0021）。

疼痛恶化时间：两组疼痛恶化时间类似，分别为 3.8 个月和 3.5 个月（HR=0.92，95%CI：0.75 ～ 1.13，*P*=0.420）。

### 3.4 安全性数据

不良反应：SG 组有 54% 患者在研究期间开始使用粒细胞集落刺激因子，而 TPC 组为 34%。

与治疗相关的≥ 3 级发热性中性粒细胞减少症：SG 组中有 5% 患者发生，而 TPC 组为 4%。

与治疗相关的所有级别神经病变：SG 组中有 9% 患者发生，而 TPC 组为 16%。

与治疗相关的肺炎：SG 组未见，而 TPC 组中有 2 例患者发生了与治疗相关的所有级别肺炎（其中 1 例≥ 3 级）。

## 4 临床解读

SG 在治疗 HR+/HER2- 晚期乳腺癌中显示出显著的生存获益，包括在 PFS 和 OS 方面的统计学改善、生活质量的持续优化以及较好的安全性管理[13-14]。这一研究结果显示了 SG 为该类患者后期治疗的潜力。

TROPiCS-02 研究是第一个针对 HR+/HER2- 晚期乳腺癌患者进行的Ⅲ期临床试验，研究显示 SG 达到了显著的临床生存获益。在 2022 年 ASCO 年会上，虽然初步的整体生存数据尚未成熟，但已经揭示了趋势。在 2022 年 ESMO 大会上，第二次中期分析结果表明，与 TPC 组相比，SG 组中位总生存期延长了 3.2 个月（14.4 个月 *vs* 11.2 个月；HR=0.79，*P*=0.020），SG 表现出显著的获益。TROPiCS-02 研究进行第三次总生存分析，最终分析显示 SG 显著获益。

在入组患者特征方面，TROPiCS-02 研究的 SG 组 100% 患者为 CDK4/6 抑制剂治疗后的内分泌治疗耐药患者，这些患者之前的晚期化疗中位线数为三线，接受的抗肿瘤方案中位数为 7 种。其中，体力状态评分 1 的患者占 57%，内脏转移的患者高达 95%，包括 84% 肝转移患者。尽管这些患者的病情较严重，身体状况较差，预后不佳，SG 依然显示出在 PFS 和 OS 方面的显著获益。

SG 组的中位持续缓解时间为 8.1 个月，显示出该治疗方案能为患者带来持久的疾病缓解。此外，SG 在改善健康相关的生活质量方面也显示出临床意义，延迟了总体健康状态、生活质量、疲劳和疼痛的恶化时间；与既往研究一致。在安全性方面，SG 未出现新的安全风险，≥ 3 级治疗相关不良事件主要包括中性粒细胞计数减少（51%）和腹泻（9%），相较于其他抗体偶联药物的特异性不良事件，表现出较好的安全性，并且容易处理，患者整体耐受性良好。对于病情严重、身体状况较差的患者而言，SG 带来的生活质量提高和易于管理的安全性尤为重要。

总体来说，SG 为 HR+/HER2- 晚期乳腺癌后期治疗提供了新的选择。在 HR+/HER2- 晚期乳腺癌治疗领域，内分泌治疗联合 CDK4/6 抑制剂方案已逐渐成为一线和二线治疗的重要选择；然而，CDK4/6 抑制剂治疗后的疾病进展仍是一个挑战。研究表明，CDK4/6 抑制剂耐药与 PI3K/AKT/mTOR 信号通路的持续激活有关，这为克服 CDK4/6 抑制剂耐药提供了重要方向 [15-18]。目前，治疗 CDK4/6 抑制剂治疗后进展的策略包括针对靶点的治疗、抗体偶联药物、化疗、CDK4/6 抑制剂再挑战等 [15]。TROPiCS-02 研究显示 SG 显著性改善 PFS 和 OS，具有重要的前景和临床价值 [1]。

TROPiCS-02 研究中，CDK4/6 抑制剂经治的患者占比达 100%。随着 CDK4/6 抑制剂在晚期一线、二线甚至早期治疗中的地位提升，该研究设计更加贴近临床实践。基于这些研究结果，NCCN 乳腺癌指南在 2023 年第 4 版中推荐，在接受过内分泌治疗、CDK4/6 抑制剂、至少二线化疗（含 1 种紫杉类）治疗后进展的 HR+ 晚期乳腺癌中考虑使用 SG[3]。此外，DESTINY-Breast 04 研究数据显示，德曲妥珠单抗对 HER2 低表达的晚期乳腺癌具有显著疗效，打破了传统抗 HER2 治疗仅对 HER2 阳性患者有效的局限 [19]。该研究纳入了 HR+/HER2- 晚期乳腺癌后期治疗患者，其中 70% 接受过 CDK4/6 抑制剂治疗，与 TPC 组相比较，德曲妥珠单抗在 PFS 和 OS 方面都获得了显著性改善。因此，SG 可为 CDK4/6 抑制剂经治且多线治疗失败的 HR+/HER2- 晚期乳腺癌患者提供新的治疗选择。

## 5　统计学解读

TROPiCS-02 研究采用了序贯多重检验与 α 拆分策略的有机结合。首先，序贯多重检验的次序至关重要。本研究最初的方案设计是将 ORR 作为主要指标，采用 α 拆分回收策略：针对 ORR 与 PFS、OS 进行 α 拆分，事先分配 α=0.01 给 ORR，若阴性则 PFS、OS 分别按 0.04 水准进行检验；若 ORR 阳性，则 PFS、OS 分别按 0.05 水准进行检验。经过多次方案的调整，最终将 OS 作为关键次要终点提到了 ORR 之前检验，对主要终点 PFS 也无须拆分 α。这可能是考虑到某些抗肿瘤药物的作用在长期生存方面更为有利，但对短期疾病缓解并不一定能展现出显著性差异。尤其本研究纳入的患者都是经过多线治疗的晚期患者，治疗的首要目的是延长生存期而非短期缓解，ORR 获益如果无法转化为后续的 PFS 和 OS 获益，则临床意义有限。因此，研究最终将 PFS 放在主要研究终点，其次 OS，再次 ORR 和生活质量等评估指标。本研究设计体现了对药物近期疗效和远期结局的综合考量，结果也证明这样的策略很好地展示出了 PFS、OS、ORR 和生活质量均获得显著获益的喜人结果。

值得注意的是，本研究并不是完美无瑕的。或许由于开放、标签的设计，研究删失情况发生较多，且由于研究对象都是已经经历多线治疗的晚期患者，对照组删失比例较研究组更高。除了不良反应、死亡等原因以外，TPC 组与 SG 组分别有 57 例和 25 例因其他原因删失，包括实际未治疗、撤回知情同意、治疗延迟 3 周以上和方案违背等，删失比例分别为 21.0% 和 9.2%。此研究删失比例差异较大，可能不能假定为随机删失，那么将对研究结果产生一定影响，但具体影响程度需要更深入的具体分析才能准确评估。

TROPiCS-02 的成功离不开一项叫作 IMMU-132-01 篮式研究。篮式研究适用于评估一种药物治疗具有同一生物学特征的不同发病部位或病理类型的临床效果。IMMU-132-01 是一项前瞻性、开放、单臂多队列、多中心、篮式Ⅰ/Ⅱ期临床试验，针对既往经过治疗的进展性上皮细胞癌的患者，包括乳腺癌、胃癌、食管癌、肝癌、非小细胞肺癌等13种肿瘤，给予SG治疗，评估其有效性和安全性。结果显示，SG在三阴性乳腺癌队列和HR+/HER2−转移性乳腺癌的队列具有较好的ORR结果，研究者分别发起了2项Ⅲ期临床试验：ASCENT研究与TROPiCS-02研究，均取得了PFS与OS显著性延长，延长效果在三阴性乳腺癌患者中可能更胜一筹。

## 6 小结

TROPiCS-02研究结果表明，在经治的内分泌耐药且经过多线化疗的HR+/HER2−转移性乳腺癌患者中，相比较于TPC，SG显示出显著的PFS、OS改善，更高的ORR以及更好的全球健康状况和生活质量保持。安全性方面，SG的不良反应与之前的研究一致，且可管理。这些数据支持将SG作为这一患者群体的新的治疗选择。本研究方案经修订改为序贯多重检验发挥了事半功倍的效果，前期的篮式研究更是极大地提高了Ⅰ～Ⅱ期探索性研究的效率，加快了Ⅲ期研究步伐，将为更多患者带来福音。

## 参考文献


[1] KOHLER B A, SHERMAN R L, HOWLADER N, et al. Annual report to the nation on the status of cancer, 1975—2011, featuring incidence of breast cancer subtypes by race/ethnicity, poverty, and state[J]. J Natl Cancer Inst, 2015, 107: djv048.

[2] HOWLADER N, ALTEKRUSE S F, LI C I, et al. US incidence of breast cancer subtypes defined by joint hormone receptor and HER2 status[J]. J Natl Cancer Inst, 2014, 106: dju055.

[3] National Comprehensive Cancer Network. NCCN clinical practice guidelines in oncology (NCCN Guidelines) breast cancer, version 4, 2023 [EB/OL]. (2023-11-10). https://www.nccn.org/professionals/physician-gls/pdf/breast.pdf.

[4] GENNARI A, ANDR6 F, BARRIOS C H, et al. ESMO Clinical Practice Guideline for the diagnosis, staging and treatment of patients with metastatic breast cancer[J]. Ann Oncol, 2021, 32: 1475-1495.

[5] CORTES J, O'SHAUGHNESSY J, LOESCH D, et al. Eribulin monotherapy versus treatment of physician's choice in patients with metastatic breast cancer (EMBRACE): a phase 3 open label randomised study[J]. Lancet, 2011, 377:914-923.

[6] YUAN P, HU X, SUN T, et al. Eribulin mesilate versus vinorelbine in women with locally recurrent or metastatic breast cancer: a randomised clinical trial[J]. Eur J Cancer, 2019, 112:57-65.

[7] AMBROGI F, FORNILI M, BORACCHI P, et al. Trop-2 is a determinant of breast cancer survival[J]. PLoS One, 2014, 9: e96993.

[8] VIDULA N, YAU C, RUGO H. Trophoblast cell surface antigen 2 gene (TACSTD2) expression in primary breast cancer[J]. Breast Cancer Res Treat, 2022, 194:569-575.

[9] KOPP A, HOFSESS S, CARDILLO T M, et al. Antibody drug conjugate sacituzumab govitecan drives efficient tissue penetration and rapid intracellular drug release[J]. Mol Cancer Ther, 2023, 22: 102-111.

[10] GOLDENBERG D M, CARDILLO T M, GOVINDAN S V, et al. Trop-2 is a novel target for solid cancer therapy

with sacituzumab govitecan (IMMU-132), an antibody-drug conjugate (ADC) [J]. Oncotarget, 2015, 6:22496-22512.

[11] BARDIA A, HURVITZ S A, TOLANEY S M, et al. Sacituzumab govitecan in metastatic triple-negative breast cancer[J]. N Engl J Med, 2021, 384: 1529-1541.

[12] EISENHAUER E A, THERASSE P, BOGAERTS J, et al. New response evaluation criteria in solid tumours: revised RECIST guideline (version 1.1)[J]. Eur J Cancer, 2009, 45: 228-247.

[13] RUGO H S, BARDIA A, MARM6 F, et al. Sacituzumab govitecan in hormone receptor positive/human epidermal growth factor receptor 2 negative metastatic breast cancÉer[J]. J Clin Oncol, 2022, 40:3365-3376.

[14] RUGO H S, BARDIA A, MARM6 F, et al. Overall survival with sacituzumab govitecan in hormone receptor-positive and human epidermal growth factor receptor 2-negative metastatic breast cancer (TROPiCS-02): a randomised, open-label, multicentre, phase 3 trial [J]. Lancet, 2023, 402(10411): 1423-1433.

[15] LI C, LI X. Advances in therapy for hormone receptor (HR)-positive, human epidermal growth factor receptor 2 (HER2)-negative advanced breast cancer patients who have experienced progression after treatment with CDK4/6 inhibitors[J]. Onco Targets Ther, 2021, 14:2929-2939.

[16] MO H, RENNA C E, MOORE H C F, et al. Real-world outcomes of everolimus and exemestane for the treatment of metastatic hormone receptor-positive breast cancer in patients previously treated with CDK4/6 inhibitors [J]. Clin Breast Cancer, 2022, 22(2): 143-148.

[17] ANDRÉ F, CIRUELOS E, RUBOVSZKY G, et al. SOLAR-1 study group. alpelisib for PIK3CA-mutated, hormone receptor-positive advanced breast cancer[J]. N Engl J Med, 2019, 380(20): 1929-1940.

[18] DEJAN JURIC, HOPE S R, STEPHEN K L C, et al. Alpelisib (ALP) + endocrine therapy (ET) in patients(pts) with hormone receptor-positive (HR+), human epidermal growth factor receptor 2-negative (HER2-), PIK3CA-mutated(mut) advanced breast cancer (ABC): baseline biomarker analysis and progression-free survival (PFS) by duration of prior cyclin-dependent kinase 4/6 inhibitor (CDK4/6i) therapy in the BYLieve study[J]. J Clin Oncol, 2022, 40(16-suppl):1018.

[19] MODI S, JACOT W, YAMASHITA T, et al. Trastuzumab deruxtecan in previously treated HER2-low advanced breast cancer[J]. N Engl J Med, 2022, 387:9-20.

# 阿替利珠单抗联合贝伐珠单抗和化疗治疗转移性、持续性或复发性宫颈癌Ⅲ期随机开放标签临床研究——BEATcc 研究解读

张筱婧[1]　楼丽姝[2]　楼寒梅[1]

1. 浙江省肿瘤医院妇瘤放疗科
2. 浙江省肿瘤医院临床研究部

## 解读原文

Oaknin A, Gladieff L, Martínez-García J, et al. Atezolizumab plus bevacizumab and chemotherapy for metastatic, persistent, or recurrent cervical cancer（BEATcc）:a randomised, open-label, phase 3 trial. Lancet. 2024;403（10421）: 31-43. doi:10.1016/S0140-67360（23_02405-4

【摘要】GOG240 试验确立了贝伐珠单抗联合化疗作为转移性或复发性宫颈癌的标准一线疗法。BEATcc 试验旨在评估在此标准治疗基础上添加免疫检查点抑制剂的疗效。在这项由研究者发起的、随机、开放标签的Ⅲ期临床试验中，纳入了来自欧洲、日本和美国 92 个中心、转移性（ⅣB 期）、持续性或复发性宫颈癌患者，患者具有可测量病灶、未经治疗、不接受根治性手术或放疗，患者以 1 ∶ 1 分层区组随机分配至标准治疗组 [ 顺铂 50mg/m² 或卡铂（AUC=5）+ 紫杉醇 175mg/m²+ 贝伐珠单抗 15mg/kg，均在每次治疗的第 1 天进行，每 3 周为 1 个周期 ] 及试验组（标准治疗联合阿替利珠单抗 1200mg），持续治疗直至疾病进展、出现不可接受的毒性、患者退出或死亡。分层因素是既往伴随放化疗（是或否）、组织学（鳞状细胞癌与腺癌，包括腺鳞癌）和铂类药物类型（顺铂或卡铂）。主要终点是研究者判断的无进展生存期以及在意向性治疗人群中分析的总生存期。2018 年 10 月 8 日至 2021 年 8 月 20 日期间，519 例患者接受入组筛查，410 例患者入组。试验组的中位无进展生存期为 13.7 个月 （95%CI：12.3 ～ 16.6），标准治疗组的中位无进展生存期为 10.4 个月 （95%CI：9.7 ～ 11.7），风险比（hazard ratio，HR）为 0.62 （95%CI：0.49 ～ 0.78，$P$ ＜ 0.001）。在中期分析中，两组中位总生存期分别为 32.1 个月（95%CI: 25.3 ～ 36.8）和 22.8 个月（95%CI: 20.3 ～ 28.0），HR=0.68 （95%CI: 0.52 ～ 0.88，$P$=0.0046）。试验组 79% 患者和标准治疗组

75% 患者发生 3 级或更严重的不良事件。阿替利珠单抗导致 1 ～ 2 级腹泻、关节痛、发热和皮疹增加。因此，在转移性、持续性或复发性宫颈癌的标准贝伐珠单抗加铂药物方案中添加阿特珠单抗，显著改善了无进展生存期和总生存期，应该作为新的一线治疗方案考虑。

BEATcc 研究 [1] 是一项国际多中心、开放标签、随机对照的Ⅲ期临床研究，研究成果于 2024 年 1 月 6 日正式发表于 *Lancet* 杂志，该研究旨在探讨在贝伐珠单抗联合化疗（简称标准治疗）的基础上加用阿替利珠单抗（简称试验组）是否可以改善转移性、持续性或复发性宫颈癌患者的生存结局。

## 1 研究背景

宫颈癌是第四大致命的妇科肿瘤，全世界每年仍有 60.4 万的新发病例和 34.2 万患者死亡病例 [2]。转移性、复发性或持续性宫颈癌患者不适合进行局部治疗，预后较差 [3]。先前的 GOG240 临床研究奠定了贝伐珠单抗联合铂类药物治疗的一线地位，但患者中位总生存期仍低于 17 个月 [4，5]。

血管内皮生长因子（vascular endothelial growth factor，VEGF）和根据程序性死亡配体 -1（programmed death ligand-1，PD-L1）在宫颈癌的发病机制中发挥着重要作用，免疫耐受和血管生成密切相关，共同维持肿瘤的生长。KEYNOTE-826 研究中，一线化疗（联合或不联合贝伐珠单抗）中添加帕博利珠单抗提高患者中位总生存期（overall survival，OS）达 26 个月；并基于 KEYNOTE-826 研究的结果批准了帕博利珠单抗应用在一线的治疗当中，VEGF 抑制剂和 PD-L1 抑制剂联合应用会给患者带来更好和更持久的临床效益 [6-10]。KEYNOTE-826 研究从亚组分析结果中体现免疫治疗与标准抗血管生成治疗的作用，因此，BEATcc 研究旨在确证阿替利珠单抗与贝伐珠单抗联合化疗是否能改善转移性、持续性或复发性宫颈癌的疗效。

## 2 研究设计

### 2.1 研究设计及对象

这是一项由研究者发起的国际多中心、随机、开放标签的Ⅲ期临床研究，由来自欧洲、日本和美国的 92 家中心参与。研究招募患者入组标准：①年龄≥ 18 岁；②美国东部肿瘤协作组（Eastern Cooperative Oncology Group，ECOG）评分 0 ～ 1 分；③未经治疗、具有可测量病灶且不适合接受根治性手术或放疗的转移性（Ⅳ B 期）、持续性或复发性宫颈癌患者；④腺癌、腺鳞癌或鳞状细胞癌（包括腺鳞癌在内的腺癌成分不超过 20%）。排除标准：①既往有转移性、持续性或复发性疾病的全身治疗；②累及膀胱或直肠的持续疾病；③既往接受过任何抗 VEGF 治疗或免疫检查点阻断治疗；④其他与贝伐单抗相关或阿替利珠单抗相关毒性风险增加相关的因素，如严重未愈合的伤口、溃疡或骨折、前 6 个月内有腹瘘、胃肠道穿孔或腹内脓肿史、自身免疫性疾病史、特发性肺纤维化、组织性肺炎、药物性肺炎或特发性肺炎。

研究采用分层区组随机化方法将符合条件的患者 1 ∶ 1 随机分配到标准治疗组和试验组，

分层因素包括既往同期放化疗（是 *vs* 否）、组织学亚型（腺癌 / 腺鳞癌 *vs* 鳞状细胞癌）、化疗方案（顺铂 *vs* 卡铂）（见原文 supplementary material Figure 4.1），区组长度为 4。该随机方法既确保重要特征因素在组间均衡，又保证组间分配比例基本一致，提高检验效能。

### 2.2 治疗方案

标准治疗方案包括静脉注射顺铂 50 mg/m² 或卡铂 AUC=5（最初，顺铂的使用是强制性的，但在 2020 年 2 月 4 日方案修订后，卡铂被引入作为替代方案），联合紫杉醇 175 mg/m² 以及贝伐珠单抗 15mg/kg。试验组在标准治疗方案基础上联合使用阿替利珠单抗 1200mg。两组均以 3 周作为 1 个治疗周期，每周期第 1 天进行治疗。

治疗持续至疾病进展、不可接受的毒性、患者停药或死亡，以先发生者为准。至少治疗 6 个周期后完全缓解的患者可以停止化疗，并继续使用贝伐珠单抗（试验组继续使用阿替利珠单抗）作为维持治疗。出现不可接受的治疗相关毒性的患者可以停止相关治疗，并按照计划和适当的方式继续使用剩余药物。另外，BEATcc 研究不允许患者从标准治疗组交叉到试验组。

### 2.3 结局指标

该研究为双主要终点设计。主要终点是研究人员评估的无进展生存期（progression-free survival，PFS），定义为随机化至疾病进展或任何原因死亡（以先发生者为准）之间的时间；总生存期（OS），指随机化至任何原因死亡之间的时间。次要终点为客观缓解率（objective response rate，ORR）、缓解持续时间（duration of response，DOR）、从随机分组到首次后续治疗或死亡的时间（time to first subsequent the therapy，TFST）、从随机分组到第二次进展或死亡的时间（progression-free survival 2，PFS2）、安全性和患者报告结局等。

### 2.4 样本量估计

研究统计学假设为标准治疗组与试验组的生存分布不同。样本量估计基于主要终点指标 PFS 及 OS，过程中应考虑 $\alpha$ 分配，PFS（$\alpha$=0.02）、OS（$\alpha$=0.03）。预期标准治疗组中位 PFS 为 9.1 个月，试验组为 13.5 个月，对应 HR=0.675，检验水准 $\alpha$ 设置为双侧 0.02；为了达到 80% 的检验效能，至少需要 280 个 PFS 事件数。预期标准治疗组中位 OS 为 17.5 个月，试验组为 25.0 个月，对应 HR=0.70，总体检验水准 $\alpha$ 设置为双侧 0.03；为了以 80% 的检验效能和一次期中分析发现组间差异，在最终分析中至少需要 292 个 PFS 事件数。综合两个主要终点指标，考虑 10% 脱落率，所需最小样本量为 404 例，研究最终入组 410 例患者。

### 2.5 统计分析

研究设立 1 次期中分析，预计在发生 280 个 PFS 事件数时进行 PFS 最终分析以及 OS 的期中分析，在考虑 $\alpha$ 拆分与回收的基础上应用 Lan-DeMets O'Brien-Fleming 消耗函数控制试验总体 I 类错误发生率为 0.05（见原文 Figure S1）。

有效性分析在意向性治疗（intention-to-treat，ITT）分析人群中进行分析，安全性分析在安全性分析集（safe analysis set，SS）中进行。生存曲线通过 Kaplan-Meier 方法估计，并采用分层 Log-rank 检验进行组间比较。利用 Schoenfeld 残差法对比例风险假设进行了检验，在比例风险假设成立的基础上，使用分层 Cox 回归模型，并计算 HR 及其 95% 可信区间，同时基于预设的随机化分层因素及附加的潜在预后基线特征，对两个主要终点进行亚组分析。

## 3 研究结果

2018 年 10 月 8 日至 2021 年 8 月 20 日期间，519 名患者接受了资格评估，410 名符合标准患者入组后随机分配，206 例患者接受试验组治疗，204 例接受标准治疗（见原文 Figure 1）。在数据截止时，患者的中位随访时间为 32.9 个月（95%CI：31.2 ～ 34.6）。此时，标准治疗组与试验组的中位治疗持续时间分别为 8.5 个月和 12.7 个月，标准治疗组与试验组分别有 7% 和 23% 的患者正在接受治疗。

在标准治疗基础上联合阿替利珠单抗，患者的 PFS 和 OS 均出现显著改善（见原文 Figure 2）。具体而言，410 例患者中有 304 例（74%）发生无进展生存事件（标准治疗组 166 例 *vs* 试验组 138 例），标准治疗组和试验组的中位 PFS 分别为 10.4 个月（95%CI：9.7 ～ 11.7）和 13.7 个月（95%CI：12.3 ～ 16.6）（HR=0.62；95%CI：0.49 ～ 0.78，$P < 0.001$），2 年 PFS 率分别为 19% 和 36%（见原文 Figure 2A）。OS 期中分析结果显示，410 例患者中有 234 例（57%）发生死亡（标准治疗组 129 例 *vs* 试验组 105 例），中位 OS 分别为 22.8 个月（95%CI：20.3 ～ 28.0 个月）和 32.1 个月（95%CI：25.3 ～ 36.8 个月）（HR=0.68，95%CI：0.52 ～ 0.88，$P$=0.0046），2 年 OS 率分别为 49% 和 61%（见原文 Figure 2B）。

亚组分析显示，在年龄（＜ 65 岁 *vs* ≥ 65 岁）、ECOG 评分（0 *vs* 1）、种族（白种人 *vs* 其他）、疾病状态（转移性 *vs* 持续性或复发性）、化疗方案（顺铂 *vs* 卡铂）、既往同期放化疗（是 *vs* 否）、组织学亚型（腺癌 / 腺鳞癌 *vs* 鳞状细胞癌）各亚组中，主要终点 PFS 和 OS 获益趋势与总人群一致，试验组更优，进一步支持了生存获益（见原文 Figure 3）。

此外，阿替利珠单抗联合治疗方案改善了复发 / 转移性宫颈癌患者的 ORR、DOR、TFST、PFS2 等次要疗效结局。具体而言，试验组和标准治疗组的 ORR 分别为 84% 和 72%；中位 DOR 分别为 13.6 个月和 8.6 个月（HR=0.60）；治疗 2 年后，试验组和标准治疗组分别有 40% 和 19% 患者处于缓解状态；中位 TFST 分别为 19.0 个月和 13.2 个月（HR=0.60），中位 PFS2 分别为 25.8 个月和 20.3 个月（HR=0.61）。

安全性研究方面，两组常见的不良事件是外周或感觉神经病变、虚弱、恶心、脱发、中性粒细胞计数减少和贫血。标准治疗组和试验组≥ 3 级不良事件（任何原因）的发生率分别为 75% 和 79%。含铂化疗联合贝伐珠单抗方案的安全性特征与预期一致。在标准治疗的基础上联合阿替利珠单抗，患者 1 ～ 2 级腹泻、关节痛、发热和皮疹发生率增加。

## 4 研究讨论

### 4.1 临床解读

BEATcc 试验是第一个将 PD-L1 抑制剂（阿替利珠单抗）添加到 GOG240 临床研究得出

的一线治疗方案（贝伐珠单抗和化疗）中评估其疗效。结果显示，该治疗方案显著改善 PFS 和 OS，超过目前晚期宫颈癌一线治疗方案的疗效，其中位 OS 增加了近 10 个月，超过 2.5 年，2 年生存率为 61%。BEATcc 研究标准治疗组患者的中位 OS 也超过 GOG240 试验，这可能与入组患者群体基础状况更好相关。在试验组中，次要疗效终点也显著性优于标准治疗组，值得注意的是，84% 患者对阿替利珠单抗治疗有反应（32% 患者完全缓解），代表着临床上有意义的肿瘤缩小。

两种方案的安全性与预期相同，在从 GOG240 试验（使用顺铂）和 CECILIA 研究（在选定人群中使用卡铂）中吸取教训后[11]，BEATcc 研究发现贝伐单抗治疗宫颈癌患者最关注的 ≥ 3 级的不良事件发生概率相对较低。同样，与先前阿替利珠单抗治疗妇科肿瘤发生不良反应一致[12-14]，在试验组中更常见不良反应为 1 ～ 2 级甲状腺功能减退和皮疹。

目前为止，复发性或转移性宫颈癌的免疫治疗仅限于针对 PD-1 受体的治疗，如单药治疗[15-18]或抗细胞毒性 T 淋巴细胞相关蛋白 4 药物治疗[19, 20]。在 KEYNOTE-826 中，帕博利珠单抗的获益在 PD-L1 阳性肿瘤患者中最为明显[6]。在 EMPOWER-Cervical 1 试验中，无论 PD-L1 状态如何，西米普利单抗都比化疗更有效[21]。另外，在 92%PD-L1 阳性人群中，加入标准放化疗后，度伐利尤单抗未能改善无进展生存率[22]。BEATcc 研究招募的患者未经过生物标志物的选择，因此可能很难来识别那些从试验方案中获益的患者。此外，研究中 80% 患者为鳞癌，PD-L1 表达高于腺癌；但与鳞癌患者一样，腺癌患者 PFS 和 OS 仍展现出明显优势。结合先前报道，我们需要探索基于 PD-L1 的患者筛选是否有必要；其次，HPV 为宫颈癌发病的高危因素，PD-L1 与 HPV 感染之间的关系或许可能使其成为一个潜在生物标志物。由于该研究贝伐珠单抗是强制性使用，因此存在贝伐珠单抗禁忌证的患者没有入组本试验，这可能会略微降低试验结果的普适性。虽然在 BEATcc 研究中不允许交叉使用阿替利珠单抗，但 33% 的患者在标准治疗进展后接受了免疫检查点抑制剂，这可能会对总体生存产生影响[23]。鉴于血管生成和免疫抑制之间的密切关系，两药联合可能会带来更好的、更持久的临床益处。BEATcc 研究结果使得免疫治疗联合贝伐珠单抗和含铂治疗的作用得到了明确的验证。因此，基于已有的众多循证医学，免疫疗法（无论单药还是联合用药）应该成为晚期或复发性宫颈癌的治疗基石。

该研究结果提供了明确的证据，在未选择 PD-L1 状态的患者群体中，加用阿替利珠单抗可显著性提高转移性、持续性或复发性宫颈癌一线化疗联合贝伐珠单抗的疗效。

## 4.2 统计解读

### 4.2.1 开放标签及主要终点的考量

在临床试验中，为避免研究者或受试者主观因素对结果的干扰，在临床试验分组、实施、资料收集或治疗分析时，研究者或受试者不知晓每名受试者具体接受的是哪一种干预措施，可使得研究结果更加可靠。而开放标签试验容易产生偏倚，降低受试者依从性，本研究仍设置开放试验的可能原因有：①在方案修正前，OS 是唯一的主要终点，作为客观指标不受研究人员主观判断的影响；②该研究对照组是标准治疗方案，其疗效已被证实，被分配到标准治疗组的患者，退出试验或者交叉到试验组的风险是低的，所以开放标签可能还是适合的；③研究者发起的研究，可能没有条件设置安慰剂。

2021 年 8 月 21 日进行了方案修正，将 PFS 纳入主要终点，单终点修正为双终点。双主要终点设计可能考量是：①从多方面评估治疗效果，PFS 可以更早显示出治疗效果，而 OS 则用来衡量长期疗效；②后线交叉治疗的影响是单独设置 OS 为主要终点的最大挑战，即患者疾病进展之后，容易交叉到试验组，影响组间疗效差异的评估。虽然本研究不允许标准治疗组患者交叉到试验组，但标准治疗组中疾病进展的患者仍有 33% 接受了其他免疫检查抑制剂治疗，可能会缩小两组的组间差异。

综上，本研究双终点及开放标签的设置是合理的，但对 PFS 的评估可能存在偏倚，若从研究开始就设置双终点，建议在条件允许的情况下考虑盲态。另外，双终点的设计增加了统计分析的复杂性，需要谨慎分配和管理 α 值。

#### 4.2.2 多重校正策略的选择

此项研究设置了两个主要终点指标：PFS 和 OS。多个终点指标的统计分析是否需要 α 矫正，主要有以下情况：①多个指标同时具有统计学意义才认为试验有效（交并检验），无须校正 α；②任意一个指标有统计学意义就认为试验有效（并交检验），需要校正 α；③按照指标的重要顺序进行序贯检验（见原文 Figure 4[24]），无须校正 α。

常见的多重性校正方法有两种：一种是序贯检验（见原文 Figure 4），即根据指标的重要性排序，依次进行假设检验，当前一个假设检验拒绝时，才可以进行下一个假设检验，否则停止后续指标的检验，此过程不消耗 α，每一步检验 α 均为 0.05。本研究对于 PFS 与 OS 双终点检验顺序考量，整体对 OS 预期优先于 PFS，可 PFS 会先于 OS 出现，因此可能不适合采用序贯检验。另一种常用方法为 α 拆分与回收（见原文 Figure 2[24]），先对 α 进行拆分，可以平分也可以按照重要性进行分配，但总和为 0.05。再确定检验顺序，如果终点 1 检验有统计学意义，α 将回收至终点 2；如果终点 1 检验没有统计学意义，α 将不回收；此时终点 2 如果有统计学意义，那终点 2 的 α 将回收至终点 1。

BEATcc 研究采用 α 拆分与回收和 α 消耗策略的有机结合（见原文 Figure S1）。首先，采用 α 拆分回收策略：针对 PFS 与 OS 进行 α 拆分，事先分配 α=0.02 给 PFS，若阴性则 OS 按 0.03 水准进行检验；若 PFS 阳性，则 OS 按 0.05 水准进行检验。另外这项研究设置了一次 OS 的期中分析，依据 Lan-DeMets O’Brien-Fleming 消耗函数进行 α 的再分配：若 PFS 阳性，OS 期中分析以 0.0238 水准进行检验，最终分析以 0.0432 水准进行检验；如果 PFS 阴性，OS 期中分析以 0.013 水准进行检验，最终分析以 0.0262 水准进行检验。

#### 4.2.3 免疫时代中位生存时间与 HR 的考量

目前大部分临床研究都会同时给出中位生存时间和 HR 值。中位值虽然更加直观，但在使用时的局限性较多，而 HR 值能很好地避免这些局限性，所以综合中位值和 HR 值才能更好地解读终点数据。

中位生存时间最大优点是简单直观，但会受到诸多因素的影响：①受数据结构影响，偏态数据的中位值不能很好地代表患者的总体生存获益；②受数据成熟度的影响，若数据成熟度不到 50%，则无法计算出中位值；③具有时间局限性，结果不够全面；④肿瘤免疫治疗的拖尾效应导致数据分布为偏态，使得结果不够准确。例如本研究中位 PFS 仅相差 3 个月，但 HR=0.62，组间差异较大，相比中位生存时间更应关注 HR。HR 的优点在于其受到数据结构、成熟度的影响相对比较小，是一个相对的指标，是整条曲线全程的差异。当然，HR 值作为一个相对值，受分母影响较大，有些研究 HR 值看起来差异很大，主要是标准治疗组表现不佳，实际上试验组疗效也没有很好。本研究在标准治疗组实际生存比预估要好的情况下，试验组与标准治疗组差异仍然很明显，侧面体现本研究 HR 是值得信赖的。

4.2.4　PD-L1 是否为免疫治疗的生物标志物

从 BEATcc 研究的亚组分析结果中看出，主要终点的获益在各亚组中趋势一致，进一步支持了生存获益。但该研究并未对不同 PD-L1 表达水平设置亚组，未能深入探究不同 PD-L1 表达水平下的疗效差异。KEYNOTE-826 亚组分析结果显示，与化疗 ± 贝伐珠单抗相比，加用帕博利珠单抗持续、显著性改善 PD-L1 综合阳性评分（combined positive score，CPS）≥ 1 和 CPS ≥ 10 人群的 OS 和 PFS，提示 PD-L1 高表达患者显著的生存获益[7]。本研究未测量患者的 PD-L1 表达水平，受试者中有 80% 患者为鳞状细胞癌，其 PD-L1 表达高于腺癌，但亚组分析结果显示，腺癌组的疗效优于鳞癌组，此研究结果显示 PD-L1 表达作为免疫治疗的生物标志物需要进一步探索。

总之，BEATcc 研究证实，在标准治疗（贝伐珠单抗 + 化疗）的基础上加用阿替利珠单抗显著性延长转移性、持续性或复发性宫颈癌患者的 PFS 和 OS，可以作为这部分患者一线治疗的新选择。

## 参考文献


[1] OAKNIN A, GLADIEFF L, MARTÍNEZ-GARCÍA J, et al. Atezolizumab plus bevacizumab and chemotherapy for metastatic, persistent, or recurrent cervical cancer (BEATcc): a randomised, open-label, phase 3 trial[J]. Lancet, 2024, 403(10421): 31-43.

[2] LEI J, PLONER A, ELFSTRÖM K M, et al. HPV vaccination and the risk of invasive cervical cancer[J]. N Engl J Med, 2020, 383(14): 1340-1348.

[3] SUNG H, FERLAY J, SIEGEL R L, et al. Global cancer statistics 2020: GLOBOCAN estimates of incidence and mortality worldwide for 36 cancers in 185 countries[J]. CA Cancer J Clin, 2021, 71(3): 209-249.

[4] TEWARI K S, SILL M W, LONG H J 3RD, et al. Improved survival with bevacizumab in advanced cervical cancer[J]. N Engl J Med, 2014, 370(8): 734-743.

[5] TEWARI K S, SILL M W, PENSON R T, et al. Bevacizumab for advanced cervical cancer: final overall survival and adverse event analysis of a randomised, controlled, open-label, phase 3 trial (Gynecologic Oncology Group 240)[J]. Lancet, 2017, 390(10103): 1654-1663.

[6] COLOMBO N, DUBOT C, LORUSSO D, et al. Pembrolizumab for persistent, recurrent, or metastatic cervical cancer[J]. N Engl J Med, 2021, 385(20): 1856-1867.

[7] MONK B J, COLOMBO N, TEWARI K S, et al. First-line pembrolizumab + chemotherapy versus placebo + chemotherapy for persistent, recurrent, or metastatic cervical cancer: final overall survival results of KEYNOTE-826[J]. J Clin Oncol, 2023, 41(36): 5505-5511.

[8] MEZACHE L, PANICCIA B, NYINAWABERA A, et al. Enhanced expression of PD-L1 in cervical intraepithelial neoplasia and cervical cancers[J]. Mod Pathol. 2015, 28(12): 1594-1602.

[9] SHRIMALI R K, YU Z, THEORET M R, et al. Antiangiogenic agents can increase lymphocyte infiltration into tumor and enhance the effectiveness of adoptive immunotherapy of cancer[J]. Cancer Res, 2010, 70(15): 6171-6180.

[10] KANDALAFT L E, MOTZ G T, BUSCH J. Angiogenesis and the tumor vasculature as antitumor immune

modulators: the role of vascular endothelial growth factor and endothelin[J]. Curr Top Microbiol Immunol, 2011, 344: 129-148.

[11] REDONDO A, COLOMBO N, MCCORMACK M, et al. Primary results from CECILIA, a global single-arm phase Ⅱ study evaluating bevacizumab, carboplatin and paclitaxel for advanced cervical cancer[J]. Gynecol Oncol. 2020, 159(1): 142-149.

[12] KURTZ J E, PUJADE-LAURAINE E, OAKNIN A, et al. Atezolizumab combined with bevacizumab and platinum-based therapy for platinum-sensitive ovarian cancer: placebo-controlled randomized phase Ⅲ ATALANTE/ENGOT-ov29 Trial[J]. J Clin Oncol, 2023, 41(30): 4768-4778.

[13] PIGNATA S, BOOKMAN M, SEHOULI J, et al. Overall survival and patient-reported outcome results from the placebo-controlled randomized phase Ⅲ IMagyn050/GOG 3015/ENGOT-OV39 trial of atezolizumab for newly diagnosed stage Ⅲ / Ⅳ ovarian cancer[J]. Gynecol Oncol, 2023, 177: 20-31.

[14] MOORE K N, BOOKMAN M, SEHOULI J, et al. Atezolizumab, bevacizumab, and chemotherapy for newly diagnosed stage or iv ovarian cancer: placebo-controlled randomized phase Ⅲ trial (IMagyn050/GOG 3015/ ENGOT-OV39) [J]. J Clin Oncol. 2021, 39(17): 1842-1855.

[15] CHUNG H C, ROS W, DELORD J P, et al. Efficacy and safety of pembrolizumab in previously treated advanced cervical cancer: results from the phase Ⅱ KEYNOTE-158 study[J]. J Clin Oncol, 2019, 37(17): 1470-1478.

[16] O'MALLEY D M, OAKNIN A, MONK B J, et al. Phase Ⅱ study of the safety and efficacy of the anti-PD-1 antibody balstilimab in patients with recurrent and/or metastatic cervical cancer[J]. Gynecol Oncol, 2021, 163(2): 274-280.

[17] NAUMANN R W, HOLLEBECQUE A, MEYER T, et al. Safety and efficacy of nivolumab monotherapy in recurrent or metastatic cervical, vaginal, or vulvar carcinoma: results from the phase Ⅰ/Ⅱ checkMate 358 trial[J]. J Clin Oncol, 2019, 37(31): 2825-2834.

[18] SANTIN A D, DENG W, FRUMOVITZ M, et al. Phase Ⅱ evaluation of nivolumab in the treatment of persistent or recurrent cervical cancer (NCT02257528/NRG-GY002) [J]. Gynecol Oncol, 2020, 157(1): 161-166.

[19] O'MALLEY D M, NEFFA M, MONK B J, et al. Dual PD-1 and CTLA-4 checkpoint blockade using balstilimab and zalifrelimab combination as second-line treatment for advanced cervical cancer: an open-label phase ii study[J]. J Clin Oncol, 2022, 40(7): 762-771.

[20] OAKNIN A, MOORE K N, MEYER T, et al. Safety and efficacy of nivolumab (NIVO) ± ipilimumab (IPI) in patients (pts) with recurrent/metastatic cervical cancer (R/M Cx Ca) in checkmate 358[J]. Ann Oncol, 2022, 33 (suppl 7): S782 (abstr 520MO).

[21] TEWARI K S, MONK B J, VERGOTE I, et al. Survival with cemiplimab in recurrent cervical cancer[J]. N Engl J Med, 2022, 386(6): 544-555.

[22] MONK B J, TOITA T, WU X, et al. Durvalumab versus placebo with chemoradiotherapy for locally advanced cervical cancer (CALLA): a randomised, double-blind, phase 3 trial[J]. Lancet Oncol, 2023, 24(12): 1334-1348.

[23] MOTZ G T, SANTORO S P, WANG L P, et al. Tumor endothelium FasL establishes a selective immune barrier promoting tolerance in tumors[J]. Nat Med, 2014, 20(6): 607-615.

[24] DMITRIENKO A, D'AGOSTINO R S. Multiplicity considerations in clinical trials[J]. N Engl J Med, 2018, 378(22): 2115-2122.